Embarazo Para Dummies®,

Direcciones y Números de Teléfono Importantes

Su médico:

Nombre: ______________________________

Número de teléfono: ______________________________

Dirección: ______________________________

Su pediatra:

Nombre: ______________________________

Número de teléfono: ______________________________

Dirección: ______________________________

Hospital o Centro de Maternidad:

Nombre: ______________________________

Número de teléfono: ______________________________

Dirección: ______________________________

Otros especialistas (ecografista, internista, medicina materno infantil y otros):

Nombre: ______________________________

Número de teléfono: ______________________________

Dirección: ______________________________

Recuerde Llevar al Hospital lo Siguiente

- Su pareja o compañero de trabajo de parto.
- Una bata de baño y camisón.
- Artículos de tocador e higiene.
- Ropa interior resistente y que no le importe que se manche con sangre.
- Una muda de ropa para irse a la casa y zapatos anchos y cómodos.
- Ropa para el bebé.
- Asiento de se[illegible] para el bebé para el auto (su parej[illegible] den de alta).
- Toallas sanita[illegible] estilo antiguo[illegible] ofrecen).
- Una cámara fotográfica. (¡No se olvide del rollo de película!)
- Números de teléfonos de familiares y amigos a quienes les gustaría llamar.
- Información del seguro.
- Caramelos o golosinas para chupar.
- Radio, reproductor de casetes o reproductor de discos compactos, si lo desea.
- Monedas o dinero en efectivo para los par-[illegible]metros del estacionamiento, los teléfonos [illegible]nas dispensadoras de refrigerios

Embarazo Para Dummies®, 2ª Edición

¡A la Vista!

Un Programa Típico para las Consultas y Pruebas Prenatales

Semanas	Posibles Pruebas
6–8	Tipo de sangre, análisis de anticuerpos contra la rubéola, hematología, pruebas de hepatitis y ecosonogramas.
10–12	Prueba Doppler para detectar el corazón del feto.
15–18	Prueba alfafetoproteína (algunas veces llamada la triple prueba), amniocentesis (si es que está planificada).
18–22	Ecosonograma para evaluar la anatomía del feto.
24–28	Prueba de glucosa para descartar la existencia de diabetes gestacional.
28–36	Consultas cada dos semanas para evaluar la presión sanguínea, el peso, la proteína en la orina y el crecimiento fetal.
36–40	Consultas semanales para evaluar todo lo anterior y la posición del feto. Algunos médicos efectúan exámenes internos para evaluar el cérvix; otros efectúan un cultivo vaginal y rectal para descartar la existencia de estreptococos del grupo B.
40–??	Consultas dos veces a la semana para asegurarse del bienestar del feto.

El Crecimiento de Su Bebé

Semanas de Embarazo (Medidas Desde el Último Período Menstrual)	Peso Promedio	Tamaño Promedio	Semanas de Embarazo (Medidas Desde el Último Período Menstrual)	Peso Promedio	Tamaño Promedio
8	1 g (0.035 oz)	3.81 cm (1.5 in)	26	0.91 kg (2 lb)	31.75 cm (12.5 in)
10	5 g (0.175 oz)	6.10 cm (2.4 in)	28	1.25 kg (2 lb 12 oz)	34.80 cm (13.7 in)
12	20 g (0.7 oz)	8.89 cm (3.5 in)	30	1.65 kg (3 lb 10 oz)	37.60 cm (14.8 in)
14	60 g (2.1 oz)	10.41 cm (4.1 in)	32	2.00 kg (4 lb 6 oz)	39.62 cm (15.6 in)
16	0.12 kg (4.2 oz)	15.88 cm (6.25 in)	34	2.35 kg (5 lb 3 oz)	41.66 cm (16.4 in)
18	0.23 kg (8.0 oz)	19.81 cm (7.8 in)	36	2.72 kg (6 lb)	44.45 cm (17.5 in)
20	0.34 kg (12.0 oz)	24.77 cm (9.75 in)	38	3.10 kg (6 lb 12 oz)	47.50 cm (18.7 in)
22	0.45 kg (1 lb)	27.94 cm (11.0 in)	40	3.40 kg (7 lb 8 oz)	49.53 cm (19.5 in)
24	0.68 kg (1 lb 8 oz)	29.72 cm (11.7 in)			

cm = centímetros *in = pulgadas* *g = gramos* *kg = kilogramos* *lb = libras* *oz = onzas*

Para más información acerca de Wiley Publishing, llame al 1-800-762-2974.

Para Dummies: La Serie de Libros para Principiantes con Más Éxito en Ventas

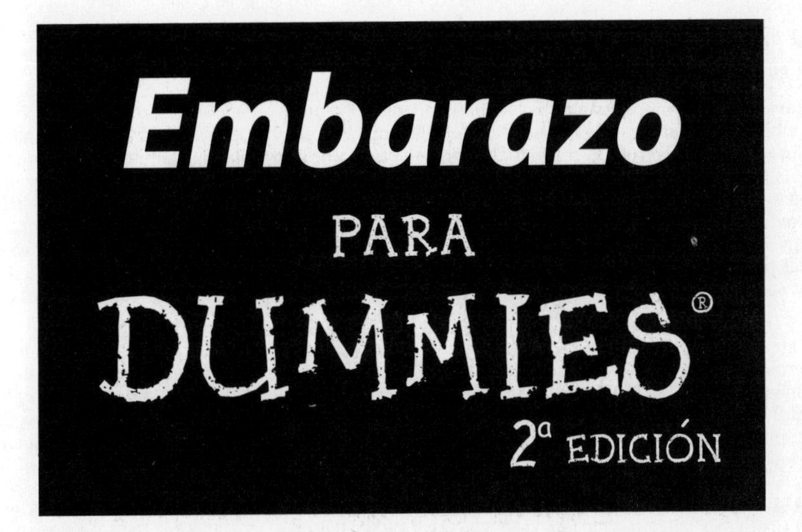

por la Dra. Joanne Stone, el Dr. Keith Eddleman y Mary Duenwald

Wiley Publishing, Inc.

Embarazo Para Dummies®, 2ª Edición

Publicado por
Wiley Publishing, Inc.
111 River St.
Hoboken, NJ 07030-5774
www.wiley.com

Para obtener información sobre otros productos y servicios, por favor comuníquese con nuestro Departamento de Servicio al Cliente. En los EE.UU. llame al teléfono 800-762-2974, y desde fuera del país al 317-572-3993, o envíenos un fax al 317-572-4002.

Para ayuda técnica, por favor visite la página Web www.wiley.com/techsupport.

La Editorial Wiley también publica sus libros en una gran variedad de formatos electrónicos. Algunos materiales impresos podrían no estar disponibles en formato electrónico.

Número de Control de la Biblioteca del Congreso: 2007932461

ISBN: 978-0-470-17048-9

Impreso en los Estados Unidos de América

10 9 8 7 6 5 4 3 2 1

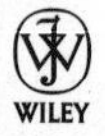

Acerca de los Autores

La doctora **Joanne Stone** es miembro de la facultad a tiempo completo del internacionalmente conocido Departamento de Medicina Materno Fetal del Centro Médico Monte Sinaí en la ciudad de Nueva York. Es la Directora de la Unidad de Ultrasonido Perinatal y, además, tiene a su cargo pacientes con embarazos con problemas especiales. Ha dictado conferencias en todo el país y publica artículos en muchas revistas médicas. Ha sido entrevistada con frecuencia para la televisión y para revistas sobre temas relacionados con el embarazo, con especial énfasis en el manejo de embarazos múltiples. Fue una de las protagonistas en el elenco de la aclamada serie *Embarazo Para Dummies* del canal de televisión Discovery Health. Cuando ella no está en el hospital, le encanta pasar el tiempo con su esposo, George, y con sus dos pequeñas hijas, Chloe y Sabrina.

El doctor **Keith Eddleman** trabaja con Joanne en el Centro Médico Monte Sinaí, donde también es miembro de la facultad a tiempo completo y Director del Departamento de Medicina Materno Fetal. Él da clases a estudiantes de medicina, a residentes y colegas. También dicta conferencias en todo el mundo y aparece a menudo en la televisión presentando temas relacionados con el cuidado de la mujer embarazada. Sus áreas de especialización son el ultrasonido y la genética reproductiva. Fué también uno de los protagonistas en el elenco de la aclamada serie *Embarazo Para Dummies* del canal de televisión Discovery Health. Su tiempo libre, cuando lo tiene, lo pasa con su familia, ya sea en el apartamento que tienen en Manhattan o en la casa de campo al norte del estado de Nueva York.

Mary Duenwald es escritora y autora de edición de publicaciones quien se ha especializado por muchos años en el periodismo médico y científico. Ha escrito para el periódico *New York Times* y para las revistas *Discover, Smithsonian* y *Departures.* Ha sido directora ejecutiva de edición de las revistas *Harper's Bazaar, Women's Sports & Fitness* y *The Sciences,* y ha sido también redactora principal de edición para *Vogue.* En la actualidad es redactora colaboradora de la revista *GQ.* También es la madre de los mellizos de 14 años: Nick y Claire Murray.

Dedicatoria

Para George, Chloe, Sabrina, Regina, Philip, Frank, Melba, Jack, Nick y Claire por todo el amor y comprensión.

Agradecimientos de los Autores

Escribir este libro fue realmente un trabajo de amor. Quisiéramos agradecerles a todas las personas que contribuyeron al "nacimiento" de este libro, y especialmente a las siguientes:

A Kathy Cox, Traci Cumbay, Chad Sievers, Tami Booth, Jennifer Ehrlich, Christy Beck, Elizabeth Kuball, Paula Lowell y al equipo de Wiley Publishing, Inc., quienes concibieron esta idea y nos guiaron a través de todo el proceso.

A Sophia Seidner y Carolyn Krupp y a las personas en la empresa International Management Group por ponernos en contacto con Wiley.

A la Dra. Jill Fishbane-Mayer por establecer el primer contacto.

A los Drs. Jeffrey Penman, Lynn Friedman, Mary D'Alton, Richard Berkowitz y Ramona Slupik por sus excelentes comentarios y sugerencias.

Al Dr. Ian Holzman por ayudarnos a ampliar nuestros conocimientos durante el capítulo para recién nacidos.

A Kathryn Born por tomar nuestros garabatos y transformarlos en excelentes ilustraciones.

Y a todos nuestros pacientes a través de los años, quienes con sus preguntas inquisitivas y su necesidad de información veraz nos inspiraron a escribir este libro.

Reconocimientos de la Editorial

Estamos orgullosos de este libro. Por favor envíenos sus comentarios o sugerencias usando el formulario de registro disponible en la Internet en www.dummies.com/register/.

Entre las personas que ayudaron a colocar este libro en el mercado figuran:

Contrataciones, Editorial y Desarrollo de Publicación

Editoras de Proyecto: Traci Cumbay, Georgette Beatty

(En publicaciones anteriores: Jennifer Ehrlich)

Editores de Contratos: Kathy Cox, Mike Baker

Correctores de Estilo: Chad Sievers, Jessica Smith

Traductora: Elsa Pittman

Revisores Técnicos: Jeffrey A. Penman, MD, PhD; Dra. Mireya Luengo de Pirela

Gerentes Editoriales: Jennifer Ehrlich, Michelle Hacker

Asistentes Editoriales: Erin Calligan Mooney, Joe Niesen, Leeann Harney

Foto de Portada: © Michael N. Paras/Corbis

Caricaturas: Rich Tennant (www.the5thwave.com)

Producción

Coordinadora de Proyecto: Kristie Rees

Diseño Gráfico: Denny Hager, Stephanie D. Jumper, Alicia B. South

Artes Gráficas: Kathryn Born, MA

Diseño del Logotipo del Aniversario: Richard Pacifico

Correctora de Pruebas: Broccoli Information Management

Índice: Broccoli Information Management

Un Vistazo al Contenido

Tabla de Materias

Introducción

Es irónico que este libro se llame *Embarazo Para Dummies* (*Embarazo para los tontos*) ya que el calificativo "tonto" tiene una connotación despectiva, pero la idea principal al concebir este libro fue que las parejas en la actualidad son muy capaces de entender información médica compleja cuando ésta se presenta con claridad. De hecho, nuestra meta ha sido escribir un libro científicamente correcto y completo acerca de una de las más inolvidables experiencias de la vida de cualquier ser: el embarazo. Los libros de la serie *Para Dummies* se conocen por contener información exacta, de actualidad y, al mismo tiempo, fácil de leer. Ésas son las razones por las que hallamos que el formato de la serie *Para Dummies* es el formato perfecto para presentar información médica sobre el embarazo y reconocer y, al mismo tiempo, estimular y alentar el buen humor y la alegría que forman parte del milagroso proceso de tener bebés.

Información sobre Este Libro

Sabemos por experiencia —adquirida a través del cuidado que le hemos dado a miles de mujeres en el Centro Médico Monte Sinaí de la ciudad de Nueva York—, que los futuros padres realmente están interesados y tienen curiosidad por saber todo lo relacionado con el embarazo, incluso el momento de la formación del corazón del bebé y si deben o no comer sushi o teñirse el cabello. En este libro también incluimos nuestras respuestas a muchas de las preguntas más comúnmente hechas. Nuestro método de responder a muchas de las preguntas más controversiales es con respuestas basadas en datos médicos *reales*. Nos cercioramos de dar no solamente la respuesta usual o la respuesta segura, sino también la respuesta que se basa en la literatura médica presente. Algunas veces no existe información científica disponible que indique si algo es seguro o inseguro y, en este caso, nosotros se lo decimos tal como es.

Con frecuencia, nuestros pacientes vienen a consulta sumamente preocupados sobre algo que han leído en otro libro que no está actualizado, o que carece de información científica o que la información ha sido exagerada. (¿Adivina ahora lo que viene? ¡Puede comer atún fresco cuando está embarazada! ¡Y también puede comer las frutas y los vegetales frescos que compra en el supermercado sin tener que preocuparse día y noche de que están cargados de toxinas). Algunas veces la información en algunos de los libros sobre el embarazo es presentada de una manera alarmista o no está presentada con la perspectiva adecuada. El problema es que las mujeres en estado ya están ansiosas, por naturaleza, de que cualquier cosa que hagan o coman pueda perjudicar al bebé. El principio que guía nuestro enfoque ha sido el de poner todos los datos en perspectiva y no crear ansiedad ni temores innecesarios. El embarazo debe ser una alegría y no una preocupación. Una gran parte de la filosofía que nos estimuló a escribir este libro fue el de tranquilizar a las mujeres embarazadas, cuando sea médicamente posible, en lugar de agregarle preocupaciones innecesarias a las que ya tienen.

Nuestras experiencias también nos han demostrado que los potenciales padres también desean saber acerca de los aspectos médicos reales del embarazo. ¿Cuándo se forma el corazón del bebé? ¿Cuándo se forman los dedos? ¿Cuáles son los exámenes de sangre que deben hacerse y por qué? ¿Qué opciones hay disponibles para detectar posibles problemas? Para responder a esas preguntas hemos escrito un libro que es esencialmente un texto médico en obstetricia para los laicos. Apreciamos y respetamos el deseo de los padres de querer saber lo más posible sobre el proceso del embarazo y creemos que este libro es una gran fuente de información médica presentada de una manera fácil de entender, agradable y muchas veces humorística.

Somos obstetras en el ejercicio de la carrera y estamos especializados en el campo materno infantil (en embarazos de alto riesgo) y, también, enseñamos sobre el embarazo y el cuidado prenatal a estudiantes de medicina, a médicos residentes y a otros médicos. Así que tenemos acumulada mucha experiencia para la realización de este proyecto. Asimismo, consultamos a muchos de nuestros colegas en otros campos de la medicina como por ejemplo: pediatría, medicina interna y anestesiología. En muchos otros temas hemos investigado extensamente la literatura médica para asegurarnos de que la información que proveemos aquí está basada en los últimos adelantos científicos disponibles. Ha sido de gran ayuda trabajar en el texto con Mary Murray porque de esta forma nos hemos asegurado de que la información médica presentada es de fácil comprensión para aquellas personas que se encuentran fuera del campo médico. Además, como madre de mellizos, Mary ha aportado sus experiencias en varios aspectos del embarazo.

Hemos diseñado *Embarazo Para Dummies*, 2ª Edición, para ser usado paso a paso, a medida que usted entra en cada una de las etapas del embarazo. Muchas mujeres sienten curiosidad por saber lo que está por venir y quizás quieran leer el libro en una sola sentada. Pero, si lo desean pueden leerlo por trimestres también, ya que la información está organizada de tal manera que puede leerse trimestre por trimestre. Además, pueden consultarlo si tienen alguna duda o si se les presenta algún problema específico.

Confiamos en que usarán este libro como un complemento al cuidado médico normal. Quizás parte de la información que contiene los lleve a hacerle preguntas a su médico que de otra manera no se le hubiesen ocurrido hacerlas. Dado que no siempre hay una sola respuesta o incluso una respuesta correcta para cada pregunta, puede que se consigan que su médico tenga una respuesta diferente a la nuestra en ciertos temas. Esta diferencia de opinión es muy normal. De hecho, en muchas ocasiones, nosotros tampoco estamos de acuerdo entre nosotros mismos. Lo importante es saber que este libro proporciona información basada en datos verdaderos, pero no es "la verdad absoluta". Recuerden también que muchos de los temas presentados aquí son válidos para el embarazo en general, pero su situación en particular puede que tenga aspectos únicos que justifiquen diferentes o más consideraciones.

Lo Nuevo en Esta Edición

El escribir este libro fue un proceso muy parecido al de dar a luz a un bebé. Exigió mucho trabajo, planificación, investigación y amor, pero el producto final nos ha dado gran orgullo y satisfacción a nosotros dos. Sin embargo, han pasado cuatro años desde el nacimiento de la primera publicación de *Embarazo Para Dummies*, y pensamos que ya era la hora para una segunda edición. La medicina —especialmente el campo de la obstetricia— cambia constantemente. Para estar al día con las últimas tendencias en el campo médico y con las noticias médicas vigentes, hemos actualizado y revisado la información para esta segunda edición.

Así como lo hicimos en la primera edición, hemos continuado apoyándonos en datos científicos en lugar de opiniones o comentarios públicos. Las investigaciones médicas recientes han respondido algunas de las preguntas que nos ayudan a darle un mejor cuidado a la mujer embarazada. Por ejemplo, hemos agregado nueva información acerca de cuidados y tratamientos en el parto prematuro y de las pruebas para diagnosticar el síndrome de Down. Los cambios sociales y culturales que nos afectan a todos también afectan a las mujeres embarazadas. Temas como el bótox y la viruela no eran importantes cuando escribimos la primera edición del libro, pero en esta edición los presentamos porque se plantean con más frecuencia hoy en día. Pero especialmente —y de suma importancia— hemos escuchado los comentarios y sugerencias de nuestras pacientes para esta segunda edición, y hemos incluido muchas de sus ideas en este libro.

Convenciones Empleadas en Este Libro

El entender algunas premisas o suposiciones que tomamos para la escritura de este libro le pueden servir de ayuda cuando lo lea.

Respetamos el hecho de que si bien la pareja tradicional, esposo y esposa, representa todavía la gran mayoría de los padres que esperan tener bebés, sabemos que los bebés hoy en día nacen en diversas circunstancias. Estas circunstancias pueden ser madres o padres solteros, parejas del mismo sexo, padres adoptivos o embarazos con vientres alquilados. Lo importante es que la información que presentamos aquí es pertinente y útil a personas en diversas circunstancias.

También estamos conscientes de que los obstetras no son los únicos profesionales de la salud que ayudan a las mujeres durante el embarazo. (Vea el Capítulo 2 para una descripción específica de diferentes tipos de profesionales que pueden ayudar a la mujer durante el embarazo y el parto). Ésa es la razón por la que muchas veces nos referimos a la persona encargada de su cuidado durante el embarazo como su médico(a) o enfermero(a), partero(a) o asistente del médico, etcétera.

Lo Que Puede Dejar de Leer

Cualquier texto que esté precedido por el ícono "Información Técnica" contiene información para los muy curiosos y, generalmente, son explicaciones científicas o técnicas (por supuesto) de mayor profundidad. Estas "semillitas" de información pueden ser o no de interés para usted, pero le aseguramos que se los puede saltar sin ningún problema, y todavía encontrará fácilmente la información que necesita saber acerca del embarazo.

Suposiciones Tontas

A medida que escribíamos este libro supusimos o dimos por ciertas algunas cosas acerca de usted y de sus necesidades:

- Que usted es una mujer que está planificando tener un bebé o que está pensando quedar embarazada o ya lo está.
- Que usted puede ser la pareja de la futura madre.

- Que usted conoce y ama a alguien que está embarazada o que está planificando quedar en estado.
- Que desea saber más acerca del embarazo pero que no tiene interés en convertirse en un experto(a) en el tema.

Si cumple con algunos de estos criterios, entonces ¡*Embarazo Para Dummies*, 2ª Edición, tiene la información que usted busca!

Cómo Está Organizado Este Libro

Las partes y capítulos de este libro muestran la información del proceso del embarazo en un orden lógico. Sin embargo, usted no tiene que leer el libro en orden. Puede hojearlo y leer lo que le llame la atención, o buscar temas específicos en la tabla de contenido o en el índice, o leerlo desde el principio hasta el final. Lea la siguiente sección para obtener un detallado resumen de las diferentes partes.

Parte I: El Plan de Juego

Por supuesto, todavía hay mujeres que quedan embarazadas por "accidente"; pero para muchas mujeres hoy en día, el embarazo es una opción consciente. Planificar con tiempo es una buena idea y también lo es el consultar con un profesional antes de concebir. Pero aun si ya es demasiado tarde para planificar con suficiente tiempo, esta parte le dice lo que pasa en su cuerpo durante los primeros días y semanas del embarazo. Aquí también puede informarse de lo que pasa en una consulta prenatal y, además, tener una idea general de lo que su vida será en las próximas 40 semanas y tanto.

Parte II: El Embarazo: Una Obra en Tres Actos

Como toda buena obra, el embarazo tiene un comienzo, una mitad y un final. Esas partes se llaman *trimestres*. Lo que usted siente y el cuidado que necesita varían en cada etapa. Esta parte le da una idea de cómo se desarrolla cada trimestre.

Parte III: El Gran Momento: Trabajo de Parto, Parto y Recuperación

Después que usted haya cumplido los nueve meses, ahora es el momento de la ráfaga de actividades que dan como resultado el nacimiento de su bebé. En este momento, muchas cosas pasan en corto tiempo. Sus experiencias dependen mucho de qué tipo de parto tenga y de cuánto tiempo éste tome. Esta parte cubre el escenario general del trabajo de parto, el parto y la recuperación —además de las muchas posibles variaciones del tema.

Parte IV: Situaciones Especiales

Esta es la parte donde usted puede encontrar información sobre todo tipo de preocupación que tenga en su mente como padre o madre primeriza: cómo preparar a los otros hijos para la llegada del nuevo bebé y problemas de salud que algunas veces surgen durante el embarazo.

En cierta manera, sería muy bonito si no hubiera que incluir una sección con problemas que pueden presentarse durante el embarazo. Lo ideal sería que la experiencia de cada mujer no incluyera problemas. Pero, por otro lado, muchas de las dificultades que se pueden presentar no tienen que llegar a ser problemas graves si se les da el tratamiento apropiado. Por esa razón, ofrecemos información de cómo manejar cualquier inconveniente que se le pueda presentar. Ésta es la parte que debe consultar si cree que tiene algún tipo de problema —desde el más serio hasta el más sencillo.

Parte V: La Parte de los Diez

Esta sección "La parte de los diez" es estándar en la serie de libros *Para Dummies*. Antes de empezar a escribir este libro, no estábamos seguros de cómo usar esta parte del formato. Pero al final, estábamos muy contentos de tener un lugar donde poner, en forma resumida, muchos aspectos del embarazo. Aquí, usted puede enterarse de cómo el bebé crece y cómo puede verlo o verla a través de los ecosonogramas. También ponemos al descubierto algunos de los mitos más populares y antiguos, y le damos muy buenas razones para relajarse y disfrutar del embarazo.

Apéndice

Es triste ver que casi todos los libros sobre el embarazo excluyen al padre del bebé. Creemos que es un deshonor. Por supuesto, los papás son bienvenidos a la lectura de cualquier parte del libro que les interese (o que la futura mamá les sugiera). En este Apéndice hemos incluido un compendio intuitivo de todo el proceso del embarazo. ¡Disfrútenlo!

Íconos Empleados en Este Libro

Así como otros libros de la serie *Para Dummies*, éste también tiene pequeños íconos al margen para guiarlo a través de su lectura e indicarle las cosas importantes que debe saber. Los siguientes párrafos describen los íconos y lo que significan.

Este ícono es un indicador de que vamos a ahondar un poco más en una explicación médica. No estamos sugiriendo que la información sea más difícil de entender sino que es un poquitín más detallada.

Con este ícono le indicamos que esa información en particular vale la pena recordar.

Este ícono indica pequeñas secciones de consejos que le damos sobre cómo manejar incomodidades menores y otros retos que pueden presentársele durante el embarazo.

A lo largo de este libro, tratamos de evitar ser muy alarmistas pero hay algunas situaciones y acciones que una mujer embarazada debe, sin lugar a dudas, evitar. Cuando éste es el caso, le mostramos el ícono ¡Cuidado!.

Muchas de las cosas que pueda sentir o notar durante el embarazo le harán preguntarse: "¿Es esto lo suficientemente importante como para que lo consulte con el médico?" Cuando la respuesta es Sí, le mostramos este ícono.

Por experiencia sabemos que el embarazo puede despertar el instinto de la preocupación. El sentirse preocupada de vez en cuando es normal, pero algunas mujeres se preocupan demasiado sobre cosas que realmente no son un problema. Utilizamos este ícono —más que cualquiera de los otros— para indicarle las innumerables cosas de las que usted no tiene que preocuparse.

¿Y Qué Hacer Ahora?

Si usted es particularmente del tipo metódico, comience con el Capítulo 1 y termine con el Apéndice. Si usted solamente desea encontrar información específica y luego cerrar el libro, entonces vea la Tabla de Materias o el Índice. Doble las puntas de las páginas que sean especialmente interesantes o pertinentes para usted. Escriba sus notitas en el margen. Diviértase y, sobre todo, ¡disfrute de su embarazo!

Parte I

El Plan de Juego

The 5th Wave
Por Rich Tennant
©RICHTENNANT
La infertilidad no ha sido problema ni para Teodoro ni para mí. Todo lo contrario, ya ni siquiera colgamos la ropa en el mismo ropero.

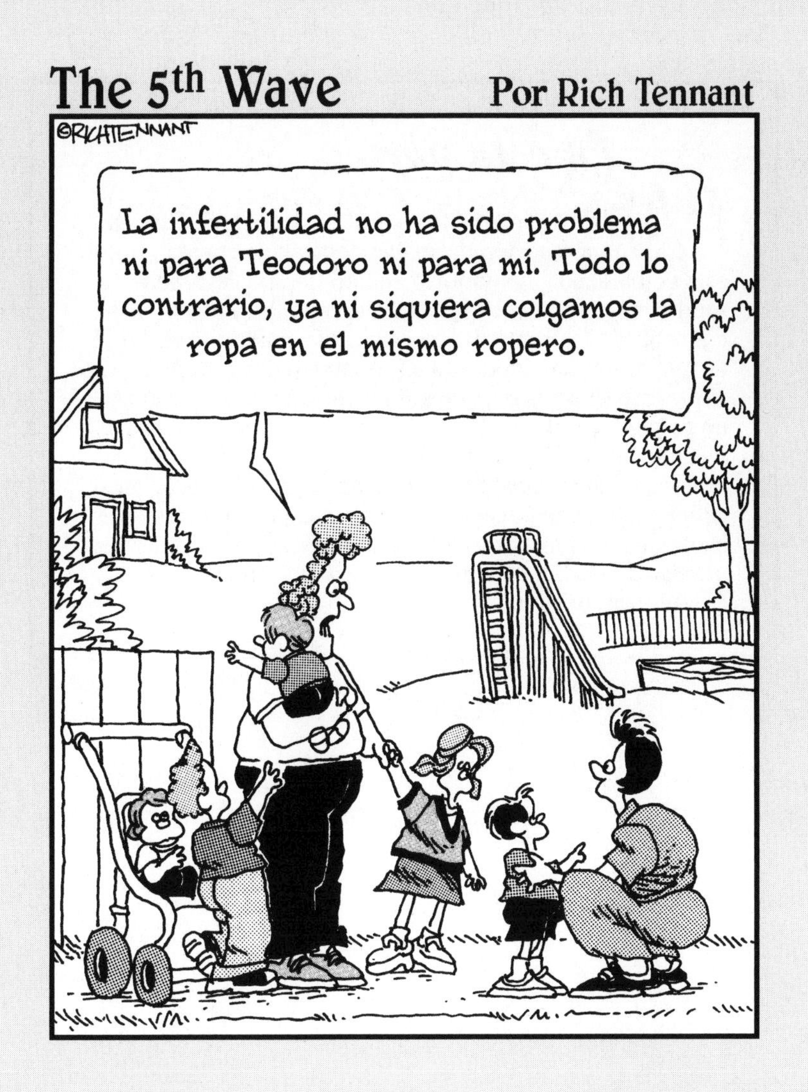

En esta parte . . .

"No estoy segura de estar lista para esto". Ésta es una reacción normal cuando se da cuenta que está embarazada, no importa cuánto tiempo lleva pensando en tener un bebé o cuánto tiempo lleva tratando de concebirlo. De pronto, usted se ve enfrentada a la realidad de que un ser ha empezado a formarse dentro de su cuerpo y que éste va a pasar por cambios muy profundos. Quizás no se *sienta* preparada para ello, pero el prepararse es fácil. Idealmente, la preparación debiera comenzar con una visita al médico unos meses antes de concebir, pero aún si usted no lo ha hecho, en esta parte le explicamos distintas maneras de planificar y de prepararse con tiempo para los próximos más importantes e interesantes nueve meses (y tanto) de su vida.

Capítulo 1

De Aquí a la Maternidad

En Este Capítulo

- Cómo examinar su estado de salud y la historia familiar
- Cómo preparar su cuerpo para el embarazo
- Cómo lograr quedar embarazada: la concepción en palabras sencillas

¡Felicitaciones! Si ya está embarazada, se encuentra a punto de embarcarse en una de las aventuras más emocionantes y enternecedoras de su vida. El próximo año va a estar lleno de muchos cambios y, esperamos también, de una felicidad increíble. Si está pensando en quedar embarazada, probablemente esté emocionada ante la idea y, también, algo nerviosa.

Y si su embarazo está todavía en la fase de planificación, lea este capítulo para informarse de lo que puede hacer para prepararse. Primero, consulte con su médico y revisen juntos su historia clínica personal y familiar. Ésta le revelará si se encuentra en condiciones óptimas para quedar embarazada o si necesita tiempo para subir o bajar de peso, mejorar su dieta, dejar de fumar o suspender ciertas medicinas que podrían perjudicar su embarazo. Asimismo, le damos varios consejos básicos sobre la manera más fácil de concebir y hablamos sobre el tema de la infertilidad.

Cómo Prepararse para Quedar Embarazada: La Consulta Previa a la Concepción

En el momento que se da cuenta que su período no le ha venido, y descubre que está embarazada, el embrión, de dos semanas o más, ya está pasando por cambios muy grandes. Créalo o no, cuando el embrión tiene solamente dos o tres semanas, ya ha comenzado a desarrollar lo que va a ser el corazón y el cerebro. Debido a que su salud y nutrición general pueden influir en el crecimiento de estos órganos, el preparar su cuerpo para la concepción antes de que ésta comience es de suma importancia. Haga una cita con su médico, que se conoce como *consulta previa a la concepción*, para asegurarse de que su cuerpo se encuentra en las mejores condiciones y listo para comenzar.

Algunas veces, esta consulta puede ser parte de su consulta anual ginecológica. Cuando vaya a hacerse la citología (o examen Papanicolaou o Pap), dígale a su médico que está pensando en tener un bebé y él (o ella) le indicará los pasos preliminares. Si su consulta anual no es sino dentro de varios meses y usted está lista para concebir, haga una cita de consulta previa a la concepción y lleve al futuro papá, si es posible, para que los dos den sus historias médicas y sepan qué esperar de esta gran aventura.

Si ya está embarazada y no hizo la consulta previa a la concepción, no se preocupe porque su médico le explicará todos estos temas durante la primera consulta prenatal, de la cual hablaremos en el Capítulo 5.

El estudio de su historia

La consulta previa a la concepción es una oportunidad para que su médico identifique las áreas de cuidado para así resguardar la salud de su bebé y la suya aún antes de quedar embarazada. Una multitud de factores entran en juego y es probable que el médico le haga las siguientes preguntas:

- **Embarazos previos e historia ginecológica:** La información de embarazos previos puede ayudar al médico a decidir la mejor manera de manejar su futuro embarazo. Él le pedirá describir cualquier embarazo previo, abortos o nacimientos prematuros, nacimientos múltiples o cualquier situación que pueda repetirse. Por ejemplo, el saber si usted tuvo problemas en el pasado, como un parto prematuro o hipertensión, es de gran ayuda. Su historia ginecológica es igualmente importante porque información como cirugías previas en su útero y cuello cervical o una historia de menstruaciones irregulares también pueden influir en su embarazo.
- **Su historia familiar:** El revisar su historia médica familiar alerta al médico de condiciones que puedan complicar su embarazo o ser transmitidas al bebé en desarrollo. Al estudiar su historia clínica familiar usted tiene la oportunidad de tomar ciertas medidas, antes de la concepción, para disminuir las probabilidades de ocurrencia de ciertos problemas, como los defectos del tubo neural (espina bífida, por ejemplo), que afectarían su embarazo (vea la sección "¿Por qué ese alboroto con el ácido fólico?" más adelante en este capítulo). En el Capítulo 8 se presentan en detalle diferentes condiciones genéticas y las pruebas para detectarlas.

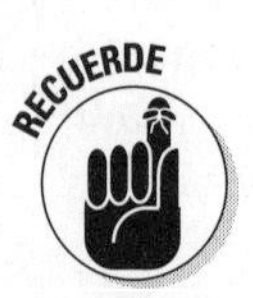

Para aquellas parejas que están considerando la posibilidad de usar donantes de óvulos o esperma, recuerden que la historia genética de los donantes es tan importante como el de los padres biológicos. Investiguen todo lo que puedan.

- **Considere sus raíces étnicas:** La consulta previa a la concepción involucra preguntas sobres sus ancestros (padres y abuelos), no porque su médico sea un husmeador, sino porque en algunos grupos étnicos se concentran ciertos problemas hereditarios. La ventaja de conocer estos problemas antes de salir embarazada es que usted tiene más tiempo de informarse y buscar otras opciones en caso de que usted o su pareja estén en riesgo de portar uno de estos problemas. (Vea el Capítulo 5).

La evaluación de su salud actual

La mayoría de las mujeres que piensan quedar embarazadas son perfectamente saludables y no tienen problemas que puedan afectar al bebé. Es más, una consulta previa a la concepción es muy útil porque es un momento en el que se elabora un plan y se conoce más acerca de cómo optimizar las oportunidades de tener un embarazo sano y libre de preocupaciones. Usted puede llegar a saber cómo alcanzar su peso ideal, cómo comenzar un buen programa de ejercicios y puede comenzar a tomar vitaminas para su estado prenatal con ácido fólico.

Sin embargo, algunas mujeres sí tienen trastornos médicos que pueden afectar el embarazo. Su médico seguramente le preguntará si tiene alguno(s) de los problemas mostrados en una lista de condiciones médicas. Por ejemplo, si tiene diabetes, es importante estabilizar sus niveles de azúcar en la sangre antes de salir embarazada y controlarlos durante el embarazo. Si está propensa a una alta presión sanguínea (*hipertensión*), su médico le recomendará controlarla antes de quedar embarazada, ya que controlar la hipertensión puede tomar tiempo y puede involucrar cambios de medicamentos más de una vez. Si tiene otros problemas, como epilepsia por ejemplo, la revisión de sus medicamentos y el control de su condición son importantes. Para una condición como el *lupus eritematoso sistémico* (LES), el médico quizás le aconseje tratar de quedar embarazada en el momento en que presente muy pocos síntomas.

Usted puede esperar preguntas como: si fuma, si se da el gusto de uno, dos o más tragos al día, o si utiliza alguna droga ilícita. Su médico la está interrogando pero no para regañarla, así que no se incomode y conteste con la verdad. Es que estos hábitos pueden ser dañinos para un embarazo y lo mejor es eliminarlos antes de salir embarazada. El médico puede aconsejarla acerca de las maneras de cómo hacerlo o recomendarle algunos grupos de apoyo o ayuda.

Usted también necesita hablar sobre cualquier tratamiento o medicamentos que esté tomando regularmente, así como también sobre los ejercicios y dietas. ¿Toma usted vitaminas? ¿Hace dieta frecuentemente? ¿Es usted vegetariana? ¿Hace ejercicios regularmente? Converse todos estos asuntos con el médico.

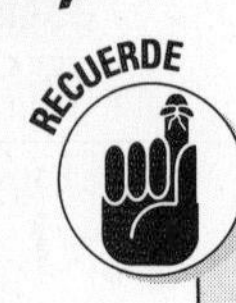

¿Por qué ese alboroto con el ácido fólico?

El ácido fólico era algo en lo que su madre nunca pensó cuando la estaba esperando. Pero en las últimas décadas, el ácido fólico ha venido a ser un requerimiento nutricional para todas las mujeres embarazadas. El cambio llegó en 1991, cuando un médico británico demostró que el ácido fólico (también conocido como folato, un nutriente de la familia de la vitamina B) reducía las incidencias de defectos de nacimiento del cerebro y de la médula espinal (también llamados defectos del tubo neural). Esta reducción ocurría hasta en un 80 por ciento de los casos de madres con un niño previamente afectado. Estudios subsecuentes han demostrado que aún entre mujeres que nunca han tenido niños con esos defectos, el consumir suficiente ácido fólico reduce el riesgo de que sus bebés desarrollen *espina bífida* (un defecto de la espina dorsal) y *anencefalia* (un defecto del cerebro y del cráneo) en un 50 al 70 por ciento.

Hoy en día, a todas las mujeres que están considerando salir embarazadas, se les aconseja consumir 0,4 miligramos de ácido fólico todos los días, comenzando al menos 30 días antes de la concepción. Comience antes de manera que todos los nutrientes estén en su sistema al momento de formarse el tubo neural. Si las condiciones de espina bífida, anencefalia u otras similares se encuentran en su familia (especialmente si usted alguna vez tuvo un niño con estos problemas), usted debería tomar diez veces la dosis recomendada (4 miligramos) todos los días.

Desde 1996, la Administración de Drogas y Alimentos de los Estados Unidos (U.S. Food and Drug Administration, [*FDA*, por sus siglas en inglés]) ha requerido que todos los granos como la harina, el maíz, la pasta y el arroz, sean "enriquecidos" con ácido fólico. Otras buenas fuentes son los vegetales de hojas verdes, los granos y el hígado. Pero para asegurarse de que usted esté tomando la cantidad necesaria, tome un suplemento vitamínico. Cualquier buena vitamina prenatal le da por lo menos 0,4 miligramos de ácido fólico.

Si usted no ha tenido un examen físico reciente o una citología (examen de Papanicolaou o Pap), el médico probablemente le recomendará hacérselos durante la consulta previa a la concepción.

Respuestas a Preguntas Más Comunes

La consulta previa a la concepción es también un momento oportuno para hacerle preguntas a su médico. En esta sección respondemos a las preguntas más comunes acerca del peso, de medicamentos y vacunas, y de la cesación del método anticonceptivo.

Por qué lograr un peso ideal

Lo último que las mujeres necesitan es otra razón para estar pendientes del control de su peso. Pero este punto es importante: el embarazo se desarrolla mejor en las mujeres que no son muy pesadas o muy delgadas. Las mujeres con sobrepeso tienen un riesgo más alto de lo normal de desarrollar diabetes o alta presión durante el embarazo y son más propensas a finalizar sus embarazos con una cesárea. Por otro lado, el riesgo de las mujeres con bajo peso es tener bebés demasiados pequeños y de muy bajo peso al nacer.

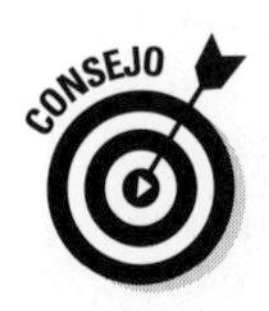

Trate de lograr un peso normal y saludable *antes* de salir embarazada. El tratar de perder peso después de concebir no es aconsejable, aún si tiene sobrepeso. Y si tiene bajo peso para empezar, el ganar peso cuando el bebé esté en crecimiento puede ser difícil. (Lea más acerca de su peso ideal y el aumento de peso recomendado en el Capítulo 4).

Revise sus medicamentos

Muchas medicinas —tanto las de venta libre como las de venta con prescripción médica— se pueden tomar sin peligro durante el embarazo. Pero hay algunas medicinas que pueden causar problemas en el desarrollo del bebé, por lo tanto informe a su médico de todos los medicamentos que usted toma. Si uno de ellos está contraindicado, probablemente usted pueda cambiarlo por otro más seguro. Tome en cuenta que el ajuste de las dosis y la revisión de sus efectos colaterales pueden tomar tiempo.

La exposición a los siguientes medicamentos y productos químicos es considerada segura durante el embarazo:

- Acetaminofén
- Aciclovir
- Antiheméticos (por ejemplo: fenotiacinas y trimetobenzamida)
- Antihistamínicos (por ejemplo: doxylamine)
- Aspartame (marcas como Nutrasweet y Equal)
- Aspirina de baja dosis
- Tranquilizantes suaves (por ejemplo: meprobamato, clordiacepoxido y fluoxetina)
- Penicilina, cefalexina, trimetropim-sulfametoxazol, eritromicina y otros antibióticos
- Zidovudina

A continuación hay algunos de los medicamentos más comunes sobre los cuales las mujeres hacen preguntas antes de quedar embarazadas:

- **Las píldoras anticonceptivas:** Las mujeres algunas veces salen embarazadas mientras están tomando las píldoras anticonceptivas (bien sea porque no las tomaron o porque se atrasaron en tomarlas un par de veces durante el mes) y luego se preocupan de que si sus bebés nacerán con defectos. Pero los anticonceptivos orales no han mostrado tener algún efecto adverso sobre el bebé. De *todos* los bebés que nacen, entre el dos y el tres por ciento nace con algún defecto, y los que nacen de mujeres que toman anticonceptivos orales no se encuentran en mayor riesgo.
- **Ibuprofeno (Motrin, Advil):** El uso ocasional durante el embarazo de éstos y otros *agentes antiinflamatorios no esteroideos* (para el dolor o inflamación) está bien y no han sido asociados con problemas en los bebés. Sin embargo, evite el uso persistente o continuo de estos medicamentos durante el embarazo (especialmente en el último trimestre), porque ellos tienen el potencial de afectar la función de las plaquetas y de los vasos sanguíneos del sistema circulatorio del bebé.
- **Vitamina A:** Esta vitamina y algunos de sus derivados pueden causar aborto o graves defectos congénitos si está presente en demasía en su torrente sanguíneo cuando sale embarazada. La situación es complicada por el hecho de que la vitamina A permanece en su cuerpo por varios meses después de consumirla. Es importante descontinuar el uso de todos los medicamentos que contengan derivados de la vitamina A (la más común es la medicina para el acné Accutane) al menos un mes antes de tratar de concebir. Los científicos no saben si las cremas de uso tópico que contienen derivados de la vitamina A como la Retin A y Renova, por ejemplo, son tan problemáticas como las que usted ingiere, así que consulte con el médico acerca de este tema.

  Algunas mujeres toman suplementos de vitamina A porque son vegetarianas y no la obtienen en cantidades suficientes de su dieta o porque tienen una deficiencia de la misma. La dosis máxima que es segura durante el embarazo es de 5.000 unidades internacionales (UI) diarias. (Se necesitaría tomar el doble de esa cantidad para llegar a la zona de peligro). Los multivitamínicos, incluyendo los prenatales, generalmente contienen 5.000 UI de vitamina A o menos. Lea la etiqueta del frasco de vitaminas para estar segura.

Si está preocupada porque su vitamina prenatal más su dieta la pondrán en la "zona de peligro" de 10.000 UI por día, tranquilícese porque es extremadamente difícil obtener esa cantidad de vitamina A solamente de los alimentos que consume.

- **Anticoagulantes:** Las mujeres que son propensas a desarrollar coágulos sanguíneos o que tienen válvulas artificiales de corazón, necesitan tomar diariamente medicamentos anticoagulantes. Un tipo de anticoagulante, *el Cumadin* o sus derivados, puede provocar el aborto, alterar el crecimiento del bebé o causar que éste desarrolle problemas de hemorragia o anormalidades estructurales si se toma durante el embarazo. Las mujeres que toman esta medicina y están pensando en salir embarazadas deberían cambiar a un anticoagulante distinto. Pídale a su médico más información.
- **Medicamentos para la alta presión:** Muchos de estos medicamentos son considerados seguros para tomar durante el embarazo. Sin embargo, debido a que algunos pueden ser problemáticos, debe informarle al médico de cualquier medicamento para el tratamiento de la alta presión (vea el Capítulo 16).
- **Medicamentos anticonvulsivantes:** Algunas de las medicinas utilizadas para prevenir ataques de epilepsia son más seguras que otras durante el embarazo. Si está tomando alguna de estas medicinas, consulte con el médico. No suspenda ninguna de ellas ya que las convulsiones pueden ser peor para usted y para el bebé que los mismos medicamentos de por sí (vea Capítulo 16).
- **Tetraciclina:** Si usted toma este antibiótico durante los últimos meses del embarazo, puede ocasionar después que los dientes del bebé sean de un color amarillento.
- **Antidepresivos:** Muchos antidepresivos (como el Prozac) han sido estudiados extensamente y son considerados muy seguros durante el embarazo. Si usted está tomando un antidepresivo y está pensando en concebir, debería preguntarle al médico si puede seguir tomándolo durante el embarazo.

Considere los nutracéuticos

Muchas mujeres escogen tratar enfermedades comunes con extractos de plantas u otros medicamentos naturales que son de venta libre. Algunos son considerados completamente seguros durante el embarazo, pero tenga en cuenta que, como son considerados suplementos nutricionales, ellos no están regulados por la *FDA*. A pesar del hecho de que muchas mujeres embarazadas usan estos suplementos, muy pocos estudios se han realizado para probar su inocuidad durante el mismo. Por ejemplo, la hierba de San Juan es una hierba utilizada comúnmente para tratar depresiones, trastornos del sueño e infecciones virales. Pero esta hierba puede interferir con otros medicamentos y no se ha estudiado la seguridad de su uso durante el embarazo, de manera que utilícela con precaución.

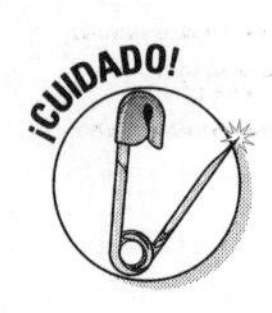

Algunos medicamentos a base de hierbas no deben ser utilizados durante el embarazo ya que pueden causar contracciones uterinas y aborto. Una lista corta de nutracéuticos que no son recomendables tomarlos durante el embarazo incluyen la artemisa, la caulófila, la atanasia o hierba de Santa María, la cimifuga negra, la escoba escocesa o retama de escoba, el sello de oro, la baya de enebro, el aceite de poleo, la ruda, el muérdago y el vítex.

La importancia de las vacunas y de la inmunidad

Las personas somos inmunes a toda clase de infecciones, bien sea porque hemos padecido una enfermedad (la mayoría de nosotros somos inmunes a la varicela, por ejemplo, porque la tuvimos cuando niños lo que hizo que nuestro sistema inmunológico creara anticuerpos al virus) o porque hemos sido vacunados (es decir, nos dieron una porción de algo que ocasiona que nuestro cuerpo desarrolle anticuerpos).

La rubéola es un típico ejemplo. Su médico realiza un chequeo para saber si usted es inmune a la *rubéola* (también conocida como *sarampión alemán*) extrayendo una muestra de sangre y viendo si contiene anticuerpos contra el virus de esta enfermedad. (Los *anticuerpos* son los agentes del sistema inmunológico que la protegen a usted de las infecciones). Si usted no es inmune a la rubéola, es probable que el médico le recomiende vacunarse al menos tres meses *antes* de quedar embarazada. Si sale embarazada antes de que hayan transcurrido los tres meses, probablemente no sea un problema. No se han reportado casos de bebés que hayan nacido con problemas debido a que la madre fue vacunada contra la rubéola al comienzo del embarazo. Muchas vacunas, incluso la vacuna contra la gripe, son seguras aún durante el embarazo. Vea la Tabla 1-1 para obtener información sobre algunas vacunas.

La mayoría de las personas son inmunes al sarampión, a las paperas, a la poliomielitis y a la difteria, y es poco probable que su médico quiera revisar su inmunidad a estas enfermedades. Además, usualmente estas enfermedades no están asociadas con efectos adversos evidentes en el bebé. La varicela, por otra parte, sí representa un pequeño riesgo para el bebé ya que puede contraer la enfermedad de la madre. Si usted sabe que nunca ha tenido varciela, comuníqueselo a su médico para hablar sobre la posibilidad de una vacunación antes de quedar embarazada.

Finalmente, si usted tiene el riesgo de infección del virus de inmunodeficiencia humana (VIH), hágase una prueba antes de considerar salir embarazada. Algunos estados en los Estados Unidos requieren ahora que los médicos le informen y ofrezcan a *todas* las mujeres embarazadas la prueba del VIH. Si ha contraído VIH, el tomar ciertos medicamentos durante el embarazo disminuirá las probabilidades de que su bebé contraiga la enfermedad.

Tabla 1-1 Vacunas Seguras y *No* Seguras durante el Embarazo

Enfermedad	*¿Hay Riesgo para el Bebé si Se Vacuna durante el Embarazo?*	*Inmunización*	*Comentarios*
Cólera	No está confirmado.	La misma que para mujeres no embarazadas.	
Hepatitis B	No está confirmado.	SÍ.	Es utilizada con inmunoglobulinas si hay exposición grave; los neonatos necesitan la vacuna.
Influenza	No está confirmado.	SÍ.	
Sarampión	No está confirmado.	NO.	Vacunación posparto.
Paperas	No está confirmado.	NO.	Vacunación posparto.
Peste	No está confirmado.	NO.	Vacunación específica si está expuesto a ella.
Neumococo	No está confirmado.	Sí. La misma que para mujeres no embarazadas.	
Poliomielitis	No está confirmado.	Sólo si está expuesto a la enfermedad.	Tomarla si se viaja a zonas endémicas.
Rubéola	No está confirmado.	NO.	Vacunación postparto.
Rabia	Desconocido.	La misma indicación que para mujeres no embarazadas.	Hay que considerar cada caso individualmente.
Viruela	Posible aborto.	NO.	A menos que se presente una situación de emergencia o infección fetal.
Tétano	No está confirmado.	Sí, si no se han administrado inicialmente o si ningún refuerzo se ha puesto en los últimos 10 años.	

continúa

Tabla 1-1 *(continuación)*

Enfermedad	*¿Hay Riesgo para el Bebé si Se Vacuna durante el Embarazo?*	*Inmunización*	*Comentarios*
Fiebre Tifoidea	No está confirmado.	Sólo en caso de exposición en áreas cerradas o en forma continua, y por viaje a zonas endémicas.	
Varicela (lechina)	No está confirmado.	Se recomiendan inmunoglobulinas para mujeres expuestas no inmunizadas y debe administrarse a neonatos si ocurre cerca de la fecha del parto. La vacuna ha estado disponible recientemente aunque hay poca información con respecto a sus efectos en el embarazo.	
Fiebre amarilla	Desconocido.	NO.	A menos que la exposición sea inevitable.

Suspensión del método anticonceptivo

¿Cuán pronto puede usted quedar embarazada luego de dejar de usar un método anticonceptivo? Depende de cuál método esté usando. Los métodos de barrera como los condones, diafragmas y espermicidas, trabajan en la medida que usted los usa. Tan pronto como los deja de usar, usted vuelve a ser fértil. Los medicamentos a base de hormonas, incluyendo la píldora, el Depo-Provera, el NuvaRing y el parche anticonceptivo (por ejemplo, Ortho-Evra), toman más tiempo para "salir de su cuerpo". Usted puede ovular en muy corto tiempo después de dejar de tomar la píldora (semanas o días), pero, por otro lado, puede tomarle de tres meses a un año regularizar sus ciclos de ovulación luego de dejar de tomar el Depo-Provera.

No conocemos reglas estrictas y efectivas acerca de cuánto tiempo debe esperar luego de dejar de usar alguno de los métodos anticonceptivos para tratar de salir embarazada. De hecho, usted puede tratar de concebir inmediatamente. Si usted es como Artemisa, Isis o Tlazolteotl (diosas de la fertilidad o de la obstetricia) usted puede quedar embarazada en el primer intento. Pero tenga en cuenta que si sus ciclos menstruales no son regulares, no estará ovulando cada mes y puede ser más difícil programar sus relaciones sexuales para lograr la concepción. (Bueno, ¡al menos la pasará muy bien mientras lo intenta!). Si usted sale embarazada mientras sus ciclos son irregulares, también puede resultar difícil decir exactamente qué día fue que concibió y por lo tanto, saber su fecha probable de parto.

Si utiliza un dispositivo intrauterino (DIU), puede quedar embarazada tan pronto como lo deje de usar. Algunas veces la mujer queda embarazada con el DIU puesto. Si esto le ocurre, su médico probablemente decidirá quitar el dispositivo de ser posible, ya que quedar embarazada con el dispositivo instalado aumenta el riesgo de un aborto, de un *embarazo ectópico* (un embarazo que se desarrolla en la trompa de Falopio) o de un parto prematuro.

El quedar embarazada con el dispositivo intrauterino puesto no aumenta el riesgo de que el bebé nazca con defectos.

El Encuentro del Espermatozoide y el Óvulo: La Programación lo Es Todo

A pesar del título de este libro, vamos a suponer que usted conoce lo fundamental de cómo quedar embarazada. Lo que mucha gente no sabe todavía es cómo realizar el proceso más eficientemente, de manera de darle a usted la mejor oportunidad de salir embarazada tan pronto como lo desee. Para hacer esto, usted necesita pensar un poco acerca de la *ovulación*, la liberación de un óvulo de su ovario, que ocurre una vez en cada ciclo menstrual (normalmente una vez al mes).

Luego de salir del ovario, el óvulo pasa un par de días deslizándose por la trompa de Falopio hasta llegar al útero (también conocido como *matriz*) (vea la Figura 1-1). La mayoría de las veces, el embarazo ocurre cuando el óvulo es fertilizado en un lapso de 24 horas después de ser liberado del ovario y durante su paso por la trompa, y luego el incipiente embrión se adhiere a la mucosa uterina. Para quedar embarazada, su trabajo (el suyo y el del futuro padre) es hacer que el espermatozoide se encuentre con el óvulo tan pronto como sea posible (idealmente, en las próximas 12 a 24 horas) después de la ovulación.

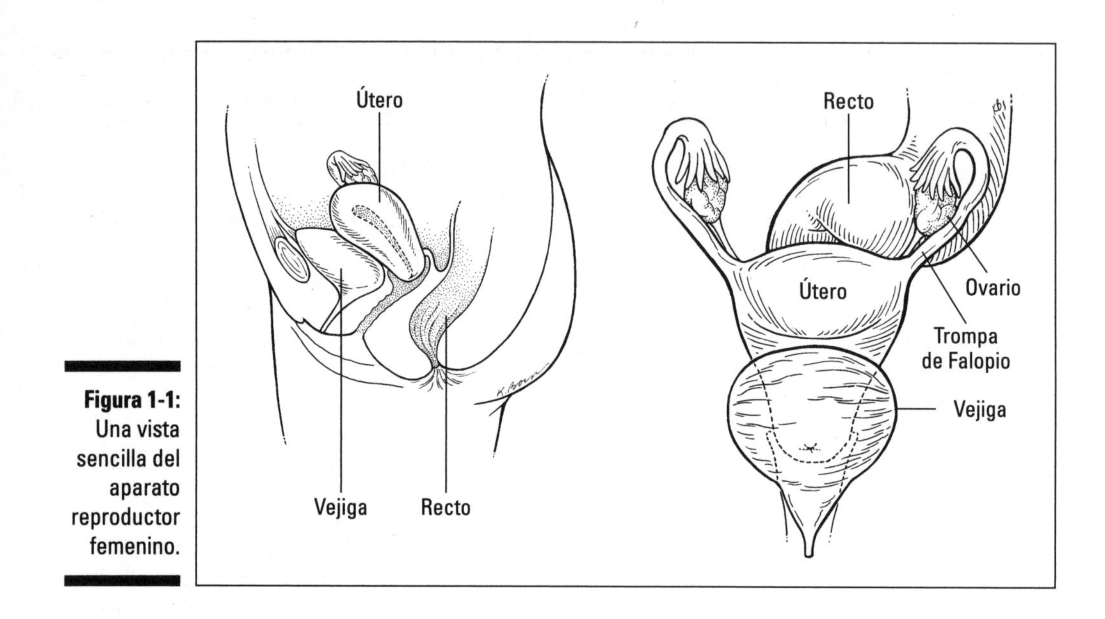

Figura 1-1: Una vista sencilla del aparato reproductor femenino.

El mejor momento para concebir es tener una relación sexual 12 horas antes de la ovulación, de manera que los espermatozoides estén en el lugar en el momento que el óvulo sea liberado. Se piensa que los espermatozoides viven dentro del cuerpo de la mujer entre 24 y 48 horas, aunque se ha sabido de óvulos de siete días de edad que han sido fertilizados. Ninguna pareja debe contar con salir embarazada en el primer intento. En promedio, usted tiene una probabilidad del 15 al 25 por ciento cada mes. Aproximadamente la mitad de las parejas que tratan de quedar embarazadas conciben en un lapso de cuatro meses. En un lapso de seis meses, las tres cuartas partes lo logran; en un año, el 85 por ciento; y en dos años, la tasa de éxito es del 93 por ciento. Si usted ha estado tratando infructuosamente de quedar embarazada, es recomendable que se haga una evaluación de fertilidad.

Determinación del momento preciso de la ovulación

Entonces, ¿cuándo ocurre la ovulación? Típicamente, unos 14 días antes de su período, el cual, si sus ciclos menstruales son de 28 días, es 14 días después del primer día de su período anterior. Si su ciclo es de 32 días, probablemente ovule cerca del día 18 de su ciclo. (Cada ciclo comienza el primer día de un período). Para asegurarse de que usted tenga los espermatozoides en el lugar y momento adecuado, tenga relaciones sexuales varias veces cerca del momento de la ovulación, comenzando cinco días antes de que espera ovular y continuando por dos o tres días después. ¿Con qué frecuencia? Una vez cada dos días es lo adecuado, probablemente, pero ¿por qué resistirse a hacer el amor todos los días si su pareja tiene un conteo de espermatozoides normal?

Cómo saber cuándo debe consultar con el médico acerca de la infertilidad

La infertilidad es un problema que hoy en día afecta a más parejas que antes, ya que las personas esperan más y más tiempo para tener niños. Una de cada diez parejas mayor de 30 años tiene problemas de concepción. Después de los 35 años, la relación es de una en cinco. Por supuesto, la edad no es ningún problema para todo el mundo. Se sabe de mujeres que han quedado embarazadas después de los 50 años. (El Libro Guinness de Récords Mundiales reporta que la mujer con mayor edad que ha concebido tenía 57 años y medio cuando quedó embarazada). Pero hay que aceptar la realidad: un embarazo espontáneo en mujeres mayores de 40 o 50 años es raro.

Antes, los médicos pensaban que tener relaciones sexuales diariamente resultaba en una disminución del conteo de espermatozoides y, por lo tanto, en una reducción de la fertilidad. Sin embargo, estudios médicos posteriores revelaron que esta idea es cierta solamente en hombres que para empezar ya tenían un conteo de espermatozoides más bajo de lo normal.

Observación de la temperatura basal de su cuerpo

Algunas mujeres se dan cuenta de que pueden determinar más fácilmente el momento de su ovulación si mantienen un registro de su temperatura, la cual aumenta a medida que se acerca el momento de la ovulación. Para hacerlo, tómese la temperatura vía oral todas las mañanas antes de levantarse de la cama. Típicamente, la temperatura alcanza su punto más bajo justo antes de que su glándula pituitaria libera la *hormona luteinizante* (HL), la cual desencadena la ovulación. (Dos días después del llamado *aumento repentino de la HL*, su temperatura aumenta considerablemente —de medio grado a uno por encima de lo normal—, y permanece elevada hasta que se presente su período. Si sale embarazada, la temperatura permanecerá alta). Usted puede adquirir un termómetro especial para medir la "temperatura basal de su cuerpo" (lo venden en la mayoría de las farmacias) ya que tiene los números más grandes y fáciles de leer.

Recuerde que un aumento en la temperatura basal de su cuerpo indica que la ovulación ya ocurrió. Este aumento no predice cuándo usted ovulará, pero sí le confirma que está ovulando y le da una idea aproximada de cuándo ocurre la ovulación en su ciclo. Puede ser difícil leer las señales ya que no todas las mujeres siguen el mismo patrón. Algunas nunca perciben una disminución considerable de la temperatura y otras nunca perciben un claro aumento.

Uso del medidor de la ovulación

Otra forma de hacerle seguimiento al aumento repentino de la HL es utilizando un medidor de la ovulación para uso casero que mide la cantidad de HL en la orina. Contrario a lo que mencionamos anteriormente acerca de la temperatura basal del cuerpo, el aumento repentino del HL sí es útil en pronosticar cuándo la ovulación ocurrirá durante cualquier ciclo dado. Un resultado positivo en cualquier ciclo le dice que usted está ovulando y cuándo. En general, estos equipos son muy confiables y efectivos. La principal desventaja es el costo. Con un precio que varía entre $20 y $30 por juego, son más costosos que tomarse la temperatura, especialmente si tiene que revisar varias veces para saber cuándo estuvo ovulando.

Ahora hay disponible una nueva manera de saber si está ovulando, e involucra hacerle una prueba de saliva en vez de orina. Debido al incremento de los niveles de estrógeno que ocurren al momento de la ovulación, la saliva forma un patrón de cristales cuando se seca. Ambas pruebas, tanto la de orina como la de saliva, son igualmente precisas para predecir la ovulación. El equipo para la prueba de la saliva cuesta aproximadamente $60, pero puede usarse hasta por un año.

Un efectivo (y divertido) enfoque de la concepción

En la mayoría de los casos, a los futuros padres se les aconseja tomar con calma esto de la concepción y de disfrutar el proceso. No se pongan ansiosos si no conciben en el primer turno al bate. A menudo le decimos a nuestros pacientes que piensen en parar cualquier método anticonceptivo varios meses antes de planificar salir embarazados. De esta manera, tienen la oportunidad de disfrutar de unas excelentes relaciones sexuales sin preocuparse de salir embarazados cada mes. Y si salen embarazados antes de lo que deseaban, ¡disfruten de la agradable sorpresa!.

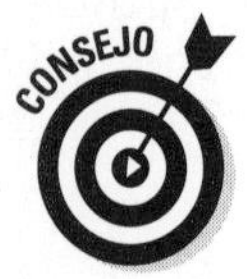

Usted puede tomar varias medidas para mejorar las probabilidades de concebir:

- Si fuma cigarrillos o marihuana, deje esos hábitos.
- Evite usar la crema lubricante *K-Y Jelly* u otros lubricantes comerciales durante las relaciones sexuales, ya que pueden contener espermicidas. (Pruebe con aceite de oliva o aceite vegetal).
- Limite el consumo de cafeína. Beber más de tres tazas de café al día puede disminuir sus probabilidades de concebir.

¿Cuándo debe buscar la ayuda de un médico? Generalmente, después de haber tratado por seis meses a un año sin conseguirlo. Pero si usted tiene un historial de abortos o dificultades en concebir, si es mayor de 35 años o si sabe que su pareja tiene un conteo de espermatozoides bajo, consulte con su médico antes de los seis meses. No importa cuál sea su situación, no se desespere. Las técnicas reproductivas han llegado a ser más sofisticadas y exitosas con el paso de los años. En este momento, las parejas pueden probar varias técnicas con nombres que suenan complicados: estimulación ovárica con medicamentos para la fertilidad, inseminación intrauterina (con o sin lavados de espermatozoides), inyección intracitoplasmáticas de espermatozoides, el uso de donantes de espermatozoides u óvulos y fertilización in vitro (y sus muchas variantes), dependiendo de cada caso específico de infertilidad. Para una pareja que tiene problemas en concebir inmediatamente, las posibilidades de quedar embarazadas son mejores que nunca. Para más información, lea *Fertility For Dummies* de Jackie Meyers-Thompson y Sharon Perkins (Wiley Publishing, Inc.). Si tiene problemas en quedar embarazada y no está segura de si es el momento de consultar con un especialista en infertilidad, consúltelo con su médico.

Capítulo 2

¡Creo que Estoy Embarazada!

En Este Capítulo

- Señales de que está embarazada
- Salga de dudas: hágase una prueba de embarazo
- Selección del médico adecuado
- Cálculo de la fecha probable de parto

¿Así que cree que está embarazada, eh? O, tiene la esperanza de quedar embarazada pronto. De cualquier manera, usted desea saber lo que sucede durante las primeras semanas del embarazo para saber con seguridad —y lo más pronto posible— si está embarazada. En este capítulo le daremos un vistazo a las señales más comunes que su cuerpo le envía durante las primeras semanas del embarazo. Y, también, le damos consejos sobre cómo confirmar su embarazo y cómo prepararse para un gran comienzo.

Identificación de las Señales del Embarazo

Asuma que concibió: un pequeño embrión se ha implantado en la suave envoltura de su útero. ¿Cómo y cuándo nota que está embarazada? A menudo, el primer signo es el atraso del período menstrual. Pero el cuerpo le da muchas otras señales (a veces más rápidas que el retraso menstrual) y que, normalmente, se van haciendo más notorias con el paso de cada semana.

- **¡Mi amor, no me ha venido la menstruación!:** Si su menstruación se ha atrasado, usted sospecha que puede estar embarazada. Para el momento en que note que tiene un retraso, ya será tarde y una prueba de embarazo probablemente le dé un resultado positivo (vea la próxima sección "Probando, Probando 1, 2, 3" para obtener más información sobre las pruebas de embarazo). Sin embargo, algunas veces puede sangrar levemente por uno o dos días, conocido como *sangrado de implantación* debido a que el embrión se está adhiriendo a las paredes del útero.

- **Nota que siente antojo por ciertos alimentos y que detesta otros:** Lo que ha oído acerca del apetito de una mujer embarazada es verdad. Puede que ahora se muera por los encurtidos, las pastas y otros alimentos, pero por otro lado detesta otros alimentos que normalmente le gustaban. Nadie sabe a ciencia cierta por qué ocurren estos cambios en el apetito; pero, los expertos sugieren que estos cambios son, al menos parcialmente, la manera en que la naturaleza se asegura de que usted adquiera los nutrientes que necesita. A lo mejor usted se muere por el pan, las papas y otros alimentos ricos en carbohidratos: es probable que la ingesta de estos alimentos en los primeros días del embarazo le ayude a almacenar energía para más adelante cuando el bebe comienza a desarrollarse rápidamente. A lo mejor puede sentir mucha sed en las primeras semanas del embarazo, y el agua adicional que beba le va a ser útil para aumentar la cantidad de sangre y otros fluidos en el cuerpo.
- **Los senos se ponen más sensibles y grandes:** No se sorprenda de cuán grandes se ponen sus senos al comienzo del embarazo. De hecho, el aumento del tamaño y de la sensibilidad de los senos es a menudo el primer síntoma de embarazo que usted siente debido a que en los inicios del mismo, los niveles de estrógeno y progesterona aumentan causando cambios inmediatos en ellos.

Probando, Probando, 1, 2, 3

Bueno, ¿está embarazada o no? En estos días usted no necesariamente tiene que ir a consultar con el médico para saber si está embarazada. En vez de eso, puede optar por hacerse usted misma una prueba. Las pruebas que se hacen en casa son pruebas de orina que dan sencillamente un resultado positivo o negativo. Su médico, por otro lado, puede realizar una prueba de orina semejante a la que usted se hizo en casa o una de sangre para detectar si está embarazada.

Obtención de una respuesta en casa

Suponga que usted se ha notado hinchada o que tiene antojos por ciertas comidas o que ha tenido un retraso de la menstruación de uno o dos días, y desea saber si está embarazada, pero no está lista todavía para ir al médico. La forma mas fácil y rápida es ir a la farmacia o botica y comprar una prueba casera de embarazo. Estas pruebas son básicamente equipos químicos sencillos diseñados para verificar la presencia de la *hormona gonadotropina coriónica* (HGC, la hormona producida por la placenta en crecimiento) en su orina. Aunque estos equipos no son tan precisos como las pruebas de laboratorio que investigan la HGC en la sangre, en muchos casos dan resultados positivos muy rápidos: para el día en que nota el retraso de la menstruación o cerca de dos semanas después de la concepción.

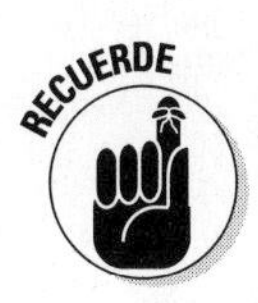

Los resultados de las pruebas de embarazo caseras no son totalmente precisos. Si el resultado es negativo pero usted todavía piensa que está embarazada, hágase la prueba de nuevo la semana siguiente o vaya a ver al médico.

Consulte con el médico para obtener respuestas

Aún si la prueba hecha en casa le dio resultados positivos, la mayoría de los médicos desean confirmar los resultados en el consultorio antes de comenzar el control prenatal, por lo tanto, repiten el examen de orina o de sangre en el consultorio.

La prueba de sangre verifica la existencia de la HGC en su sangre. Esta prueba puede ser cualitativa (un sencillo resultado positivo o negativo) o cuantitativa (una medida de la cantidad de HGC presente en su sangre). El tipo de prueba que su médico elija depende de su historia médica, de los síntomas que tiene en el momento y de las preferencias del mismo. Las pruebas de sangre pueden dar un resultado positivo aún cuando las pruebas de orina den resultados negativos.

La historia de Joanne

Un día, un par de años después de que mi primera hija naciera, me di cuenta que estaba dirigiéndome hacia el supermercado a comprar encurtidos y salsa de tomates con la intención de mezclarlos y hacer una deliciosa y agradable comida verde y roja. Era tanto el antojo que no se me había ocurrido lo disparatado de la combinación. No fue sino hasta que lavé los platos que me di cuenta de que los encurtidos y la salsa de tomate habían sido mi único antojo durante los primeros meses de mi primer embarazo. No tenía otra razón para pensar que estaba de nuevo embarazada, ni siquiera había tenido un atraso del período. Pero a la mañana siguiente me hice la prueba yo misma, y me di cuenta de que era el momento para la segunda ronda.

Selección del Médico Más Adecuado para Usted

El seleccionar el médico más adecuado para el cuidado de usted y su bebé es una decisión que seguramente no querrá tomar a la ligera. El cuidado de su salud es siempre importante, pero su nuevo y algunas veces asombroso estado, amerita de un médico que coincida con su enfoque sobre el embarazo, y alguien en quien usted confíe y se sienta segura.

Un análisis a sus opciones

Parteras, obstetras, especialistas materno infantiles y muchos otros tipos de profesionales pueden ayudarla durante el embarazo y el parto. Asegúrese de escoger a alguien con quien se sienta cómoda. Analice la siguiente lista de cuatro opciones básicas:

- **Ginecólogo y obstetra:** Es un especialista que posee cuatro años de entrenamiento especial en embarazos, partos y el cuidado de la salud de la mujer. Éste debe estar *certificado* (o en proceso de obtener la certificación) de la Sociedad Norteamericana de Obstetricia y Ginecología (*American Board of Obstetrics and Gynecology*) o de un programa equivalente si es de un país distinto a los Estados Unidos.
- **Especialista en medicina materno infantil (también se le conoce como *perinatólogo* u *obstetra de alto riesgo*):** Este especialista ha completado un entrenamiento de dos a tres años en el cuidado de embarazos de alto riesgo —además de la residencia convencional en obstetricia— para certificarse en medicina materno infantil. Algunos especialistas en medicina materno infantil actúan como asesores y otros también ayudan en los partos.
- **Médico familiar:** Este especialista provee cuidados médicos generales a la familia (hombres, mujeres y niños) y está certificado en el ejercicio de la medicina familiar. Es probable que este tipo de médico la remita a un obstetra o especialista materno infantil si se presentan complicaciones durante el embarazo.
- **Enfermera partera:** Una enfermera partera es una enfermera certificada en el cuidado de mujeres embarazadas y también está autorizada para atender partos. Esta enfermera generalmente trabaja en equipo con un médico y remite a las pacientes a especialistas si hay complicaciones.

¿Es mi embarazo de alto riesgo?

La pregunta de si su embarazo es de alto riesgo o no, no tiene una respuesta definitiva, especialmente al comienzo de éste. Pero, es de gran ayuda saber los tipos de condiciones (que ya puede tener o que se le desarrolle) que pueden poner el embarazo en alto riesgo:

- Diabetes
- Presión arterial elevada (hipertensión arterial)
- Lupus
- Enfermedades de la sangre
- Enfermedades del corazón, los riñones o el hígado
- Mellizos, trillizos u otros embarazos múltiples
- Un parto prematuro en un embarazo previo
- Un hijo anterior con defectos de nacimiento
- Una historia de aborto espontáneo
- Un útero con malformaciones
- Epilepsia
- Algunas infecciones
- Sangramientos

Recuerde que las parteras y la mayoría de los médicos familiares no están preparadas para manejar situaciones de embarazos de alto riesgo. Si usted tiene o desarrolla alguna de las complicaciones mencionadas anteriormente, consulte con un especialista en embarazos de alto riesgo.

Preguntas que tiene que hacerse antes de elegir

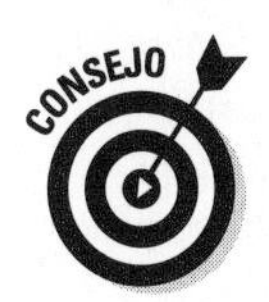

Cuando esté seleccionando un profesional médico, hágase las siguientes preguntas:

- **¿Me siento cómoda con esta persona y confío en ella?** Usted debería confiar y sentirse a gusto no solamente con su médico sino también con todo el grupo de personas que trabajan en su equipo. ¿Se sentirá a gusto de hacerles preguntas y expresar sus preocupaciones a esas personas? Otra cosa que debe tener en cuenta es cómo encaja su personalidad con el punto de vista de esos profesionales. Por ejemplo, algunas mujeres prefieren un cuidado prenatal más tradicional y menos técnico, mientras que otras desean hacerse todas las pruebas de diagnósticos habidas y por haber. Su historial médico y obstétrico también pueden influir en el enfoque que usted tome para su embarazo.

- **¿Cuántos profesionales de la salud trabajan en el equipo?** Puede que usted termine escogiendo entre un médico que trabaje en equipo con otros colegas o uno que trabaje solo. En un consultorio en equipo normalmente usted rota entre todos los médicos para conocerlos y que la conozcan, de manera que se sienta cómoda con cualquiera de ellos en el momento del parto. Y, lo más probable es que usted establezca vínculos más fuertes con uno o dos de ellos que con el resto, lo cual es natural debido a la variedad de personalidades de las mujeres y de los médicos. Un médico que trabaja solo debe notificarle quién puede atenderla durante el parto en caso de que él se enferme, o tenga su día libre o esté viajando.

  CONSEJO

  Pregúntele al médico cuáles son sus formas de atención médica fuera de las horas regulares de consulta, en caso de problemas o emergencias, e incluso preguntas que necesite hacerle por teléfono por las noches o fines de semana.

- **¿Cómo es el hospital?** Si su embarazo no tiene complicaciones, cualquier buen hospital o clínica estará bien. Si usted muestra riesgos de alguna complicación, debería preguntar si su hospital tiene una sala de partos y una unidad de cuidados intensivos neonatales para atender problemas que se puedan presentar, como por ejemplo, el nacimiento prematuro del bebé. También debería preguntar lo siguiente:
  - ¿Hay un anestesiólogo allí las 24 horas del día, o puede el médico llamar a uno en caso de emergencia?
  - ¿Puede el hospital proveerla de anestesia *epidural*? (Esta anestesia, también conocida como peridural, es una forma de aliviar el dolor durante el parto.) Si no hay anestesia disponible o si usted no está interesada en esta forma de aliviar el dolor, investigue qué otras opciones hay disponibles para el control del mismo.
  - ¿Se permite que el bebé se quede con usted en la habitación —el mayor tiempo posible— después del parto? Además, ¿hay facilidades para que su compañero se quede con usted durante la hospitalización posparto?
- **¿Hay otros especialistas disponibles?** Considere si puede necesitar los servicios de un especialista perinatólogo o un *neonatólogo* —un médico especializado en el cuidado de los bebés prematuros o que presentan otros problemas. Idealmente, su médico debe remitirla rápidamente de surgir algún problema.
- **¿Pagará mi seguro las consultas al médico?** Ahora que los seguros de salud administran con cuáles médicos o especialistas usted puede consultar y lo que ellos pagan por esos servicios, verifique si su plan cubre al médico de su preferencia. Si usted paga parte del costo, algunos seguros le permiten seleccionar médicos que se encuentran fuera de su grupo de proveedores.

Cálculo de la Fecha Probable de Parto

Solamente 1 de cada 20 mujeres presenta trabajo de parto en la fecha calculada. La mayoría de las mujeres dan a luz entre las tres semanas antes a tres semanas después de la fecha calculada. Sin embargo, la determinación de la fecha de parto, lo más exacta que se pueda, es importante para asegurarse que las pruebas que usted necesita durante el embarazo se hagan en el momento preciso. Asimismo, el saber cuánto tiempo de embarazo tiene le facilita a su médico comprobar si el bebé está creciendo debidamente.

El promedio de un embarazo es de 280 días (40 semanas) contados a partir del primer día de la fecha de la última menstruación (FUM). Su fecha probable de parto (FPP) —lo que los médicos acostumbraban a llamar la "fecha estimada de confinamiento", ya que en tiempos pasados la mujer tenía que estar hospitalizada cerca de los días del parto— se calcula comenzando con el primer día de la FUM. Si sus ciclos son de 28 días, reste tres meses de su FUM y sume siete días. Por ejemplo, si su último período comenzó el 3 de junio, su fecha a término sería el 10 de marzo (esto es, restando tres meses y sumando siete días).

Si sus menstruaciones no son ciclos de 28 días, no se preocupe, usted puede calcular su fecha FPP de otra manera. Si ha mantenido un registro de su ovulación y puede precisar la fecha de la concepción, entonces llegar a una fecha confiable es muy sencillo: sume 280 días a esa fecha. Si no está segura del primer día de la FUM, un ecosonograma (también llamado ultrasonido) en los primeros tres meses del embarazo también puede darle una buena idea de su FPP.

¿Semanas o meses?

La gran mayoría de nosotros piensa que el embarazo dura nueve meses. Pero en realidad 40 semanas son más de nueve meses (9 meses x 4 semanas = 36 semanas). La duración del embarazo está más cerca a los diez meses lunares (un mes lunar tiene 28 días). De hecho, en Japón se habla de que el embarazo dura 10 meses, lo cual es un poco más que nueve meses de 30 o 31 días (270 ó 279 días). Por eso es que su médico probablemente hable en términos de semanas.

En el cálculo de la fecha probable de parto, debido a que comienza a contar desde el primer día de la última menstruación, usted en realidad está contando un par de semanas antes de que la concepción haya realmente ocurrido. Es por eso que cuando el médico le dice que tiene 12 semanas de embarazo, ¡el feto tiene realmente solo diez semanas!.

Un ecosonograma hecho durante el primer trimestre proporciona resultados más confiables que uno hecho el segundo o tercer trimestre.

Usted también puede utilizar la rueda de cálculo de la ovulación o Gestograma para calcular cuán avanzado está el embarazo. Para utilizar esta práctica herramienta, coloque la flecha en el primer día de la FUM y luego busque la fecha de hoy. Justo debajo de esa fecha podrá ver el número de semanas y días que han transcurrido.

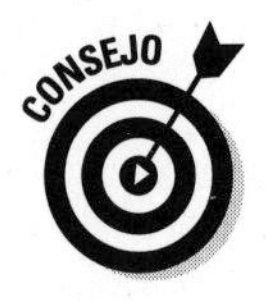

Si conoce su fecha de concepción, y no la de su última menstruación, usted puede seguir el mismo procedimiento, pero reste o elimine dos semanas.

Capítulo 3

Los Preparativos para la Vida durante el Embarazo

En Este Capítulo

- Preparación para las consultas prenatales
- Los grandes cambios en su cuerpo
- Los medicamentos que puede tomar sin riesgo
- Los efectos de fumar y consumir alcohol
- Decisiones acerca de su estilo de vida
- El trabajo durante el embarazo

Aunque está embarazada y su cuerpo ya está pasando por cambios milagrosos, la vida diaria continúa. ¿Cómo tiene que cambiar su estilo de vida para que el embarazo se desarrolle, en lo posible, sin complicaciones? ¿Qué aspectos de su vida no necesita cambiar, o cuáles sólo tienen que modificarse un poco? Hay muchas cosas que necesita considerar: su trabajo, el nivel de estrés en su vida, las medicinas que toma, si fuma o bebe con regularidad, y qué debe hacer con las actividades rutinarias, tales como ir al dentista o a la peluquería. Si usted es como la mayoría de las mujeres normales que tiene buena salud, probablemente descubrirá que en general, su vida puede continuar casi totalmente como de costumbre.

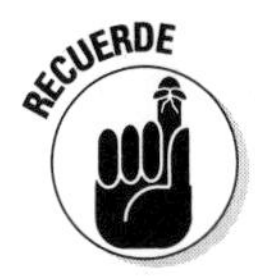

Todos los temas que mencionamos aquí son asuntos que puede consultar con su médico. En este capítulo y en el siguiente presentamos una guía para que planee su vida durante el embarazo. Si desde el principio toma en cuenta la manera en que sus hábitos y experiencias del cuidado de la salud se relacionan con el embarazo, es probable que le sea más fácil acostumbrarse a su nuevo estado. Cuanto más pronto comience a seguir una dieta saludable, a hacer ejercicios y un programa general de salud, mejor será para usted (para más información vea el Capítulo 4).

Planificación de las Consultas Prenatales

Una vez que termine de celebrar los resultados positivos de la prueba del embarazo, empiece a pensar sobre lo que ocurrirá en adelante. Después que decida quién será su médico, llame al consultorio para saber cuál es el siguiente paso. En algunos consultorios, para la primera consulta, tienen como norma que usted vea primero a la enfermera para que prepare su historia médica y para confirmar las buenas noticias, ya sea con un análisis de sangre o de orina; otros consultorios prefieren fijar la fecha de su primera visita con el médico. La fecha de esa primera visita dependerá en parte de su historia clínica pasada y presente. Si usted no hizo la consulta previa a la concepción (vea el Capítulo 1), y no ha seguido un régimen de vitaminas prenatales u otras que contengan ácido fólico, hágaselo saber al médico o a la enfermera. El personal del consultorio puede llamar a la farmacia y ordenar las vitaminas, así usted puede empezar a tomarlas antes de su primera visita prenatal.

Algunas cosas se hacen siempre en todos y cada uno de los trimestres, tal como la verificación de su presión, la orina y el latido del corazón del bebé, temas que tratamos en este capítulo. En los capítulos 5, 6 y 7 presentamos los detalles específicos de lo que ocurre en las consultas prenatales de cada trimestre. Vea la Tabla 3-1 para conocer la cronología de un típico plan de consultas prenatales.

Tabla 3-1 Un Esquema Típico de Consultas Prenatales

Etapa del Embarazo	*Frecuencia de las Consultas con el Médico*
Primera consulta a la semana 28	Cada cuatro semanas
De la semana 28 a la 36	Cada dos o tres semanas
De la semana 36 hasta el parto	Semanalmente

Si tiene problemas durante el embarazo o si éste se considera de "alto riesgo" (lea los factores de riesgo descritos en el Capítulo 2), el médico puede sugerir que sus citas sean más frecuentes.

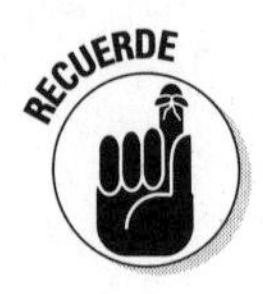

Este esquema de consultas prenatales no tiene que ser exactamente así, todo depende de sus condiciones. Si planifica unas vacaciones o tiene que faltar a una de las citas prenatales, comuníqueselo a su médico y haga una nueva cita. Si su embarazo se desarrolla normalmente, el cambiar una cita generalmente no acarrea un gran problema. Sin embargo, debido a que algunos de los exámenes prenatales se deben hacer en tiempos específicos durante el embarazo (vea más detalles en el Capítulo 8), debe asegurarse de que el cambio de la cita no ocurra en las fechas en que se deben realizar los mismos.

Las consultas prenatales varían un poco de acuerdo a las necesidades personales de cada futura madre y del estilo de cada médico. Algunas mujeres necesitan análisis de laboratorio específicos o exámenes físicos. Pero los siguientes procedimientos son estándares durante las consultas prenatales:

- **Una enfermera verifica su peso y su presión arterial.** Vea el Capítulo 4 para más información sobre cuánto peso debería subir y cuándo.
- **Usted proveerá una muestra de orina (¡normalmente es muy fácil para la mayoría de las mujeres embarazadas!).** Su médico controla la presencia de proteína o glucosa que pueden ser señales de preeclampsia o diabetes (vea los capítulos 15 y 16). Algunos análisis de orina le permiten al médico reconocer señales de infección en el tracto urinario.
- **A partir de la semana 14 a la 16, una enfermera o médico le miden la altura uterina.** Para este procedimiento, se usa una cinta métrica o las manos para medir su útero y tener una cierta idea de cómo está creciendo el bebé, y verificar si usted tiene una cantidad adecuada de líquido amniótico (vea la Figura 3-1).

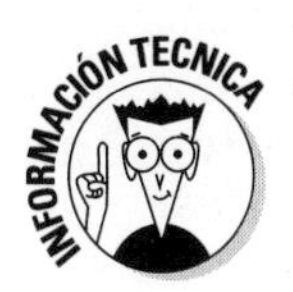

  La enfermera o el médico miden la altura uterina, que es la distancia desde la parte superior del pubis hasta la parte superior del útero (fondo uterino). A las 20 semanas, la altura uterina normalmente alcanza el nivel del ombligo. Después de las 20 semanas, la altura en centímetros es aproximadamente igual al número de semanas del embarazo.

  Nota: La altura uterina puede ser de poco uso para las mujeres que esperan mellizos o más de un bebé, o para las mujeres que tienen fibromas grandes (en ambos casos, el útero es mucho más grande de lo normal), o en mujeres que son muy obesas (porque puede ser difícil palpar el fondo uterino).

- **Una enfermera o el médico escuchan y cuentan los latidos cardiacos del feto.** Típicamente, el latido del corazón oscila entre 120 y 160 latidos por minuto. La mayoría de los médicos usan un aparato electrónico, el estestocopio Doppler, para escuchar el corazón del bebé. Con este método, el sonido de los latidos del corazón del bebé se escuchan como caballos galopando dentro del vientre. Algunas veces, con este dispositivo usted puede escuchar los latidos del corazón desde la octava o novena semanas de gestación, pero a menudo no es claramente apreciable sino hasta la décima o duodécima semanas. Antes de que existiera el estestoscopio Doppler, se utilizaba el *fetoscopio* que es un estestocopio especial para escuchar los latidos fetales a partir de las 20 semanas, aproximadamente, de embarazo. Una tercera manera de verificarlos es viendo las imágenes de un ecosonograma o ultrasonido. El corazón generalmente puede verse alrededor de las seis semanas.

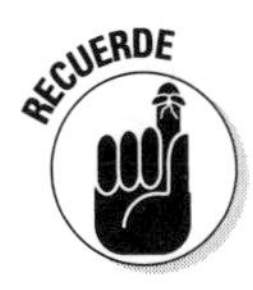

En algunos consultorios médicos, un asistente o una enfermera se encargan de tareas como la de revisar su presión; en otros, el médico las realiza personalmente. No importa quién realice las partes técnicas rutinarias de la consulta prenatal, lo importante es que usted siempre tenga la oportunidad de hacerle preguntas a su médico antes de terminar la consulta.

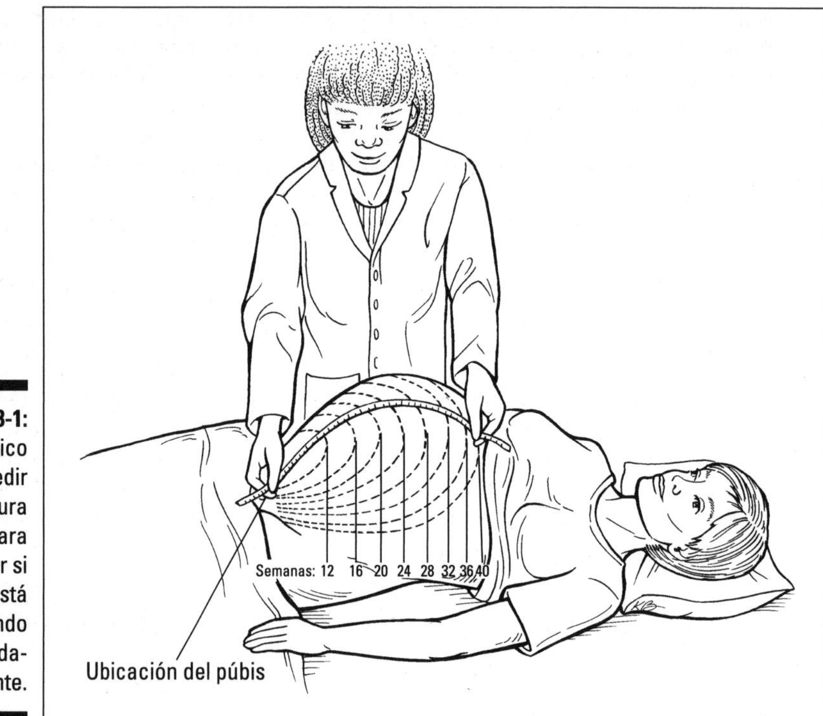

Figura 3-1: El médico puede medir la altura uterina para verificar si el bebé está creciendo adecuadamente.

Cómo Prepararse para los Cambios Físicos

Cuando usted está embarazada, el cuerpo cambia constantemente. Es de esperar sentir cambios, como cambios en el humor, calambres en las piernas y estrés. Probablemente ya ha sentido estas cosas antes, pero no con la misma intensidad. Las siguientes secciones cubren éstos y otros problemas y le dan a conocer lo que puede esperar. Haga que su familia y sus amigos lean estas secciones también y luego dígales que ¡ya están avisados de lo que les espera!.

Cómo sobrellevar los cambios de humor

Los cambios hormonales influyen en el humor, como ya lo saben la mayoría de las mujeres y especialmente las que sufren de síndrome premenstrual (SPM). Las variaciones hormonales que van con el embarazo, son quizás las de mayor efecto que una mujer pueda sufrir en toda su vida, por eso no deben sorprenderle los altibajos emocionales que generalmente ocurren. Y la fatiga que acompaña al embarazo puede fácilmente hacer que estos altibajos sean más graves. Y si le agrega a esta mezcla bioquímica las ansiedades normales que cualquier madre tiene al pensar si su bebé será sano y si ella será una buena madre, entonces tiene suficiente motivos para producir los buenos y conocidos cambios de humor.

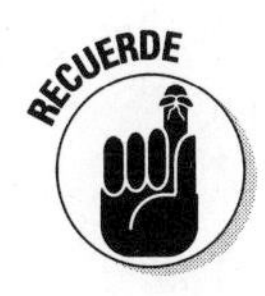

Recuerde que usted no está sola. Los cambios de humor son un aspecto normal del embarazo, y usted no es ni la primera ni la única mujer que los sufre. Por lo tanto, no se culpe. Su familia y amistades la comprenderán.

Los cambios pueden ser especialmente intensos durante el primer trimestre porque su cuerpo se está adaptando a su nuevo estado. Puede que note que reacciona fuertemente ante pequeñas cosas. Un anuncio comercial tonto y sentimentaloide en la televisión, por ejemplo, la puede hacer llorar. El olvidar dónde puso su libreta de citas puede causarle pánico. Un vendedor en el supermercado que accidentalmente aplasta su pan, puede provocarle un gran arrebato. No se preocupe, es solamente porque está embarazada. Respire hondo un par de veces, salga a caminar, o cierre los ojos y tome un breve descanso. Estos sentimientos a menudo pasan tan rápidamente como aparecen.

Cómo tolerar los calambres en las piernas

Los calambres en las piernas son una molestia común durante el embarazo, y tienden a ser más frecuentes con el pasar de los meses.

La verdad es que los médicos no están muy seguros de cuál es realmente la causa que los produce. Ya que algunos creen que los calambres en las piernas están relacionados con niveles bajos de calcio y magnesio, han sugerido suplementos vitamínicos que los contengan. Sin embargo, los beneficios médicos de los suplementos nunca han sido comprobados. Otros piensan que los calambres pueden estar relacionados con una disminución de la circulación, que empeora cuando usted no está activa. Esto explicaría por qué ellos son más comunes por la noche. Usted puede descubrir que estirando y extendiendo las piernas y los pies ayuda a disminuir los calambres.

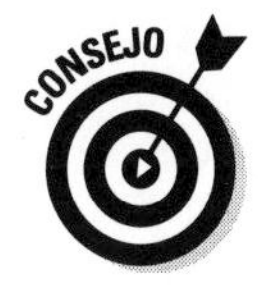

Algunas veces, el caminar contribuye a disminuir el dolor en las piernas causado por los calambres. Un masaje en el pie o en la pierna puede también ser útil, y ¡los calambres son una magnífica excusa para tener frecuentes masajes!.

Fíjese en el flujo vaginal

Durante el embarazo, el flujo vaginal normalmente aumenta considerablemente. Algunas mujeres se dan cuenta que necesitan usar pantiprotectores diariamente. El flujo tiende a ser de consistencia liviana, blanco y prácticamente inodoro. Las duchas vaginales no son una buena idea porque pueden alterar la flora normal de la mujer para combatir las infecciones vaginales.

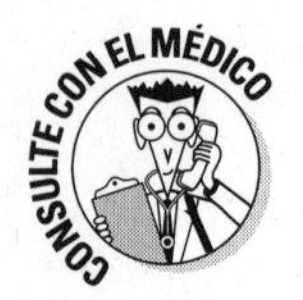

Si su flujo vaginal cambia a un color marrón o a amarillo o verdoso, y si tiene mal olor, comuníqueselo al médico. (Use su sentido común para decidir si esto es realmente una emergencia; éste no es el tipo de problema que requiere una llamada al consultorio médico a las 3 de la mañana.)

El embarazo no impide que tenga una infección vaginal, y debido a los altos niveles de estrógeno en su sangre, puede estar predispuesta a desarrollarlas. Una infección vaginal normalmente produce un flujo espeso, blanco amarillento y en algunos casos, puede causar picazón y enrojecimiento. Las cremas vaginales tópicas pueden resolver el problema, y no presentan ningún riesgo para el feto. La mayoría de las cremas de venta libre, que se pueden comprar sin receta, vienen en dosis para 1, 3 ó 7 días y son totalmente seguras para su bebé.

Cómo tolerar los dolores de espalda

Los dolores de espalda son una queja y síntomas comunes que afligen a muchas mujeres durante el embarazo. Típicamente aparecen en la última etapa del embarazo, aunque también pueden sentirse antes. Una causa puede ser el cambio de su centro de gravedad. Otra puede ser el cambio en la curvatura de la columna vertebral a medida que el bebé crece y el útero se agranda. Puede conseguir un poco de alivio levantado los pies del suelo cuando pueda, aplicando un calorcito suave y tomando acetaminofén (Tylenol). Nuestras pacientes nos preguntan a menudo acerca del uso de fajas especialmente diseñadas para mujeres embarazadas, y que ellas han visto en anuncios publicitarios o que han oído hablar de ellas. Aunque algunas pacientes dicen que la faja ayuda, otras no piensan lo mismo.

Algunas mujeres sienten un dolor que se extiende desde la parte baja de la espalda hasta las nalgas y luego hacia abajo de una de las piernas. Ese dolor —o lo menos común, la falta de sensación— se conoce como *ciática*, que se debe a la presión sobre el nervio ciático, un nervio principal que se ramifica desde su espalda, pasa por la pelvis y caderas, y baja por las piernas. Se pueden mejorar los casos más leves con descanso en cama, baños tibios o parches calientes. Si usted tiene un dolor muy fuerte, puede necesitar un descanso prolongado en cama o ejercicios especiales.

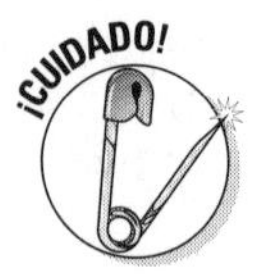

En ocasiones, el parto prematuro se presenta como un dolor de espalda. Sin embargo, si es un parto prematuro, el dolor aparece con más retortijones o calambres que vienen y se van, en lugar de ser constantes.

Cómo manejar el estrés

Muchas mujeres se preguntan si el estrés afecta el embarazo. Es difícil contestar esta pregunta porque el estrés es un concepto muy difícil de definir. Todos sabemos qué es el estrés, pero cada uno de nosotros lo siente de manera diferente, y nadie puede realmente medir su intensidad. Sabemos que el estrés crónico, día tras día y sin alivio, puede aumentar los niveles de las hormonas del estrés que circulan en el torrente sanguíneo. Muchos médicos creen que esos niveles elevados de estrés pueden originar contracciones prematuras o crear problemas de presión durante el embarazo, pero pocos estudios han comprobado estas ideas.

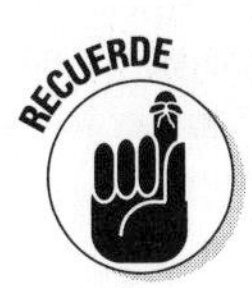

Durante su embarazo, preste atención a su tranquilidad, esparcimiento y felicidad. Cada persona tiene una forma diferente de relajarse: unas se hacen un masaje, otras van al cine o a cenar con amigos, o se dan un baño de burbujas, o se sientan con los pies en alto. Tómese el tiempo que necesite para mimarse.

Efectos de los Medicamentos, del Alcohol y de las Drogas en Su Bebé

El alcohol, las drogas ilícitas y algunoss medicamentos que usted toma pueden atravesar la placenta y entrar al sistema circulatorio del bebé. Algunas de estas sustancias son completamente inocuas, pero otras pueden causar problemas. El saber cuáles sustancias pueden usarse sin riesgo y cuáles deben evitarse, es importante para la salud del bebé. Las siguientes secciones indican cuáles sustancias puede usar y cuáles debe evitar.

Los medicamentos durante el embarazo

Durante su embarazo probablemente sentirá por lo menos un dolor de cabeza o más y, a veces, acidez estomacal. La pregunta es si se pueden tomar medicamentos para el dolor, antiácidos y otras cosas que son de venta libre. Muchas mujeres tienen miedo de tomar cualquier medicamento por temor a que, de alguna manera, pueda hacerle daño a su bebé. Pero la mayoría de los medicamentos de venta libre, y también muchas medicinas recetadas, no son peligrosas para el embarazo. En la primera consulta prenatal, confirme con su médico o con la enfermera, cuáles son los medicamentos que puede tomar durante el embarazo sean éstos de venta libre o recetados por otro médico. Si otro médico la está tratando por algún problema de salud, hágale saber que está embarazada, en caso de que sea necesario hacer algunos cambios en su tratamiento.

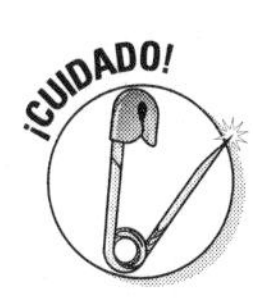

No deje de tomar un medicamento que le hayan recetado ni cambie la dosis por cuenta propia, sin consultar primero con su médico.

Muchos medicamentos vienen con una advertencia: “Contraindicado durante el embarazo o cuando se sospeche su existencia ya que su inocuidad sobre el feto no ha sido comprobada” (porque no han sido debidamente estudiadas en mujeres embarazadas). Sin embargo, estas advertencias no significan necesariamente que se hayan reportado efectos adversos, o que usted no pueda tomarla. Siempre que tenga duda acerca de un medicamento en particular, pídale consejo a su médico. Y, no se sorprenda si las opiniones varían entre ellos.

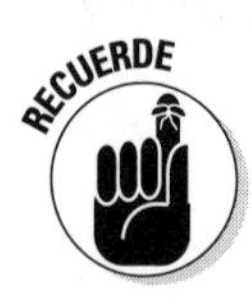

Ciertos problemas médicos como la presión arterial alta, presentan mucho más riesgo para el crecimiento del feto que la misma medicina que se toma para tratarla. Aún un dolor de cabeza, si es lo suficientemente fuerte como para que usted pase un semáforo en rojo sin darse cuenta, mientras tiene las manos en el volante, puede ser más peligroso que una pequeña dosis de acetaminofén (Tylenol), que en realidad no es nada peligroso si se toma la dosis recomendada. La verdad es que muchas mujeres embarazadas sufren sin necesidad síntomas comunes que se pueden tratar con medicamentos que son inofensivos para el bebé.

En el Capítulo 1, hay una lista de las drogas y productos químicos que son seguros para la mayoría de las mujeres embarazadas. También mencionamos algunos de los fármacos que sabemos que tienen efectos *teratogénicos*, es decir, que tienen la capacidad de producir alteraciones congénitas o problemas en el crecimiento y desarrollo del bebé.

Si tomó algún medicamento teratogénico antes de saber que estaba embarazada, o antes de saber que las drogas pueden causar un problema, no se aterrorice. En muchos casos las drogas no dañan, pero depende en qué etapa del embarazo las tomó y en qué cantidad. Algunas medicinas pueden causar problemas en el primer trimestre, pero son totalmente seguras en el tercer trimestre o viceversa. De hecho, pocas sustancias han sido comprobadas que son teratogénicas para los seres humanos y, aún las que los son, no siempre ocasionan alteraciones congénitas. Hable con el médico sobre los medicamentos que ha estado tomando y sobre las pruebas disponibles para verificar el crecimiento y desarrollo de su bebé.

Usted también puede obtener más información acerca de las sustancias teratogénicas llamando a cualquiera de los números de teléfonos que ofrecen esos servicios o buscando en la Web, incluso en los sitios nombrados en la siguiente lista. Estas compañías obtienen su información de las bases de datos médicos (también suministrados en la lista); si la información que obtiene por teléfono o en un sitio Web es demasiado técnica, pídale a su médico que se la explique.

- *Micromedex, Inc., REPRODISK (REPROTEXT, REPROTOX, Shepard's Catalog of Teratogenic Agents and TERIS)*, Greenwood Village, Colorado. Internet: `www.micromedex.com`.
- *National Library of Medicine, MEDLARS Service Desk GRATEFUL MED (TOXLINE, TOXNET, and MEDLINE),* Bethesda, Maryland; 800-638-8480. Internet: `http://sis.nlm.nih.gov`.

- *Reproductive Toxicology Center, REPROTOX*, Bethesda, Maryland; 301-514-3081. Internet: `http://reprotox.org`.
- *Shepard's Catalog of Teratogenic Agents*, University of Washington, Seattle, Washington; 206-543-3373.
- *Teratogen Information System, TERIS and Shepard's Catalog of Teratogenic Agents*, Seattle, Washington; 206-543-2465.

El cigarrillo y el embarazo

A menos que haya vivido en el planeta Marte los últimos diez años, sin lugar a dudas usted tiene conocimiento de que el fumar pone en peligro su salud. Cuando fuma, corre el riesgo de desarrollar cáncer de pulmón, enfisema y enfermedades del corazón, entre otras enfermedades. Durante el embarazo, el fumar también presenta riesgos para su bebé.

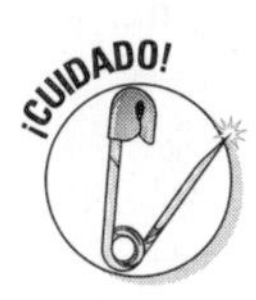

El monóxido de carbono presente en el humo del cigarrillo disminuye la cantidad de oxígeno que su bebé necesita para crecer, y la nicotina reduce la circulación sanguinea al feto. Como resultado, las mujeres que fuman tienen un mayor riesgo de dar a luz bebés de bajo peso, lo que significa más problemas médicos para el mismo. De hecho, se puede esperar que los bebés nacidos de madres que fuman pesen, generalmente, media libra menos que aquéllos que nacen de madres que no lo hacen. La diferencia exacta en el peso de nacimiento depende de cuánto haya fumado la mamá durante el embarazo.

Además del bajo peso del bebé, el fumar durante el embarazo está vinculado a un mayor riesgo de parto prematuro, de un aborto espontáneo, de placenta previa (vea el Capítulo 15), de un desprendimiento prematuro de la placenta (vea el Capítulo 15), una ruptura prematura de las membranas amnióticas y también con el síndrome de muerte súbita del lactante (SMSL) después que nace el bebé.

El dejar de fumar puede ser extremadamente difícil. Pero recuerde que aún con sólo disminuir la cantidad de cigarrillos que fuma, beneficia a su bebé y se beneficia a sí misma.

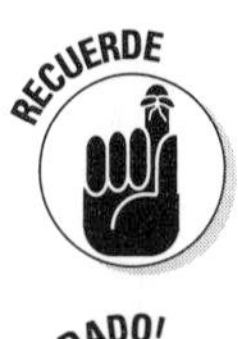

Si deja de fumar durante los tres primeros meses de su embarazo, felicítese de su éxito y esté tranquila, pues su bebé nacerá probablemente con un peso normal.

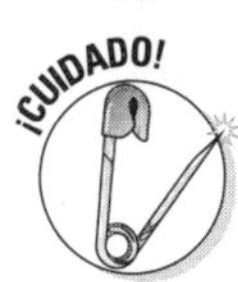

Algunas mujeres usan un parche de nicotina, chicle o inhaladores para ayudarse a liberarse del hábito. La nicotina de estos productos también pasa a la corriente sanguínea y llega hasta el feto, pero al menos el monóxido de carbono y otras toxinas existentes en el humo son eliminados. La cantidad total de nicotina absorbida por el uso intermitente del chicle o de los inhaladores puede ser menos que la cantidad absorbida por el parche, el cual se usa continuamente.

Las madres embarazadas preguntan . . .

Las preguntas sobre el consumo de alcohol durante el embarazo son muy comunes. Por eso presentamos aquí respuestas a algunas de las más frecuentes.

P: Durante mis vacaciones por el Caribe, disfruté bebiendo muchas piñas coladas en la playa. No sabía que estaba embarazada sino una cuantas semanas después. ¿Nacerá mi bebé con defectos?

R: No hay evidencias de que un único episodio de consumo de alcohol en exceso tenga efectos adversos en el embarazo. Pero ahora que sabe que está embarazada, evite el alcohol.

P: ¿El licor fuerte es peor para el bebé que el vino o la cerveza?

R: No necesariamente. Una lata de cerveza, una copa de vino y cócteles con una onza de licor fuerte contienen aproximadamente la misma cantidad de alcohol. Ninguna de ellas es peor que la otra.

P: El médico me sugirió que tomara una copa de vino la noche después de mi amniocentesis. ¿Está bien?

R: El alcohol es un *tocolítico*, que esencialmente significa que relaja el útero. Después de una amniocentesis, muchas mujeres sienten calambres en el útero. La cantidad de alcohol en una copa de vino disminuye las molestias sin hacerle daño al bebé.

Nuevos tratamientos para dejar de fumar, como Zyban o Wellbutrin, no han sido estudiados extensamente en mujeres embarazadas, pero sí en mujeres que fuman en exceso, sin embargo, los beneficios de este tratamiento pueden ser mayores que los posibles riesgos.

El alcohol

Claramente, las mujeres embarazadas que abusan del alcohol ponen en riesgo a sus bebés de padecer del síndrome alcohólico fetal, que incluye una amplia variedad de defectos de nacimiento (problemas de crecimiento, defectos del corazón, retraso mental o anormalidades de la cara o extremidades). El problema surge porque la ciencia médica no ha definido cuál es la cantidad de alcohol que se puede ingerir durante el embarazo sin producir daño fetal. Los datos científicos demuestran que beber diariamente o tener parrandas de borracheras puede conducir a complicaciones graves; pero, ningún estudio indica que un vaso de vino o una bebida alcohólica de vez en cuando cause daño al bebé. Si usted decide tomar ocasionalmente una bebida durante el embarazo, evite el alcohol durante el primer trimestre, que es cuando se forman los órganos del bebé y, después, limite el consumo a una o dos bebidas por semana.

Si cree que tiene un problema de abuso de alcohol, no se sienta mal y háblelo con su médico. Existen cuestionarios especiales para ayudarle al médico a identificar si usted bebe excesivamente como para poner en riesgo al feto. Si usted cree que tiene un problema, es importantísimo que hable con su médico sobre este cuestionario para no arriesgar la salud del bebé ni tampoco la suya.

El consumo de drogas ilegales

Muchos estudios han evaluado los efectos del consumo de drogas durante el embarazo. Pero los estudios pueden ser confusos porque tienden a agrupar a todos los que las usan "en un mismo grupo", sin identificar cuáles drogas usan ni en qué cantidad. El estilo de vida de la madre también influye en el grado de riesgo del bebé, lo que complica la información aun más. Por ejemplo, las mujeres que abusan de las drogas con frecuencia tienen un problema de malnutrición peor que otras; ellas típicamente pertenecen a un nivel socioeconómico más bajo y sufren de una mayor incidencia de infecciones de transmisión sexual. Todos estos factores, aún sin considerar el uso de drogas, pueden causar problemas a su embarazo y al bebé.

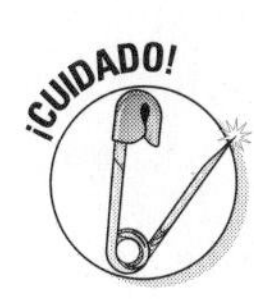

La siguiente lista da información esencial sobre el uso de drogas ilícitas y de sus efectos en los bebés en gestación.

- **Marihuana:** La marihuana es la droga ilegal de uso más frecuente durante el embarazo. Los datos sobre el uso de marihuana no son concluyentes, pero sugieren que las mujeres que usan marihuana cuando están embarazadas tienen un riesgo más alto que el promedio, de tener un parto prematuro o bebés con bajo peso al nacer.
- **La cocaína y *crack* cocaína:** El uso de cocaína o *crack* por una mujer embarazada puede elevar gravemente la presión arterial, causar un derrame cerebral, un infarto del miocardio, e incluso la muerte repentina. Además, el uso de cocaína aumenta el riesgo de que el bebé tenga problemas de crecimiento, nacimiento prematuro, desprendimiento prematuro de la placenta (vea el Capítulo 15), y sufrimiento fetal. Las mujeres que usan cocaína al principio del embarazo ponen en riesgo a su bebé de desarrollar una gran variedad de anomalías congénitas. También, los niños nacidos de mujeres que usan cocaína durante el embarazo corren un mayor riesgo de sufrir problemas neurológicos, de comportamiento, convulsiones y SIDA.
- **Los narcóticos y los opiáceos (incluidos la heroína, la metadona, la codeína, el Demerol y la morfina):** La adicción a los narcóticos pone, de por sí, en gran riesgo a la madre y al bebé. Está asociada con problemas de crecimiento fetal, partos pretérminos, muerte fetal y de cabeza pequeña. Y quizás más importante aun, la adicción a los narcóticos pone al bebé en un riesgo mayor de complicaciones con síntomas de abstinencia a la droga e inclusive la muerte. Si usted es adicta a los narcóticos o a los opiáceos, el comienzo de un tratamiento durante el embarazo puede disminuir los efectos de las drogas en su bebé.

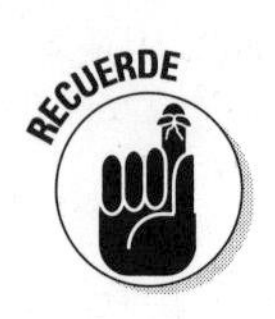

No queremos decir que el uso ocasional, y por poco tiempo, de medicamentos que contienen narcóticos en dosis terapéuticas cause algún problema. Si usted necesita someterse a una cirugía o a tratamientos odontológicos dolorosos durante el embarazo, el uso de estos medicamentos por poco tiempo está bien.

- **Las anfetaminas y otros estimulantes (incluidos la metamfetamina [o metanfetamina] y el "*blue ice*"):** Históricamente estas drogas no se han usado tanto como los narcóticos y la cocaína, por consiguiente tenemos menos información sobre sus efectos colaterales durante el embarazo. Sabemos que disminuyen el apetito del que las consume, lo cual, a su vez, puede llevar a un crecimiento fetal deficiente. También, la evidencia muestra que las drogas pueden aumentar el riesgo de anomalías de crecimiento fetal (como una cabeza pequeña), desprendimiento prematuro de la placenta (vea el Capítulo 15), y sufrimiento fetal o muerte.

Cambios en El Estilo de Vida

Su estilo de vida inevitablemente cambiará durante el embarazo. Usted se preguntará si todavía está bien hacer algunas cosas que hacía habitualmente antes de estar embarazada. Esta sección le da información sobre actividades, como por ejemplo, si puede continuar tiñéndose el cabello sin riesgos durante el embarazo, si puede tomar baños de sauna y en el jacuzzi, si puede viajar y cuándo, y si puede continuar trabajando.

Cómo mimarse con tratamientos de belleza

Cuando sus familiares y amigos se enteran de que está embarazada, probablemente le dirán que usted luce más hermosa que nunca o que tiene una luminosidad que la envuelve. Y, a lo mejor, usted también puede sentirse más bonita, aunque algunas mujeres sienten exactamente lo contrario. Puede descubrir que no está feliz con los cambios físicos que están ocurriendo en su cuerpo. De cualquier forma, si es como la mayoría de las pacientes, es posible que se pregunte si sus hábitos del cuidado personal ponen en riesgo su embarazo. En esta sección, hablamos sobre ellos, uno por uno, y le damos a conocer los riesgos, si los hay:

- **Bótox:** No se sabe si el uso de bótox es peligroso durante el embarazo o durante el período de la lactancia. ¿Nuestro consejo? Goce la belleza radiante de su embarazo durante esos meses, y espere para hacerse el tratamiento de bótox después.

- **Limpieza del cutis con productos químicos:** Los ácidos alfa hidróxidos son los ingredientes principales utilizados en las limpiezas del cutis con *peelings* químicos. Éstos se aplican tópicamente en la superficie de la piel, pero cantidades pequeñas son absorbidas por la piel. No hemos encontrado ninguna información sobre los *peelings* químicos y sus efectos secundarios durante el embarazo. Probablemente no ofrezcan riesgos, pero si le parece, consulte primero con su médico.
- **Limpieza del cutis:** Quizás notará que su cutis ha cambiado durante los últimos meses ya que, algunas veces, las hormonas del embarazo pueden causar estragos en él. La limpieza del cutis a veces ayuda, pero no siempre. Pero no se detenga y hágase una de todos modos, aunque sólo sea para gozar de recostarse cómodamente y relajarse. (Vea la sección anterior sobre la limpieza del cutis con productos químicos.)
- **Tintes para el cabello:** Una de las primeras preguntas que algunas de nuestras pacientes nos hacen es: "¿Puedo teñirme el cabello?" O, "¿Puedo hacerme 'rayitos' en el cabello?". (Otras esperan hasta que las raíces del cabello crezcan tanto que se les nota la diferencia en la mitad de la cabeza, y entonces ruegan por permiso para hacérselo.) La mayoría de las mujeres se preocupa de los tintes para el cabello porque han leído en revistas o han oído de sus amigas que los tintes pueden ser tóxicos y causar problemas al bebé. Los médicos tienden a estar en desacuerdo acerca de esto. Su médico puede decirle que sólo use los tintes para el cabello de origen vegetal durante el embarazo. Pero, por otro lado, el médico de su amiga quizás le diga a ella que está bien usar los tintes comunes.

  En resumidas cuentas: el uso de tintes para el cabello durante el embarazo es probablemente inocuo. No hay ninguna evidencia que sugiera que éstos causen defectos congénitos o aborto espontáneo. Hace años, algunos de los tintes contenían formaldehído y otras sustancias químicas potencialmente peligrosas que podían hacerle daño al bebé. Sin embargo, las nuevas no contienen estas sustancias químicas.
- **Depilación con cera:** La depilación de las piernas o de la línea del bikini incluye el uso de cera caliente que se coloca sobre la piel y luego se le quita junto con el vello. No hay nada en las preparaciones de la cera que pueda causar daño al bebé. Entonces, siga haciéndolo mientras esté embarazada para mantenerse libre de preocupaciones y de vello.
- **Depilación con rayo láser:** Éste se usa para eliminar el vello y actúa trasmitiendo calor al folículo piloso para detener el crecimiento del mismo. A menudo, primero se aplican cremas con anestesia sobre la piel para reducir el dolor. Aunque no pudimos encontrar información específica sobre el procedimiento de eliminar el vello con rayo láser durante el embarazo, pensamos que no hay razón alguna para que esta técnica, que se aplica localmente, cause problemas al bebé.

- **Manicuras y visitas al pedicuro:** Otra pregunta frecuente es la siguiente: "¿Puedo hacerme una manicura, ir al pedicuro, o usar uñas de acrílico mientras estoy embarazada?". Nuevamente, la respuesta es sí. El sentido común sugiere que si va a un salón de buena reputación, donde higienizan los instrumentos y equipos de manera adecuada, y el área está bien ventilada, no hay riesgos.
- **Masajes:** Los masajes no presentan problemas, y descubrirá que se ofrecen masajes terapéuticos especiales para mujeres embarazadas que acomodan el útero embarazado en forma adecuada. Algunos usan mesas especiales con el centro cortado para que pueda colocarse cómodamente boca abajo, especialmente en la última etapa del embarazo.
- **Permanentes:** No existe ninguna evidencia científica de que las sustancias químicas en los productos para hacer una permanente sean dañinas para el desarrollo del bebé. Estos productos generalmente contienen cantidades significativas de amoníaco. Sin embargo, y para estar segura, úselos en áreas bien ventiladas.
- **Reacondicionamiento térmico:** Es también conocido como la técnica japonesa de alisar el cabello, y es un procedimiento relativamente nuevo para alisar el cabello de manera permanente. El proceso consiste en aplicar una variedad de acondicionadores químicos en el pelo y luego usar una plancha plana para estirarlo permanentemente. No hay estudios científicos de estos productos usados en mujeres embarazadas. Algunas de las sustancias químicas que se usan son similares a aquéllas usadas en las permanentes. En resumen, el reacondicionamiento térmico probablemente no presenta riesgos durante el embarazo, pero no tenemos ninguna información científica específica.
- **Cremas para las arrugas:** Las dos cremas para las arrugas de más uso hoy en día son Retin A y Renova. Ambas cremas contienen derivados de la vitamina A. Existe información científica que sugiere que los medicamentos tomados oralmente que contienen derivados de la vitamina A (por ejemplo, Accutane) pueden causar defectos congénitos, pero la información sobre cremas de uso externo, como Retin-A y Renova, no revela ningún problema. Sin embargo, debido a los efectos serios de las preparaciones de uso oral, muchos médicos evitan recomendarles a sus pacientes cualquier medicamento que contenga estos compuestos, tanto de uso oral como de uso externo.

El relajamiento en el jacuzzi, en saunas o en baños turcos

El uso del jacuzzi, de saunas y baños turcos cuando está embarazada puede ser arriesgado porque usan temperaturas altas. En animales de laboratorio, la exposición a niveles altos de calor durante el embarazo ha mostrado que causa defectos de nacimiento o abortos espontáneos. Los estudios con seres humanos sugieren que mujeres embarazadas cuyas temperaturas básicas aumentan significativamente durante las primeras semanas del embarazo tienen más riesgos de tener abortos espontáneos o de tener bebés con defectos del tubo neural (espina bífida, por ejemplo).

Sin embargo, los problemas típicamente ocurren solamente si la temperatura normal de la madre aumenta a más de 39 grados Celsius (102 grados Fahrenheit) por más de diez minutos durante las primeras siete semanas de su embarazo.

En general, remojarse en un baño tibio y relajante es bueno durante el embarazo. Pero asegúrese de que la temperatura del agua no sea muy alta, por las razones ya mencionadas.

El sentido común sugiere que el uso ocasional del jacuzzi, saunas y baños turcos por menos de diez minutos, y después del primer trimestre, probablemente no es peligroso. Sin embargo, recuerde beber líquidos en abundancia para evitar la deshidratación.

¿Viajar o no viajar?

El principal problema potencial cuando se viaja durante el embarazo es que pone distancia entre usted y su médico. Si la fecha del parto se aproxima o si su embarazo es considerado de alto riesgo, probablemente no debería viajar lejos de su residencia. Pero su decisión de viajar depende de cuáles son los factores de riesgo presentes. Por ejemplo, si es diabética, pero está bien controlada, el salir de viaje probablemente es bueno. Pero si está embarazada con trillizos, viajar al desierto probablemente no es una buena idea. Pero si su embarazo no es complicado, generalmente no hay problemas para que viaje durante el primero, segundo o al principio del tercer trimestre.

El viajar en automóvil no presenta riesgos fuera de lo común, aparte de requerir que usted esté sentada por mucho tiempo en el mismo lugar. En viajes largos, pare cada dos horas para bajarse y caminar un poquito. Use su cinturón de seguridad que la mantiene segura y no molesta al bebé (aún si hay algún accidente). El líquido amniótico que rodea al feto actúa como un cojín contra cualquier presión del cinturón de seguridad. Si no usa el cinturón de seguridad del vehículo, se expone claramente a riesgos; los estudios muestran que la causa principal de la muerte del feto en accidentes de automóvil es la muerte de la madre.

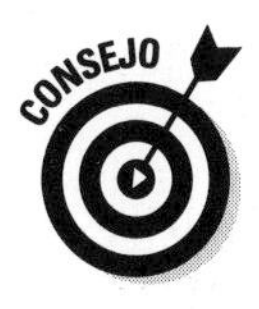

Use su cinturón de seguridad debajo de su vientre, no encima de él, y mantenga el cinturón del hombro en su posición normal.

La mayoría de las aerolíneas permiten que las mujeres embarazadas vuelen pero antes de las 36 semanas del embarazo. Es recomendable que lleve una nota de su médico indicando que no ve razón alguna para que usted no vuele. El volar es perfectamente seguro, especialmente si toma un par de precauciones:

- **Levántese de su asiento ocasionalmente durante vuelos largos, y camine a lo largo de los pasillos del avión.** Los períodos prolongados de estar sentada pueden causar que la sangre se acumule en las piernas. El caminar mantiene en movimiento su circulación.
- **Lleve una botella de agua consigo y beba frecuentemente.** El aire del avión es siempre muy seco. (Un piloto dijo una vez que la humedad relativa en los aviones es típicamente aún más baja que en el desierto del Sahara. Los aviones no llevan agua suficiente para mantener la humedad más elevada, porque el agua extra agrega demasiado peso a la carga.) Como el aire en los aviones es tan seco, es posible que se deshidrate rápidamente durante vuelos largos.

  El beber mucha agua asegura que se levante a menudo para ir al baño, lo cual mantiene la sangre circulando normalmente sin acumularse en las piernas.

NO SE PREOCUPE

No tiene que preocuparse por los detectores de metal del aeropuerto, o de cualquier otro detector de metales, porque éstos no usan radiación ionizante. (La banda transportadora que mueve su equipaje después que usted lo factura, sin embargo, usa radiación ionizante, y por eso no le recomendamos que se suba al mostrador y se despache a sí misma a través de la máquina.)

CONSEJO

Si tiene predisposición a marearse cuando vuela y sabe por experiencia propia que Dramamine la ayuda, puede usar la dosis normal mientras esté embarazada.

CONSULTE CON EL MÉDICO

Si tiene planes de visitar países tropicales, donde algunas enfermedades son particularmente comunes, puede vacunarse antes de viajar. Pero consulte con su médico para ver si alguna vacuna que está pensando en ponerse se puede administrar durante el embarazo. (Para más información acerca de las vacunas, vea el Capítulo 1.)

La salud bucal

La mayoría de las personas van al dentista normalmente para la limpieza de los dientes cada 6 o 12 meses, lo que significa que probablemente necesitará verlo al menos una vez durante su embarazo. El embarazo en sí no debería afectar su salud bucal. Y no es bueno dejar de ver al dentista ya que las caries que no se atienden pueden infectarse, lo cual es una razón más para consultarlo durante el embarazo. Algunas investigaciones recientes han mostrado que las mujeres embarazadas que sufren de enfermedades periodontales, es decir, de la inflamación e infección de las encías, tienen mayor riesgo de dar a luz a bebés de bajo peso o prematuros. De manera que ésta es una razón más para que una buena higiene bucal sea una prioridad en su rutina.

El embarazo causa un aumento del flujo de sangre hacia las encías. De hecho, casi la mitad de las mujeres embarazadas desarrolla una enfermedad llamada gingivitis del embarazo, la cual sencillamente es el enrojecimiento de las encías causado por el aumento del flujo de sangre. Las encías tienen la tendencia a sangrar con facilidad en este tipo de enfermedad. Por lo tanto, trate de cepillar sus dientes suavemente y de usar el hilo dental.

Si necesita hacerse un trabajo odontológico —sellar las caries, extracción de muelas o dientes, inserción de coronas— no se preocupe. La anestesia local y medicamentos para el dolor pueden ser administrados durante el embarazo. Algunos odontólogos también recomiendan antibióticos durante los procedimientos bucales. La mayoría de los antibióticos que ellos recomiendan pueden tomarse también durante el embarazo, pero es mejor que lo verifique con su obstetra para más seguridad. Aún las radiografías no presentan riesgos grandes para el feto, siempre que se use una capa protectora de plomo sobre el abdomen.

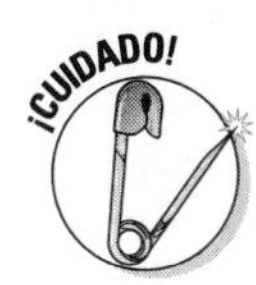

Recuerde que si usted tiene planes de someterse a un extenso trabajo odontológico que requiere anestesia general, asegúrese de que su anestesiólogo sepa que usted está embarazada, y también, de que éste tenga experiencia en la administración de anestesia a mujeres embarazadas.

Las relaciones sexuales

Para la mayoría de las parejas, el tener relaciones sexuales durante el embarazo es perfectamente posible. De hecho, algunas parejas descubren que la relación sexual durante el embarazo es aún más satisfactoria que antes. Sin embargo, usted debe considerar los siguientes aspectos.

En la primera mitad del embarazo, como su cuerpo no ha cambiado todavía de manera notable, la relación sexual generalmente puede continuar como antes. Usted puede notar que sus senos están muy sensibles al tacto e incluso dolorosos. Más adelante, a medida que crece el útero, algunas posiciones sexuales se hacen más dificultosas, por lo que usted y su pareja se pueden dar cuenta de que tienen que ser un poco creativos para que las cosas funcionen. Si la relación sexual es demasiada incómoda, existen otras formas de placer sexual que pueden hacerles sentir mejor a usted y a su pareja.

Muchas mujeres nos preguntan si es posible la relación sexual al final del embarazo, cuando el cérvix —también conocido como cuello uterino— está un poquito dilatado. Tener relaciones sexuales entonces es perfectamente permitido siempre que las membranas no se hayan roto (es decir, que no se haya roto la bolsa amniótica o de agua).

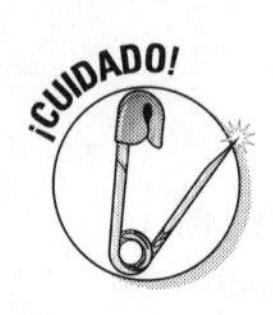

Evite las relaciones sexuales si tiene un riesgo elevado de contracciones de parto prematuro. La mayoría de los médicos sugieren abstenerse de las relaciones sexuales porque tienen la preocupación de que se pueda producir una infección en el útero y, también, porque el semen contiene sustancias capaces de causar contracciones del mismo. Sin embargo, si su embarazo es normal y sin problemas, la frecuencia de las relaciones sexuales y del orgasmo no representan un peligro. Además, si usted tiene placenta previa en el tercer trimestre, debe evitar las relaciones sexuales (vea el Capítulo 15).

Otro aspecto importante a considerar es cómo se sienten ustedes sicológicamente con respecto a tener relaciones sexuales durante el embarazo. Así como le pasa a algunas mujeres, es posible que usted sienta que su libido ha aumentado. A menudo, puede tener fantasías sexuales y siente que el orgasmo es más intenso. Por otra parte, es posible que su interés por la relación sexual disminuya, tal vez porque se siente menos atractiva por los cambios físicos que han ocurrido; todo esto es perfectamente normal. Su pareja también puede sentir altibajos en su deseo sexual debido a la emoción y preocupación normal que siente de ser padre y del temor infundado de que la relación sexual puede dañar al bebé o que éste, de alguna manera, "va a saber" lo que su mami y papi están por hacer.

El Trabajo Durante el Embarazo: Un Tipo de Actividad Diferente

Desde la última mitad del siglo XX, más y más mujeres trabajan fuera del hogar. Hoy en día, más del 75 por ciento de mujeres continúa trabajando en el tercer trimestre, y más de la mitad trabaja hasta apenas unas pocas semanas antes del parto. Para muchas mujeres, el trabajar hasta el final del embarazo las mantiene felices y ocupadas, y las ayuda a no prestar demasiada atención a sus molestias. Por otro lado, muchas mujeres no tienen la opción de no trabajar, ya sea porque son la principal fuente de ingresos para sus familias o porque sus carreras son de primordial importancia. Aunque en la mayoría de los casos el trabajar durante todo el embarazo no causa problemas para el bebé, pueden haber algunas excepciones. No importa qué tipo de trabajo haga, dígale a su médico cuáles son las exigencias y condiciones de su trabajo.

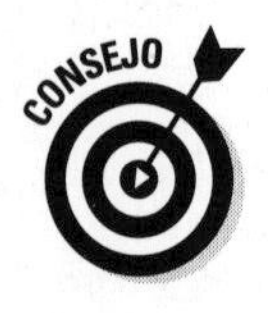

El estrés durante el embarazo —ya sea relacionado con el trabajo o con situaciones en el hogar— no ha sido investigado muy bien. Algunos médicos creen que altos niveles de estrés pueden incrementar el riesgo de desarrollar preclampsia o un parto prematuro (tratamos ambos tópicos en el Capítulo 15). Es obvio que demasiado estrés no es bueno para nadie. Por lo tanto, haga todo lo posible para disminuir el estrés en su vida.

Considere los riesgos ocupacionales

Quizás su trabajo demande muy poco tiempo de estar de pie o de caminar, y quizás le permita trabajar horas normales y no es estresante. Si ése es el caso, y no tiene problemas médicos, puede sencillamente dejar de leer esta sección (¡y, por favor, díganos cuál es su trabajo!). Pero si usted es como el resto de nosotros, continúe leyendo.

Los trabajos sedentarios y libres de estrés no representan ningún riesgo durante el embarazo. Pero por otro lado, las ocupaciones que demandan trabajo físico pueden ser problemáticas. La mayoría de los trabajos se encuentran en el medio de esos extremos, pero aun en esos casos, la cantidad de estrés varía de acuerdo al individuo. Si su embarazo avanza sin complicaciones, probablemente podrá continuar trabajando justo hasta el día del parto. Sin embargo, quizás surjan algunas complicaciones durante el embarazo que determinen que es aconsejable disminuir la carga laboral o, simplemente, dejar de trabajar. Por ejemplo, si desarrolla contracciones antes del término, su médico seguramente le aconsejará que deje de trabajar. Otras condiciones que pueden determinar una reducción de actividad física son la hipertensión y problemas con el crecimiento del bebé.

Si trabaja con computadoras, se preguntará si ha sido expuesta a algo peligroso. Pero no hay necesidad de preocuparse, porque no hay evidencias que demuestran que los campos electromagnéticos que emiten las computadoras sean un problema.

Algunos estudios sugieren que las mujeres que tienen trabajos relacionados con responsabilidades que requieren trabajos físicos, como el levantar cosas pesadas, trabajos manuales fuertes o esfuerzos físicos intensos, pueden correr el riesgo de dar a luz prematuramente, tener hipertensión, preeclampsia, o de tener bebés de bajo peso para su tiempo de gestación. Por otro lado, no ha sido demostrado que demasiadas horas de trabajo aumenten las posibilidades de un parto prematuro. Pero otros estudios han demostrado que trabajos que requieren muchas horas de pie (más de ocho horas al día) están relacionados con un aumento de dolor en la espalda y en los pies, con nacimientos antes de la fecha y con problemas circulatorios. ¡Buenas noticias! El uso de medias elásticas, aunque éstas no sean realmente atractivas, ayudan a disminuir las várices.

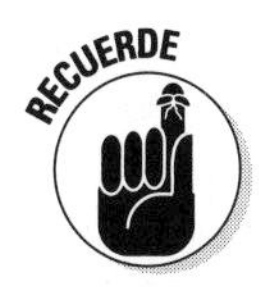

Recuerde que su salud y la del bebé son su prioridad. No sienta que es "floja" porque tiene que cuidar de su embarazo. Algunas mujeres creen que si se quejan de ciertos síntomas o si toman unos minutos libres de sus obligaciones, para comer o ir al baño, van a recibir la desaprobación de sus jefes en el trabajo. No se sienta culpable sobre sus necesidades especiales durante este tiempo, y no permita que su trabajo la distraiga de prestarle atención a síntomas poco comunes. Si necesita tiempo para cuidarse de complicaciones, tómelo, y no se sienta culpable de hacerlo. Las personas que nunca han estado embarazadas no comprenden totalmente los requerimientos físicos que usted tiene que enfrentar.

La ley y el embarazo

Tome tiempo para saber sus derechos con respecto al embarazo. En los Estados Unidos, una enmienda al Título VII de la Ley de Derechos Civiles de 1964, denominada *The Pregnancy Discrimination Act* (Ley de discriminación de la mujer embarazada), permite que las mujeres embarazadas reciban el mismo trato que otros empleados o solicitantes de empleo. Según esta ley, los empleadores no pueden negarle el empleo a ninguna mujer por su estado de embarazo, siempre que ella sea capaz de realizar las funciones principales del puesto. Si una empleada no puede temporalmente cumplir con las responsabilidades de su puesto a causa de su embarazo, el empleador debe tratarla de la misma manera que a cualquier otro empleado temporalmente incapacitado, y, por ejemplo, ofrecerle tareas alternativas, licencia por discapacidad, o licencia sin goce de sueldo. La incapacidad durante el embarazo puede ser a causa del mismo embarazo, por ejemplo, la náusea y el vómito. Otra incapacidad se puede deber a complicaciones del embarazo, como hemorragia, parto prematuro, presión alta o, también, por estar sometida a situaciones peligrosas en el trabajo. Si su médico decide que su embarazo la incapacita, puede pedirle que envíe una carta a su empleador verificando su discapacidad.

El seguro de salud provisto por su empleador debe cubrir los gastos de las enfermedades relacionadas con el embarazo, de la misma forma que lo hace con cualquier enfermedad. La ley prohíbe a las compañías de seguros que consideren el embarazo como una enfermedad preexistente, lo que significa que no se le puede negar a usted la cobertura cuando al cambiar de trabajo debe inscribirse en otro plan de salud.

Capítulo 4

La Dieta y el Ejercicio para la Mujer Embarazada

En Este Capítulo

- Cómo determinar qué aumento de peso es saludable para usted y para el bebé
- Cómo decidir qué y cuánto debe comer
- Alimentos que son sanos y los alimentos que se deben evitar
- Algunas consideraciones especiales sobre nutrición
- Cómo mantenerse en forma adecuada durante el embarazo

A través de los tiempos, las mujeres han recibido toda clase de consejos acerca de qué y cuánto comer durante el embarazo. Las tradiciones culturales, las creencias religiosas y el pensamiento científico han ejercido su influencia sobre este tópico. Hasta hace tan solo una generación, a las mujeres se les decía que debían limitar cuánto comían y bebían durante el embarazo para mantener el aumento de peso en un mínimo. En otras épocas, se les animaba a comer grandes cantidades de alimentos ricos en grasas, porque se creía que mientras mayor era el aumento de peso, más saludable era el bebé. Hoy en día, el consejo de su médico posiblemente dependa de su estilo de vida y de su peso al comienzo del embarazo. Asimismo, si usted está esperando más de un bebé, se supone que su aumento de peso va a ser mayor al aumento promedio de otras mujeres.

Por supuesto, la salud tiene que ver con otros elementos además de simplemente comer bien. El ejercicio es tan importante durante el embarazo como lo era antes del mismo, aunque lo que haga y cuánto haga para mantenerse en forma, puede cambiar a medida que el embarazo transcurre. Este capítulo le proporciona la información necesaria para que usted y su bebé se mantengan bien nutridos, y que pueda hacer ejercicios sin exponerse a ningún riesgo.

Un Aumento Saludable de Peso para Usted y Su Bebé

Empezar con un peso saludable y subir de peso a un paso moderado a lo largo del embarazo, permite garantizar que su bebé crezca y se desarrolle normalmente, y que usted se mantenga saludable también.

Cómo determinar el aumento y el peso ideal

La mejor manera de saber cual sería su peso ideal, así como lo que debe subir de peso, es tomar en cuenta una medida que se llama *índice de masa corporal* (IMC), la cual relaciona su estatura y su peso para determinar si tiene un peso adecuado.

La Figura 4-1 muestra cómo determinar su índice de masa corporal de acuerdo a sus medidas. Para el peso en libras, busque su peso en el eje vertical izquierdo del cuadro y su estatura en pulgadas en el eje horizontal inferior. Si desea usar el sistema métrico (kilogramos y centímetros), utilice el eje vertical derecho y el eje horizontal superior, respectivamente. El punto donde estas dos medidas se cruzan es su índice de masa corporal (siga las líneas diagonales hasta que encuentre el valor de su índice).

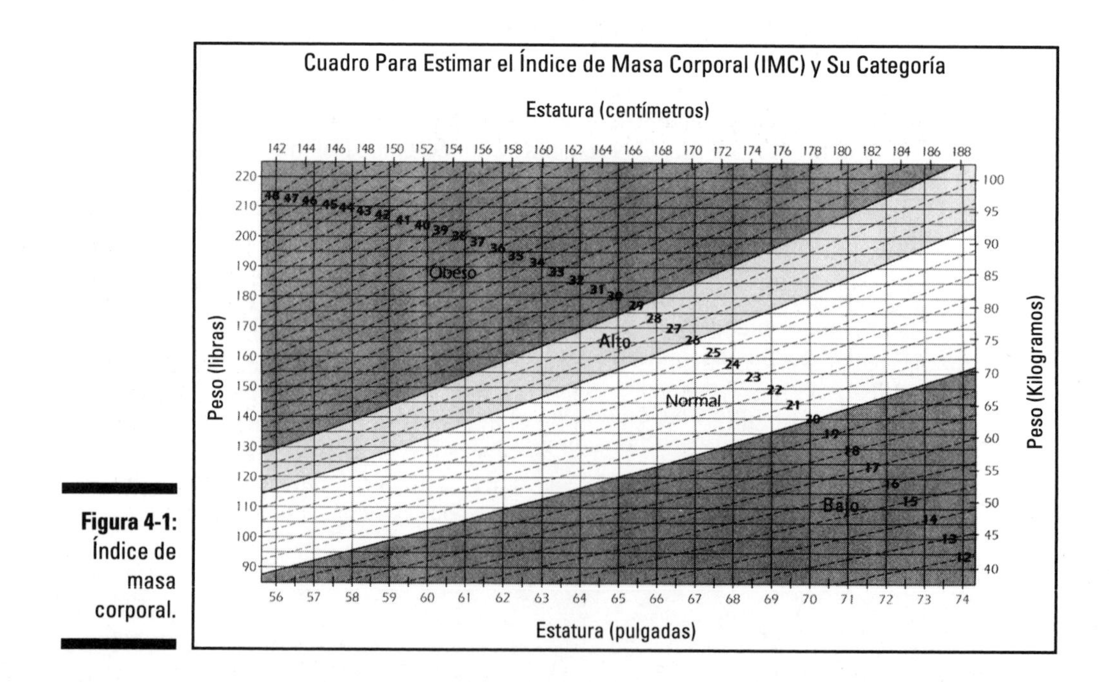

Figura 4-1: Índice de masa corporal.

Después que sepa cuál es su índice de masa corporal, puede determinar su aumento de peso ideal durante el embarazo con la ayuda de la Tabla 4-1 (¡pero no se olvide que este número es representativo para mujeres que esperan solamente un bebé!).

Tabla 4-1 Calcule Su Aumento de Peso Ideal

Índice de Masa Corporal	*Aumento de Peso Recomendado*
Menos de 19,8	12,5 a 18 kilos (28 a 40 libras) (por debajo del peso)
Entre 19,9 y 26	11,5 a 16 kilos (25 a 35 libras) (peso normal)
Entre 26 y 29	7 a 11,5 kilos (15 a 25 libras) (exceso de peso)
Más de 29	6 kilos (15 libras) o menos (obesa)

Estas cifras se refieren al aumento de peso total durante todo el embarazo, de modo que solo sabrá si ha alcanzado la meta el día del parto.

Las investigaciones científicas no han determinado aun un patrón óptimo del aumento de peso durante el embarazo. Aumentar muy poco al principio (cuando usted se encuentra en los momentos más críticos del malestar matutino), puede tener un menor efecto sobre el crecimiento del bebé que un aumento pequeño de peso al final del segundo trimestre o en el tercero. Algunas mujeres ganan peso en una forma inconsistente, aumentando mucho al principio y luego menos al final; aun así, este patrón de aumento no es necesariamente malo o nocivo para la salud.

Evite obsesionarse con el peso

Utilice los cuadros de aumento óptimo de peso como una guía o referencia, pero no se obsesione por lo que esté pesando. Aun si el aumento está un poco fuera de lo normal, si el médico dice que el bebé está creciendo normalmente, no tiene por qué preocuparse. Las mujeres que aumentan más del promedio pueden tener bebés saludables, así como las que aumentan muy poco.

Si aumenta mucho de peso o muy poco, su médico puede examinar el crecimiento del bebé midiendo la altura uterina (vea el Capítulo 3) o realizando un ecosonograma si tiene alguna duda o preocupación. Si se desvía de manera significativa del aumento de peso recomendado, su médico querrá evaluar su dieta actual y, probablemente, la remita a un nutricionista o dietista que pueda darle consejos más concretos en relación a qué y cuánto comer.

Lo más importante es hacer todo lo que pueda para mejorar las probabilidades de que su bebé crezca y se desarrolle normalmente, pero no a costa de su salud mental.

El aumento de peso de su bebé

Aunque el aumento del peso de la futura madre tiene su propio patrón, el aumento del peso del bebé es probablemente lento al principio, luego se acelera cerca de la semana 32, para luego disminuir de nuevo en las últimas semanas antes del nacimiento. En la semana 14 ó 15, por ejemplo, el bebé aumenta de peso cerca de cinco gramos (0,18 onzas) por día, y en las semanas 32 a la 34, de 30 a 35 gramos (1,06 a 1,23 onzas) por día (esto representa casi 0,23 kilogramos o media libra cada semana). Después de 36 semanas, la tasa de crecimiento del feto disminuye y en las semanas 41 y 42 (en este momento ya el embarazo ha sobrepasado su fecha probable), el mismo es mínimo o nulo. Lea el Capítulo 7 para más información acerca del crecimiento de su bebé.

Además de su dieta y de su aumento de peso, los siguientes factores afectan el crecimiento del feto:

- **Fumar cigarrillos.** Fumar puede disminuir el peso del bebé al nacer en unos 200 gramos (cerca de media libra).
- **Diabetes.** Si la madre es diabética, el bebé puede ser demasiado grande o demasiado pequeño.
- **Genética o historia familiar.** En otras palabras, ¡los hijos de jugadores de baloncesto no se hacen jinetes profesionales cuando son grandes!.
- **Infección del feto.** Algunas infecciones afectan el crecimiento, pero otras no tienen ese efecto.
- **Uso de drogas ilícitas.** El abuso de drogas puede disminuir el crecimiento del bebé.
- **Historia médica de la madre.** Algunos problemas médicos, como la hipertensión y el lupus, pueden afectar el crecimiento fetal.
- **Embarazo múltiple.** En los embarazos de mellizos y trillizos, los bebés son más pequeños que en los embarazos únicos.
- **Función de la placenta.** Un flujo de sangre menor al usual en la placenta, puede disminuir el crecimiento del bebé.

Generalmente el médico cuida del crecimiento de su bebé midiendo la altura uterina y su aumento de peso. Si usted aumenta muy poco o mucho, si la medida de la altura uterina es anormal o si alguna condición en su historia clínica representa un riesgo para el crecimiento del bebé, es probable que su médico le mande a hacer un ecosonograma para evaluar con mayor certeza su situación.

Cómo Mantener una Dieta Equilibrada

Seguir una dieta bien balanceada, baja en grasas y alta en fibra, es importante no sólo para su bebé sino también para su propia salud. Consumir una cantidad adecuada de proteínas es importante, ya que las proteínas llevan a cabo muchas de las funciones del cuerpo. La fibra en la dieta ayuda a prevenir o reducir el estreñimiento y las hemorroides. El consumir pocas grasas, ayuda a mantener su corazón saludable, y evita ganarse esas libras de más que pueden ser difíciles de eliminar después. El evitar un aumento excesivo de peso también disminuye las probabilidades de que le queden estrías. Para informarse más acerca de las estrías, vea el Capítulo 7.

Si su dieta es equilibrada y no muy cargada de azúcares o grasas, no necesita modificar radicalmente lo que come. Durante el embarazo ingiera, en promedio, aproximadamente 300 calorías extras a las que normalmente consume. Esto significa que si usted tiene un peso saludable y consume 2.100 calorías al día, mientras esté embarazada debe ingerir un promedio de 2.400 calorías por día (quizás un poco menos durante su primer trimestre y un poco más durante su tercer trimestre).

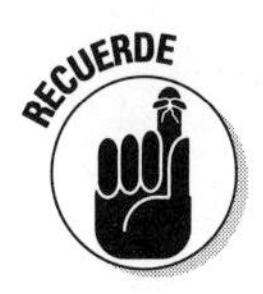

La necesidad de aumentar la ingestión de calorías en esa cantidad no significa que usted debe comerse un helado de chocolate todos los días; es primordial satisfacer estos requerimientos adicionales con alimentos nutritivos. Muy probablemente, su médico también le recomiende ingerir suplementos de vitaminas y minerales.

Cómo guiar su alimentación con la pirámide alimenticia

Ningún alimento por sí solo puede satisfacer todas las necesidades. La pirámide alimenticia del Departamento de Agricultura de los Estados Unidos (*USDA*, por sus siglas en inglés), es una guía general que muestra las proporciones relativas de las raciones que usted debe comer de cada grupo alimenticio (vea la Figura 4-2).

¿A dónde se va el peso?

La buena noticia es que el peso que usted aumenta en el embarazo no se va todo a los muslos. No obstante, tampoco va todo al bebé. Por lo general, la mujer embarazada aumenta un poco su propia grasa corporal. Sin embargo, es un mito que por el patrón de aumento de peso —cuando éste se ha acumulado mayormente en las caderas o en el abdomen— se pueda predecir si va a tener niño o niña (vea el Capítulo 19 para conocer otros mitos relacionados con la determinación del sexo de su bebé).

Fíjese en esta distribución realista de su aumento de peso, asumiendo que es de 12 kilogramos (27 libras), el cual es un buen promedio general:

Bebé	3,180 kilogramos (7 libras)
Placenta	0,455 kilogramos (1 libra)
Líquido amniótico	0,910 kilogramos (2 libras)
Útero	0,910 kilogramos (2 libras)
Senos	0,455 kilogramos (1 libra)
Depósitos de grasa	3,180 kilogramos (7 libras)
Agua corporal	1,820 kilogramos (4 libras)
Sangre adicional	1,360 kilogramos (3 libras)

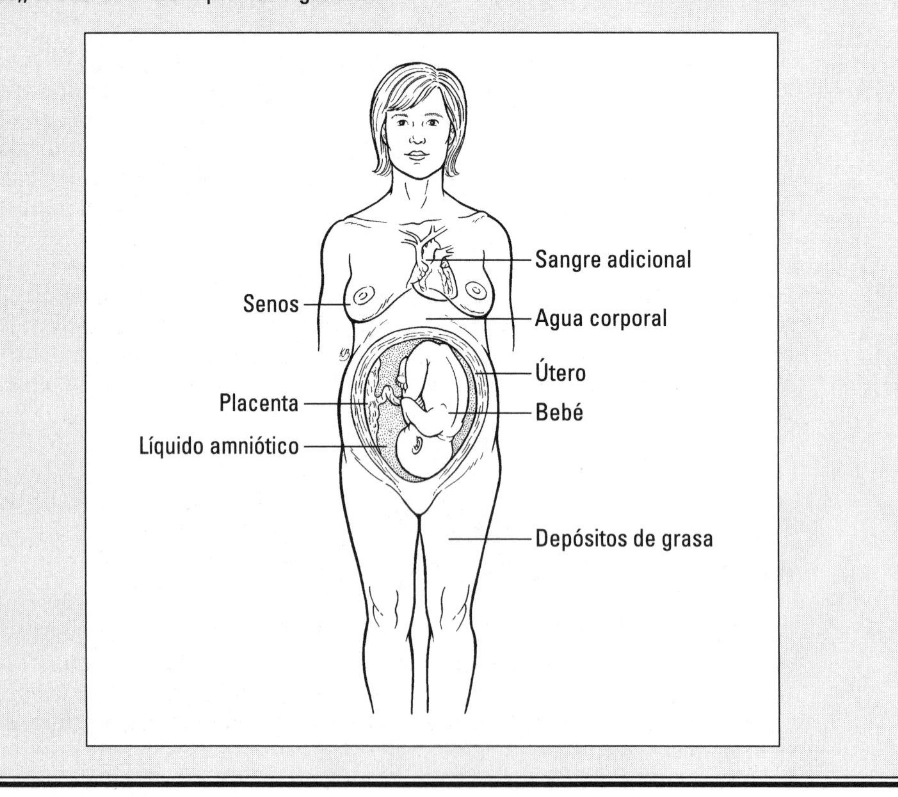

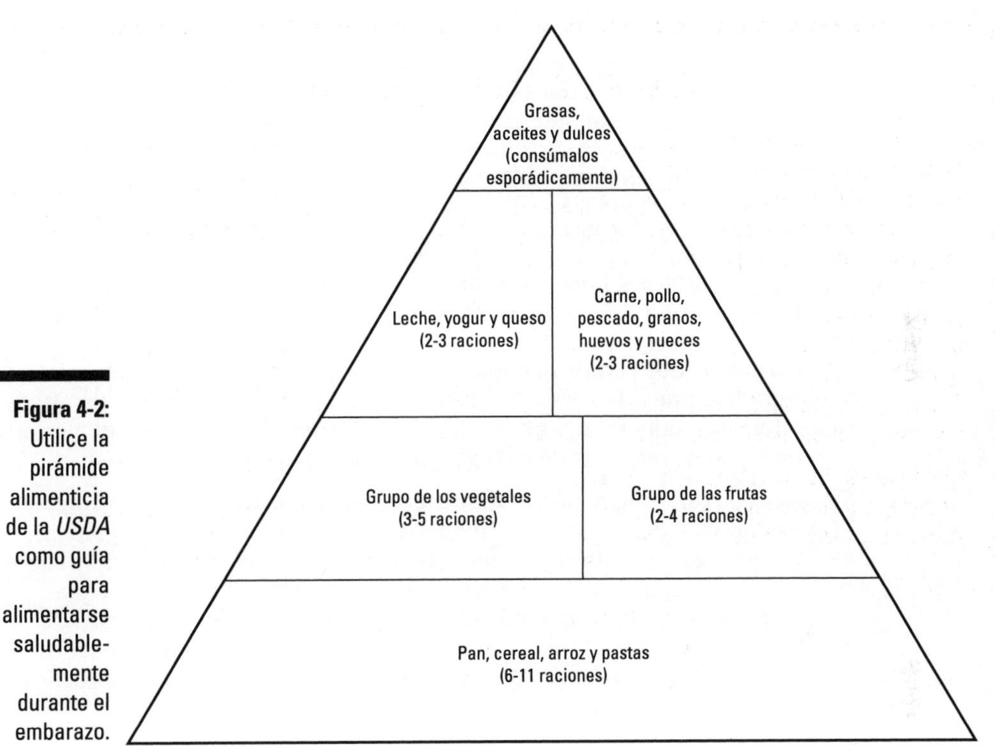

Figura 4-2: Utilice la pirámide alimenticia de la *USDA* como guía para alimentarse saludablemente durante el embarazo.

Fuente: U.S. Department of Agriculture/U.S. Department of Health and Human Services

- **Grasas, aceites, y dulces:** Entre los alimentos que contienen estas sustancias deliciosas pero poco nutritivas, están los caramelos, postres, mantequilla, mayonesa y aderezos para ensaladas. Coma los alimentos de esta categoría con moderación. Trate de buscar las versiones reducidas en grasas de estos alimentos, pero recuerde que aunque pueden ser bajos en grasa, a menudo contienen muchas calorías. Puede reducir su riesgo de enfermedades crónicas al prestarle atención a los *tipos* de grasas que consume —prefiera aquellas grasas que provienen de aceites vegetales y nueces, en lugar de las grasas saturadas y modificadas contenidas en los alimentos fritos y en los aceites tropicales. Comer "grasas buenas" durante el embarazo podría ser beneficioso también, pero los estudios en esta materia aun no han concluido.
- **Proteínas y calcio:** En el segundo nivel de la pirámide se encuentran los alimentos ricos en proteínas y calcio, incluyendo carne, pollo, pescado, nueces, granos, huevos y productos lácteos como queso, yogur y, por supuesto, leche. Debe comer entre dos y cuatro raciones de proteínas al día, y tres o cuatro raciones de lácteos. Una ración individual de pollo, pavo, carne sin grasa o pescado, pesa aproximadamente dos o tres onzas. Dos cucharadas de mantequilla de maní o un huevo son equivalentes a una onza de carne.

- **Frutas y vegetales:** En el tercer nivel de la pirámide se encuentran dos grupos: el grupos de vegetales y el de frutas. Necesita comer alrededor de tres o cuatro raciones de cada uno de estos tipos de alimentos. No son sólo una buena fuente de vitaminas y minerales, sino que además proveen fibra, la cual es muy importante durante el embarazo para evitar el estreñimiento. Los vegetales tienen un alto contenido de vitaminas A, C y ácido fólico, así como de hierro. Las frutas también contienen cantidades saludables de vitaminas A y C y potasio.
- **Carbohidratos y harinas:** El nivel inferior de la pirámide es el grupo más amplio y abarca aquellos alimentos tales como pan, cereales, pasta, arroz y otros granos. Este grupo es muy importante porque provee los carbohidratos complejos, que constituyen una fuente de energía duradera para el cuerpo. Asimismo, los granos son una buena fuente de vitaminas, minerales y fibra. En promedio, debe tratar de consumir entre ocho y diez raciones de este grupo alimenticio al día.

  Aunque esto puede parecer muchísima comida, satisfacer este requisito es más fácil de lo que cree. Una rebanada de pan, unas pocas galletas, o media taza de pasta representan una ración individual cada una. Si usted es como la mayoría de las personas, cuando se sienta y ordena una pasta estilo primavera o con camarones, generalmente come más de media taza. Además, usted puede reducir su riesgo de enfermedades crónicas si escoge alimentos de granos integrales en lugar de aquellos carbohidratos procesados, como la azúcar refinada.

Durante el primer trimestre es muy común sufrir de náuseas durante la mañana (vea el Capítulo 5). Si estas náuseas le molestan y no puede comer una dieta bien equilibrada, quizás se pregunte si está recibiendo una buena nutrición para usted y su bebé. En realidad, puede permanecer varias semanas sin comer una dieta adecuada y no tener efectos adversos sobre el bebé. Puede darse cuenta que los únicos alimentos que tolera son aquellos con un alto contenido de harinas o carbohidratos. Si siente que sólo desea comer papas, pan y pasta, pues hágalo. Lograr tolerar algunos alimentos es mejor que no comer nada.

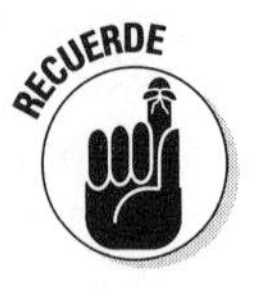

A medida que su embarazo transcurre, su cuerpo necesita muchos más líquidos. Al principio, las mujeres que no beben suficiente líquidos se sienten débiles o mareadas. Más adelante, esta deshidratación puede ocasionar contracciones prematuras. Hágase el propósito de tomar mucha agua —o leche y jugos— entre seis y ocho vasos al día, y un poco más si está embarazada con mellizos o más.

Complementos de la dieta

Si su dieta es saludable y equilibrada, usted obtiene la mayor parte de las vitaminas y minerales que necesita en forma natural —con la excepción del hierro, el ácido fólico y el calcio. Para asegurarse de que obtiene suficiente cantidad de estos nutrientes y, además, como protección contra hábitos alimentarios inadecuados, es probable que su médico le recomiende vitaminas prenatales. En el caso de las vitaminas, consumir más no significa necesariamente que es lo mejor; tome sólo la cantidad necesaria o indicada para cada día.

Si se le olvidó tomar las vitaminas, no se preocupe. Nada malo va a pasar. Si las vitaminas le producen náuseas durante los primeros meses, no tomarlas hasta que se sienta mejor no representa ningún peligro para el bebé. Recuerde que todavía está muy pequeño y no tiene grandes necesidades nutricionales. Si se encuentra en una etapa muy temprana de su embarazo (cuatro a siete semanas), puede tomar solamente el suplemento de ácido fólico, el cual a veces es más fácil de tolerar, hasta que pueda aguantar la vitamina prenatal completa. Si más adelante en el embarazo contrae un virus estomacal y no puede tolerar las vitaminas por algún tiempo, esto tampoco representa un problema. El bebé en crecimiento es capaz de obtener todo lo que necesita, aún a costa de su mamá. (¡Y parece que esta situación continúa durante toda la vida!)

¿Representa la cafeína un riesgo durante el embarazo?

Aunque algunas mujeres piensan que la cafeína está presente solo en una taza de café fuerte, en realidad, la misma se puede encontrar en muchas otras cosas que come y bebe durante el día, por ejemplo: té, bebidas gaseosas, cacao y chocolate. No existe ninguna evidencia de que la cafeína cause defectos en el nacimiento. Sin embargo, ingerir cafeína en grandes cantidades puede aumentar el riesgo de pérdida del bebé o de nacer con bajo peso.

La mayoría de los estudios indican que se necesitan más de 300 miligramos de cafeína al día para que ésta tenga efectos negativos sobre el bebé. Una taza de café promedio —recuerde, ésta sería una taza de tamaño regular de ocho onzas y ¡no la taza súper grande o una taza de café expreso o capuchino!— contiene entre 100 y 150 miligramos de cafeína. El té contiene un poco menos, alrededor de 50 a 100 miligramos y las gaseosas, aproximadamente, 36 miligramos por cada 12 onzas. Así que tomarse hasta dos tazas de café de ocho onzas cada día (o el contenido equivalente de cafeína de otros alimentos o bebidas) no representa ningún riesgo durante el embarazo. Muchas mujeres se preguntan acerca del contenido de cafeína en el chocolate: si usted tiene cierta inclinación por el dulce, estará feliz de saber que una barra de chocolate de tamaño promedio o una taza de chocolate caliente contienen solamente cerca de seis miligramos de cafeína.

También recuerde que el consumo de cafeína a menudo aumenta las ya frecuentes visitas al baño. Si ir al baño a orinar frecuentemente ya le parece un fastidio, es mejor que disminuya el consumo de esta sustancia. Además, especialmente durante el último trimestre, puede resultarle casi imposible descansar una noche completa, ya sea porque no encuentra una posición cómoda para dormir o porque se tiene que levantar varias veces para ir al baño. En este caso, tomar café o té en la noche solamente podrían empeorar su situación para descansar.

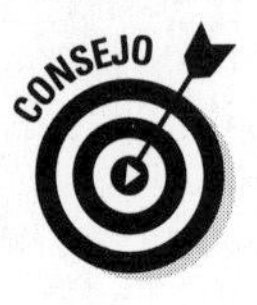

Si le parece que las vitaminas le producen náuseas, trate de comer unas galletitas de soda antes de tomárselas o tómeselas antes de dormir.

Hierro

Usted necesita más hierro cuando espera un bebé, porque tanto él como usted están fabricando glóbulos rojos cada día. En promedio, necesita 30 miligramos adicionales de hierro cada día durante el embarazo, y es lo que la mayoría de las vitaminas contienen. El conteo o nivel normal de las células sanguíneas puede bajar fácilmente durante el embarazo, porque su cuerpo está haciendo gradualmente más *plasma* (líquido) y *relativamente* menos glóbulos rojos; esto se conoce como *anemia dilucional*. Si llega a desarrollar una anemia, podría necesitará ingerir un suplemento adicional de hierro.

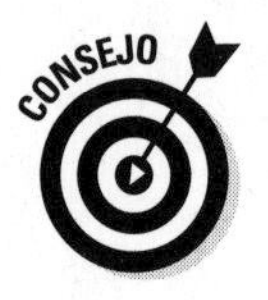

Algunos alimentos ricos en hierro incluyen el pollo, el pescado, la carne roja, los vegetales verdes y panes y cereales enriquecidos e integrales. También puede aumentar el contenido de hierro de estos alimentos cocinándolos al vapor en ollas y sartenes de hierro colado.

Calcio

Mientras se encuentre embarazada, necesita alrededor de 1.200 miligramos de calcio cada día (la cantidad recomendada para *todas* las mujeres es de 1.000 miligramos). La mayoría de las mujeres hoy en día ingiere mucho menos. Si ya ha empezado su embarazo con alguna deficiencia de calcio, los requerimientos que el bebé en desarrollo hace de este nutriente solo empeorará esta deficiencia. El feto puede extraer suficiente calcio de su mamá, aún a costa de los huesos de ella. De modo que el calcio extra que se recomienda durante el embarazo realmente está dirigido a proteger su salud.

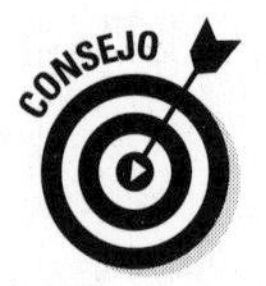

Las vitaminas prenatales contienen solo entre 200 y 300 miligramos de calcio (aproximadamente una cuarta parte de la ración diaria recomendada), así que necesita obtenerlo a través de otras fuentes también.

Es posible obtener suficiente calcio con el consumo de alimentos si realmente presta atención. Este puede provenir de tres o cuatro raciones de alimentos ricos en calcio, tales como leche, yogur, queso, vegetales de hojas verdes y pescados enlatados con huesos (si su estómago lo soporta). Los supermercados también venden alimentos sin lactosa que contienen altas cantidades de calcio. La siguiente lista indica la ración de alimentos que contienen 300 miligramos de calcio:

- Un vaso de leche de ocho onzas (***Consejo:*** Escoja leche descremada o baja en grasa).
- Cuatro onzas de brócoli cocido.
- De cuatro a cinco onzas de salmón enlatado con huesos.

- De una y media a dos onzas de queso (***Consejo:*** El queso requesón tiene menos calcio que muchos otros quesos).
- Ocho onzas de yogur.

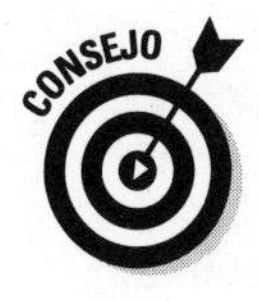

Si su dieta es baja en calcio, tome un suplemento. Los "*Tums*" son antiácidos que contienen bastante calcio, al mismo tiempo que ayudan a aliviar cualquier acidez que pueda tener (una sola tableta de *Tums* tiene el contenido de calcio equivalente al de un vaso de leche de ocho onzas).

Vitamina C

Algunos estudios sugieren que la vitamina C puede ayudar a reducir el riesgo de preeclampsia durante el embarazo. Si se encuentra en peligro de tener este problema (vea el Capítulo 15), considere hacer un viaje al mercado local y comprar frutas frescas y vegetales.

Cómo Determinar Cuáles Alimentos Son Sanos

Cuando nuestras pacientes nos preguntan acerca de nutrición y de cuáles alimentos deberían evitar, algunos nombres surgen una y otra vez. En su mayor parte, esos alimentos de los cuales nos hacen preguntas deberían ser evitados, mientras que otros raramente podrían ser dañinos.

Acerca de la listeria

La listeria, la cual puede conducir a un parto prematuro y otras complicaciones, se encuentra principalmente en quesos sin pasteurizar, pero también en otros alimentos tales como patés, salchichas y carnes procesadas frías, así como también en ensaladas preempacadas que han sido contaminadas con tierra que contienen listeria.

Como la listeria se encuentra en tantos alimentos diferentes, no puede evitar comer todos aquellos que pueden contenerla. La buena noticia es que la incidencia de infección de listeria durante el embarazo es realmente poco común. Existen otras precauciones que puede tomar para reducir este riesgo, tal como comer inmediatamente la comida que ha sido calentada. Los alimentos que se sabe que no contienen listeria incluyen el chocolate, la mermelada, las galletas dulces, las zanahorias, las manzanas y los tomates crudos. De modo que si quiere evitar del todo la listeria, cómase un sándwich de mermelada, zanahoria cruda y galletas. Hablemos seriamente, si usted sin darse cuenta come cualquiera de estos alimentos que pueden contener listeria, no se asuste: el riesgo real de infección es todavía muy bajo y el problema es relativamente poco común.

La realidad sobre algunos mitos relacionados con alimentos

Muchos de los alimentos que se han establecido en un momento u otro como dañinos para la mujer embarazada, probablemente no representan ningún peligro para usted o su bebé.

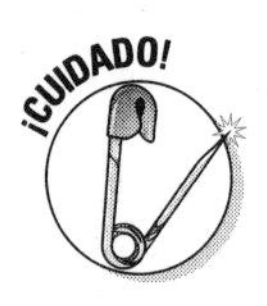

Aunque no tiene que evitar totalmente los siguientes alimentos, consúmalos con moderación.

- **Aspartame (Equal o Nutrasweet):** El aspartame —un componente común de alimentos y bebidas de bajas calorías— es un tipo de aminoácido, una sustancia a la cual el cuerpo está acostumbrado porque es un elemento presente en todas las proteínas. No existe evidencia médica de que cause algún tipo de problemas al bebé en crecimiento.
- **Quesos:** La mayoría de las personas piensan que los quesos procesados y pasteurizados son seguros, y además una gran fuente de proteínas y calcio. Vea la sección "Cómo identificar alimentos potencialmente dañinos" para más información acerca de los quesos sin pasteurizar.
- **Pescado:** La mayoría de los pescados son alimentos seguros que se pueden comer durante el embarazo. Constituyen una gran fuente de proteínas y vitaminas y, además, son bajos en grasas. De hecho, los altos niveles de proteínas, de ácidos grasos omega 3, vitamina D y otros nutrientes hacen del pescado un alimento excelente para las mujeres embarazadas y sus bebés en crecimiento. Sin embargo, ciertas especies como el tiburón, el caballa y el lofolátilo, contienen altos niveles de mercurio. Todavía no se ha concretado la última palabra acerca de si el mercurio pueda conllevar a ciertos problemas de retraso en el desarrollo infantil o a problemas con la motricidad fina (probablemente éste no sea el caso), así que la Administración de Alimentos y Drogas de los Estados Unidos (*FDA*) recomienda que se eviten pescados con altos niveles de mercurio durante el embarazo. De todas maneras, todavía puede disfrutar del salmón, el abadejo, la tilapia, el bacalao, el lenguado y de la mayoría de los mariscos ¡sin tener que preocuparse!.
- **Sushi:** Con el pescado crudo existe un riesgo pequeño de contraer una infección de parásitos (que puede hacerla sentirse mal) esté o no embarazada. El embarazo no aumenta el peligro y es poco probable que el feto sufra algún daño por tal infección. De todas maneras, asegúrese de que el pescado proviene de un proveedor confiable.
- **Carnes o pescados ahumados:** Muchas mujeres embarazadas evitan estos alimentos porque han oído decir que son altos en nitritos o nitratos. Aunque estos alimentos sí contienen tales sustancias, no representan ningún daño para el bebé si se comen en moderación.

Cómo identificar alimentos potencialmente dañinos

Si usted goza de buena salud, probablemente durante el embarazo pueda comer con confianza la mayoría de los alimentos que generalmente come. Sin embargo, la siguiente lista contiene algunos peligros potenciales que creemos debemos mencionar:

- **Quesos hechos con leche cruda o sin pasteurizar:** Los quesos preparados con leche cruda o sin pasteurizar pueden contener ciertas bacterias, tales como la listeria monocitogenes, la echerichia coli y la salmonella. La listeria en particular, ha sido asociada a ciertas complicaciones durante el embarazo, tales como parto prematuro y aborto. Sin embargo, los científicos no están totalmente de acuerdo sobre cuáles quesos las mujeres embarazadas deben evitar comer. Algunos creen que la pasteurización destruye una bacteria que a la vez es beneficiosa porque puede destruir la listeria y, que ésta se encuentra más comúnmente en quesos pasteurizados que en los sin pasteurizar.
- **Carne cruda o poco cocida:** La carne o puerco que no estén muy bien cocidos pueden contener bacterias tales como la listeria o parásitos como el toxoplasma. Cocinar la carne adecuadamente elimina el riesgo de contraer ambos. En otras palabras, debe decidir comer sus alimentos bien sea tres cuartos de cocidos o bien cocidos.
- **Hígado:** Debido a que éste tiene un alto contenido de vitamina A (más de 10 veces la cantidad recomendada para una mujer embarazada), teóricamente el hígado consumido durante el inicio del embarazo puede estar vinculado a defectos en el nacimiento. En un estudio científico, el consumo diario de más de 10.000 UI de vitamina A (la ración recomendada para una mujer embarazada es de 2.500 UI) fue vinculado a defectos del nacimiento. Los científicos no han podido comprobar este peligro con certeza, pero quizás usted deba considerar pasar por alto ese antojo de comer hígado encebollado en su primer trimestre.

Algunas Necesidades Nutricionales Especiales

Aunque usted trate de seguir todas las reglas de una nutrición sana, posiblemente enfrente problemas de digestión, tales como estreñimiento o acidez estomacal. O, puede que note que necesita adaptar las reglas de nutrición a sus hábitos alimenticios, por ejemplo, si usted es vegetariana. En esta sección, abarcamos algunos de los asuntos de interés para las mujeres con consideraciones nutricionales especiales y aquellas con problemas digestivos.

Cómo comer bien al estilo vegetariano

Si usted es vegetariana, tenga por seguro que puede llegar a tener un bebé saludable sin necesidad de comer bistec. Pero lo que sí necesita es planificar con más cuidado su dieta. Los vegetales, los granos integrales y las leguminosas (guisantes y judías) son ricos en proteínas, pero la mayoría no tienen proteínas completas o totales (no contienen los aminoácidos esenciales que su cuerpo no puede producir por sí solo). Para consumir todas las proteínas necesarias, usted puede combinar granos integrales con leguminosas o nueces variadas, arroz con frijoles rojos, o mantequilla de maní con pan integral. La combinación no tiene que ser durante la misma comida, pero sí en el mismo día.

Si no come ningún producto animal, incluyendo la leche y el queso, su dieta probablemente no la provee con suficiente cantidad de otros nutrientes, tales como vitamina B12, calcio, riboflavina, hierro, zinc y vitamina D. Hable de esto con su médico y, además, analice su dieta con un nutricionista.

Cómo evitar el estreñimiento

La progesterona, una hormona que circula libremente por su cuerpo durante el embarazo, puede hacer trabajar más lento su sistema digestivo y por consiguiente causar estreñimiento. El hierro adicional de su vitamina prenatal empeora además esta situación. Particularmente aquellas mujeres que deben permanecer en cama durante el embarazo tienen más riesgo de sufrir de estreñimiento debido a la inactividad.

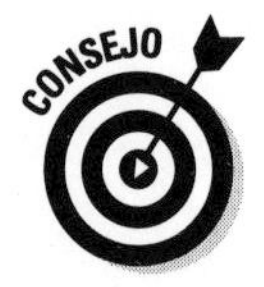

El estreñimiento se puede combatir tomando muchos líquidos, comiendo más fibra (en forma de frutas, vegetales, granos, salvado y otros granos integrales) y, de ser posible, haciendo ejercicios diariamente. Sin embargo, tenga presente que algunas mujeres padecen de molestias en el abdomen, distensión o gases, debido a una alta ingesta de fibra. Usted puede ir probando poco a poco para ver cuáles alimentos ricos en fibra tolera mejor. Si el estreñimiento le causa molestia, el médico podría recomendarle un laxante suave.

Cómo controlar la diabetes

Si usted es diabética o si desarrolla esta condición durante el embarazo, adapte su dieta de manera que incluya cantidades específicas de proteínas, grasas y carbohidratos para asegurar que mantiene un nivel normal de glucosa (azúcar) en la sangre. En el Capítulo 16 explicamos un poco más sobre la diabetes.

Ejercicios para Dos

La actual revolución de mantenerse en forma no ha excluido a la mujer embarazada. Las puede ver trotando en los parques, ejercitando en los gimnasios o estirando sus cuerpos en clases de yoga. Durante el embarazo, el ejercicio ayuda a su cuerpo en diferentes formas: mantiene su corazón fuerte y sus músculos en forma, alivia las molestias básicas del embarazo, desde la náusea matutina hasta el estreñimiento, y las molestias de las piernas y la espalda. Cuánto más pronto en el embarazo realice ejercicios, más cómoda va a sentirse durante el transcurso de las 40 semanas. El ejercicio diario también puede ayudar a que el trabajo de parto sea más rápido.

Por tanto, si se encuentra en buen estado de salud, y no corre riesgos de complicaciones médicas u obstétricas, siga adelante y continúe su rutina de ejercicios, a menos que su programa incluya escalar el Monte Fuji, participar en un encuentro de boxeo profesional o alguna otra actividad agotadora. Revise su programa de ejercicios con su médico, de tal manera que sepa lo que está haciendo y usted pueda preguntar cualquier duda que tenga.

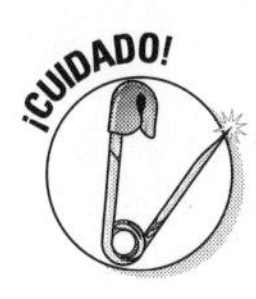

A pesar de lo beneficioso que es el ejercicio para la mayoría de las mujeres embarazadas, no podemos aconsejarlos para todas. Si presenta alguno de los siguientes problemas (vea los Capítulos 14 y 15 para más detalle), no sería recomendable hacer ejercicios, al menos hasta que haya conversado la situación con su médico:

- Sangrado
- Incompetencia cervical
- Dificultad en el crecimiento intrauterino
- Disminución del volumen del líquido amniótico
- Placenta previa (en una fase adelantada del embarazo)
- Hipertensión inducida por el embarazo
- Parto prematuro o ruptura prematura de las membranas
- Embarazo de trillizos o más

Adaptación a los cambios físicos de su cuerpo

Aún si ejercita moderadamente, recuerde que el embarazo causa cambios físicos reales en su cuerpo, los cuales pueden afectar su fuerza, su resistencia y el desempeño de actividades. La siguiente lista explica alguno de esos cambios:

- **Cambios cardiovasculares:** Cuando está embarazada, la cantidad de sangre que su corazón bombea a través de su cuerpo aumenta. Ese aumento en el volumen de la sangre generalmente no afecta el ejercicio, pero si se acuesta de espaldas —especialmente después de la semana 16 de embarazo— usted puede sentir mareo, debilidad e incluso náuseas. Estos efectos, conocidos como el *síndrome de hipotensión supina*, ocurren cuando el útero agrandado ejerce presión sobre los principales vasos sanguíneos que devuelven la sangre al corazón, disminuyendo de esta manera el bombeo del mismo. Esto ocurre más fácilmente si tiene un embarazo múltiple y su útero está mucho más pesado.

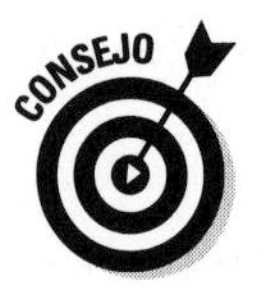

Si está haciendo ejercicios que requieren que se apoye sobre su espalda (así como también si está acostumbrada a dormir sobre la misma), coloque una almohada o cojín debajo del lado derecho de su espalda o de la cadera derecha. La almohada ayuda a inclinarla ligeramente a un lado, y levanta efectivamente su útero, liberando los vasos sanguíneos.

- **Cambios respiratorios:** Su cuerpo está usando más oxígeno de lo normal para resguardar el crecimiento de su bebé. Al mismo tiempo, respirar le cuesta más que antes porque el útero está más grande y presiona hacia arriba el diafragma. Para algunas mujeres, esto hace más difícil la realización de ejercicios aeróbicos.

- **Cambios estructurales:** En la medida que su cuerpo cambia de forma (abdomen y senos más grandes), su centro de gravedad también se desplaza afectando su equilibrio. Puede notarlo especialmente si baila, monta bicicleta, esquía, practica surf, monta a caballo o hace cualquier otra cosa (¿caminar en la cuerda floja, quizás?) en la que el equilibrio es importante. De igual manera, las hormonas del embarazo causan cierta laxitud o flojera en las articulaciones y esto puede hacer más difícil el mantenimiento del equilibrio, y aumentar el riesgo de lesiones.

- **Cambios en el metabolismo:** Las mujeres embarazadas queman más rápido los carbohidratos que aquellas que no lo están, lo que significa que corren un mayor riesgo de desarrollar *hipoglicemia* (nivel bajo de azúcar en la sangre). El ejercicio puede ayudar a bajar y controlar los niveles de azúcar en la sangre, pero también aumenta la necesidad de carbohidratos que tiene el cuerpo. De modo que si hace ejercicio, asegúrese de consumir una cantidad suficiente de harinas.

- **Efectos sobre el útero:** Un estudio de mujeres que se encontraban en la *fecha probable de parto* demostró que las contracciones aumentaban después de ejercicios aeróbicos moderados. Otro estudio reportó que el ejercicio está relacionado con un menor riesgo de parto prematuro. Pero la mayoría de los estudios han demostrado que el ejercicio no tiene efecto sobre el útero en ninguno de los casos y no produce riesgo de parto prematuro en mujeres embarazadas sanas.

- **Efecto sobre el peso del bebé al nacer:** Algunos estudios han demostrado que las mujeres que ejercitan enérgicamente (con alta intensidad) durante el embarazo tienen bebés con menos peso. El mismo efecto parece ocurrir en mujeres que llevan a cabo un trabajo físico pesado y de pié mientras están embarazadas. Pero la disminución en el peso parece deberse principalmente a una disminución de la grasa subcutánea del recién nacido. En otras palabras, la mayor cantidad de ejercicio no afecta el crecimiento normal del feto.

Hacer ejercicios sin excederse

Los cambios en su cuerpo van a exigir un cambio en su rutina de ejercicios. No se sienta mal si siente que el embarazo hace más difícil continuar con el mismo programa de entrenamiento físico al que estaba acostumbrada. Cambie su programa de acuerdo a lo que pueda tolerar en su nueva condición.

Escuche a su cuerpo. Si levantar pesas de repente afecta su espalda, relájese. Quizás pueda hacer otros ejercicios que no requieran levantar pesas, como nadar o montar bicicleta estacionaria. No importa cuál sea su régimen particular de entrenamiento, tenga en cuenta las reglas básicas de cómo ejercitar durante el embarazo:

- Si su rutina de ejercicio es moderada, manténgala. Y, si ha estado muy sedentaria, no empiece repentinamente un programa muy fuerte; comience poco a poco para evitar forzar su cuerpo.
- Recuerde que ejercitarse moderadamente es mejor que realizar ejercicios intensos esporádicamente, ya que estos pueden causarle lesiones.
- Evite el calor excesivo, especialmente durante las primeras seis semanas del embarazo.
- Evite hacer ejercicios apoyándose sobre la espalda por mucho tiempo; hacerlo podría reducir el flujo de sangre al corazón.
- Evite la deshidratación y el calor, y si se siente fatigada, mareada, débil, o con náuseas, pare el ejercicio. En días muy calientes o húmedos, no haga ejercicios al aire libre.
- Evite cualquier cosa que la exponga a ser golpeada en el abdomen, como montar bicicleta.
- Evite ejercicios de alto impacto como saltar, ya que pueden afectar sus articulaciones.
- Durante los nueve meses de embarazo, el ejercicio de bajo o moderado impacto es más recomendable que los de alto impacto.
- En cada sesión de ejercicio, mantenga consigo una botella de agua para hidratarse.

- Coma una dieta bien equilibrada que incluya una cantidad suficiente de carbohidratos (vea la sección "Cómo mantener una dieta equilibrada" en este capítulo).
- Hable con su médico acerca de cuál debe ser su máximo ritmo cardíaco cuando hace ejercicios (muchos recomiendan 140 pulsaciones por minuto como máximo). Luego, mida el ritmo periódicamente cuando haya llegado al momento más intenso del ejercicio para asegurarse que no ha sobrepasado el nivel seguro.

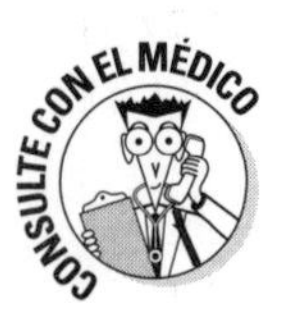

- Pare de hacer ejercicios y hable con su médico si siente cualquiera de los siguientes síntomas:
  - Dificultad para respirar desproporcionada en relación al ejercicio que está haciendo.
  - Sangrado vaginal.
  - Aceleración de los latidos del corazón (o sea, más de 140 latidos por minuto).
  - Mareo o debilidad.
  - Cualquier dolor raro.

Diferentes formas de hacer ejercicios

Éste no es el momento de querer ganarse el título de "Mujer con la mejor figura", pero eso ciertamente no significa que no puede hacer ningún ejercicio. Debido a que su embarazo le exige tomar ciertas precauciones, escoja el estilo de ejercicio cuidadosamente.

Hacer trabajar su corazón: el ejercicio aeróbico

Los ejercicios que requieran levantar peso, como correr, caminar, aeróbicos, y usar una máquina escaladora o elíptica son excelentes, mientras no se exceda. Estos ejercicios necesitan que soporte todo su peso, el cual siempre está en aumento. Como sus articulaciones se aflojan, usted corre un pequeño riesgo de lastimarse. Tenga presente hacer sólo lo que usted sabe que puede, en lugar de emprender una nueva rutina que demande mucho para su condición física actual, especialmente para su embarazo.

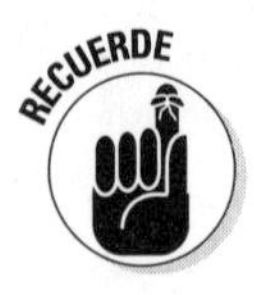

Si decide tomar clases de ejercicios aeróbicos, busque aquellas especialmente diseñadas para mujeres embarazadas. Si no existen estas clases, hable con un entrenador para hacerle modificaciones a los ejercicios que no son apropiados.

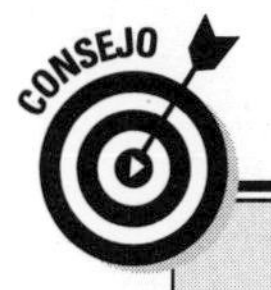

Cómo practicar yoga en forma segura

El yoga puede ser una manera maravillosa y relajante de hacer ejercicios mientras está embarazada, pero solo si lo hace con cuidado. Siga los siguientes consejos cuando practique yoga durante el embarazo:

- Si es nueva haciendo yoga, tome una clase para principiantes para gentilmente entrar en este nuevo régimen de ejercicios.
- Cuídese mucho de aquellas posturas que estiran demasiado los músculos. Debido a los elevados niveles de progesterona y de relaxina (hormonas que se producen durante el embarazo), usted podría fácilmente excederse en el estiramiento de sus músculos y ligamentos.
- Cuando se doble hacia adelante, trate de hacerlo desde las caderas, y no desde la espalda. Trate también de levantar su pecho para no poner presión adicional sobre el abdomen.
- Después de la mitad del segundo trimestre, evite realizar poses que requieran apoyarse totalmente sobre su espalda por períodos largos de tiempo, porque la presión causada por el útero puede hacer disminuir el flujo de sangre de retorno a su corazón y al bebé.
- En general, como norma para cualquier ejercicio que haga, si siente algún dolor o incomodidad, pare y descanse.

Quizás le parezca más fácil, particularmente cuando esté más avanzada en su embarazo, hacer ejercicios que no requieran soportar su propio peso, como montar bicicleta (estacionaria) o nadar. Con estas actividades físicas tiene menos probabilidades de lastimarse y sus articulaciones no sufren. Si el ejercicio es algo nuevo para usted, una rutina de bajo impacto en la piscina o en una bicicleta fija es ideal.

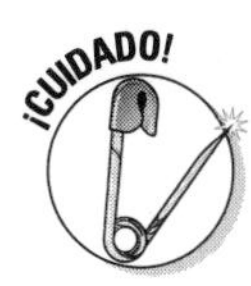

Esquiar en montaña o sobre agua, y montar a caballo la exponen al riesgo de caerse, pudiéndole causar daño al bebé o a sí misma. Aunque esté bien realizar estas actividades al inicio del embarazo, hable con el médico antes de hacerlas en su segundo o tercer trimestre. El esquí de fondo es menos riesgoso, especialmente si tiene experiencia.

Fortalecer sus músculos

Levantar pesas, hacer yoga o practicar físico culturismo no le proporcionan un gran beneficio a su corazón, pero pueden ayudar a tonificar sus músculos y mejorar su flexibilidad, lo cual puede resultar útil durante el trabajo de parto y el parto.

Las máquinas para alzar pesas pueden ser mejores que el uso de pesas sueltas, porque evita el riesgo de que éstas puedan caerse sobre su abdomen. Use las pesas sueltas con mucho cuidado, preferiblemente con la ayuda de un entrenador o una persona que conozca de esta materia. También un entrenador puede mostrarle cómo inhalar y exhalar correctamente mientras las levanta. Respirar bien es importante porque disminuye la posibilidad de aumentar la *presión abdominal* (a través del *mecanismo de valsava*), lo cual puede reducir el flujo sanguíneo, aumentar su presión arterial y afectar su corazón.

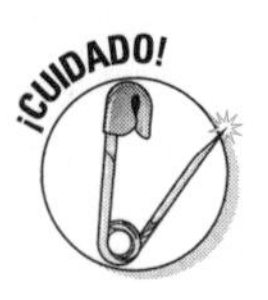

Evite levantar mucho peso durante sus ejercicios ya que puede lesionar sus articulaciones y ligamentos.

El yoga, el cual es una excelente alternativa para las mujeres embarazadas, no sólo es una excelente forma de ejercicio, sino que también le enseña las técnicas de respiración y relajación. Es particularmente útil para fortalecer la parte baja de la espalda y los músculos abdominales, y para aumentar la energía y la resistencia física —aspectos todos que le ayudan a manejar mejor los rigores del embarazo.

A lo largo y ancho del país, los estudios o gimnasios para practicar yoga se están haciendo muy populares y muchos ofrecen clases específicas para mujeres embarazadas. Lea la parte "Cómo practicar yoga en forma segura" para conocer más acerca de esta forma de ejercitarse.

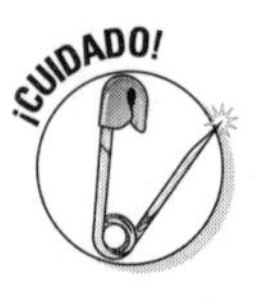

El yoga Bikram es un tipo especial de yoga que está haciéndose muy popular en los Estados Unidos. Este tipo de yoga se hace en una habitación a 40,5 grados centígrados (105º F) con una humedad relativa entre un 60 y 70 por ciento. Aunque algunos médicos piensan que este tipo de yoga es seguro para mujeres embarazadas durante el primer trimestre, nosotros pensamos que una exposición prolongada a altas temperaturas durante el primer trimestre no es recomendable dada la posibilidad de causar un defecto del tubo neural (vea el Capítulo 8 para obtener más información sobre los defectos del tubo neural, tal como la espina bífida).

Parte II

El Embarazo: Una Obra en Tres Actos

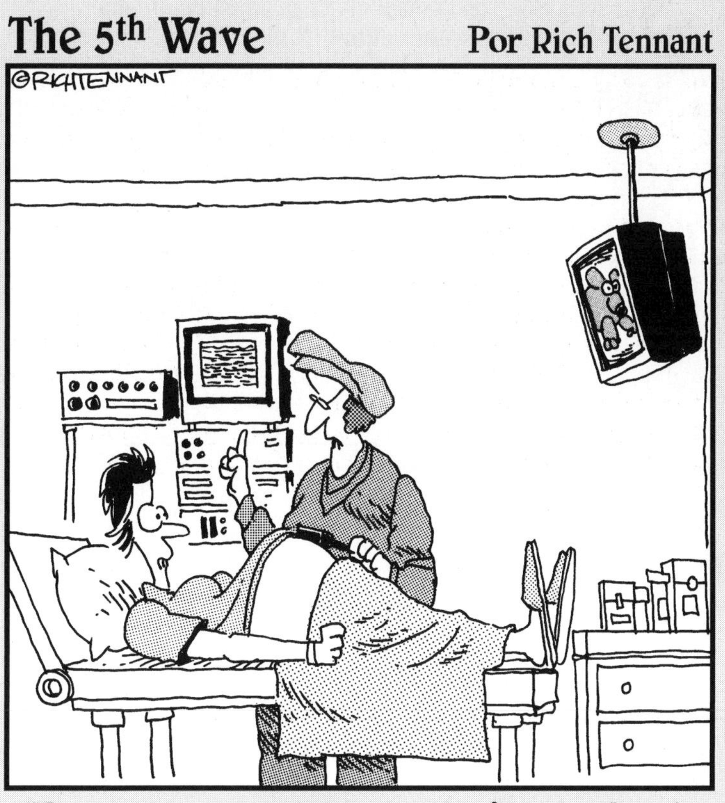

"Esa es la transmisión del desfile de Macy's el Día de Gracias, con muchos globos. Las imágenes de su ecosonografía son éstas".

En esta parte . . .

Si usted es como la mayoría de las mujeres, lo más probable es que ahora durante el embarazo va a estar más pendiente del calendario. Son 40 semanas; o sea, nueve meses y tanto. Pero tal vez, la mejor manera de pensar sobre el embarazo es dividirlo como lo hacen los médicos: en tres trimestres. Ellos lo hacen de esta forma porque el crecimiento del bebé y los cambios en su cuerpo ocurren así, en tres etapas bien diferenciadas y reconocibles.

En esta parte le damos a conocer cómo se desarrolla el bebé, lo que probablemente vaya a pasar, lo que usted posiblemente vaya a sentir y los cuidados que su médico le dará en cada uno de esos trimestres.

Capítulo 5

El Primer Trimestre

En Este Capítulo

- El desarrollo del bebé desde la concepción hasta el primer trimestre
- Cómo prepararse para los cambios físicos que va a enfrentar
- Cuáles son los exámenes médicos que le harán y las preguntas que debe hacer en las consultas prenatales
- Cómo determinar cuándo algunos exámenes médicos o pruebas son necesarios
- Cómo identificar las señales de que algunas cosas no están marchando bien

El primer trimestre de su embarazo es una etapa emocionante, llena de cambios para usted y especialmente para su bebé, quien —en tan solo 12 breves semanas— crece de una simple célula a un ser pequeñito con un corazón que late y unos riñones que funcionan. Con todos esos cambios experimentados por su bebé, puede con certeza anticipar muchos cambios en su propio cuerpo —desde cansancio y náuseas, hasta unos senos más voluminosos (¡viva!) aunque más sensibles. A través de todos estos cambios, usted necesita saber qué cosas son normales y qué cosas ameritan consultar con su médico, al que en esta etapa comienza a visitar con regularidad.

El Origen de Una Nueva Vida

El embarazo comienza cuando el óvulo y el espermatozoide se encuentran en las trompas de Falopio. En este momento, el óvulo y el espermatozoide forman lo que se denomina el *cigoto*, que representa una sola célula. El cigoto se divide a su vez en otras múltiples células, formando un *blastocisto*, el cual baja por la trompa de Falopio hasta el *útero* (también llamado *matríz*), como se muestra en la Figura 5-1. Cuando el blastocisto llega al útero, tanto usted como su bebé, comienzan a pasar por grandes cambios.

Cerca del quinto día del desarrollo, el blastocisto se adhiere a las paredes ricas en sangre que cubren el útero, mediante un proceso llamado *implantación*. Una parte del blastocisto crece y se transforma en el *embrión* (que es el bebé en sus primeras ocho semanas de desarrollo) y la otra parte se convierte en la *placenta* (el órgano que se implanta en el útero para dar oxígeno y nutrir al feto, y para eliminar los desechos del bebé a la madre).

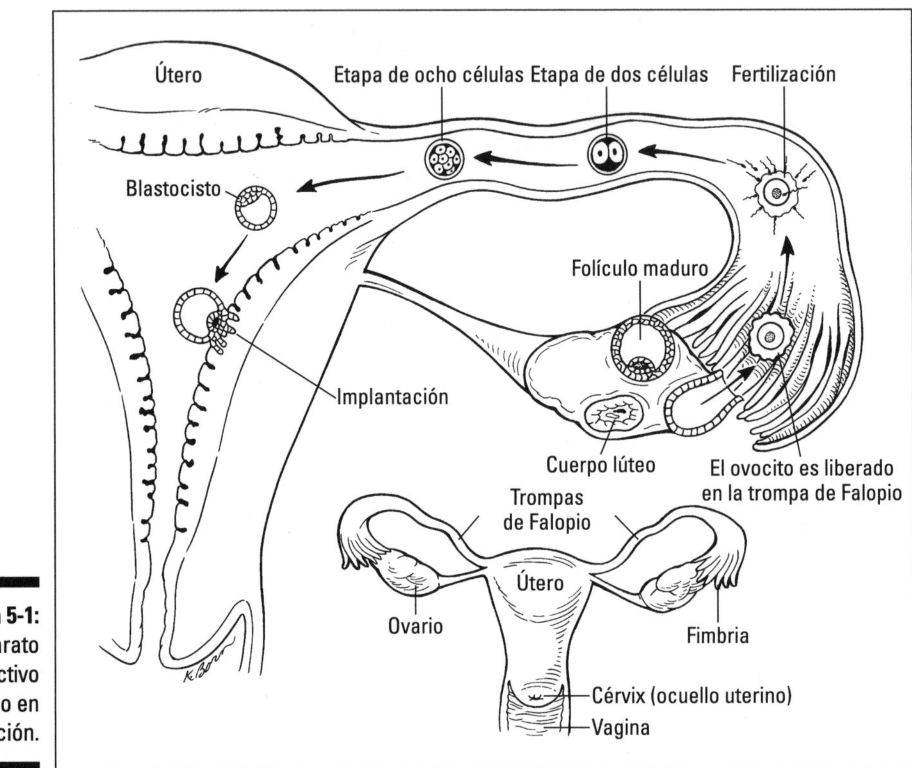

Figura 5-1: El aparato reproductivo femenino en acción.

En el útero, su bebé crece dentro del *saco amniótico*. Este saco está lleno de un líquido transparente, conocido como *líquido amniótico*. En realidad, este saco o bolsa está compuesto por dos finas capas de membranas, llamadas *corion* y *amnios* (que en conjunto son llamadas *membranas*). Cuando una mujer dice que "rompió fuente" se está refiriendo a la ruptura de estas membranas que cubren las paredes internas del útero. El bebé "nada" en este líquido y está unido a la placenta por el cordón umbilical. La Figura 5-2 muestra el diagrama de un embarazo en su etapa temprana, incluyendo un feto en desarrollo y el cérvix, el cuál es la entrada o puerta del útero. Cuando llega el momento del trabajo de parto, el cérvix se *dilata*.

La placenta comienza a formarse inmediatamente después que el embrión se implanta en el útero. Los vasos sanguíneos de la madre y los del feto se encuentran muy cerca unos de los otros dentro de la placenta, lo cual permite que ocurra el intercambio de varias sustancias, tales como los nutrientes, el oxígeno y los desechos. La sangre de la madre y la del bebé se encuentran muy cerca, pero en realidad no llegan a mezclarse.

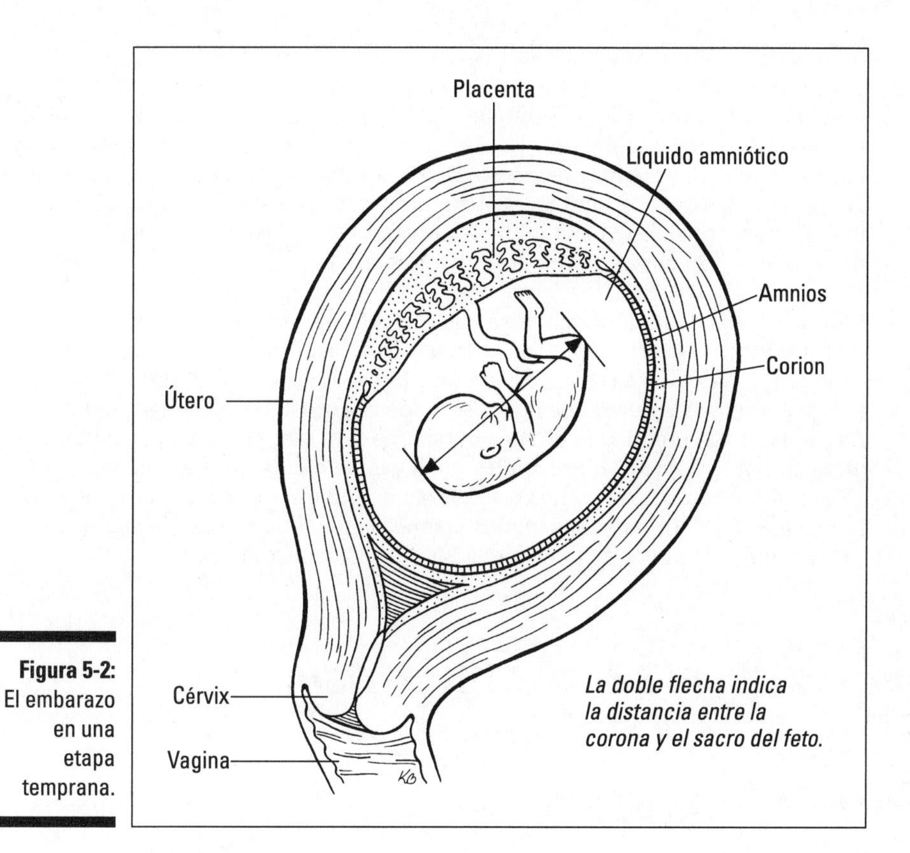

Figura 5-2: El embarazo en una etapa temprana.

La placenta crece como un árbol, formando ramas que se dividen y a la vez se subdividen en otras más pequeñas. Estas pequeñitas subdivisiones de la placenta se llaman *vellosidades coriales*, y es dentro de estas *vellosidades* que se forman los vasos sanguíneos del feto. Aproximadamente tres semanas después de la fertilización, estos vasos sanguíneos se unen para formar el sistema circulatorio del bebé y el corazón comienza a latir.

Después de ocho semanas de embarazo, el embrión en desarrollo se denomina *feto*. Sorprendentemente, para este momento casi todos los órganos y estructuras principales del bebé ya se han formado. Las restantes 32 semanas le permiten a tales estructuras crecer y madurar. Por otro lado, el cerebro, aunque también formado desde muy temprano, continúa desarrollándose y creciendo durante el transcurso de todo el embarazo (e incluso hasta el principio de la niñez).

Cuando hablamos de semanas, nos referimos a semanas menstruales, es decir, contadas a partir del último período o menstruación, no semanas desde la concepción. Así que en la octava semana, el bebé se encuentra realmente en la sexta semana después de su concepción.

Al final de la octava semana, los brazos, las piernas y los dedos de las manos y los pies comienzan a formarse. De hecho, el embrión comienza a tener movimientos pequeños y espontáneos. Si le hacen un ecosonograma o ultrasonido en el primer trimestre, ya puede ver estos movimientos espontáneos en la pantalla. El cerebro crece rápidamente y aparecen las orejas y los ojos. Los genitales externos también se forman y ya es posible distinguir si son masculinos o femeninos al final de la semana 12, aunque esta diferencia aun no se puede apreciar a través del ecosonograma.

Cerca del final de la duodécima semana, el feto mide aproximadamente 10 centímetros (cuatro pulgadas) de largo y pesa alrededor de 20 gramos (una onza). La cabeza es grande y redonda y los párpados se encuentran aun pegados y cerrados. Los intestinos, los cuales sobresalen ligeramente hacia el cordón umbilical cerca de la décima semana, ya se encuentran bien adentro del abdomen. Aparecen las uñas y el pelo comienza a crecer en la cabecita del bebé. Los riñones comienzan a funcionar durante el tercer mes. Entre nueve y doce semanas, el feto empieza a producir orina, la cual puede verse dentro de la pequeña vejiga del feto en un ecosonograma.

Cómo Adaptarse al Embarazo: Los Cambios del Cuerpo en el Primer Trimestre

Su bebé no es el único que está creciendo y cambiando durante el embarazo (no es necesario recordarle esto, ¿verdad?). Su propio cuerpo también tiene que adaptarse y estos cambios no son necesariamente los más placenteros y cómodos para usted. Estar preparada para lo que viene puede ayudarla a sentirse más tranquila. Por eso, en las próximas secciones, le explicamos qué va a pasar durante el primer trimestre.

Cambios en los senos

Uno de los cambios más rápidos y asombrosos en su cuerpo ocurre en los senos. Aún en el primer mes de embarazo la mayoría de las mujeres ya pueden notar que sus senos crecen notablemente y que están mucho más sensibles. Los pezones y la *areola* (el área circular alrededor de los pezones) también crecen y se oscurecen. Los cambios en los senos se deben a las grandes cantidades de estrógeno y progesterona que su cuerpo produce durante el embarazo. Estas hormonas causan que las glándulas dentro de los senos crezcan y se ramifiquen, como preparación para la producción de la leche y la lactancia después que el bebé nace. El suministro de sangre a los pechos también aumenta considerablemente y quizás vea unos vasos sanguíneos grandes y azulados en sus senos.

Consejos para controlar las náuseas

Desafortunadamente, no podemos decirle cómo hacer desaparecer las náuseas totalmente. Pero puede intentar algunas cosas para sentirse mejor. Aquí le damos algunas sugerencias:

- Coma frecuentemente raciones pequeñas, de modo que su estómago nunca esté vacío.
- No se preocupe mucho de seguir una dieta equilibrada; sólo coma lo que le provoque durante este período de tiempo relativamente corto.
- Evite pasar o estar cerca de mostradores de perfumes, cocinas de restaurantes, taxis con mal olor, corrales u otros lugares dónde haya olores fuertes.
- Si las vitaminas prenatales empeoran sus síntomas, intente tomarlas en la noche antes de dormir. Si aun así le generan molestias, está bien dejar de tomarlas por pocos días.
- Mantenga galletas saladas cerca de la cama —a algunas mujeres les parece que comerlas antes de levantarse por la mañana, las ayuda a disminuir las náuseas.
- Jengibre (ya sea en té o tabletas, por ejemplo) puede ayudar a algunas mujeres.
- Quizás se haya dado cuenta que las náuseas empeoran cuando se cepilla los dientes. Cambiar la marca de pasta dental podría ayudarla.
- Pruebe comiendo pan tostado, galletitas saladas, galletas de trigo integral, papas y otros carbohidratos suaves o fáciles de digerir.
- Si la acumulación de saliva en la boca la tiene fastidiada, chuparse unos caramelos de limón le podría ayudar.
- El uso de bandas de acupresión ayuda a algunas mujeres con los síntomas. Puede conseguirlas en farmacias y tiendas naturistas.
- Los ejercicios de relajación, e incluso la hipnosis, funcionan en algunos casos.

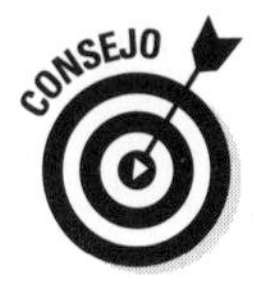

Planifique que va a cambiar varias tallas de sostén mientras esté embarazada — y no escatime cuando vaya a comprarlos. Un buen soporte la ayuda a disminuir el estiramiento de la piel y la flacidez que pueda ocurrir. Aunque a algunas mujeres les gusta cómo se ven sus senos más grandes, otras se sienten acomplejadas. Sea lo que sea que usted sienta con respecto a esto, le garantizamos que otras mujeres comparten su sentimiento, así que no se avergüence acerca de ello.

Fatiga

Durante el primer trimestre, es muy probable que el cansancio la abrume. Esta fatiga puede ser consecuencia de todos los cambios físicos por los que su cuerpo está pasando y también por el drástico aumento del nivel de hormonas.

Tenga la seguridad que este cansancio desaparecerá en cualquier momento entre las semanas 12 y 14 del embarazo. En la medida que su fatiga disminuye, se sentirá con más energía y casi normal, hasta alrededor de las semanas 30 y 34, cuando probablemente vuelva a sentir cansancio otra vez. Mientras tanto, recuerde que la fatiga es la manera en que la naturaleza le indica que necesita descansar más. Si puede, trate de tomar una siesta corta durante el día y en la noche váyase a la cama más temprano de lo normal.

Las náuseas a cualquier hora

Para algunas mujeres, las náuseas que aparecen en el primer trimestre son más fuertes en la mañana, quizás porque el estómago está vacío a esa hora del día. Pero pregúntele a cualquiera que ha tenido náuseas matutinas y le va a decir que puede sentirlas en cualquier momento del día. A menudo comienzan durante la quinta o sexta semana, o sea tres a cuatro semanas después de su última menstruación —este tópico del tiempo de embarazo puede leerlo en el Capítulo 2— y desaparecen, o al menos disminuyen hacia finales de la semana once o doce. Sin embargo, pueden durar más tiempo, particularmente en mujeres con embarazo múltiple porque varias placentas liberan más cantidad de la hormona gonadotropina coriónica humana (GCH).

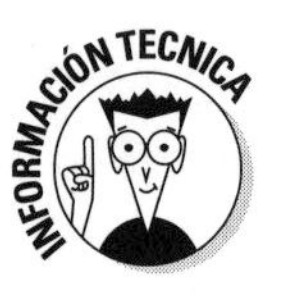

La causa de la náusea matutina no es un tópico todavía muy claro para los expertos, pero parece estar relacionada con los niveles altos de la hormona gonadotropina coriónica humana.

Puede escuchar decir a algunas mujeres que las náuseas por las mañanas es una señal de un embarazo "normal", pero esa afirmación es un mito —y lo contrario también. Si usted no tiene náuseas o si éstas desaparecen abruptamente, no se preocupe de que su embarazo no sea normal; sólo disfrute su buena suerte. Igualmente, se dice que la intensidad del malestar indica si usted va a tener niño o niña. Pero ese también es un mito, así que no compre las ropitas rosadas o azules todavía (vaya al Capítulo 19 para leer más acerca de los mitos sobre el sexo de su lindo bebé).

Si padece de náuseas, la compadecemos. Aún si no le causan vómitos, ellas pueden ser realmente muy incómodas y debilitantes. Ciertos olores, como de alimentos, perfumes y de lugares mohosos o húmedos, pueden hacerla empeorar. Vea la sección "Consejos para mantener controladas las náuseas" y lea las recomendaciones para disminuir el malestar por las mañanas.

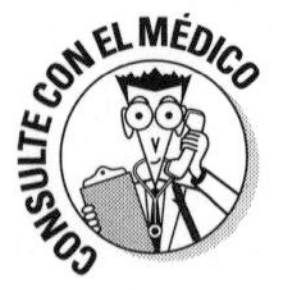

Si las náuseas le molestan mucho, hable con el médico acerca de algunos medicamentos que le sirvan para combatirlas, sean de los que venden en la farmacia libremente o de los que requieren prescripción médica. Ciertas evidencias indican que 25 miligramos de vitamina B6 tres veces al día pueden reducir las náuseas. Una combinación de vitamina B6 y del antihistamínico doxilamina (Unisom, una tableta por la noche) quizás pueda ayudarla. Esta combinación es similar a la medicina Benedictin, la cual fue retirada del mercado debido a algunas acusaciones, sin fundamento, de que causaba defectos congénitos. Aunque Benedictin ya no se encuentra disponible en el mercado, los científicos no creen que sea *teratogénica*, es decir que pueda producir alteraciones en el feto. Tome tiempo y hable con el médico acerca del uso de la vitamina B6, con o sin doxilamina. Recuerde que esta medicina se vende como un ayudante para dormir, o sea que muy probablemente le produzca somnolencia.

Si las náuseas son excesivas (con o sin vómito), hable con su médico acerca de otros medicamentos que le puedan ayudar. Algunas mujeres se alivian con metoclopramida (Reglan). El médico puede administrarle este medicamento por infusión continua por debajo de la piel (conocida como una bomba subcutánea). Este método es ventajoso para aquellas mujeres que no pueden ni siquiera tragar tabletas por causa de las náuseas. Otro medicamento que usan los médicos algunas veces, cuando nada funciona, es el ondansetron o Zofran. Aunque éste no ha sido investigado con profundidad durante el embarazo, no se conocen reportes de aumentos en defectos del nacimiento relacionados con este medicamento.

Ocasionalmente, las náuseas y los vómitos son tan intensos que se desarrolla una enfermedad denominada *hiperémesis gravídica*. Los síntomas incluyen deshidratación y pérdida de peso. Si desarrolla este problema, quizás necesite líquidos y medicamentos administrados por vía endovenosa.

CONSULTE CON EL MÉDICO

Si siente una debilidad muy intensa, si baja de peso, si no tolera en su estómago ninguna clase de alimentos o líquidos, o si siente mareos y se desmaya, llame a su médico.

CONSEJO

Si tiene menos de seis semanas de embarazo, puede tomar solamente el ácido fólico en lugar de su vitamina prenatal. El ácido fólico es el suplemento más importante que necesita al principio del embarazo y es mucho menos probable que moleste su estómago, si se compara con el complemento vitamínico que normalmente debe tomar.

Principalmente, no haga más grande el problema preocupándose más de la cuenta. Las náuseas no le hacen daño a usted o al bebé. Su aumento de peso ideal durante los primeros tres meses es solo dos libras, así que bajar un poco de peso no es un problema grave.

Hinchazón

Mucho antes de que el bebé sea lo suficientemente grande como para estirarle el estómago, el cinturón puede comenzar a molestarle y su abdomen puede verse grande y distendido. Este efecto colateral del cambio hormonal comienza a pasar inmediatamente después de la concepción. La *progesterona*, una de las dos hormonas principales del embarazo, provoca la retención de líquidos. También hace lento el movimiento de los intestinos, haciendo que estos aumenten de tamaño y, por consiguiente, el tamaño del abdomen. El *estrógeno*, la otra hormona clave del embarazo, hace que el útero se agrande y que lo sienta hinchado. Este efecto es a menudo más pronunciado en el segundo o tercer embarazo, porque el primero ya ha ocasionado que sus músculos abdominales se estiren.

Necesidad frecuente de orinar

Desde el comienzo de su embarazo, le puede parecer que pasa gran parte de su vida en el baño. Cuando está embarazada, necesita orinar más frecuentemente por diferentes razones. Al comienzo del embarazo, su útero se encuentra dentro de la pelvis. Pero ya hacia el final del primer trimestre (alrededor de las doce semanas), su útero se expande lo suficiente como para subir hacia la cavidad abdominal. Su útero agrandado puede comprimir la vejiga, que hace disminuir la capacidad de la misma y aumenta la sensación de querer orinar. Asimismo, el volumen de la sangre aumenta considerablemente durante el embarazo, lo cual significa que la velocidad a la cual sus riñones producen la orina también aumenta.

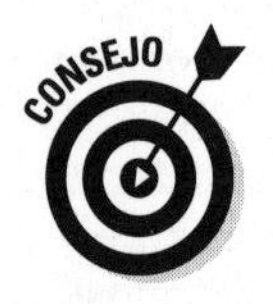

No es mucho lo que puede hacer acerca de esta necesidad de orinar frecuentemente, excepto usar el sentido común. Antes de salir a un viaje largo (o corto), vaya al baño para que no se vea en la situación de necesitar un baño donde no haya uno disponible. Tome muchos líquidos durante el embarazo para evitar la deshidratación, pero trate de tomar más durante el día y menos en la noche, de modo que no pase toda la noche despierta, corriendo al baño. El café y el té contienen cafeína (un *diurético* que aumenta el flujo de orina) y por eso podrían agravar la situación; de modo que intente disminuir la cantidad de cafeína que consume (para mayor información sobre la cafeína, vea el Capítulo 4).

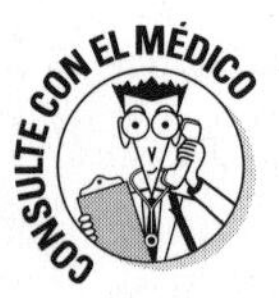

Si está orinando más de lo normal durante el embarazo, o si siente cualquier incomodidad o ardor o ve sangre en la orina, hable con su médico. Cuando se está embarazada, es más probable que las bacterias presentes en la orina ocasionen una infección del tracto urinario (vea el Capítulo 16).

Dolores de cabeza

Muchas mujeres embarazadas indican que les da dolor de cabeza más frecuente que de costumbre. Estos dolores pueden ser el resultado de las náuseas, la fatiga, el hambre, la disminución normal de la presión sanguínea que comienza a ocurrir en este tiempo, tensión, o hasta depresión. El acetaminofén (por ejemplo, Tylenol) se puede tomar, en dosis recomendadas, para el alivio ocasional del dolor de cabeza. De hecho, algunas mujeres encuentran alivio combinando acetaminofén y cafeína (Excedrin, que no contiene aspirina). Aunque esta combinación se puede tomar de vez en cuando, procure no hacerlo regularmente.

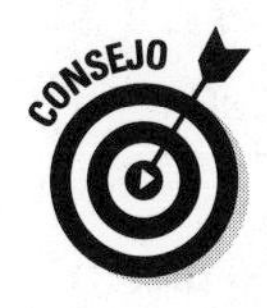

Comer y descansar pueden generalmente curar los dolores de cabeza causados por náusea, fatiga o hambre. Así que intente comer y descanse más. Si ninguna de estas cosas funciona, algo más podría estar causando su molestia.

Los analgésicos simples, como el acetaminofén (Tylenol) o el ibuprofeno (como el Motrin) son a menudo el mejor tratamiento para los dolores de cabeza, incluyendo las migrañas. Si las medicinas de venta libre en las farmacias no le alivian el dolor de cabeza, hable con el médico acerca de la posibilidad de tomar un calmante suave o un medicamento contra la migraña.

Tome la decisión de usar medicamento para la migraña de acuerdo a la intensidad de ésta. Si sus dolores de cabeza son crónicos o recurrentes, quizás necesite tomar medicinas a pesar de los posibles efectos en el feto. Como siempre, consulte con su médico antes de tomarlos.

Evite tomar aspirina regularmente a menos que haya sido recomendada por el médico ya que las dosis para adultos pueden afectar negativamente la función de las plaquetas, las cuales son muy importantes para la coagulación de la sangre.

Si los dolores de cabeza son fuertes y constantes, probablemente necesite una evaluación médica completa o que la manden a un neurólogo. Más adelante en el embarazo, los dolores de cabeza pueden ser una señal de una condición denominada preeclampsia (la cual explicamos en el Capítulo 15). En ese caso, el dolor de cabeza podría estar acompañado de hinchazón de las manos y los pies, y de presión arterial alta. Si sufre de dolores de cabeza intensos durante el segundo o tercer trimestre, llame al médico que la atiende.

El estreñimiento

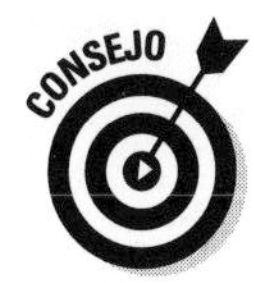

Cerca del cincuenta por ciento de todas las mujeres embarazadas se queja de estreñimiento o constipación. Cuando está embarazada, puede sufrir de estreñimiento porque la alta cantidad de progesterona que circula en la sangre disminuye la actividad del tracto digestivo. El hierro presente en las vitaminas prenatales puede empeorar esta condición. Pruebe con algunas de las siguientes sugerencias para mejorar el problema:

- **Consuma muchos alimentos ricos en fibra.** Los cereales con salvado, las frutas y los vegetales son unas buenas fuentes de fibra. A algunas mujeres les ayuda el comer palomitas de maíz; en ese caso, escoja las bajas en grasa, sin mantequilla o aceite adicional. Revise el contenido de fibra en las etiquetas de información nutricional y elija alimentos con un alto contenido de este elemento.
- **Tome mucha agua.** Mantenerse bien hidratada ayuda a que los alimentos y desechos se muevan apropiadamente a través del tracto digestivo. Algunos jugos (como el de ciruela) pueden ayudar a este fin, mientras otros (el de manzana, por ejemplo) podrían empeorar el problema.

- **Tome un ablandador fecal.** Este tipo de producto, tal como el Colace (*docusate sodium*), no es propiamente un laxante, simplemente ayuda a suavizar o ablandar la consistencia de la materia fecal. Su uso es seguro durante el embarazo y puede tomarlos dos o tres veces al día. Evite los laxantes porque pueden causar retortijones y, en ocasiones, contracciones uterinas. Cualquier persona, embarazada o no, debe evitar el uso frecuente de laxantes. Sin embargo, si está muy estreñida y no corre riesgo de parto prematuro, puede hablar con el médico para que le recomiende un laxante muy suave por corto tiempo, como un supositorio de glicerina o leche de magnesia.
- **Haga ejercicios regularmente.** El ejercicio mejora el estreñimiento, así que disfrute de hacer ejercicios que sean seguros durante el embarazo, aún si es solo caminar.

Calambres

Durante el transcurso del primer trimestre quizás sienta una sensación leve parecida a la de los calambres menstruales, pero no se preocupe porque esa sensación es un síntoma muy común. Los calambres están asociados con el crecimiento y agrandamiento del útero.

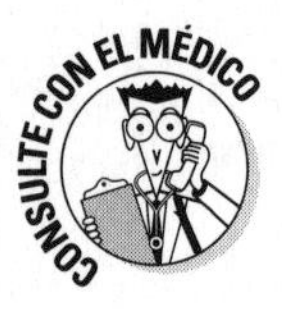

Si los calambres vienen con sangramiento vaginal, es recomendable que llame a su médico. Aunque la mayoría de las mujeres que presentan estos dos síntomas continúan con embarazos perfectamente normales, la ocurrencia de ambos está asociada con un riesgo de aborto. Es poco probable que los calambres por sí solos, sin sangramiento, sean un problema.

Su Primera Consulta Prenatal

Después que una prueba de embarazo casera revela la feliz noticia, debe hacer una cita con el médico. Haga que estas consultas prenatales con su médico sean rutinarias durante su embarazo, no sólo para asegurar su salud, sino también la de su bebé. Su primera consulta prenatal puede ser la primera reunión con el médico que va a guiarla en el transcurso de su embarazo (si aun no ha seleccionado un médico, vea el Capítulo 2 para obtener más información a este respecto y, también, consejos para escoger uno). O, tal vez, ya conoce desde hace mucho tiempo un ginecólogo-obstetra o médico familiar con quien ya ha conversado muchos de los tópicos que se tratan en la primera consulta prenatal.

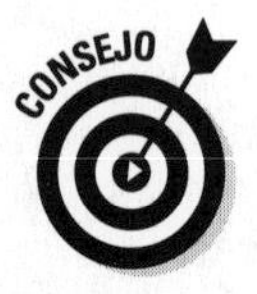

Si es posible, asista con el futuro padre a esta primera consulta. La historia médica familiar del padre y sus raíces étnicas también son importantes. Además, él debe tener la oportunidad de hacer preguntas, calmar sus preocupaciones y enterarse de lo que debe esperar en los meses que siguen.

La primera consulta prenatal generalmente dura entre 30 a 40 minutos o más, porque el médico tiene mucha información que darle y muchos temas que abordar. Las siguientes consultas son generalmente más cortas y pueden durar de 5 a 10 minutos. La frecuencia de las consultas depende de sus necesidades particulares y de cualquier factor especial de riesgo que usted pueda tener, pero en general ocurren cada cuatro semanas durante el primer trimestre. En estas consultas, la enfermera o el médico revisan su orina, su presión arterial, su peso y los latidos del corazón del bebé.

La primera consulta prenatal

Durante la primera consulta prenatal, el médico o la enfermera revisan su historia médica y obstétrica. Le preguntan acerca de varios aspectos de su salud física, así como las características de su estilo de vida que pueden afectar su embarazo.

Estilo de vida

El médico le pregunta acerca de su trabajo u oficio para saber si éste es de tipo sedentario o activo, si pasa sus días de pie o levantando objetos pesados, o si trabaja de noche o por turnos largos. También puede preguntarle acerca de su estilo de vida en general, como por ejemplo, si fuma, si toma alcohol regularmente, si tiene restricciones dietéticas y cuál es su rutina de ejercicios.

Fecha de la última menstruación

El médico que la atiende necesita saber la fecha en la cual comenzó su última menstruación, para poder determinar la fecha probable del parto (para obtener más información acerca de cómo calcular esta fecha, vea el Capítulo 2). Si no conoce la fecha exacta en la que su última menstruación empezó, trate de recordar la fecha exacta de la concepción. Si está insegura de ambas fechas, el médico quizás sugiera hacerle un ecosonograma para saber cuán avanzado está su embarazo.

Su historia ginecológica y obstétrica

Si no ha asistido antes a una *consulta previa a la concepción* (vea el Capítulo 1 para más detalle), le preguntarán acerca de su historia ginecológica y obstétrica: sobre embarazos anteriores, si ha tenido fibromas, infecciones vaginales o problemas ginecológicos. Su historia puede ayudar a determinar cómo tratar mejor su embarazo. Por ejemplo, si tiene antecedentes de parto prematuro (vea el Capítulo 15) o diabetes gestacional (vea el Capítulo 16), el conocer estos antecedentes prepara a su médico para la posibilidad de que ellos puedan ocurrir nuevamente.

Prueba de detección de fibrosis quística

La fibrosis quística (FQ) es una de las enfermedades genéticas más comunes en los Estados Unidos, con una incidencia de cerca de 1 por cada 3.500 personas. La fibrosis quística es también una condición recesiva, como *Tay-Sachs* (vea la sección "Raíces étnicas"). Más de 1.000 mutaciones genéticas diferentes han sido asociadas con fibrosis quística. En los actuales momentos, los obstetras y especialistas en genética recomiendan que las parejas que están embarazadas se hagan pruebas de detección de esta condición. Como la posibilidad de ser un portador es mayor en la población de judíos Ashkenazi y caucásicos, la prueba (un examen de sangre) debe ser realizada si uno de la pareja es judío o caucásico. La prueba de detección para las 25 mutaciones más comunes, detectan entre un 57 y 97 por ciento los portadores de fibrosis quística, dependiendo de sus antecedentes étnicos. (Por ejemplo, detecta el 97 por ciento de portadores en la población de judíos Asquenazí; el 80 por ciento de portadores en la población caucásica del norte de Europa; y, el 57 por ciento de portadores en el grupo de hispanos americanos.) Hable con su médico sobre la detección de fibrosis quística durante su primera consulta prenatal.

El embarazo después de un tratamiento de infertilidad

Informe a su médico, durante su primera consulta prenatal, si usted concibió después de un tratamiento para la infertilidad porque esto origina algunas complicaciones que necesitan ser consideradas con anticipación. El mayor impacto de los tratamientos de infertilidad en los resultados del embarazo está relacionado con una incidencia más alta de embarazos múltiples, ya sea de mellizos o más. En general, niños que nacieron de parejas que se realizaron Fertilización in Vitro (FIV) tienen bebés que son tan sanos como aquéllos que fueron concebidos espontáneamente. Recientemente ha surgido cierta controversia en la literatura médica acerca del aumento de algunos defectos de nacimiento en niños nacidos después de FIV, así como también de un aumento en ciertas anormalidades cromosómicas posterior a una inyección intracitoplasmática del esperma. Aunque algunos estudios indicaron que existe una incidencia ligeramente más alta, otras investigaciones no encontraron ningún aumento en dicha incidencia.

Problemas médicos

También le pueden preguntar acerca de cualquier problema médico que haya tenido y cualquier cirugía que se haya hecho, incluso operaciones que no son ginecológicas. Ciertas condiciones médicas pueden afectar el embarazo y otras no. Pueden preguntarle sobre alguna alergia que pueda tener a medicamentos. Responda todas las preguntas. Es bueno que su médico sepa todo sobre usted y del estado de su salud.

Historia médica de la familia

La historia médica de las familias de ambos padres es importante por dos razones. Primero, se pueden identificar condiciones relacionadas con el embarazo que pueden ser pasadas de generación a generación, como tener mellizos o bebés muy grandes. La otra razón es identificar problemas graves que hay en la familia que su bebé pueda heredar. Algunos de estos problemas pueden ser detectados a través de pruebas de sangre, como la prueba de la fibrosis quística, por ejemplo.

Raíces étnicas

Incluso si las historias familiares de usted y su pareja no muestran ningún trastorno genético, sus raíces étnicas son importantes porque algunos problemas genéticos son más frecuentes en un grupo étnico que en otro. Por ejemplo, personas judías descendientes de Europa Oriental, tienen diez veces más probabilidades que otras de ser portadoras del gen que causa *Tay-Sachs*, una enfermedad del sistema nervioso que generalmente es mortal en la infancia. Los canadienses descendientes de franceses y *Cajuns* (del estado de Louisiana, en los Estados Unidos) también tienen un riesgo más alto de lo normal de portar este gen. En la mayoría de los casos un simple examen de sangre puede determinar si usted es portadora de esta enfermedad.

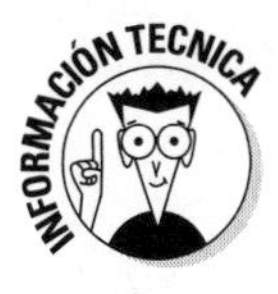

La enfermedad de *Tay-Sachs* se hereda en una forma "recesiva"; esto significa que ambos padres necesitan ser portadores para que el bebé esté a riesgo de heredar la enfermedad. Ser un portador no significa que usted *tiene Tay-Sachs*, solamente que porta un gen que la ocasiona. La mayoría de los consejeros genéticos recomiendan que la pareja se haga las pruebas de sangre para determinar si son portadores o no porque a menudo los resultados de las pruebas toman varias semanas. Si uno de la pareja se hace la prueba después que se sabe que el otro es portador, quizás sea demasiado tarde como para poder hacer ciertas pruebas prenatales de diagnóstico, ya que el proceso total puede tomar mucho tiempo —como la prueba de vello coriónico (VC) o amniocentesis, los cuales describimos más adelante en este capítulo y en el Capítulo 8.

Aunque la enfermedad de *Tay-Sachs* y algunas otras afecciones se encuentran más frecuentemente entre la población de personas judías, individuos de otros grupos étnicos pueden también ser portadores, aunque es muy poco común. Por esta razón, incluso si solo un miembro de la pareja es judío, a los dos les deben realizar las pruebas. Aunque para este momento en el embarazo solamente es necesario hacer pruebas para determinar *Tay-Sachs*, fibrosis quística y la enfermedad de Canavan, a continuación presentamos una lista de trastornos genéticos para los cuales existen pruebas de detección para parejas de descendencia judía:

- Tay-Sachs
- Fibrosis quística
- Enfermedad de Canavan

- Enfermedad de Gaucher
- Enfermedad de Neimann-Pick
- Disautonomía familiar
- Mucolipidosis tipo IV
- Anemia de Fanconi
- Síndrome de Bloom

Otra condición médica étnicamente selectiva es la *anemia falciforme*, un trastorno sanguíneo que es especialmente frecuente en personas con ascendencia africana o hispánica. Esta afección también es recesiva y, por lo tanto, el padre y la madre necesitan ser portadores para que el bebé esté a riesgo de heredar la enfermedad.

Las personas de ascendencia italiana, griega y de otros países mediterráneos, tienen un riesgo más alto de tener —y pasar a sus hijos— los genes del trastorno sanguíneo denominado *beta talasemia*, también llamado *anemia de Cooley o anemia del mediterráneo*. Entre asiáticos, el trastorno análogo es la *alfa talasemia*. Ambos producen anormalidades en la hemoglobina (la proteína en los glóbulos rojos que transporta oxígeno) y, por lo tanto, producen diferentes grados de anemia. Tal como en la enfermedad de *Tay-Sachs* y en la anemia falciforme, ambos padres deben portar el gen para que el bebé tenga el riesgo de heredar la enfermedad.

Los riesgos de enfermedades hereditarias se enmascaran entre un grupo étnico o geográfico y otro. Los genes se pasan entre las diferentes poblaciones o grupos cuando los padres provienen de diferentes grupos étnicos. Al menos usted puede tener cierta idea de si sus antecedentes la exponen a un riesgo alto de portar ciertos genes que producen enfermedades.

Algunas personas no conocen mucho de sus antecedentes o procedencia étnica o su historia médica familiar, quizás porque fueron adoptadas o porque no han tenido mucho contacto con sus familias biológicas. Si éste es su caso, no se preocupe. Recuerde que las probabilidades de que usted y su pareja sean portadores de un gen que produce un trastorno en particular son extremadamente bajas.

El examen físico

En su primera consulta prenatal, el médico examina su cabeza, el cuello, los senos, el corazón, los pulmones, el abdomen y las extremidades. Lleva a cabo un examen interno (vea la Figura 5-3) y evalúa el útero, el cérvix y los ovarios, y le hacen una *prueba de Papanicolaou*, también llamada citología.

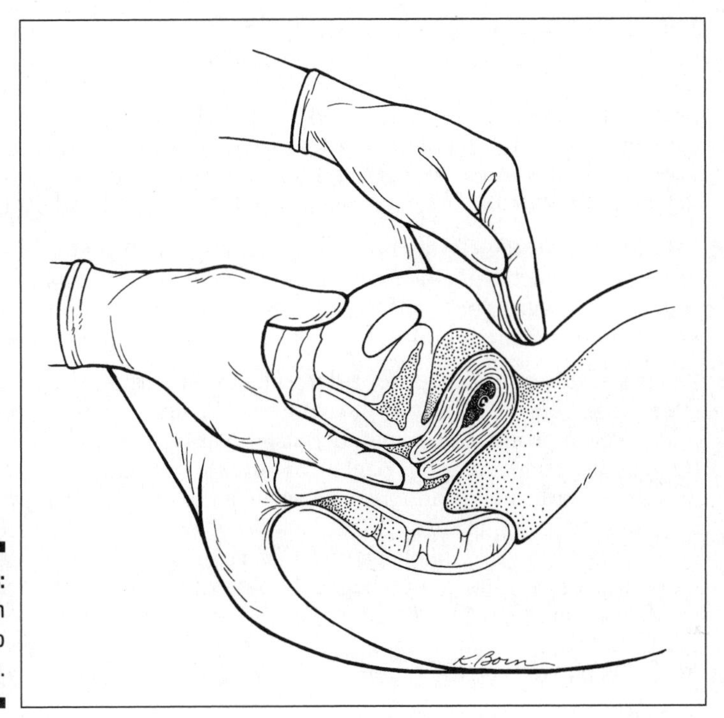

Figura 5-3: Un examen pélvico típico.

Después del examen, hable sobre el plan a seguir para el cuidado general del embarazo y de cualquier otro posible problema. También puede hablar acerca de los medicamentos que puede tomar mientras esté embarazada, cuándo debe pedir ayuda y qué pruebas van a hacerle en el transcurso del embarazo.

Una revisión de las pruebas estándar

Prepárese para lo que viene: probablemente va a pasar un buen tiempo con agujas y va a tener que orinar en un envase durante su primera consulta prenatal. A continuación le presentamos algunos procedimientos que son estándar, como los exámenes de sangre y orina.

Pruebas de sangre

En su primera consulta prenatal, van a sacarle la sangre para hacerle varias pruebas estándar que sirven para evaluar su salud en general y para asegurarse de que es inmune a ciertas infecciones. Las siguientes pruebas son de rutina:

- **La prueba estándar para determinar el tipo de sangre o grupo sanguíneo, el factor Rh y la condición de los anticuerpos.** El tipo de sangre se refiere a si tiene sangre tipo A, B, AB, u O, y si es Rh positiva o negativa. La prueba de anticuerpos está diseñada para saber si anticuerpos especiales (de grupos de sangre) contra ciertos antígenos, (como el antígeno Rh), se encuentran presentes. (Vea el Capítulo 15 para más información acerca del factor Rh y de las consecuencias de la incompatibilidad sanguínea.)
- **Estudio hematológico de rutina o hematología completa.** Esta prueba sirve para detectar *anemia*, la cual indica un bajo número de glóbulos rojos en la sangre. Junto con esta prueba se evalúa el *conteo de plaquetas*, un componente importante de la sangre que ayuda a la coagulación.
- **Prueba serológica.** Esta prueba determina si la persona tiene *sífilis*, una enfermedad que se transmite sexualmente. Es una prueba muy precisa, pero a veces produce un resultado falso positivo. Una prueba falsa positiva puede deberse a que el paciente presenta otra condición, como lupus o el síndrome de anticuerpos antifosfolípido (vea el Capítulo 16). Sin embargo, estos tipos de resultados falsos positivos son generalmente unos positivos muy débiles. La serología es una prueba no específica, de modo que para confirmar el diagnóstico de sífilis, se debe hacer otro examen de sangre más específico. Como es tan importante que la sífilis sea tratada adecuadamente, asegúrese de que le hagan esta prueba. De hecho, la mayoría de los estados en los Estados Unidos lo exigen.
- **Hepatitis B.** Esta prueba busca indicios de los virus de la hepatitis. Estos virus se presentan en varias formas y el de la hepatitis B es uno que puede estar presente sin producir síntomas. De hecho, algunas mujeres sólo saben que la han padecido con la ayuda de una prueba de sangre, como la que se le hace durante el embarazo.
- **Rubéola.** El médico desea corroborar si la madre es inmune a la *rubéola* (también llamada *sarampión alemán*). Como la mayoría de las mujeres han sido vacunadas contra la rubéola, o porque han tenido la enfermedad anteriormente, su sangre lleva los anticuerpos y esto hace que el riesgo de contraer el sarampión alemán durante el embarazo sea muy raro. La mayoría de los médicos hacen la prueba, durante la primera consulta de control, para ver si la madre es inmune a la rubéola. A cualquier mujer que no esté inmunizada, se le aconseja tener cuidado y evitar el contacto con personas que tienen la enfermedad. También se les aconseja que se vacunen contra la rubéola después del parto, para asegurarse que no sean susceptibles a contraer la enfermedad durante los siguientes embarazos.
- **Virus de la inmunodeficiencia humana (VIH).** Algunos estados de los Estados Unidos exigen que los médicos le ofrezcan hacerle la prueba del VIH, el virus que causa el SIDA. Como existen medicamentos disponibles para reducir el riesgo de transmisión de la enfermedad al bebé, así como para desacelerar el progreso de la enfermedad en la madre, estar bien informada de su condición a este respecto es muy importante. El médico puede realizar esta prueba al mismo tiempo que realiza los otros exámenes prenatales de sangre.

Algunas veces los médicos necesitan hacer otras pruebas durante la consulta prenatal. Estas pruebas adicionales son las siguientes:

- **Prueba de glucosa.** Normalmente esta prueba se realiza entre las semanas 24 a la 28, pero en ocasiones el médico puede hacerla en el primer trimestre si usted tiene riesgo de desarrollar *diabetes gestacional.* Lea el Capítulo 6 para obtener detalles de cómo se hace esta prueba y el Capítulo 16 para saber por qué es importante tratar la diabetes gestacional.
- **Varicela.** Su médico puede realizar esta evaluación para determinar su inmunidad contra la varicela. Si no se acuerda que la tuvo o si sabe que no la tuvo, hable con el médico para que le hagan la prueba. Para información más detallada sobre este tópico vea el Capítulo 16.
- **Toxoplasmosis.** A veces el médico puede pedir una prueba para verificar su inmunidad contra la *toxoplasmosis*, que es un tipo de infección parasitaria. En los Estados Unidos, la prueba de toxoplasmosis no es considerada de rutina a menos que usted tenga un riesgo muy alto de toxoplasmosis. Por ejemplo, si tiene un gato que vive afuera y usted es quién recoge el excremento, le pueden hacer una prueba para determinar una exposición pasada o reciente al parásito. Si vive en Francia, donde la incidencia de toxoplasmosis es mucho más alta, quizás le recomienden hacerse la prueba. Vea el Capítulo 16 para mayor información sobre la toxoplasmosis.
- **Citomegalovirus (CMV).** Es una infección infantil muy común y no es un examen rutinario durante el embarazo. Sin embargo, si tiene mucho contacto con niños en edad escolar quiénes podrían estar infectados, el médico le puede pedir que se haga la prueba. Igual que la toxoplasmosis, la prueba sanguínea busca evidencias de infección pasada o reciente. Vea el Capítulo 16 para más detalles acerca del CMV.

Pruebas de orina

Cada vez que vaya a ver al médico durante el embarazo, desde la primera consulta prenatal, le van a pedir una muestra de orina. El médico usa esta muestra para detectar la presencia de glucosa (para comprobar si hay indicios de diabetes) y de proteína (que es una evidencia de preeclampsia).

Ecosonogramas

Un ecosonograma (también conocido como ultrasonido) utiliza ondas de sonido para crear una imagen del útero y del bebé que está adentro. Los ecosonogramas no utilizan radiaciones y el procedimiento es seguro tanto para usted como para el bebé. Podrían sugerirle que se haga un examen de este tipo en su primer trimestre. A menudo, el ecosonograma se hace transvaginal, lo que significa que en esa área se inserta una sonda intravaginal o transductor especial. La ventaja de esta técnica es que la sonda está más cerca del feto, así que se puede obtener una imagen más clara que la que se obtendría con un ecosonograma estándar transabdominal.

Algunas mujeres se preocupan de que la sonda pueda hacerle daño al bebé. Aunque entendemos su inquietud, no necesita preocuparse. El transductor es completamente seguro.

Un ecosonograma en el primer trimestre evalúa los siguientes aspectos:

- **La precisión de su fecha probable de parto:** Un ecosonograma puede mostrarle si el feto es más grande o más pequeño que lo que la fecha de su última menstruación sugiere. Si la *distancia de la corona al sacro* —la cual mide al feto desde la corona de la cabeza hasta el sacro; vea la Figura 5-2— está más de tres o cuatro días desviada de la fecha inicial probable de parto, el médico quizás le dé una nueva fecha de parto. Un ecosonograma realizado en el primer trimestre es realmente más preciso para confirmar o establecer su fecha de parto que otro realizado más adelante.
- **La viabilidad del feto:** A la quinta o sexta semana de su embarazo, un ecosonograma puede detectar los latidos del corazón del feto. Una vez que los latidos han sido identificados, el riesgo de aborto disminuye considerablemente (aproximadamente a un tres por ciento). Antes de la quinta semana, el feto puede que no sea visible; en este caso el econosonograma muestra solamente el saco gestacional.
- **Anormalidades fetales:** Aunque un ecosonograma completo para detectar anormalidades estructurales del feto no se hace sino hasta cerca de la semana 20 del embarazo, algunos problemas ya pueden ser visibles en las semanas 11 y 12. Las estructuras del cerebro, la espina dorsal, las extremidades, el abdomen y el tracto urinario se pueden ver con un ultrasonido (ecosonograma) transvaginal. Además, la presencia de un engrosamiento detrás del cuello del feto (conocido como *incremento de la sonolucencia nucal*) puede indicar un mayor riesgo para ciertos problemas genéticos y cromosómicos.
- **El número de fetos:** Un ecosonograma muestra si usted está embarazada con más de un feto. La apariencia de la membrana que separa los bebés, así como el lugar que ocupan las placentas, indica si los bebés comparten una placenta o tienen placentas separadas. Damos más detalles sobre este tema en el Capítulo 14.
- **El estado o condición de sus ovarios:** Un ecosonograma puede revelar anormalidades o quistes en sus ovarios. Algunas veces el examen muestra un quiste pequeño, llamado *quiste del cuerpo lúteo*. Este es un quiste que se forma en el lugar donde el óvulo fue liberado y el cual, en el transcurso de tres o cuatro meses, desaparece. Otros dos tipos de quistes, llamados *quistes dermoides* y *quistes simples*, no están relacionados con el embarazo y pueden ser vistos durante un ecosonograma. Determinar si es necesaria la extracción de estos quistes, y cuándo deberían ser extraídos, depende del tamaño del quiste y de los síntomas que éste le produzca.

- **La presencia de fibromas:** También llamados fibroides, estos representan un aumento en el crecimiento benigno de las paredes del útero. Abordamos éstos con más detalle en el Capítulo 16.
- **Ubicación del embarazo:** Ocasionalmente el embarazo puede estar localizado fuera del útero, lo cual se conoce como *embarazo ectópico* (vea la sección de "Embarazos ectópicos" más adelante en este capítulo).

Reconozca los Motivos de Preocupación

En cada trimestre, algunas cosas pueden no ir muy bien. Las siguientes secciones describen algunas de las circunstancias que pueden pasar durante el primer trimestre de su embarazo y cómo éstas pueden afectarla.

Sangramiento

Al inicio del embarazo, cerca de los días en que no le vino la menstruación, tener un poco de sangramiento vaginal es muy común. La cantidad de sangrado es generalmente menos de lo que esperaría con una menstruación normal y dura solamente uno o dos días. Esto es llamado *sangrado de implantación* y ocurre cuando el óvulo fecundado se adhiere a las paredes del útero. Sangrar como producto de la implantación no es motivo de preocupación, pero muchas mujeres se confunden y suponen que esa es su menstruación.

Un sangrado puede ocurrir también más tarde en el primer trimestre, pero esto no necesariamente indica un aborto. Aproximadamente un tercio de las mujeres presenta sangrado durante el primer trimestre y la mayoría de ellas termina por tener bebés perfectamente sanos. El sangrar es especialmente común en mujeres con embarazos múltiples —y, nuevamente, la mayoría tiene embarazos normales. Un sangrado de color rojo brillante indica un sangrado activo, mientras que manchas oscuras indican sangre que ha estado retenida algún tiempo y está saliendo del cérvix o de la vagina. La mayoría de las veces, un ecosonograma no muestra dónde se origina el sangrado. Sin embargo, a veces es visible una acumulación de sangre, conocida como *acumulación subcoriónica o retroplacentaria*, que indica un área de sangrado en la parte posterior de la placenta. Generalmente toma varias semanas para que esta sangre sea reabsorbida. Durante este tiempo, cierta cantidad de sangre oscura continúa saliendo a través del cérvix y la vagina.

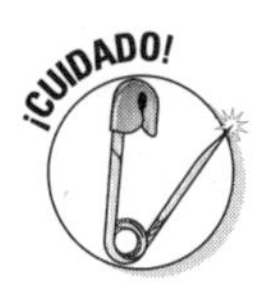

En algunos casos, el sangrar puede ser la primera señal de un inminente aborto (vea la siguiente sección para más información). En este caso, el sangrado viene acompañado con espasmos uterinos. Sin embargo, recuerde que la gran mayoría de las mujeres que sangra continúa teniendo embarazos totalmente normales.

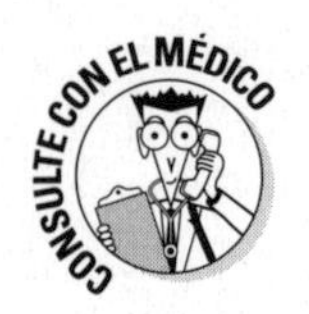

Si tiene algún sangramiento, avísele al médico. Si es una cantidad pequeña y no está acompañada de cólicos, no es una emergencia. Si sangra copiosamente (más que una menstruación), llame al médico tan pronto como pueda. Quizás quiera hacerle un ecosonograma y un examen pélvico para investigar la causa del sangrado, y ver si el embarazo es todavía viable y si está localizado dentro del útero. La mayoría de las veces, el médico puede hacer muy poco para detener el sangrado. Algunos médicos pueden sugerirle que descanse en la casa por algunos días y evite hacer ejercicios y tener relaciones sexuales. Estas recomendaciones no están respaldadas por ninguna investigación científica, pero como no existen mejores alternativas, ciertamente ellas no le harán daño.

Aborto espontáneo

La gran mayoría de los embarazos se desarrolla normalmente. Pero, aproximadamente, uno de cada cinco embarazos termina en aborto, generalmente antes de que la mujer se entere que está embarazada. Si ocurre al inicio del embarazo, usted puede confundirlo con un menstruación regular. En el 50 por ciento de los casos, las anormalidades cromosómicas en el embrión causan el aborto espontáneo. En el 20 por ciento de los casos, el embrión puede tener defectos estructurales que son muy pequeños para ser detectados a través de ecosonogramas o por exámenes patológicos.

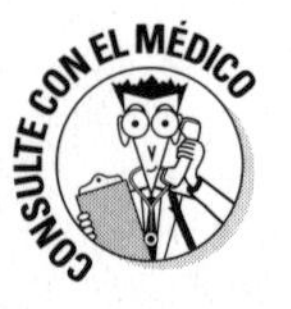

El aborto puede producir calambres y sangramiento. Puede sentir dolores abdominales más fuertes que los cólicos menstruales y puede expulsar tejido fetal y de la placenta. En casos donde todo el tejido es expulsado, su médico no necesita hacer más nada. Sin embargo, a menudo, algo de tejido puede quedarse en el útero y puede necesitar que le hagan una *dilatación y curetaje* (D y C), un procedimiento que sirve para limpiar la matríz o útero. En este procedimiento, el médico dilata o abre gentilmente el cérvix con instrumentos quirúrgicos y, entonces vacía el contenido restante del útero ya sea con un aparato que succiona el contenido o raspando el útero. Algunas veces, esto puede ser hecho en el consultorio o en una sala de operación, dependiendo del médico, de la edad de gestación y de cualquier otro problema médico que esté presente.

Algunas veces, puede que usted no tenga señales evidentes de aborto. El médico puede descubrir en una consulta prenatal de rutina que el feto no está vivo, lo cual se conoce como *aborto frustro*. Si esto ocurre al inicio del embarazo, una dilatación y curetaje no serían necesarios. Pero si ocurre a finales del primer trimestre, puede necesitar que se le hagan para disminuir el riesgo de un sangramiento fuerte o de expulsión incompleta de los tejidos. Dependiendo de su historia obstétrica y de su deseo de tratar de determinar la causa del aborto, puede decidir que envíen el tejido para ser analizado genéticamente (y determinar si los cromosomas eran normales o anormales). Como la mitad de los abortos se debe a anormalidades cromosómicas, puede serle de utilidad el saber si ésa ha sido la causa.

Desafortunadamente, la mayoría de los abortos no se pueden prevenir. Muchos, si no la mayoría de ellos, pueden ser simplemente la forma en que la naturaleza controla un embarazo anormal. No obstante, tener un aborto no significa que no pueda tener un embarazo perfectamente normal en el futuro. De hecho, aún en mujeres que han tenido dos abortos consecutivos, las probabilidades de que el próximo embarazo sea un éxito, son muy buenas (cerca del 70 por ciento) aún sin ningún tratamiento especial.

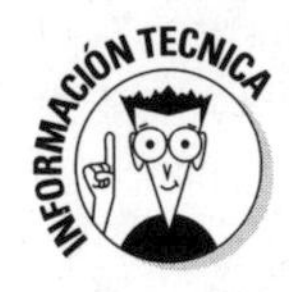

Cualquier mujer que tiene dos o tres abortos consecutivos, *podría* tener algún problema especial que puede ser identificado y posiblemente tratado. Debe hacerse un examen físico completo y una serie de pruebas especiales para buscar las causas; incluso mujeres que han tenido solo un aborto tal vez quieran ser examinadas. Si usted tiene un aborto, hable con su médico acerca de la posibilidad de hacerse ciertas pruebas o de enviar tejido fetal o de la placenta a un laboratorio para un análisis cromosómico.

El embarazo ectópico

Un *embarazo ectópico* ocurre cuando el óvulo fecundado se implanta fuera del útero —ya sea en una de las trompas de Falopio, en el ovario, en el abdomen o en el cérvix. Este tipo de embarazo es un problema serio y una amenaza para la salud de la madre. Afortunadamente, los ecosonogramas han avanzado tanto que los embarazos ectópicos pueden ser detectados desde muy temprano en el embarazo.

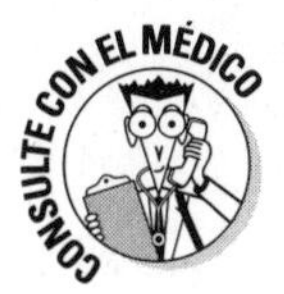

Algunos indicios de embarazo ectópico que usted puede notar son un sangrado vaginal, dolor abdominal, mareos y debilidad. Puede que no tenga ningún síntoma, en cuyo caso su médico identifica la condición cuando haga un ecosonograma. El médico puede tratar el problema de varias maneras, dependiendo de la localización del embrión o feto, de los meses de embarazo que tenga y de los síntomas que presente. Desafortunadamente, el médico no puede mover el embrión o el feto hasta el útero de modo que el embarazo pueda continuar normalmente.

Capítulo 6

El Segundo Trimestre

En Este Capítulo

- Cómo está creciendo su bebé
- Usted se ve y se siente como que si fuese a tener un bebé
- Situaciones que pueden ser motivo de preocupación

El segundo trimestre, que comprende los meses entre la semana 13 y la 26, es a menudo el período que más se disfruta del embarazo. Los síntomas de náuseas y fatiga, que eran tan comunes durante el primer trimestre, generalmente ya han desaparecido y se siente más cómoda, y con más energía. El segundo trimestre es además muy emocionante porque puede sentir al bebé moverse dentro de usted y, finalmente, ya comienza a notársele que está embarazada. Durante este trimestre, las pruebas de sangre, los exámenes prenatales y el ecosonograma (ultrasonido) pueden confirmar que el bebé está sano y creciendo normalmente. Además, muchas mujeres finalmente se dan cuenta, y aceptan como una realidad la idea de que muy pronto van a tener un bebé. Asimismo, el segundo trimestre es a menudo el momento en que empieza a compartir la feliz noticia con la familia, los amigos y compañeros de trabajo.

Cómo Está Creciendo Su Bebé: Un Descubrimiento

Su bebé crece rápidamente durante el segundo trimestre, como se ilustra en la Figura 6-1. En la semana 13, el feto mide alrededor de ocho centímetros de largo (tres pulgadas). Y para la semana 26, mide alrededor de 35 centímetros (14 pulgadas) y pesa aproximadamente 1.022 gramos (dos libras y cuarto). En algún momento entre la semana 14 y la 16, las extremidades comienzan a alargarse y empiezan a verse como brazos y piernas. De igual manera, se pueden apreciar en el ecosonograma los movimientos coordinados de ambas extremidades. Entre las semanas 18 y 22, ya puede empezar a sentir los movimientos fetales, aunque éstos necesariamente no ocurren en forma regular en el transcurso del día.

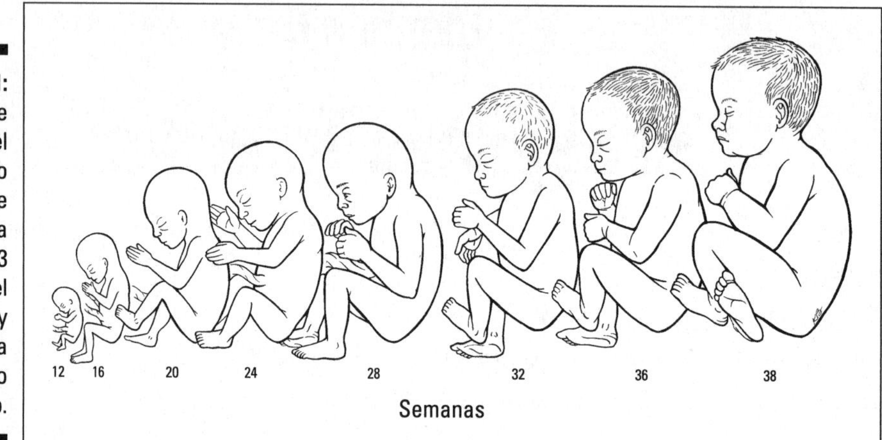

Figura 6-1: Fíjese que durante el segundo trimestre (entre la semana 13 y la 26), el bebé crece y se desarrolla a un ritmo acelerado.

La cabeza del bebé, que era grande y no estaba en proporción con el resto del cuerpo durante el primer trimestre, comienza a tener un tamaño más proporcionado en la medida que su cuerpo sigue creciendo. Los huesos se solidifican y pueden ser identificados en el ecosonograma. Al inicio del segundo trimestre, el feto se parece, digamos, a un extraterrestre (imagínese a E.T.); pero para la semana 26, ya se parece más al bebé humano.

El feto también lleva a cabo muchas actividades identificables. No solamente se mueve, sino que además tiene períodos regulares de sueño y vigilia, y puede oír y tragar. El desarrollo de los pulmones se incrementa considerablemente entre las semanas 20 y 25. A las 24 semanas, las células de los pulmones comienzan a segregar *surfactante*, una sustancia química que le permite a los pulmones permanecer expandidos. Entre las 26 y las 28 semanas, los ojos, que habían permanecido sellados (los párpados estaban pegados), se abren y un vello (llamado *lanugo*) aparece en su cabeza y cuerpo. Se forman depósitos de grasa bajo la piel y el sistema nervioso central madura rápidamente.

A las 23 o 24 semanas, el feto es considerado *viable*, lo que quiere decir, que si naciera en ese momento —en un centro médico con una unidad neonatal especializada en el cuidado de bebés muy prematuros— tendría una probabilidad bastante alta de sobrevivir. Un bebé prematuro nacido a las 28 semanas (casi tres meses antes de tiempo) y atendido en una unidad de cuidados intensivos, tiene una excelente probabilidad de sobrevivir.

La mayoría de las madres comienzan a sentir que sus bebés se mueven en esta etapa. Tener la seguridad de cuándo sintió a su bebé moverse por primera vez dentro de usted es difícil. Entre las semanas 16 y 20, muchas mujeres sienten como un aleteo de mariposas, pero no todas pueden identificar si esa sensación es el bebé moviéndose. Algunas piensan que es sólo gas (y quizás *realmente* usted se excedió comiendo chili), pero muy probablemente sea el bebé moviéndose. Alrededor de las semanas 20 a la 22, los movimientos fetales son más fáciles de identificar, pero aun no son fuertes. En el transcurso de las próximas cuatro semanas ya tienen un patrón más regular.

Los bebés tienen diferentes patrones de movimiento. Probablemente se dé cuenta que su bebé tiende a moverse más por las noches, ¡quizás para prepararla para todas las noches sin sueño que va a tener después que nazca!. O, simplemente usted está más consciente de los movimientos del bebé por la noche porque está más tranquila a esa hora. Si éste es su segundo (o tercer o cuarto...) niño, puede que comience a sentir los movimientos dos semanas antes.

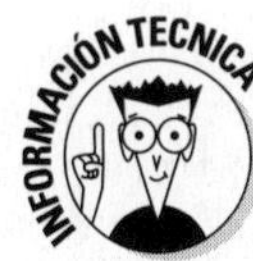

Si a las 22 semanas de embarazo no ha sentido a su bebé moviéndose, comuníqueselo a su médico. Quizás recomiende hacerle un ecosonograma para revisar al bebé, especialmente si no le han hecho uno antes. Una explicación muy común para no sentir los movimientos es que la placenta esté implantada en la pared anterior (frente) del útero, entre el bebé y su piel. Esto actúa como un cojín aislante y retrasa el momento en que siente los movimientos por primera vez.

Después de las 26 o 28 semanas, si no siente mover a su bebé tan a menudo como antes, llame a su médico. Con 28 semanas de embarazo, usted debería sentir ya los movimientos, al menos seis veces por hora después de cenar. Si no está segura de que el bebé se mueve normalmente, acuéstese sobre su lado izquierdo y cuente los movimientos. Si se mueve —y cualquier movimiento cuenta— al menos seis veces en una hora, confíe en que su bebé está bien. Por otra parte, si siente que los movimientos del bebé son menos que los que debieran ser, comuníqueselo a su médico.

Los Cambios en Su Cuerpo

A las 12 semanas, su útero comienza a elevarse por encima de la pelvis. El médico puede sentir la parte de arriba de su útero a través de la pared abdominal. A las 20 semanas, esta parte superior del útero llega a la altura del ombligo y, luego, cada semana, el útero crece cerca de un centímetro (1/2 pulgada). Su médico puede tomar la medida desde el pubis hasta la parte superior del útero, para determinar la *altura uterina* (vea el Capítulo 3) y asegurarse de que el útero y el bebé estén creciendo debidamente. A muchas mujeres comienza a notárseles el crecimiento a las 16 semanas, aunque verse en estado varía bastante de persona a persona. Algunas mujeres se ven embarazadas a las 12 semanas, mientras que en otras, no es obvio sino a las 28 semanas.

Muchos de los cambios por los que pasa tienen muy poco que ver con el tamaño de su abdomen. Más bien, están relacionados con el desarrollo de su bebé y la adaptación continua de su cuerpo al embarazo. Puede que sienta algunos síntomas que presentamos en esta sección o ninguno, o todos a la vez.

Engalanarse con ropa de maternidad

Gracias a Dios que la industria de la moda ha reconocido que las mujeres están interesadas en verse elegante y profesionalmente cuando están embarazadas, y han dejado atrás aquellos vestidos al estilo de los niños en coros infantiles con un gran lazo en el cuello. Muchas mujeres esperan ansiosamente el momento de comprar y usar ropa de maternidad, mientras otras se visten con su guardarropa normal hasta que les sea imposible. Piense que solamente va a necesitar ropa de embarazada por unos pocos meses y que no es tan barata. Aquí le presentamos unas sugerencias respecto al tema de la ropa que puede usar:

- No planifique con demasiada anticipación; más bien, compre la ropa en la medida que la necesite. Saber cuánto va a crecer su abdomen, y si el bebé va a acomodarse alto o bajo en él, es difícil. Cuando vaya de compras, compre ropa que le quede cómoda, pero también que le permita usarla más adelante cuando su embarazo esté más avanzado.
- Acepte la ropa usada que le pasen. Es muy raro que las mujeres desgasten mucho la ropa de maternidad, y sus amigas probablemente estarán felices de ver que sus ropas tienen un buen uso.
- Busque tiendas de ropa de segunda mano y de descuento, tiendas a consignación y otros lugares donde es posible encontrar ropa de maternidad a muy bajo precio.
- Si tiene problemas en encontrar ropa de maternidad que le guste, recuerde que puede pasar gran parte de su embarazo con unos pantalones de maternidad elásticos y blusas y suéteres anchos. Algunas mujeres nunca llegan a comprar ropa de maternidad.
- Quizás los artículos más importantes para tener son zapatos y sostenes (corpiños) muy cómodos. La talla de los zapatos y sostenes puede aumentar durante el embarazo.
- No tiene que usar ropa interior especial para el embarazo, a menos que la encuentre muy cómoda. La ropa interior regular, especialmente tipo bikini, le quedará bien con su abdomen en crecimiento.

El olvido y la torpeza

Hasta que estuvo embarazada, Julia nunca hubiese pensado que perder las llaves, tropezarse con los muebles, y dejar caer cosas, pudieran ser efectos secundarios reales del embarazo. No sabemos de ninguna explicación médica de estos efectos, pero algunas mujeres se sienten más distraídas y torpes. Si esto le sucede, no se preocupe. No se está volviendo loca. Mírelo de la siguiente manera: ahora tiene una buena excusa por haberse olvidado del cumpleaños de su mejor amiga. Tenga por seguro que volverá a ser la misma mujer brillante y coordinada después que su bebé nazca.

Gases

En esta etapa del embarazo, posiblemente se dé cuenta que desarrolla la vergonzosa y molesta tendencia de eructar y soltar gases en momentos inoportunos (y puede retar a su esposo a un duelo). Si le sirve de consuelo saber, usted no es la primera mujer a quién le pasa esto. Desafortunadamente, es poco lo que puede hacer a este respecto —a menos que se busque un perro para echarle la culpa. Trate de evitar el estreñimiento, porque esto puede empeorar la situación. Evite comer grandes porciones en una sola comida (porque esto puede producirle gases e incomodidad), así como también evite alimentos que sabe que pueden ponerla peor.

El crecimiento del cabello y las uñas

Mientras esté en estado, las uñas de las manos y los pies se pueden hacer más fuertes que antes y crecer a un ritmo que no había visto antes. La manicura es segura si se hace en un lugar limpio y con buena reputación; a menudo esto ayuda a aliviar el estrés, ¡así que relájese y disfrute de sus uñas bonitas!.

El embarazo también acelera el crecimiento del pelo; desafortunadamente puede ser que este crecimiento sea en lugares no muy comunes, como por ejemplo, la cara o el estómago. Eliminar el vello no deseado con ceras, pinzas o afeitándose, es más seguro, pero las cremas depiladoras que eliminan el vello contienen químicos cuyos efectos no han sido estudiados extensamente en las mujeres embarazadas y, por eso, le sugerimos evitar estos productos. Consuélese con la posibilidad de que este vello no deseado desaparece después que el bebé nace.

La acidez estomacal

La *acidez estomacal* —una sensación de ardor que se siente cuando los ácidos estomacales suben hacia el esófago— es muy común en el embarazo. La acidez tiene dos causas básicas, ninguna de las cuales tiene que ver con el viejo mito de que esta ocurre cuando el bebé va a tener mucho cabello. La primera, es el alto nivel de progesterona que su cuerpo está produciendo, el cual puede hacer más lenta la digestión y hacer que el esfínter (el músculo entre el esófago y el estómago) se relaje permitiendo la subida de los ácidos al esófago. La segunda, es que en la medida que el útero crece, presiona el estómago hacia arriba, y esto hace que los ácidos lleguen al esófago (vea la Figura 6-2).

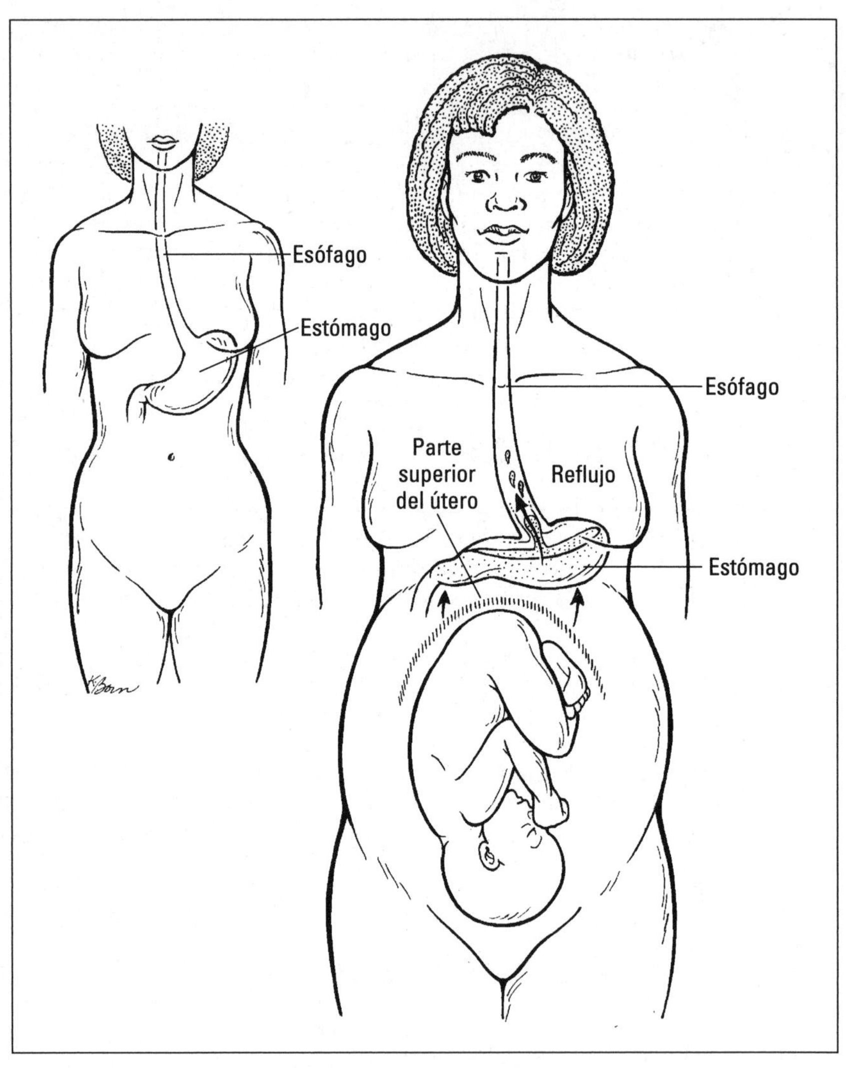

Figura 6-2: En la medida que su bebé crece, su útero se expande empujando hacia arriba el estómago y el esófago, provocando la acidez estomacal.

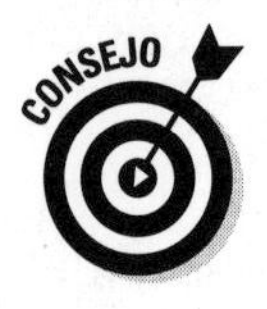

Las siguientes sugerencias pueden ayudarle a aliviar la molestia que causa la acidez:

- Coma raciones más pequeñas y frecuentes de alimentos, en lugar de raciones grandes cada vez.
- Lleve consigo un antiácido cuando salga de la casa.
- Lleve consigo un paquete de galletas de soda para comer cuando sienta acidez. Ellas pueden neutralizar los gases.
- Evite las comidas muy picantes y grasosas.

- No coma justo antes de irse a la cama, porque la acidez ocurre más fácilmente si está acostada. Además, trate de dormir con la cabeza elevada, acostándose sobre varias almohadas.
- Si la acidez se hace inaguantable, hable con el médico para que le prescriba un tratamiento. Muchos tratamientos efectivos contra la acidez, pueden ser usados durante el embarazo. El uso de cimetidine (Tagamet), ranitidine (Zantac) y omeprazol (Prilosec), en el primer trimestre, ha sido estudiado por investigadores, quienes no han encontrado un aumento en el riesgo de defectos congénitos, de partos prematuros o de problemas de crecimiento del feto asociados a estos medicamentos.

El dolor abdominal bajo o de la ingle

Entre las semanas 18 y 24, puede que sienta un dolor agudo o un dolor sordo cerca de la ingle, en uno o ambos lados. Cuando se levanta o se mueve rápidamente, el dolor empeora y, luego se alivia cuando se acuesta. Esta molestia es llamada *dolor del ligamento redondo*. Los ligamentos redondos son bandas de tejido fibroso ubicados a cada lado del útero que atan la parte superior del útero a los labios. El dolor ocurre porque en la medida que el útero crece, los ligamentos se estiran. El dolor puede ser incómodo, pero es normal, y la buena noticia es que generalmente desaparece, o al menos se hace considerablemente más suave, después de las 24 semanas.

En algún momento a mitad del segundo trimestre (el momento exacto varía) puede empezar a sentir contracciones o calambres suaves que duran poco tiempo. Estas contracciones se llaman *contracciones de Braxton-Hicks* y no deben ser causa de preocupación. A menudo se sienten más cuando está caminando o está físicamente activa y luego se quitan cuando descansa. Si le causan mucha incomodidad y se presentan regularmente (más de seis en una hora), llame a su médico.

Congestión nasal

El incremento de flujo sanguíneo que ocurre durante el embarazo puede también causar congestión nasal e inflamación de las membranas mucosas de la nariz. Esto, a su vez, puede acarrear un goteo posnasal y, finalmente, una tos crónica. Las gotas nasales de solución salina pueden proporcionarle cierto alivio y se pueden usar sin ningún problema durante el embarazo. Mantener el aire de su casa u oficina húmedo también puede ayudarle. Los atomizadores nasales y los descongestionantes también alivian, sin embargo, evite usarlos por varios días seguidos a la vez. Quizás se dé cuenta (y especialmente su pareja) que, de repente, ronca como nunca lo había hecho. De nuevo, este síntoma tan común está asociado al aumento de la congestión nasal. ¿Cuál sería nuestro consejo para este mal? ¡Regálele a su pareja unos buenos tapones para los oídos!

Sangramiento nasal y de las encías

Debido al alto volumen de sangre que circula por su cuerpo ahora —el cual ayuda a compensar las necesidades del embarazo— la nariz y las encías le pueden sangrar debido a rupturas de los pequeños vasos sanguíneos que se encuentran en ellas. Este sangrado generalmente desaparece por sí solo, pero puede ayudar a pararlo si presiona ligeramente el punto de sangrado. Si éste se hace más abundante o más frecuente, consulte con el médico.

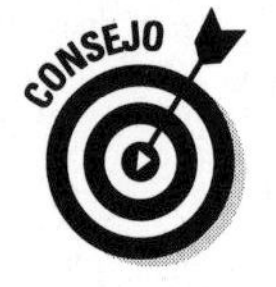

El uso de un cepillo de dientes más suave puede ayudar a disminuir el sangrado cuando se los cepille.

Cambios en la piel

Las hormonas que recorren su cuerpo a niveles tan altos pueden hacer que cosas extrañas ocurran en su piel. Estos cambios, ilustrados en la Figura 6-3, no ocurren en todas las mujeres, pero si llegan a ocurrirle, tenga por seguro que generalmente desaparecen después que el bebé nace.

- Quizás pueda ver una línea oscura, llamada *línea nigra*, que recorre la parte baja del abdomen, desde el ombligo hasta el pubis. Esta línea es más notoria en mujeres con piel relativamente oscura. En las mujeres de piel blanca, a menudo, esta línea ni siquiera se desarrolla.
- La piel de su cara también puede oscurecerse formando como una máscara alrededor de los pómulos, la nariz y los ojos. Este oscurecimiento se llama *cloasma gravídico* o *máscara del embarazo*. La exposición al sol la hace más oscura.
- Manchas rojas, denominadas *angiomas en araña*, pueden aparecer de repente en cualquier parte de su cuerpo. Presiónelas y, probablemente, se ponen blancas. Estas manchas son concentraciones de vasos sanguíneos causadas por el alto nivel de estrógeno en su cuerpo. Probablemente desaparecerán después del parto.
- Algunas mujeres notan una coloración rojiza en las palmas de sus manos. Esta se denomina *eritema palmar*, es otro efecto del estrógeno y desaparecerá también después del embarazo.
- Las verrugas (o papilomas cutáneos) aparecen también comúnmente durante el embarazo, aunque no se sabe claramente el por qué se desarrollan. Afortunadamente también desaparecen después del parto. Por esta razón, no necesita ir de emergencia al dermatólogo para eliminarlas, a menos que realmente le molesten.

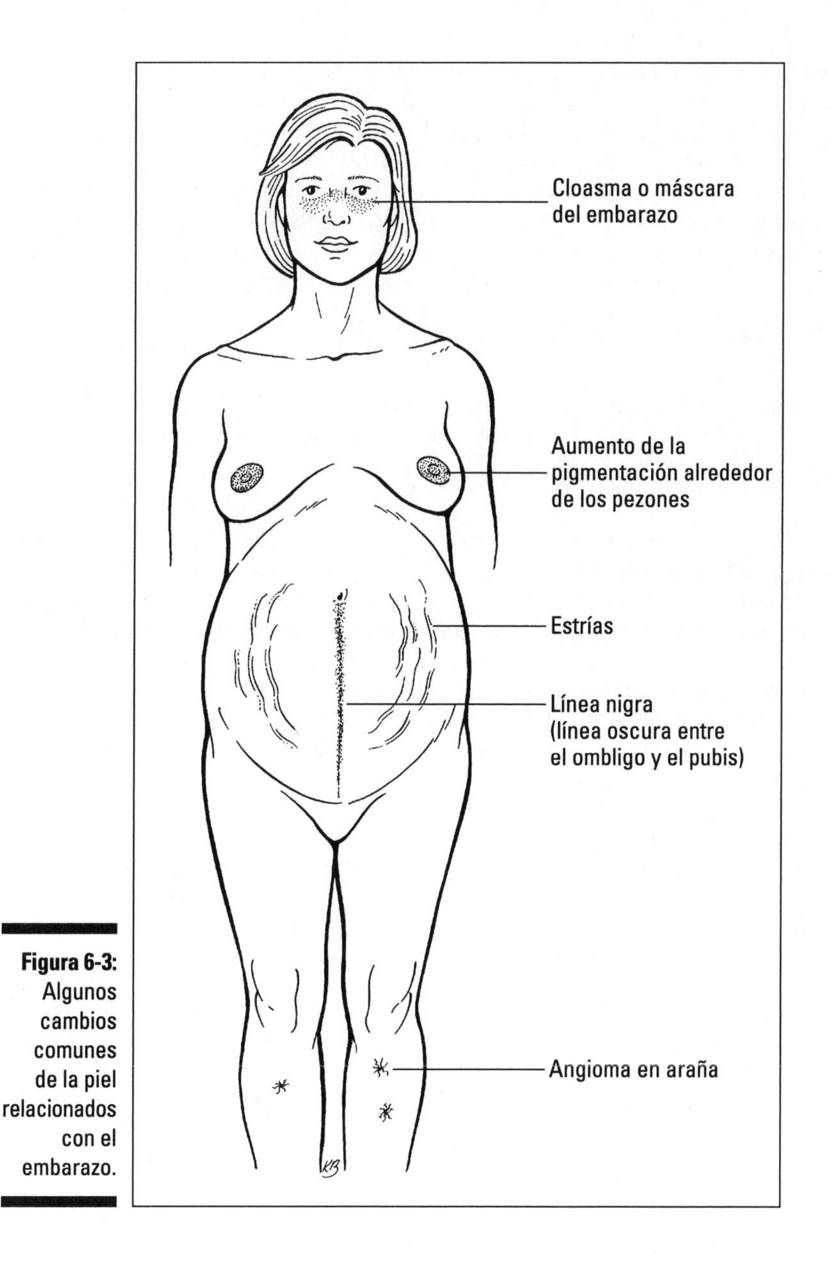

Figura 6-3: Algunos cambios comunes de la piel relacionados con el embarazo.

Las Consultas Prenatales

En el segundo trimestre, probablemente, vaya a consulta una vez cada cuatro semanas. En cada visita, le revisan el peso, la presión, la orina y escuchan los latidos del corazón del feto. Aproveche y haga todas las preguntas que quiera sobre el movimiento del feto, clases de preparación para el parto, su aumento de peso y cualquiera otro síntoma o molestia que tenga.

Su médico le hará una serie de pruebas rutinarias durante el segundo trimestre para determinar si hay riesgos de complicaciones como la diabetes, anemia o defectos de nacimiento. También le puede hacer un ecosonograma para verificar si va a tener mellizos o si su bebé está creciendo normalmente, o si tiene suficiente líquido amniótico. Lea el Capítulo 8 si desea más información sobre las pruebas prenatales del segundo trimestre.

Reconozca los Motivos de Preocupación

En esta sección, hablamos acerca de ciertos problemas que se pueden desarrollar en el segundo trimestre y de los síntomas que debería consultar con su médico.

Sangramiento

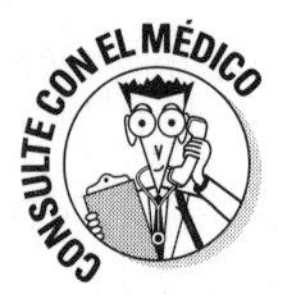

En el segundo trimestre, a algunas mujeres se les presenta un sangramiento. Las posibles causas pueden ser una placenta localizada muy abajo (*placenta previa*), parto prematuro, cérvix incompetente o un desprendimiento prematuro de la placenta (vea el Capítulo 15). Algunas veces, el médico no puede encontrar la causa. Si sangra, esto no significa necesariamente que exista una amenaza de aborto, pero debe consultarlo con su médico inmediatamente. A menudo éste recomienda hacerle un ecosonograma y mantenerla en observación para asegurarse de que no tiene contracciones. El sangrado puede aumentar el riesgo de un parto prematuro y, por eso, su médico puede recomendar un control riguroso de todas estas condiciones durante el embarazo.

Anormalidades fetales

Aunque los embarazos, en su gran mayoría, transcurren normalmente, aproximadamente un dos al tres por ciento de los infantes nacen con alguna anormalidad. Muchas de esas anormalidades son mínimas, pero algunas sí presentan problemas importantes para el recién nacido. Ciertas anormalidades se deben a problemas cromosómicos y otras surgen del desarrollo anormal de los órganos y estructuras. Por ejemplo, algunos recién nacidos pueden tener defectos del corazón o anormalidades de los riñones, de la vejiga o tracto gastrointestinal. Muchos de estos problemas (no todos), pueden ser diagnosticados con ecosonogramas (vea el Capítulo 8). Si se le presenta alguno de los problemas mencionados, el primer paso y, el más importante, es reunir toda la información disponible acerca del mismo, de manera que sepa lo que puede esperar y cuáles son las posibles opciones de tratamientos.

Cérvix incompetente

Durante el segundo trimestre, generalmente entre las semanas 16 y 24, algunas mujeres desarrollan un problema conocido como *cérvix incompetente.* El cérvix se abre y se dilata, aún cuando la mujer no siente contracciones. Esta situación puede conducir a un aborto espontáneo y, con frecuencia, es diagnosticada después que el aborto ocurre. Por lo general, la mujer que desarrolla este problema no presenta ningún síntoma, aunque algunas veces puede sentir pesadez en la pelvis, una presión no normal y notar que está manchando. La mayoría de las mujeres que desarrollan cérvix incompetente, lo hacen por una razón aun no identificada. Sin embargo, el problema puede estar relacionado con alguno de los siguientes factores de riesgo:

- **Exposición al medicamento dietil etil bestrol:** Es un medicamento que fue recetado a algunas mujeres embarazadas hace algunas décadas, principalmente en los años cincuenta, sesenta y setenta. Las niñas de madres que usaron este medicamento pueden haber desarrollado ciertos problemas como anormalidades en la forma de sus úteros, cuellos uterinos o trompas de Falopio. Cuando quedan embarazadas, estas niñas (ahora ya mujeres) tienen un mayor riesgo de desarrollar cérvix incompetente.
- **Trauma cervical:** Ciertas evidencias sugieren que el haber tenido varias cirugías de dilatación y curetaje, o de *biopsia en cono* —en el cual se extrae una porción del cérvix en forma de cono para el diagnóstico o tratamiento de anormalidades— pueden conducir a tener un cérvix incompetente. Un rasgado significante del cuello uterino durante un parto anterior, también puede incrementar el riesgo de desarrollar este problema.
- **Embarazos múltiples:** Algunos obstetras creen que estar embarazada de varios bebés, especialmente trillizos o más, puede aumentar el riesgo de tener cérvix incompetente. Este tema es muy polémico. Algunos obstetras recomiendan colocar un *cerclaje* (un punto en el útero) en todas las pacientes con trillizos o más. Otros obstetras llevan a cabo el procedimiento solamente en pacientes que puedan tener un alto riesgo de cérvix incompetente. Algunas pacientes que han sido sometidas a otro procedimiento llamado *reducción de embarazo multifetal* (vea el Capitulo 14), pueden también aumentar su riesgo de incompetencia del cérvix, y la colocación de un cerclaje no es recomendable para ellas en este momento.
- **Historia previa de cérvix incompetente:** Después que usted ha tenido cérvix incompetente, tiene un riesgo más alto de que se le vuelva a presentar en un futuro embarazo.

En los casos en que se ha diagnosticado cérvix incompetente antes de que el aborto ocurra, el cuello uterino de la mujer puede mantenerse cerrado a través del cerclaje. Generalmente, éste se coloca en las semanas 12 a 14, aunque también ocasionalmente se hace como una cirugía de emergencia en estados más avanzados del embarazo. El cerclaje se lleva a cabo en el hospital usando anestesia peridural o espinal, pero generalmente se le da de alta a la mujer el mismo día.

Algunas mujeres a quienes les han hecho un cerclaje notan que tienen una fuerte descarga de flujo durante el transcurso del embarazo. Si usted necesita hacérselo, hable con su médico acerca de las actividades que puede realizar —si puede tener relaciones sexuales y cuánto ejercicio es recomendable. Son poco comunes las complicaciones asociadas a un *cerclaje electivo* (no de emergencia), pero algunas pueden ser infecciones, contracciones, ruptura de las membranas, sangrado e incluso el aborto.

Otros problemas potenciales

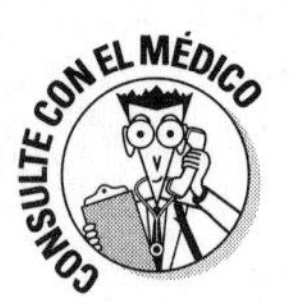

Los siguientes síntomas durante el segundo trimestre requieren algo de atención. Si se le presenta alguno de ellos, consulte con su médico:

- Sangrado
- Una sensación poco común de presión o pesadez
- Contracciones regulares o calambres fuertes
- Ausencia de movimiento fetal normal
- Fiebre alta
- Dolor abdominal fuerte

Capítulo 7

El Tercer Trimestre

En Este Capítulo

- Prepararse para entrar en el mundo real: ¡Su bebé quiere verlos!
- Ajústese a los cambios constantes de su cuerpo
- Ensayos del gran momento en las clases de preparación para el parto
- Cómo saber cuándo preocuparse
- Preparación para irse al hospital

Finalmente usted está lista para el tercer acto: el último trimestre de su embarazo. Para estos momentos probablemente ya estará acostumbrada a tener un abdomen sobresaliente, mañanas sin náuseas y a esperar, y a gozar, las maniobras del bebé moviéndose y dando pataditas dentro de usted. En este tercer trimestre su bebé continúa creciendo, y su médico continúa observando la salud del bebé y la suya. Usted también comienza los preparativos para la nueva personita que pronto llegará, los cuales van desde prepararse para tomar una licencia de maternidad en su trabajo hasta tomar las clases de preparación para el parto (y ver otras, maneras de aprender qué se puede esperar durante el trabajo de parto y en el parto mismo).

Su Bebé Está Listo para Nacer

A las 28 semanas su bebé mide alrededor de unos 35 centímetros (14 pulgadas) y pesa alrededor de 1.135 gramos (unas 2 libras y media). Pero al final del tercer trimestre, a las 40 semanas, que es la fecha estimada del nacimiento, mide alrededor de 50 centímetros (20 pulgadas) y pesa unos 2.700 a 3.600 gramos (de 6 a 8 libras), a veces un poco más y otras, un poco menos. El feto pasa la mayor parte del tercer trimestre creciendo y engordando, y continúa desarrollando varios órganos, especialmente el sistema nervioso central. Los brazos y las piernas se vuelven más gorditas, y la piel se torna más gruesa y suave.

Durante el tercer trimestre su bebé es menos susceptible a las infecciones y a los efectos adversos de las medicinas, pero algunos de esos factores todavía pueden impactar su crecimiento. Los últimos dos meses transcurren generalmente preparándose para la transición hacia la vida en el mundo fuera del útero. Los cambios son menos espectaculares que en los meses anteriores, pero la maduración y el crecimiento que ocurren ahora son muy importantes.

De las 28 a las 34 semanas, el feto normalmente se acomoda con la cabeza hacia abajo (llamada *posición cefálica*), como en la Figura 7-1. De esta manera, las nalgas y las piernas (que son las partes más abultadas del cuerpo) ocupan el sector más amplio del útero, es decir, la parte superior. Cerca del 4 por ciento de embarazos con sólo un bebé, éste se ubica con las nalgas hacia abajo (presentación podálica) o en postura horizontal en el útero (presentación transversal). (Para más información sobre la presentación podálica, vea la sección "Reconozca los Motivos de Preocupación", más adelante en este capítulo.)

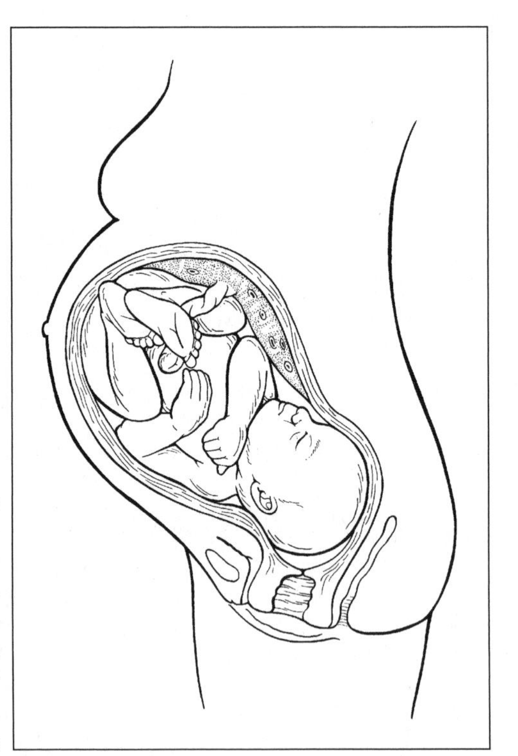

Figura 7-1: Posición del bebé dentro del útero durante el tercer trimestre.

A las 36 semanas, el crecimiento es más lento y el volumen del líquido amniótico llega a su nivel máximo. A partir de este momento, la cantidad del líquido amniótico comienza a disminuir porque baja el flujo sanguíneo a los riñones del bebé a medida que la placenta madura, y el bebé produce menos orina (y por lo tanto, menos líquido amniótico). De hecho, la mayoría de los médicos verifican regularmente el volumen del líquido amniótico por medio de ecosonogramas o palpando el abdomen durante las últimas semanas para asegurarse de que haya una cantidad normal.

Ejercicios y saltos: los movimientos fetales

Fíjese en su abdomen durante los momentos de actividad fetal en el tercer trimestre, y le puede parecer que un ser extraterrestre está practicando una danza aeróbica dentro de usted. Aunque los movimientos fetales en realidad no disminuyen al aproximarse la fecha de término, el tiempo y la calidad de los movimientos sí cambian. Hacia el final del embarazo, los movimientos fetales pueden sentirse menos como puñetazos y más como si el bebé se diera vueltas y rodara; usted también notará períodos más largos de quietud alternados con los de actividad. El feto se está adaptando a un modelo de recién nacido: duerme siestas más largas combinadas con períodos de actividad más prolongados.

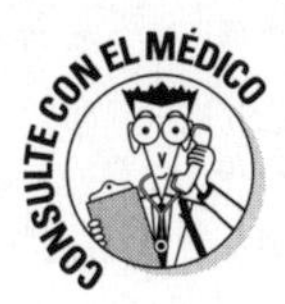

Si no siente un nivel normal de actividad fetal, comuníqueselo a su médico. Por regla general, usted debería sentir unos seis movimientos por hora mientras descansa y después de la cena. Cualquier movimiento cuenta, aunque sea leve. Algunas mujeres pueden sentir períodos largos de menos actividad fetal y, luego, los movimientos comienzan otra vez y son normales. Esto es muy común y no hay razón alguna para preocuparse. Sin embargo, si usted nota que los movimientos fetales disminuyen o siente que no hay absolutamente ningún movimiento del feto por varias horas (a pesar de descansar o comer), llame al médico de inmediato.

Si su embarazo tiene ciertos factores de riesgo o si necesita instrucciones específicas para verificar si los movimientos son adecuados, quizás el médico le sugiera que mantenga un diario para registrar la actividad fetal, a partir de la semana 28 del embarazo. Los movimientos fetales se pueden registrar de varias maneras diferentes: una manera es acostarse sobre su lado izquierdo después de la cena y empezar a contar los movimientos del feto. Otra forma es contar los movimientos fetales todos los días mientras está acostada por una hora; y, luego, marca los movimientos en una hoja con un gráfico que su médico le proporciona. Con este método, usted puede ver el gráfico de los movimientos del bebé.

Flexión de los músculos respiratorios

A partir de la décima semana, los fetos pasan por lo que se llama *movimientos rítmicos de la respiración*, que se hacen mucho más frecuentes en el tercer trimestre. El feto, en realidad, no respira, pero su pecho, la pared abdominal y el diafragma se mueven siguiendo el ritmo característico de la respiración. Usted no nota estos movimientos, pero su médico puede observarlos con un ecosonograma (o ultrasonido). Muchos médicos creen que estos movimientos son signos de que el bebé está bien. Durante el tercer trimestre aumenta el tiempo que un feto pasa haciendo movimientos respiratorios, especialmente después de las comidas.

Hipo en el útero

Algunas veces, puede sentir unos movimientos fetales rítmicos y rápidos, que ocurren en intervalos de pocos segundos. Estos movimientos son probablemente causados por el hipo. Algunas mujeres sienten el hipo fetal varias veces durante el día; otras, raras veces lo sienten. Estos hipos son completamente normales. Puede parecerle extraño, pero hemos oído que el pararse cabeza abajo y beber agua, es una buena cura, aunque probablemente no es su mejor opción.

Ajústese a los Cambios de Su Cuerpo

A medida que el bebé crece, el útero también crece. Y, aunque lo grande es hermoso, puede ser muy incómodo también. Es posible que note que su útero empuja sus costillas hacia arriba, y a veces siente pataditas en un lugar específico —que probablemente es donde están las extremidades del bebé, ya sean los pies o los brazos. Y, si está embarazada con mellizos (o más), la incomodidad, por supuesto, es mayor. Las mujeres que esperan mellizos quizás sientan que un bebé se mueve más que el otro, lo que generalmente se debe a la posición de los bebés (una posición se siente más que la otra). Ya sea que tenga uno, dos o más bebés dentro de usted, notará que moverse de un lado para otro como acostumbraba a hacerlo, se vuelve más y más difícil a medida que se pone más grande.

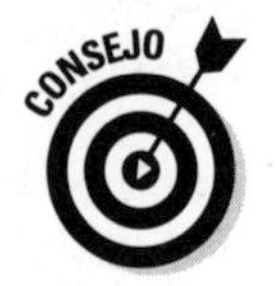

Si le es difícil levantarse después de haber estado acostada de espalda, y no hay nadie cerca para ayudarla, pruebe volteándose sobre un costado primero y, luego, apoyándose en las manos empújese para sentarse (vea la Figura 7-2).

Accidentes y caídas

El estar embarazada puede que la haga ser más cuidadosa ante riesgos que saltan a la vista, pero esto no la previene de la posibilidad de tropezarse o de tener otros accidentes de vez en cuando.

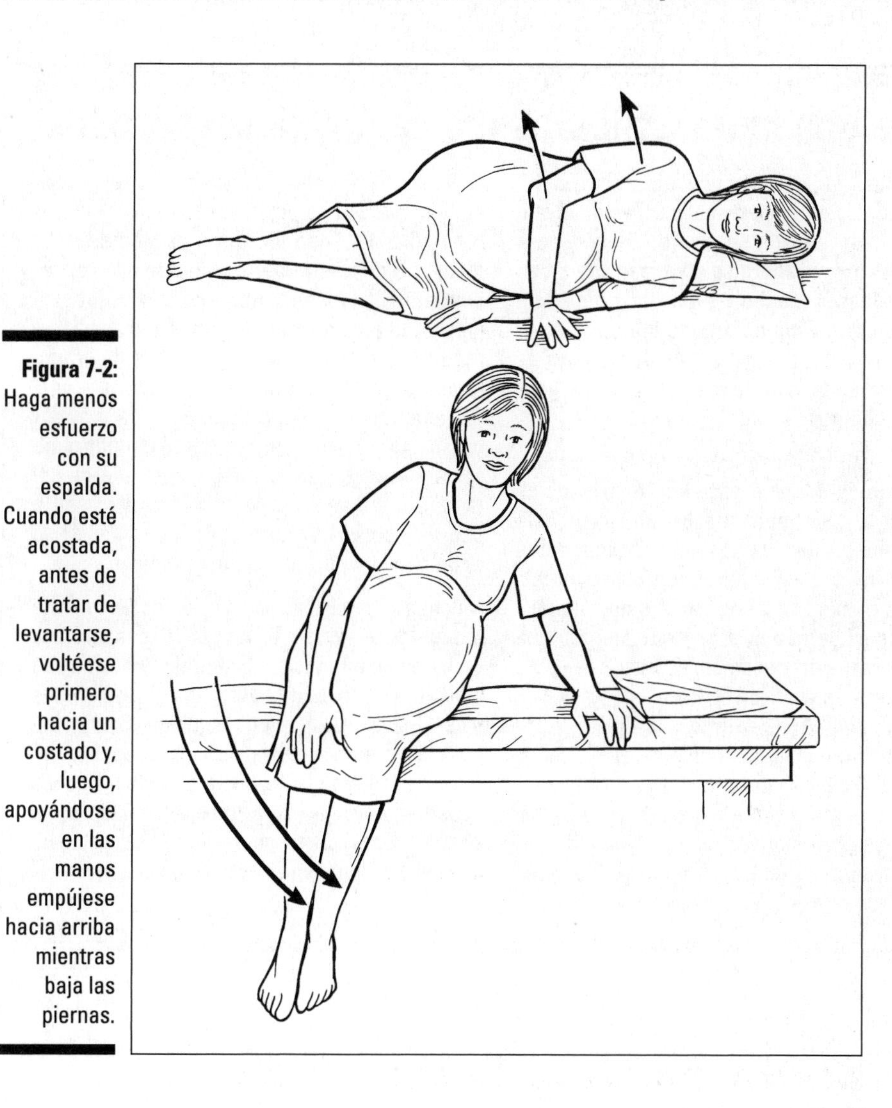

Figura 7-2: Haga menos esfuerzo con su espalda. Cuando esté acostada, antes de tratar de levantarse, voltéese primero hacia un costado y, luego, apoyándose en las manos empújese hacia arriba mientras baja las piernas.

Si se cae, no se preocupe. Hay buenas posibilidades de que el bebé permanezca bien protegido dentro de su útero y en la bolsa del líquido amniótico, que es un cojín excelente y natural. Pero para más tranquilidad, comuníqueselo al médico. Él puede pedirle que vaya al consultorio para comprobar que su bebé está bien.

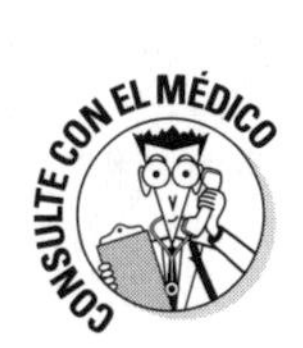

Si después de una caída, usted siente un intenso dolor abdominal o contracciones, hemorragia o pérdida del líquido amniótico, o si nota una disminución en los movimientos del bebé, llame al médico inmediatamente. Si la caída o la lesión consisten en un golpe directo a su útero (por ejemplo, el volante del auto golpea su vientre en un accidente automovilístico), su médico probablemente querrá observar al bebé por cierto tiempo.

Para una mujer embarazada no hay desconocidos

Es posible que descubra que, de pronto, se ha convertido en propiedad pública. Personas que nunca vio en su vida se sienten inclinados a poner sus manos sobre su abdomen y le dicen que se alegran mucho de que vaya tener un bebé. Aunque algunas futuras madres consideran que esta clase de comportamiento es tierno y simpático, otras lo consideran vergonzante e incómodo.

Mucha gente considera que es también un perfecto acto de cortesía comentar acerca de su apariencia. Le pueden decir que usted está demasiado gorda o demasiado delgada, o que lleva al bebé a lo ancho o en sus caderas. También quizás comenten que si esto o aquello son señales de que el bebé es un nené o una nena. A lo mejor exclaman: "¡Dios mío, usted debe ya estar a punto de estallar!", o "¡Dios mío, estás enorme!" Trate, en lo posible, de no prestar atención a lo que la gente le dice. Sin duda, el mejor de todos los consejos que podemos ofrecerle es que no deje que la gente la vuelva loca. Todos pueden tener las mejores intenciones, pero muy pocas veces se dan cuenta de cómo esas palabras resuenan en sus oídos.

Nosotros siempre les pedimos a nuestras pacientes que nos digan si tienen algo que les preocupa. Por eso, no dude en decirle a su médico o a la enfermera, si lo que oye le preocupa. Pero también recuerde lo que sabe: si alguien le dice que se ve demasiado pequeña, recuerde que si ha tenido un ecosonograma recientemente y el tamaño de su feto era perfectamente normal, no tiene por qué preocuparse. Si no ha tenido un ecosonograma recientemente y se siente inquieta acerca del tamaño del bebé, hable con el médico sobre eso. Él le podrá asegurar que las medidas de su abdomen son perfectamente normales.

Muchas mujeres se sienten obligadas a contarle todas las historias terribles de sus propios embarazos, o todas las historias de horror que ellas han escuchado sobre embarazos en sus vidas. Si les presta mucha atención, todo lo que hará es ponerse nerviosa y preocuparse sin necesidad. Por lo tanto, con amabilidad, dígale a esas personas que usted prefiere no oír lo que les pasó a ellas (excepto, por supuesto, si a usted no le importa escuchar estos tipos de historias).

Contracciones de Braxton-Hicks (parto falso)

Cerca del final del segundo trimestre o al comienzo del tercer trimestre, de vez en cuando, su útero se torna duro momentáneamente o se siente como si se estuviera formando una bola. Lo más probable es que esté sintiendo las contracciones de Braxton-Hicks. Éstas no son como las contracciones que se tienen antes del parto; ellas son más como contracciones de práctica para lo que viene.

Las contracciones de Braxton-Hicks generalmente no son dolorosas, pero a veces son incómodas y pueden ocurrir con más frecuencia cuando usted está activa y, desaparecen cuando descansa. Las mujeres que ya han tenido hijos generalmente notan más las contracciones de Braxton-Hicks. Quizás usted tenga dificultad en diferenciar las contracciones de Braxton-Hicks de los movimientos del bebé, especialmente si éste es su primer embarazo. Otras veces las contracciones de Braxton-Hicks pueden ser molestosas e indicar un parto falso.

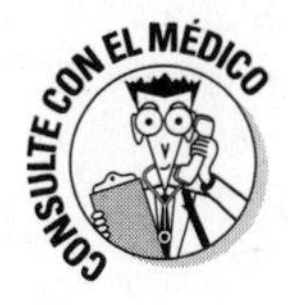

Si tiene menos de 36 semanas de embarazo y tiene contracciones que son persistentes, regulares y cada vez más dolorosas, llame a su médico para asegurarse de que no se trata de un parto prematuro.

Síndrome del túnel carpiano

Si siente sus dedos y muñecas adormecidas, o siente un cosquilleo o le duelen, probablemente son síntomas del *síndrome del túnel carpiano.* Esto ocurre cuando la inflamación en las muñecas presiona *el nervio mediano*, el cual pasa a través del *túnel carpiano* de la muñeca a la mano. Esto puede pasar en una o en ambas manos, y el dolor puede empeorarse por la noche o al despertarse.

Si el síndrome del túnel carpiano es persistente o molestoso, consulte con el médico. El utilizar las tablillas para las muñecas que venden en algunas farmacias o tiendas que venden productos médicos, pueden aliviar las molestias. En lo posible, no pierda el ánimo si no parece mejorarse, porque normalmente se mejorará (frecuentemente de inmediato) después del parto.

La fatiga

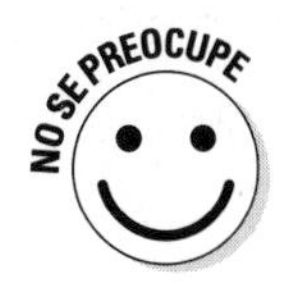

La fatiga que sintió al principio del embarazo puede sentirse de nuevo en el tercer trimestre. Puede que sienta que todo lo hace más lentamente, y se siente cansada todo el tiempo y que lleva más peso; casi nunca se siente cómoda y, quizás, sienta que no puede hacer todo lo que necesita hacer. Las mujeres se dan cuenta que con el segundo o tercer embarazo se sienten más cansadas que con el primero; esto también se debe a que tienen que cuidar a uno o más niños mayorcitos.

Trate de ser realista acerca de lo que puede hacer y no se sienta culpable por no poder hacerlo todo. Nadie espera que sea la mujer invencible. Tome tiempo para sí misma y descanse todo lo que pueda. Delegue los quehaceres. Siempre que le sea posible, permita que otras personas la ayuden a realizar las tareas del hogar y, también, otras responsabilidades. Aproveche lo mejor que pueda los momentos de tranquilidad. Descanse lo más que pueda ahora, porque ¡después del nacimiento, el trabajo se multiplica!

Las hemorroides

Nadie quiere hablar de esto, pero las hemorroides —venas dilatadas e hinchadas alrededor del recto— son un problema común en las mujeres embarazadas. Son, en efecto, várices del recto (hablaremos de várices más adelante en esta sección). El útero causa hemorroides al presionar los vasos sanguíneos principales, haciendo que se acumule la sangre en ellos, lo que finalmente ocasiona que las venas se hinchen y se agranden. La hormona progesterona relaja las venas, permitiendo que se hinchen más. El estreñimiento empeora las hemorroides. El hacer esfuerzo y pujar fuertemente durante la evacuación pone más presión en los vasos sanguíneos, haciendo que se agranden y, posiblemente, que sobresalgan del recto.

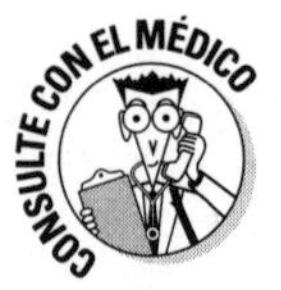

Las hemorroides a veces sangran. Esta pérdida de sangre no pone en peligro el embarazo, pero si ocurre con frecuencia consulte con el médico y, posiblemente, vea a un proctólogo o a un cirujano general. Si las hemorroides llegan a ser muy dolorosas, quizás deba preguntar si necesita un tratamiento. Mientras tanto, pruebe lo siguiente:

- **Evite estar estreñida (vea el Capítulo 5).** El hacer esfuerzo para expulsar el excremento duro empeora las hemorroides.
- **Haga ejercicios.** El movimiento aumenta la motilidad intestinal, evitando así que el excremento se ponga demasiado duro.
- **En lo posible evite estar de pie.** El hacer esto disminuye la presión extra en sus venas.
- **Utilice los medicamentos que se venden sin receta médica, como *Preparation H* o Anusol.** Muchas mujeres sienten alivio con estas medicinas.
- **Tome baños tibios dos o tres veces al día.** El remojarse en agua tibia ayuda a reducir los espasmos musculares que frecuentemente producen dolor.
- **Use pañitos para las hemorroides que se venden sin receta (como *Tucks*), o los pañitos refrescantes de hamamelis, para limpiar y medicar el área.** Estos pañitos a menudo disminuyen el dolor y dan una sensación de frescura y suavidad.

Pujar durante la segunda etapa del trabajo de parto empeora las hemorroides o hace que aparezcan donde antes no habían. Pero, la mayoría de las veces, las hemorroides desaparecen después del parto.

El insomnio

Durante las últimas semanas del embarazo, muchas mujeres tienen dificultades para dormir. No es fácil encontrar una posición cómoda cuando está en el octavo mes. Se siente como si fuera una ballena varada en la playa. Levantarse cinco veces por las noches para ir al baño no ayuda tampoco. Sin embargo, puede que encuentre alivio con alguna de las siguientes sugerencias:

- **Beba leche tibia con miel.** Cuando se calienta la leche, ésta libera *triptófano*, un aminoácido natural que produce somnolencia; la miel provoca la producción de insulina que también la hace sentirse somnolienta.
- **Haga ejercicios durante el día.** La actividad la ayuda a cansarse, lo que significa que se dormirá más pronto.
- **Acuéstese un poco más tarde de lo normal.** Pasará menos tiempo *tratando* de dormirse.
- **No beba líquidos después de las 6 de la tarde.** Sin embargo, no los limite tanto como para deshidratarse.
- **Invierta en una almohada para el cuerpo.** Puede ponerla alrededor de su cuerpo en varios lugares, para que le sea más fácil encontrar una posición cómoda. Las venden en casi todas las tiendas grandes.
- **Tome un baño tibio y relajante antes de acostarse.** Muchas mujeres dicen que el baño las ayuda a sentirse somnolientas.

Cuando siente que el bebé "se encaja"

En el mes del parto, la mujer puede notar que siente su vientre más bajo y que de pronto le es más fácil respirar. Esta sensación se debe al hecho de que el bebé *ha encajado o bajado*, o descendido a la parte baja de la pelvis. Este movimiento también se llama *aligeramiento*. Típicamente ocurre dos o tres semanas antes del parto en las mujeres que esperan su primer bebé. En aquéllas que han tenido hijos antes, es posible que el bebé no encaje sino hasta el mismo momento del parto.

Cuando ocurre este descenso, quizás sienta que de repente se siente mucho más cómoda. Su útero ya no presiona el diafragma o el estómago tanto como antes, por eso es más fácil respirar y la acidez estomacal puede mejorar. Al mismo tiempo, sin embargo, puede sentir una mayor presión en el área vaginal y muchas mujeres sienten algo bien pesado allí. Algunas mujeres reportan una sensación extraña, una puntada aguda cuando la cabeza del bebé se mueve y presiona la vejiga y la base de la pelvis.

También es posible que no note que ha bajado. Durante la consulta prenatal, el médico puede detectar, por medio de un examen externo o interno, hasta dónde ha bajado la cabeza del bebé y si está encajada, es decir, que ha alcanzado el nivel de las *espinas isquiáticas*, que son unos huesos en la pelvis que sirven como guía durante el parto y que pueden sentirse durante un examen interno (vea la Figura 7-3).

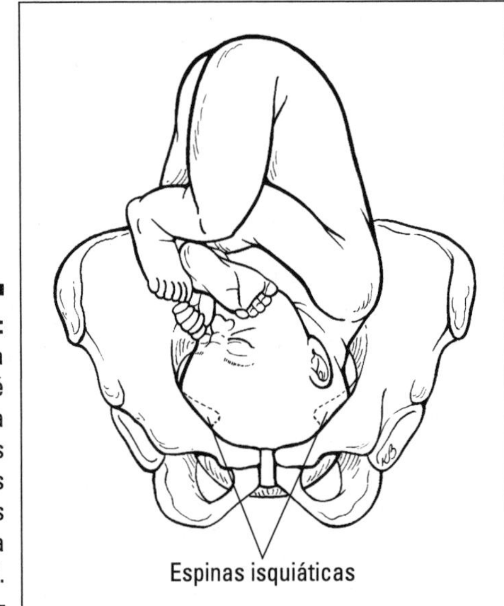

Figura 7-3: La cabeza del bebé baja hasta las espinas isquiáticas de la pelvis y se encaja allí.

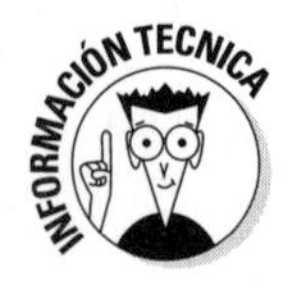

Cuando la cabeza del bebé está a este nivel, está en *la estación cero*. La mayoría de los médicos dividen la pelvis en estaciones descendientes de -5 a +5 (aunque algunos usan de -3 a +3). Con frecuencia al comienzo del parto, la cabeza puede estar en la estación -4 ó -5 (más bien alta y a veces llamada *flotante*, porque la cabeza fetal todavía está flotando en la cavidad amniótica). Las contracciones continúan hasta que la cabeza desciende completamente a +5, cuando el parto está a punto de comenzar.

Si la cabeza del bebé se encaja antes del parto, es más probable que dé a luz vaginalmente, aunque, obviamente no hay garantía de que sea así. Igualmente, aunque una cabeza *flotante* no es el sueño de todos los obstetras, no significa tampoco que no tendrá un parto completamente normal.

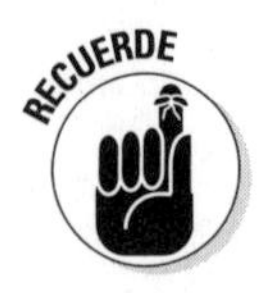

Si éste es su segundo o tercer parto, la cabeza de este bebé puede no estar en la posición sino hasta bien avanzado el parto.

Erupciones y prurito durante el embarazo

Las mujeres embarazadas pueden padecer de las mismas erupciones cutáneas que las que no lo están. Sin embargo, hay un tipo de erupción cutánea que sólo ocurre durante el embarazo. Se llama *Pápulas y placas urticariformes pruriginosas del embarazo* o PPUPE. Suena peor de lo que realmente es porque solamente es una molestia que puede causar una intensa comezón (prurito o picazón) y que ocurre más frecuentemente en las primerizas y en mujeres que esperan mellizos o más (cuantos más fetos hay, más es la probabilidad de tenerla).

Las PPUPE también tienden a aparecer hacia el final del embarazo y se caracterizan por erupciones de pigmentos rojos que aparecen primero en las estrías del abdomen y pueden extenderse a otras áreas del mismo, a las piernas, a los brazos, al pecho y a la espalda. Casi nunca se extienden a la cara. (Gracias a Dios por estos pequeños detalles.) La buena noticia es que este problema no presenta ningún riesgo para el bebé. Pero si usted desarrolla esta erupción, su médico quizás le recomiende que se haga unos análisis de sangre para asegurarse de que no estén presentes otros síntomas que están vinculados a la comezón.

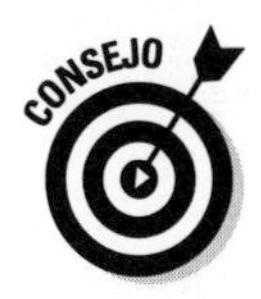

La única prueba infalible conocida que hace desaparecer la urticaria del embarazo es el parto. Algunas mujeres nos dicen que el prurito (comezón) desaparece en unas pocas horas después del parto. Si faltan unas semanas para el parto, tomar un baño de avena alivia muchas veces (el producto *Aveeno* es una buena opción.) Las lociones para la piel que contienen Benadryl también ayudan, pero estos productos a veces resecan la piel, lo que empeora la comezón. Algunas mujeres se alivian tomando Benadryl en pastillas, pero consulte con el médico antes de hacerlo. Asimismo, en algunos casos graves (que son raros), el médico puede recetar el uso de esteroides por un corto tiempo.

Aun si no tiene urticaria, es posible que tenga mucha comezón, especialmente donde se encuentran las estrías. Esta comezón es muy común y normalmente se debe a que su piel se distiende a medida que el bebé crece.

Casi un 2 por ciento de las mujeres embarazadas desarrolla *colestasia del embarazo*, que es un trastorno donde el aumento de los ácidos biliares en la sangre causa la comezón. Si ésta es leve, puede tratarla con humectantes para la piel, medicamentos tópicos para la picazón o antihistamínicos orales como Benadryl. Si el prurito es grave, su médico puede recomendar medicamentos orales que ayudan a limpiar los ácidos biliares del torrente sanguíneo. Algunos estudios han indicado que se debe supervisar al bebé por medio de exámenes sin riesgos (vea el Capítulo 8) cuando la madre padece de este trastorno, porque está relacionado con un mayor riesgo de complicaciones. La picazón desaparece poco después del parto, pero la condición puede aparecer otra vez en embarazos venideros.

Preparación para la lactancia

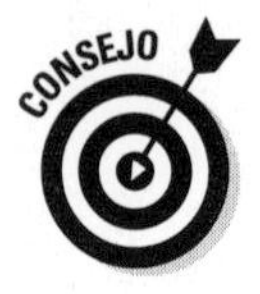

Si usted está planificando amamantar a su bebé, puede tomar ciertas medidas de precaución para preparar el área alrededor de los pezones haciéndola más resistente, lo cual puede ayudarla a prevenir que se agrieten y se formen lesiones cuando esté amamantando al bebé. Como los pezones agrietados son dolorosos, el prepararlos le ayudará a sentir menos molestia de la que podría tener. Puede probar sobándolos, dándoles masajes suaves entre sus dedos o exponiéndolos al aire fresco; puede frotarlos delicadamente con una toallita o usar un sostén de lactancia, con la abertura de la copa hacia abajo para que ellos se rocen con la ropa. Las cremas o aceites no permiten que la piel sea más resistente, por lo tanto, no los use en los pezones.

Algunas mujeres se preocupan porque creen no tener el tipo de senos apropiados para la lactancia, pero ninguna forma de seno es mejor que otra. Todo tipo de senos, grandes o pequeños, pueden producir la leche adecuada. Algunas mujeres con pezones chatos o hundidos pueden facilitar el acto de amamantar si se dan masajes para sacar los pezones, haciendo que sobresalgan más. (Vea el Capítulo 13.) Algunas tiendas de artículos de maternidad o para bebés venden unas copas especiales que sacan el pezón —también conocidas como ventosas lácteas— que usan la succión para ayudar a sacar más los pezones.

Muchas mujeres notan, desde el comienzo del embarazo, que sus pechos a veces segregan una sustancia amarillenta. Este líquido se llama *calostro* y es lo que el recién nacido succiona y come en sus primeros días de vida antes de que salga la leche verdadera. El calostro tiene un contenido más alto de proteína y más bajo de grasa que la leche; pero, lo más importante es que contiene anticuerpos de su sistema inmunológico que protegen a su bebé contra ciertas infecciones hasta que el sistema inmune del bebé madure y se haga cargo de esas funciones.

No se preocupe si no produce calostro durante el embarazo; esto no quiere decir que no va a producir la leche adecuada. Cada mujer es diferente y algunas secretan durante el embarazo y otras no.

Ciática

Algunas mujeres sienten un dolor que va desde la parte baja de la espalda (la región lumbar), pasa por las nalgas y baja por una de las piernas. Este dolor —o lo que es menos común: la falta de sensación— se conoce como *ciática*, que se debe a la presión sobre el nervio ciático, un nervio principal que se ramifica desde su espalda, pasa por la pelvis y las caderas, y baja por las piernas. Los casos más leves se pueden mejorar si descansa en cama (muévase de lado a lado para encontrar la posición más cómoda), si se da baños tibios o con compresas calientes aplicadas en las áreas dolorosas. Si usted padece un caso grave, puede necesitar un descanso prolongado en cama o ejercicios especiales, por lo tanto, consulte con su médico.

Dificultad para respirar

A lo mejor descubre que a medida que avanza el embarazo, tiene más dificultad para respirar. La hormona progesterona afecta el centro respiratorio central y puede causar estas sensaciones de falta de respiración. Además, a medida que su útero se agranda, empuja su diafragma hacia arriba y sus pulmones tienen menos espacio para expandirse normalmente.

(Cuando Joanne estaba embarazada con su segundo hijo, le faltaba el aire a tal punto que los únicos libros que podía leerle a su hija eran los que tenían oraciones muy cortas. Los libros de la serie "Dr. Seuss" tuvieron que quedarse "sentados" en el estante hasta después del parto.)

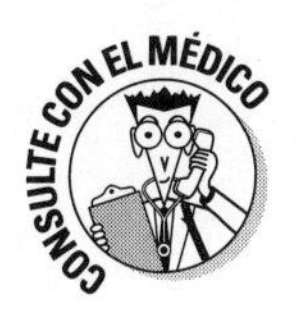

En la mayoría de los casos, la dificultad para respirar es totalmente normal. Pero si se presenta de repente, y con dolor en el pecho, consulte con el médico.

Las estrías

Las estrías son casi una parte inevitable del embarazo, aunque algunas mujeres logran evitarlas. Su piel se estira para acomodar el útero que se agranda y el peso que aumenta, causando las estrías. Algunas mujeres probablemente también tienen una predisposición genética hacia las estrías. Las marcas aparecen típicamente como depresiones irregulares de color rosado o rojizo sobre el abdomen y los senos, para luego aclarase a un tono plateado grisáceo o blanco unos meses después del parto. El color exacto de las estrías depende del color de su piel. Por ejemplo, son más marrones en las mujeres de piel oscura.

Ninguna crema o ungüento son completamente efectivos en la prevención de las estrías. Mucha gente piensa que frotándose el abdomen con un aceite de vitamina E previene las estrías o hace que desaparezcan más rápidamente, pero nunca se ha probado científicamente la efectividad de la misma. Lo mejor que puede hacer es evitar el aumento excesivo de peso y hacer ejercicios regularmente para mantener el tono muscular, lo cual disminuye la presión del útero sobre la superficie de la piel.

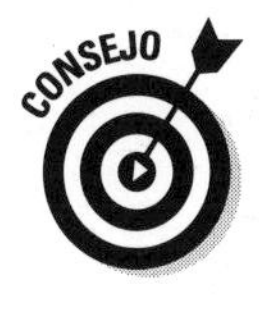

Recientemente, algunos dermatólogos han comenzado a ofrecer un procedimiento especial de rayo láser que puede ayudar a reducir las estrías después de dar a luz. También, algunos aconsejan el uso de una crema que contenga ácido retinoico para tratar las estrías después del parto. Si sus estrías son especialmente visibles, consulte con un dermatólogo varios meses después del parto.

Hinchazón

La hinchazón (también llamada edema) de las manos y las piernas es muy común en el tercer trimestre. Ocurre con más frecuencia después que usted ha estado de pie por cierto tiempo, pero puede aparecer en cualquier momento del día. La hinchazón tiende a ser más común cuando hace calor.

Contrario a la creencia popular, no hay datos que indiquen que disminuyendo el consumo de sal o bebiendo mucha agua prevengan el edema o hagan que desaparezca.

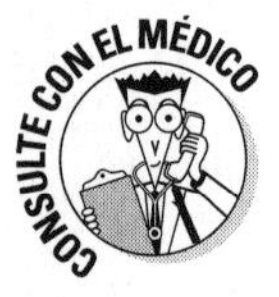

Aunque la hinchazón es un síntoma normal del embarazo, en ocasiones puede ser la señal de preeclampsia (vea el Capítulo 15). Si nota un aumento repentino de hinchazón o de peso —5 libras o más en una semana— o si la hinchazón viene acompañada con dolores de cabeza intensos o dolor abdominal en el lado derecho, póngase de inmediato en contacto con su médico.

Para la hinchazón común, pruebe lo siguiente:

- Ponga las piernas en alto cuando le sea posible.
- Permanezca en lugares abiertos y frescos.
- Use pantimedias de soporte o medias que no compriman alrededor de las rodillas.
- Cuando esté en cama, no se acueste de espalda; trate de hacerlo sobre un costado.

Incontinencia urinaria por estrés

El escape de un poco de orina cuando tose, se ríe o estornuda no es raro cuando está embarazada. Este tipo de *incontinencia urinaria por estrés* ocurre porque el aumento de peso de su útero presiona la vejiga. El relajamiento de los músculos de la base de la pelvis intensifica el problema durante la última parte del segundo trimestre y en el tercer trimestre. Y, a veces, el bebé puede darle una patadita rápida a la vejiga y causar el escape de orina. Los *ejercicios de Kegel* —en los que repetidamente usted contrae los músculos de la base de la pelvis como si estuviera tratando con fuerza de no orinar— pueden prevenir o disminuir bastante el problema. (Vea el Capítulo 12.) Algunas mujeres continúan teniendo un poco de incontinencia urinaria por estrés aún después del parto, pero generalmente desaparece después de 6 a 12 meses.

Si tuvo un trabajo de parto difícil, durante el cual pujó por mucho tiempo, o si tuvo un bebé grande, la incontinencia por estrés es posible que no desaparezca completamente. Espere por lo menos seis meses para ver si desaparece. Después de ese tiempo, consulte con el médico para ver qué se puede hacer.

Várices

Es posible que note que de pronto han aparecido pequeños mapas de carreteras en la parte inferior de sus piernas (y a veces en sus partes privadas). Estas líneas son venas dilatadas, llamadas *várices*. La presión del útero sobre las venas principales —la *vena cava inferior*, la vena que devuelve la sangre al corazón— y, especialmente, sobre las venas de la pelvis, es lo que da origen a las várices. Asimismo, el embarazo causa que el tejido muscular dentro de las venas se relaje y que la cantidad de sangre aumente, agrandando el problema. Las mujeres de piel blanca o con várices en la familia tienen más tendencia a tenerlas. A menudo, las carreteras de color violeta azulado desaparecen después del parto, pero a veces, no completamente. En la mayoría de los casos estas várices son indoloras, pero algunas veces pueden producir molestias o dolor.

En casos muy raros, un coágulo de sangre se desarrolla en estas venas superficiales de las piernas. Esta condición, llamada *tromboflebitis superficial*, no es un problema serio y se consiguen excelentes resultados con descanso, elevación de las piernas, compresas calientes y el uso de medias especiales. Pero un coágulo que se forma en las venas más profundas es más grave (vea el Capítulo 16 para más información sobre *la trombosis en venas profundas*).

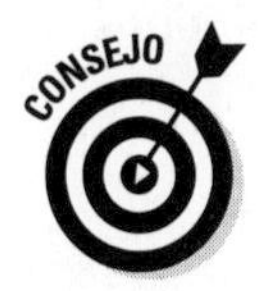

Usted no puede prevenir las várices porque no puede cambiar su herencia, pero sí puede reducir la cantidad y el peligro que representan si sigue los siguientes consejos:

- Evite estar de pie por mucho tiempo.
- Evite usar ropa que comprima mucho un área alrededor de su pierna, por ejemplo: calcetines con un elástico muy apretado.
- Si no puede moverse frecuentemente, mueva las piernas de vez en cuando para estimular la circulación.
- Mantenga las piernas elevadas cada vez que pueda.
- Use medias de soporte o hable con su médico para que le recete medias de compresión graduada.

Pensar Más y Más en el Trabajo de Parto

Hacia el final del tercer trimestre es probable que esté pensando más y más en el parto, y se imagine cómo va a ser. Muchas de nuestras pacientes quieren saber cuándo va a comenzar el trabajo de parto y si pueden, de alguna manera, influir en el momento de éste, o si pueden adelantarlo. En esta sección le damos respuestas a algunas de estas preguntas que son, en cierto modo, algo complicadas.

Determinación del momento exacto del trabajo de parto

¿Cuándo voy a tener el bebé? Oímos esta pregunta con mucha frecuencia a medida que se acerca la fecha del parto. Nos gustaría tener una forma exacta de saberlo, pero ni siquiera una bola de cristal nos puede ayudar a ver la fecha exacta. Algunas veces, una mujer con un cérvix largo y cerrado comienza el trabajo de parto incluso antes de las 12 horas de haberse realizado un examen interno, mientras que otras ¡pueden caminar semanas con un cérvix dilatado hasta 3 centímetros!. Algunos señales de que algo va a suceder son la pérdida del *tapón mucoso* (no es realmente un tapón, sino una sustancia mucosa espesa producida en el cérvix), la expulsión de *muestras mucosas con sangre* (un flujo mucoso y con sangre), la frecuencia de las contracciones de Braxton-Hicks y diarrea. Pero, ninguna de esas señales es una señal segura. La pérdida del tapón mucoso o una muestra de flujo sanguinolento pueden ocurrir por horas, días o semanas antes del trabajo de parto o, en algunos casos, no ocurre nada. Esta falta de predicción puede aumentar su ansiedad, pero también hace que el proceso sea más emocionante.

Las mujeres han probado toda clase de trucos para ayudarse a inducir el parto (comida china, enemas, sexo y té de frambuesa, para mencionar unos pocos), pero nada, excepto la inducción médica, ha dado resultados.

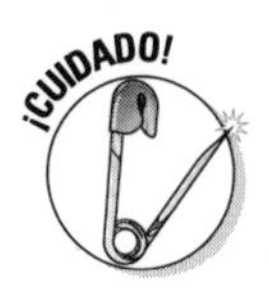

El frotar o dar masajes a los pezones vigorosamente puede causar contracciones, pero no debe hacerse en casa porque puede conducir a una estimulación excesiva del útero (es decir, tener contracciones muy frecuentes), lo cual no es bueno para usted o su bebé. De cualquier manera, no es un método seguro porque generalmente tan pronto como la estimulación de los pezones cesa, cesan las contracciones.

El uso del masaje perineal

En los últimos años, el masaje perineal ha generado muchísimo interés. Este proceso consiste en usar un aceite o crema en el periné (el área entre la vagina y el recto) y darle masajes en preparación para el parto. Y, aunque las investigaciones muestran que esta estimulación disminuye la necesidad de una *episiotomía* —que es un corte del perineo que agranda el área para que el bebé salga durante el parto; vea el Capítulo 10— o de laceraciones, el número de casos en los que se ha observado una diferencia notable no es muy grande. Pero no hay peligro si quiere hacerlo. Si cree que el masaje perineal puede ayudarla, y no le incomoda, hágaselo.

Las madres embarazadas preguntan . . .

P: ¿Debo almacenar la sangre del cordón umbilical de mi bebé?

R: La sangre del cordón umbilical se almacena a veces porque contiene células madres, que se pueden usar para tratar una variedad de trastornos de la sangre, tales como la leucemia y algunas formas graves de anemia. Recientemente, el guardar la sangre del cordón umbilical de su bebé para su uso futuro es algo nuevo, pero ya tiene uso comercial. Como esto es relativamente nuevo, no está claro en la actualidad de qué manera sería útil tener bancos de esta sangre y, además, si se justifican los costos.

Si usted está considerando almacenar en un banco la sangre del cordón umbilical, éste es el momento de buscar las opciones que existen, y, si así lo decide, haga los arreglos adecuados con una agencia especializada. También, como ahora algunos hospitales tienen sus propios programas para el almacenaje de la sangre del cordón umbilical, averigüe si el hospital donde va a tener el bebé ofrece este servicio.

La Marcha por la Curva Final: Las Consultas Prenatales en el Tercer Trimestre

Entre las semanas 28 y la 36, su médico probablemente quiera verla cada dos o tres semanas y luego, semanalmente a medida que se va acercando la fecha del parto. El médico realizará las medidas de rutina: la presión arterial, el peso, el ritmo cardíaco fetal, la altura uterina y el examen de orina. Estas consultas son también un momento oportuno para hablar con él de temas relacionados con el trabajo de parto y el parto.

Si el parto no se presenta para la fecha prevista, el médico quizás quiera hacerle pruebas sin estrés (vea el Capítulo 8 para más detalles). Estas pruebas evalúan el bienestar del bebé. Después de la semana 40 a la 41, el funcionamiento de la placenta y del líquido amniótico puede disminuir, por lo que es importante asegurarse de que ellos permanezcan en los niveles adecuados para mantener el embarazo. Para la semana 42, muchos médicos recomiendan inducir el parto (vea el Capítulo 9) porque el riesgo de problemas para el bebé aumenta considerablemente después de este tiempo.

Clases de Preparación para el Parto

Las clases de preparación para el parto (o prenatales) han cambiado significativamente la experiencia de la mujer sobre el trabajo de parto y el parto. Hoy en día, la experiencia de dar a luz es completamente distinta a como era el siglo pasado. Antes, las mujeres eran anestesiadas para el parto, quedando completamente dormidas y, el único trabajo que el padre hacía era caminar ansiosamente en la sala de espera —así como se vio en uno de los episodios de *Yo Quiero a Lucy*, en donde Ricky Ricardo esperaba ansiosamente la llegada de su hijo Ricardito. Actualmente, una gran mayoría de padres primerizos asisten a clases prenatales. Estos futuros padres aprenden técnicas de respiración, relajamiento y cómo dar masajes —para aliviar el miedo, la ansiedad e incluso el dolor asociado con el trabajo de parto de su pareja.

El mayor beneficio de las clases prenatales es probablemente la oportunidad que da para saber qué esperar durante el trabajo de parto; asimismo, sabemos que un poco de conocimiento ayuda mucho a reducir la ansiedad y el temor que se tiene acerca de este gran acontecimiento. Otros beneficios de las clases son:

- **Involucra al futuro padre en el proceso del embarazo.** Si el futuro papá no puede acompañar a la madre a todas las consultas prenatales, una clase puede ofrecer la mejor oportunidad para que él (o ella) descubra lo que les espera a los dos y puedan hacer preguntas.
- **Oportunidad para conocer a otros futuros padres.** Les permite conocer a otros futuros padres, hacerse amigos y, quizás, encontrar compañeros de juego para el bebé.
- **Visitar el hospital o clínica donde planifican tener al bebé.** El ver dónde va a acontecer todo es a menudo muy útil. (Si su clase no incluye una visita al hospital, pídale a su médico que arregle una para ustedes).
- **Respuestas a las preguntas que surgen entre las consultas prenatales.** Es probable que se le ocurran preguntas justo después de salir del consultorio médico.

La mayoría de las parejas piensan que las clases prenatales son de gran ayuda. Lamaze y Bradley son dos de las técnicas más populares y ellas se enfocan en métodos de respiración y relajación para reducir el dolor durante el trabajo de parto. Puede que conozcan a un instructor muy dogmático o crítico o que su filosofía sea una con la que ustedes o su médico no estén de acuerdo.

Cómo usar la ayuda de una *doula* en el embarazo

Una *doula* es una profesional que ha recibido entrenamiento especial en cómo dar apoyo emocional y educativo a las mujeres (o parejas) durante el embarazo. Ellas también se llaman *ayudantes del embarazo* o *asistentes del nacimiento*. Las *doulas* no deberían tomar decisiones médicas acerca del embarazo o del trabajo de parto, sino proveerle información acerca del proceso del embarazo, del trabajo de parto y del parto mismo. Una *doula* generalmente la acompaña al hospital y la ayuda a controlar sus emociones durante el trabajo de parto, y, también, puede complementar el apoyo que usted recibe de su pareja o hacerlo sola si su pareja no puede tolerar todo el proceso.

Si decide emplear a una doula (la mayoría de la gente no lo hace), al principio de la entrevista, conversen los pormenores para asegurarse de que todos los involucrados en el proceso del nacimiento sepan lo que tienen que hacer. De esta forma, su pareja sentirá que forma parte del proceso también. Igualmente, déjeles saber que usted quiere que su médico tome las decisiones necesarias y no la doula.

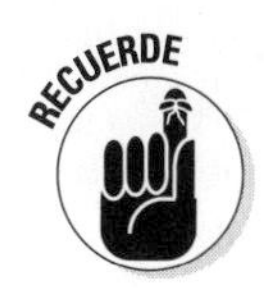

No tienen que creer todo lo que oyen en la clase prenatal. Si usted planifica usar medicinas o anestesia para reducir el dolor del trabajo de parto, y el instructor le dice que todos esos medicamentos son diabólicos, no se sienta obligada a aceptar ese punto de vista. No es ninguna hazaña convertirse en mártir durante el trabajo de parto. Sólo trate de averiguar en la clase lo que pueda serle útil y tome el resto con calma. Al final de cuentas, éste es su parto, y necesita hacer lo que la haga sentirse bien.

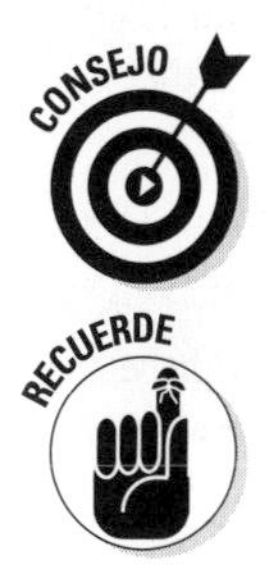

Si decide tomar una clase prenatal, asegúrese de que la que elige provee información confiable y correcta. Pídale al médico que le recomiende una, o pregúntele a sus amigos que las han tomado antes.

Las clases prenatales no son para todo el mundo. Algunas mujeres piensan que estar informadas de todo lo que les espera solamente aumenta su nerviosidad —y ésta es una razón válida. Cada mujer debe tomar su propia decisión de si quiere asistir a una clase o no.

Reconozca los Motivos de Preocupación

Durante los últimos meses y semanas del embarazo, usted ve al médico con más frecuencia que antes. Y, aún con estas visitas frecuentes, entre consulta y consulta, puede tener ciertas preguntas y problemas. Todo comienza a intensificarse, en su cuerpo y en el del bebé, durante las últimas etapas del tercer trimestre en preparación para el nacimiento. He aquí algunas de las señales claves que pueden llevarla a llamar a su médico.

Sangramientos

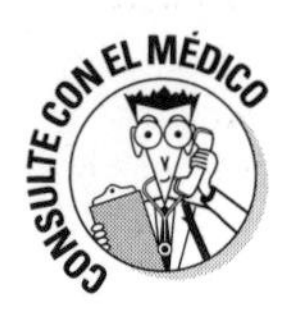

Si usted comienza a sangrar profusamente, comuníqueselo de inmediato al médico. Algunas pérdidas de sangre que ocurren en el tercer trimestre no son peligrosas ni para usted ni para el bebé, pero otras pérdidas pueden ocasionar complicaciones graves. Es recomendable que vea al médico para asegurarse de que todo esté bien. Las posibles causas de las hemorragias en el tercer trimestre pueden ser:

- Un trabajo de parto prematuro.
- Inflamación o irritación del cérvix, o la ruptura de vasos sanguíneos superficiales del cérvix que no representa peligro; ellas pueden ser provocadas por el coito o después de un examen pélvico.
- Una placenta previa (vea el Capítulo 15) o placenta baja (localizada sobre o cerca del cuello uterino).
- Separación de la placenta o desprendimiento prematuro de la placenta (vea el Capítulo 15).
- Sangrado con mucus (vea el Capítulo 9). La pérdida de sangre aquí es normalmente menor que la que usted ve durante una menstruación normal y, frecuentemente, está mezclada con una sustancia mucosa.

Presentación podálica

El bebé está en la posición llamada podálica (o de nalgas) cuando sus nalgas o piernas están abajo, hacia el cérvix. La presentación podálica ocurre en un 3 o 4 por ciento de los nacimientos de un solo bebé. El riesgo de que una mujer tenga un parto con presentación podálica o de nalgas disminuye cuanto más adelantado esté el embarazo. (La incidencia es del 24 por ciento entre las semanas 18 y 22, pero solamente es de un 8 por ciento entre las semanas 28 y 30. Para la semana 34, la probabilidad baja al 7 por ciento, y para las semanas 38 a la 40, es del 3 por ciento.) Si su médico determina que su bebé está en la posición podálica durante el tercer trimestre, le presentará opciones como: un parto vaginal podálico, una versión cefálica externa, o un parto por cesárea. Vea el Capítulo 15 para más detalles sobre la presentación podálica.

Disminución del volumen del líquido amniótico

El término médico para el bajo volumen del líquido amniótico es *oligohidramnios*. (También se le llamaba *nacimiento seco.*) Puede descubrirse en un ecosonograma de rutina, o su médico puede sentirlo al palpar el útero. Es posible que este problema no tenga una causa que se pueda identificar, o puede ocurrir porque está asociado con un crecimiento intrauterino (describimos esto en la sección "Problemas de crecimiento fetal"), o con una rotura prematura de las membranas, o por otras causas. Normalmente, una leve disminución del líquido amniótico no es causa de preocupación; su médico comienza a observarla más detalladamente, con pruebas sin estrés y ecosonogramas, para asegurarse de que no surjan problemas. Si se encuentra muy cerca de la fecha de parto, su médico quizás quiera inducirlo. Por otro lado, si usted tiene solamente 30 semanas de embarazo, la mejor opción puede ser más reposo y observación. Por supuesto, el tratamiento para este problema también depende de la causa. Vea el Capítulo 15 para más información sobre problemas asociados con el líquido amniótico.

Disminución del movimiento fetal

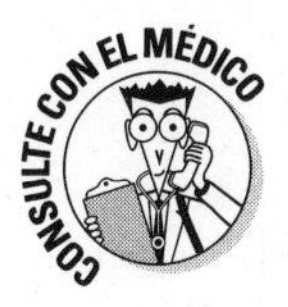

Si no siente la misma cantidad de movimiento fetal que estaba sintiendo antes, comuníqueselo a su médico inmediatamente. El movimiento fetal es uno de los factores más importantes que merece atención, especialmente cuando se aproxima la fecha de parto (vea la sección "Ejercicios y saltos: los movimientos fetales", anteriormente en este capítulo).

Problemas de crecimiento fetal

Durante una de las consultas de control prenatal puede descubrir que su médico cree que la medida de su útero es o muy grande o muy pequeña. Este hecho no es razón para alarmarse inmediatamente. A menudo en esta situación, el médico sugiere que se le haga un ecosonograma para tener una mejor idea del tamaño del bebé. Este ecosonograma o ultrasonido se usa para medir partes del cuerpo del bebé: el tamaño de la cabeza, la circunferencia del abdomen y la longitud del fémur. El médico luego introduce estas medidas en una ecuación matemática para obtener el peso fetal estimado (PFE). Este PFE se introduce en un gráfico que tiene en el eje horizontal las edades gestacionales de bebés, en semanas, y en el eje vertical el PFE en gramos (vea la Figura 7-4); este gráfico tiene curvas que representan el crecimiento promedio de miles de fetos en cada edad gestacional.

Su médico puede ver en qué parte de las curvas se encuentra el peso del bebé, y comprobar en cuál porcentaje está. Si el peso del bebé está localizado entre los porcentajes 10 y 90, se considera que su peso es normal. Recuerde, no todos los bebés se encuentran en el porcentaje 50, entonces, el porcentaje de 20 es todavía normal, y no hay razón para preocuparse.

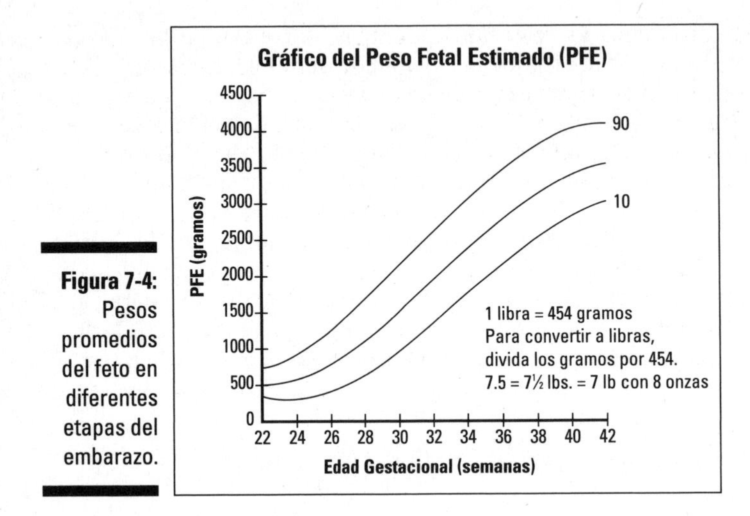

Figura 7-4: Pesos promedios del feto en diferentes etapas del embarazo.

Recuerde también que aunque el ecosonograma es una herramienta excelente para evaluar el crecimiento fetal, no es perfecto. El calcular el peso del bebé por medio de un examen de ultrasonido no es lo mismo que pesarlo en una balanza. Los cálculos del peso pueden variar entre un 10 y un 20 por ciento en el tercer trimestre debido a las variaciones en la constitución del cuerpo. Por lo tanto, si su bebé se encuentra fuera del promedio normal, no se preocupe.

Si las medidas de su bebé son muy grandes (*macrosomía*), su médico puede sugerirle hacer otro examen de glucosa para investigar si hay una diabetes gestacional (vea el Capítulo 15). Si las medidas del bebé son demasiado pequeñas (*restricción del crecimiento intrauterino*), el médico quizás quiera observarla más detenidamente, haciéndole pruebas sin estrés y ecosonogramas más frecuentemente, para el monitoreo del crecimiento fetal. En el Capítulo 15 tratamos con más detalles los problemas de crecimiento fetal e indicamos cómo manejarlos.

Pérdida de líquido amniótico

Si nota que su ropa interior está mojada, existen posibles explicaciones para ello. Puede ser un poco de orina, una secreción vaginal, el rompimiento del tapón mucoso del cuello uterino o, realmente, pérdida del líquido amniótico (también conocido como *ruptura de las membranas*). Con frecuencia, se puede saber cuál es la causa al examinar el líquido amniótico. El flujo de aspecto mucoso, espeso y pegajoso, se produce por el rompimiento del tapón, mientras que el flujo vaginal es blancuzco y suave. La orina tiene un olor muy característico y no sale continuamente sin su esfuerzo. Pero el líquido amniótico, normalmente, es claro y diluido, y frecuentemente sale por chorros. Algunas veces, cuando se rompen las membranas, puede tener un chorro de agua saliendo, pero si la membrana tiene sólo un agujero pequeño, la pérdida puede ser restringida.

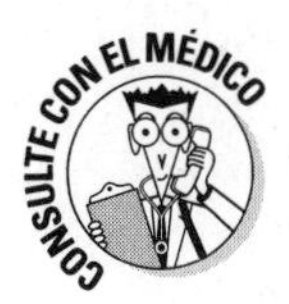

Si tiene un escape de líquido y cree que es el líquido amniótico, llame a su médico de inmediato. Si no es un parto prematuro y el líquido amniótico es claro, la pérdida del líquido no es una emergencia; sin embargo, la mayoría de los médicos quieren que se les avise para ellos poder indicarle lo que tiene que hacer. Si el líquido es rojizo o marrón verdoso, dígaselo al médico. Un líquido color verdoso significa que el bebé ha tenido una evacuación intestinal (meconio) dentro del útero. La mayoría de las veces esto no indica problema alguno, pero a veces significa que algo le pasa al bebé. Por medio de la observación del ritmo cardíaco del bebé, el médico se asegura del buen estado del bebé (y probablemente lo compruebe por medio de un examen sin estrés).

Preeclampsia

La *preeclampsia* es una trastorno que solamente ocurre en el embarazo, y en el cual la presión alta indica una filtración de proteína en la orina y, a veces, la hinchazón (*edema*) en las manos, cara y piernas. La preeclampsia (también llamada *toxemia o hipertensión inducida por el embarazo*) no es rara, y ocurre en un 6 al 8 por ciento de todos los embarazos. Puede tener variaciones, desde ser muy leve hasta grave. El Capítulo 15 le indica las señales y los síntomas de una preeclampsia.

La preeclampsia normalmente se presenta gradualmente. Su médico puede primeramente notar una leve elevación de su presión arterial y, quizás, le diga que descanse más, que se acueste de lado siempre que le sea posible, y que vaya a consulta más frecuentemente. Algunas veces, la preeclampsia aparece repentinamente.

Parto prematuro

La definición técnica específica de trabajo de parto prematuro (llamado también pretérmino) es cuando una mujer comienza a tener contracciones y cambios en el cérvix antes de cumplir 37 semanas de gestación. Muchas mujeres tienen contracciones sin un cambio cervical, las cuales no son verdaderas contracciones prematuras del parto. Sin embargo, a fin de saber si su cérvix está cambiando, se necesita un examen médico. Además, el médico determina la frecuencia de las contracciones poniéndola en un monitor que mide las contracciones uterinas (como el que se usa para hacer pruebas sin estrés). Vea el Capítulo 8 para más información.

Las contracciones relacionadas con un trabajo de parto prematuro son regulares, persistentes y, frecuentemente, dolorosas; ellas, generalmente, comienzan como calambres menstruales fuertes. (Las contracciones de Braxton-Hicks, por el contrario, no son regulares o persistentes y normalmente no duelen demasiado.) Las contracciones de un parto prematuro pueden también estar relacionadas con un flujo mucoso, un sangrado o pérdida del líquido amniótico. Es importante diagnosticar un parto prematuro lo más pronto posible. Los medicamentos utilizados para detener las contracciones prematuras del trabajo de parto son más efectivos si el cérvix está dilatado menos de 3 centímetros. Si el trabajo de parto ocurre después de las 35 semanas, es probable que el médico no trate de detener sus contracciones, excepto en raras circunstancias (como en una diabetes no bien controlada).

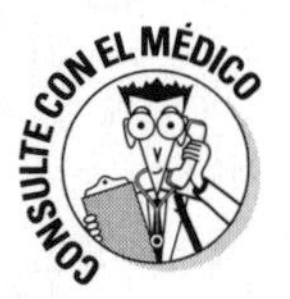

Si siente que tiene contracciones regulares, dolorosas, persistentes (más de cinco o seis por hora) y su embarazo no ha llegado a las 35 ó 36 semanas, consulte con el médico. La única forma de saber si está experimentando verdaderas contracciones prematuras, es con un examen médico. También, si cree que sus membranas se han roto (o sea, que se ha roto la bolsa de agua), o si está sangrando, llame de inmediato a su médico. Vea el Capítulo 15 para información más detallada sobre el trabajo de parto prematuro.

Cuando el bebé se atrasa

Por casi 40 semanas usted ha estado pensando que su bebé va a llegar en una determinada fecha. Pero de hecho, solamente un 5 por ciento de las mujeres da a luz en la fecha estimada de parto. El 80 por ciento da a luz entre las semanas 37 y 42, lo que se considera un embarazo a término. Y, un 10 por ciento después de la semana 42. Un embarazo después de la semana 42 se conoce como embarazo *postérmino o posmaduro*. En el pasado, esos embarazos eran frecuentemente el reflejo de un error en el cálculo de la fecha estimada de parto. Pero hoy en día, con el uso generalizado de ecosonogramas (ultrasonido), las fechas de parto son mucho más exactas. Un ecosonograma realizado durante el primer trimestre es especialmente muy exacto, con una probabilidad de error de más o menos tres o cuatro días. Un ultrasonido en el tercer trimestre, en cambio, puede arrojar un error de dos o tres semanas.

Muchos médicos aconsejan que el parto sea inducido si el embarazo ha cumplido las 42 semanas. Si su embarazo se pasa este tiempo, es probable que el bebé esté todavía bien, pero puede haber más riesgos para su salud. Para más detalles, vea el Capítulo 9.

Preparación para Irse al Hospital

Ya está tan cerca de la fecha del parto que sería una buena idea asegurarse de que está lista para salir al hospital "corriendo" con la maleta en mano. Probablemente no querrá detenerse y empacar la maleta en el último minuto, ni tampoco tendrá tiempo para detenerse en una tienda y comprar un asiento de seguridad de bebé para el auto. El tener tachados muchos ítems en su lista de "cosas por hacer antes de ir al hospital", le permitirá concentrarse en las cosas importantes, como el tener que ir al baño por "enésima" vez en el día.

El empaque de la maleta

Para muchas mujeres es reconfortante saber que su maleta está lista para la estadía en el hospital o clínica. El tener la maleta ya empacada le permite concentrarse en reconocer las señales del trabajo de parto, y le ayuda a liberarse de la preocupación de que no está lista todavía.

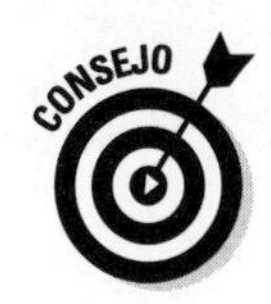

Quizás le gustaría tener ciertas cosas a la mano durante el trabajo de parto, como por ejemplo:

- **Una cámara fotográfica.** No se olvide de la película y las pilas.
- **Un teléfono celular o una tarjeta para hacer llamadas.** Traiga su libreta de direcciones con los números de teléfonos de la casa, del trabajo y de los teléfonos celulares.
- **Información del seguro.** No se olvide de la tarjeta del seguro de salud.
- **Calcetines.** Es probable que tenga los pies fríos, así que llévese unos en la maleta.
- **Anteojos.** Pueden ser más cómodos que los lentes de contacto.
- **Un refrigerio para su pareja o acompañante durante el parto.** Usted no quiere que la dejen sola mientras van a la cafetería del hospital.
- **Caramelos o golosinas.** Es posible que usted no pueda comer o beber por cierto tiempo.
- **Algo que su pareja o acompañante puedan usar para darle un masaje en la espalda durante el trabajo de parto.** Algunas personas creen que una pelota de golf, un rodillo angosto para pintar o un rodillo liviano de amasar, son muy útiles para dar masajes.
- **Un radio, o toca casete o disco compacto (CD), si la música la relaja.** No se olvide de empacar sus casetes o discos compactos favoritos.
- **Monedas o dinero en efectivo para los parquímetros del estacionamiento, los teléfonos o las máquinas dispensadoras de refrigerios y dulces.** Usted no sabe cuándo alguien pueda necesitar unas cuantas monedas de 25 centavos (con suerte, no su médico).

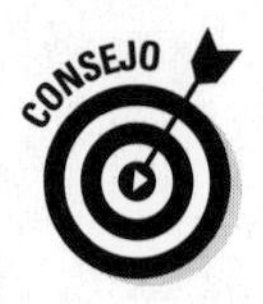

Después del parto, los siguientes artículos pueden ayudarla a que su vida sea más fácil, más cómoda y más divertida.

- Un refrigerio para después del parto
- Una botella de champaña para un brindis, si lo desea
- Protectores sanitarios modernos
- Ropa interior de algodón resistente que no le importe que se manche
- Una salida de baño y camisón
- Artículos de tocador e higiene
- Zapatos bien grandes para sus pies hinchados
- Ropa holgada y cómoda para regresar a su hogar
- Ropita para el bebé o ¡los bebés! —para llevarlo(s) a casa
- Un asiento de seguridad para niños para el auto

Cómo elegir y utilizar un asiento de seguridad para niños

La compra de un asiento de seguridad para el bebé para el automóvil es una de las compras más importantes, pero confusas, que tiene que realizar. Hay muchas opciones, por eso es importante mantenerse informada sobre lo que debe buscar. Específicamente, puede elegir entre dos tipos disponibles para los recién nacidos.

- **Asiento sólo para recién nacidos:** Este asiento para el auto, está diseñado sólo para bebés que pesan menos de 9 kilogramos (20 libras); es más pequeño y liviano que el otro tipo, y debe usarse únicamente mirando el asiento de la parte de atrás del auto. (Un asiento que se coloca mirando hacia la parte de atrás del automóvil es esencial para los recién nacidos porque sostiene la espalda, el cuello y la cabeza durante un accidente automovilístico.) Este tipo de asiento es también más conveniente porque es liviano y se puede usar para transportar al bebé, o como silla para alimentarlo o como mecedora.
- **Asiento convertible o para bebés y niños de más edad:** Este tipo de asiento para el auto generalmente es más grande que los asientos que son sólo para los bebés pequeños. Úselo mirando hacia atrás hasta que su bebé tenga un año o pese unos 9 kilogramos (20 libras). Algunos modelos indican el peso límite del bebé, hasta 14 o 15 kilogramos (30 o 32 libras), para usarlo mirando hacia atrás. La ventaja de este tipo de asiento convertible es que usted solamente compra uno, en lugar de dos, como sería con el tipo anterior: un asiento para el recién nacido y otro después; el convertible le sirve también para después del primer año de edad.

¿Qué cosas debe tomar en cuenta cuando va a comprar un asiento de seguridad para niños? Trate de encontrar un modelo que sea fácil de usar. También, ponga atención al precio, porque los asientos más caros no son necesariamente mejores. Si se decide por un asiento convertible, pruébelo en su auto para asegurarse de que cabe bien mirando hacia atrás y hacia delante, antes de tirar a la basura el recibo. Además, verifique que la instalación en el auto sea fácil, porque no se debería necesitar ser ingeniero mecánico para poder instalarlo correctamente. Es importante tener en cuenta las siguientes características cuando se elige un asiento para el auto:

- Que sea un asiento con un sistema de arneses de cinco puntos con tirantes de ajuste en el frente
- Que tenga un buen soporte para la cabeza y el cuello
- Que sea fácil de limpiar

Después que haga su selección, es bueno practicar la instalación del asiento en su auto antes de colocar al bebé para su primer paseo. Recuerde que su bebé debe viajar en una posición medio reclinada (aproximadamente en un ángulo de 45 grados) con el tirante cómodamente ajustado alrededor del cuerpo.

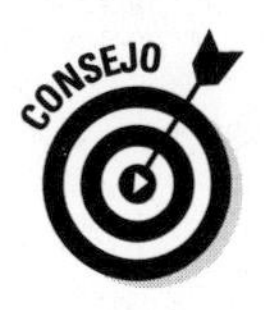

Si quiere cubrir a su bebé, abroche y asegure primero el arnés, y luego ponga una manta sobre él, ya que una manta debajo del arnés e incluso sobre una ropa gruesa —como un trajecito para la nieve— puede producir un desajuste del arnés o de las correas.

Si su bebé es prematuro, pregúntele al médico si es necesario probar el asiento con el bebé en él antes de salir del hospital. Los bebés prematuros tienen un mayor riesgo de momentos con apnea (o sea, ausencia de la respiración) y de un bajo ritmo cardiaco en el asiento del auto. Quizás necesite usar toallitas o pañales de algodón enrollados en ambos lados de la cabecita del bebé para ayudarlo a mantenerla firme en la posición correcta.

Capítulo 8

Conozca las Pruebas Prenatales

En Este Capítulo

- Un vistazo a las pruebas genéticas del primer trimestre
- Conozca las pruebas que se realizan en el segundo trimestre
- La marcha por la curva final: las pruebas del tercer trimestre

"Pasar" la prueba casera de embarazo es sólo la punta del iceberg, del cual únicamente vemos una pequeña parte de lo que realmente es. Asimismo serán los próximos nueve meses que estarán llenos de toda clase de pruebas diseñadas para asegurar que tanto usted como el bebe estén saludables. Es probable que el médico solicite la mayoría de estas pruebas a todas las mujeres embarazadas, pero algunas de ellas son opcionales y la decisión de hacerlas depende de ciertos factores de riesgo. Puede que usted se sienta nerviosa antes de someterse a una de ellas —tal y como se siente cuando va presentar un examen en la escuela— pero quédese tranquila porque lo más seguro es que las "pasará" satisfactoriamente.

Algunas de las Pruebas de Diagnóstico Prenatal en el Primer Trimestre

Dependiendo de su edad, historial médico, obstétrico y familiar y de otros factores, es probable que desee someterse a una o más pruebas diseñadas para detectar ciertas enfermedades o desórdenes genéticos. Hay una variedad de pruebas disponibles, entre ellas, el muestreo del vello coriónico (*CVS*, por sus siglas en inglés), la amniocentesis y las muestras de sangre fetal. El *CVS* y la amniocentesis son las únicas que pueden hacerse durante el primer trimestre.

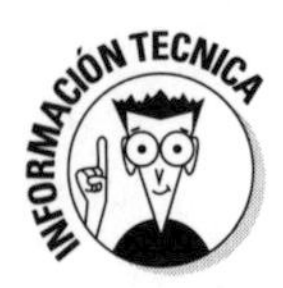

Estas pruebas prenatales evalúan los cromosomas del bebé en desarrollo. Los cromosomas llevan la información genética que determina cómo es una persona. Normalmente tiene 46 cromosomas, 23 heredados de la madre y 23 del padre (vea la Figura 8-1). Los 23 cromosomas de cada progenitor forman pares dentro del núcleo de cada célula humana. Veintidós de estos pares son conocidos como *autosómicos o autosomas*, que son los cromosomas que no están relacionados con el sexo. El par 23 de cromosomas determina el sexo, y pueden ser XX (niña) o XY (niño).

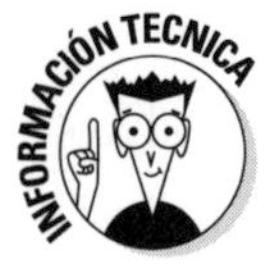

La mujer tiene dos cromosomas X, de manera que sólo puede aportar el cromosoma X a sus hijos. El hombre posee uno X y uno Y, por lo tanto, puede aportar cualquiera de los dos a sus hijos. Como puede ver, el hombre es quien determina el sexo del bebé, ¡así que ya sabe quién es el culpable de que usted no tenga la niña o el niño que tanto deseaba!

Ciertas anormalidades en el número o estructura de un cromosoma pueden ocasionar problemas en el bebé. Por ejemplo, el *síndrome de Down*, que es una de las anormalidades cromosómicas más comunes asociada con retraso mental severo y que ocurre cuando el feto tiene una copia extra del cromosoma 21. (Esta condición es también conocida como Trisomía 21, ya que el feto tiene tres copias del cromosoma número 21.) La amniocentesis, el muestreo de vellosidades coriónicas y otras pruebas detectan estas anormalidades en el número de cromosomas y en su estructura, produciendo una imagen aumentada de cada uno de los cromosomas llamada *cariotipo* (vea la Figura 8-1). Además, si una pareja tiene un riesgo conocido de procrear un bebé con un desorden genético que se encuentra en la familia de uno de los dos o en su grupo étnico (Tay-Sachs o fibrosis quística, por ejemplo), el médico puede utilizar el material obtenido durante estos exámenes para efectuar pruebas que detecten estos trastornos. Sin embargo, a menos que una pareja presente riesgo específico de transmitir una de estas raras enfermedades genéticas, su médico no hará estas pruebas de manera rutinaria, y los cromosomas son analizados solamente en su número y estructura.

Generalmente, a las mujeres mayores de 35 años o más (o quienes tendrían esa edad para su fecha probable de parto) se les ofrece la oportunidad de hacerse pruebas de diagnóstico prenatal para verificar los cromosomas del feto. Treinta y cinco años es la edad base debido a que el riesgo de una mujer de tener un bebé con anormalidad en los cromosomas se incrementa significativamente después de alcanzar esta edad. También, porque es la edad en la que el riesgo de un aborto espontáneo al realizar el procedimiento es igual a la probabilidad de que el feto tenga una anormalidad en los cromosomas. Sin embargo, aunque el riesgo de una anormalidad en los cromosomas es mucho menor para las mujeres menores de 35 años, la mayoría de los bebés con síndrome de Down nacen de mujeres menores de 35 años, y esto se debe a que las mujeres en este grupo tienen más hijos que las que son mayores de 35. La edad límite de 35 años es algo arbitraria y no es constante en todos los países. En Gran Bretaña, por ejemplo, a las mujeres se les ofrece la prueba prenatal de cromosomas a la edad de 37 años o más.

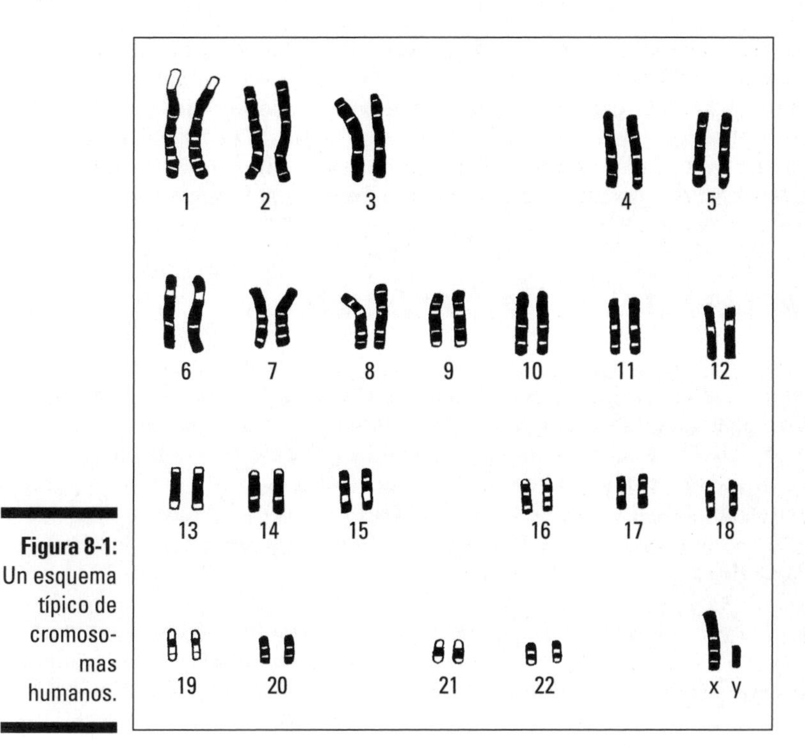

Figura 8-1: Un esquema típico de cromosomas humanos.

Algunas mujeres deciden no hacerse la prueba aún cuando presentan riesgo de algún problema en los cromosomas, ya sea porque no desean correr el riesgo asociado a la prueba de un aborto, o por sus creencias personales acerca de la interrupción del embarazo.

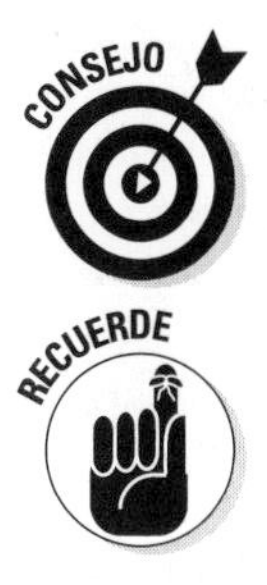

Aun si la interrupción del embarazo es algo que usted no consideraría, el conocimiento previo de las anormalidades del feto puede darle tiempo para prepararse para recibir a un niño que puede tener necesidades especiales.

Si usted es menor de 35 años y todavía desea hacerse la prueba para detectar anormalidades en los cromosomas del bebé, usted tiene el derecho de hacérsela. Sin embargo, su seguro de salud probablemente no cubra estos gastos (los cuales pueden costar cientos de dólares o más, dependiendo de dónde vive). A todas las mujeres se les ofrecen pruebas para la detección del síndrome de Down. La prueba tradicional utilizada es una prueba de sangre llamada la *triple exploración*, la cual mide ciertas sustancias que ayudan a detectar fetos con el riesgo del síndrome de Down. (Hablamos sobre esta prueba más adelante en este capítulo, en la sección llamada "La doble, triple y ahora cuádruple prueba para el síndrome de Down".) La diferencia entre la prueba de la *triple exploración* y una prueba invasiva para un *diagnóstico prenatal* es que con la primera no hay riesgos de pérdida del embarazo debido a que es sencillamente una prueba de sangre o un ecosonograma (ultrasonido) realizado a la madre. El problema es que una prueba de *exploración* no diagnostica con exactitud un problema de cromosomas todo el tiempo, en cambio una prueba invasiva de diagnóstico prenatal sí lo hace.

Muestreo del vello coriónico

Los *vellos coriónicos* son unos pequeños tejidos, como brotes, que componen la placenta. Debido a que se desarrollan a partir de las células que crecen del huevo fertilizado, tienen los mismos cromosomas y la composición genética que el feto en desarrollo. Al examinar una muestra de vellos coriónicos, su médico puede ver si los cromosomas son normales o no en número y estructura, determinar el sexo del bebé, y efectuar pruebas en búsqueda de enfermedades específicas (o si el feto puede estar en riesgo de alguna de estas enfermedades).

El médico hace una prueba del muestreo de vellosidades coriónicas succionando el tejido placentario (conteniendo vellos coriónicos) con una aguja hueca insertada a través del abdomen (*CVS transabdominal*), o con un catéter flexible insertado a través del cérvix (*CVS transcervical*, vea la Figura 8-2), de acuerdo a la ubicación de la placenta en el útero y de la localización de éste. El médico utiliza un equipo de ultrasonido como guía visual mientras realiza el procedimiento. Luego examina el tejido en el microscopio, y cultiva las células en el laboratorio.

Así como en la amniocentesis, el muestreo de vellosidades coriónicas aumenta ligeramente el riesgo de un aborto espontáneo, de 0,5 al 1 por ciento. Ninguno de los métodos de muestreo de vellosidades coriónicas tiene un mayor riesgo que el otro. La persona que efectúe la prueba debe tener mucha experiencia en estos procedimientos ya que la experiencia ayuda a reducir el riesgo de abortos.

Los resultados del muestreo de vellosidades coriónicas generalmente están disponibles en un período de siete a diez días. La principal ventaja del muestreo de vellosidades coriónicas sobre la amniocentesis es que suministra información en las primeras semanas del embarazo. Este factor de tiempo puede ser importante para algunas mujeres que piensan que la interrupción del embarazo es una opción si se presentan anormalidades graves.

A diferencia de la amniocentesis, el muestreo de vellosidades coriónicas no puede medir los valores de la *alfafetoproteína* (AFP). Sin embargo, el médico puede obtener éste valor tomando una muestra de la sangre materna entre las semanas 15 y 18 del embarazo. Para más detalles, vea la sección "Pruebas en el Segundo Trimestre", mas adelante.

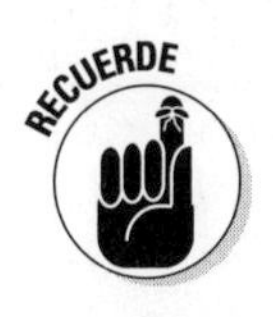

Si se somete al muestreo de vellosidades coriónicas y es Rh negativa, usted debería recibir una inyección de Rhogan después del procedimiento, para prevenir que desarrolle la enfermedad del factor Rh (vea el Capítulo 15).

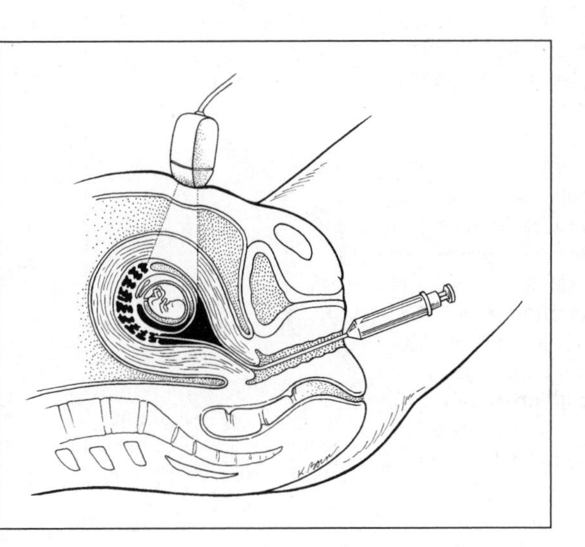

Figura 8-2: En el CVS transcervical, el médico utiliza un catéter flexible insertado a través del cérvix para succionar una pequeña cantidad del tejido de la placenta y utiliza el ecosonograma como guía visual.

Amniocentesis precoz

Para la amniocentesis, el médico inserta una aguja hueca y delgada en el saco amniótico a través del abdomen para extraer una muestra del líquido amniótico. Las células tomadas del líquido se cultivan y de esta manera se obtiene información de anormalidades en los cromosomas y enfermedades genéticas. Una amniocentesis abdominal se efectúa entre las semanas 15 y 20, aunque se puede efectuar más temprano entre las semanas 11 y 14. La ventaja de llevar a cabo la prueba antes es sencillamente que se obtienen los resultados con anterioridad. La desventaja es que la tasa de aborto es mayor que con la amniocentesis convencional o con el muestreo de vellosidades coriónicas. Recientes estudios realizados en Canadá y Gran Bretaña indican una incidencia superior de pie zambo o varus en bebés cuyas madres se sometieron a una amniocentesis precoz o temprana. Por estas razones, creemos que el muestreo de vellosidades coriónicas es la mejor opción durante el primer trimestre y que hay muy pocas razones para someterse a una amniocentesis temprana.

Nueva prueba para la exploración del síndrome de Down en el primer trimestre

El muestreo de vellosidades coriónicas y la amniocentesis temprana son las únicas pruebas que pueden dar información verdadera acerca de los cromosomas fetales durante el primer trimestre. Sin embargo, los investigadores han tratado de desarrollar pruebas no invasivas y libres de riesgos que ayuden a determinar si el feto tiene un mayor riesgo de desarrollar alteraciones, especialmente el síndrome de Down. Al utilizar una combinación de medidas especiales tomadas con un ecosonograma, llamado *sonolucencia o translucencia nucal*, y ciertas pruebas de sangre, los investigadores creen que un 80 al 90 por ciento de los fetos afectados pueden ser diagnosticados a través de la exploración. Estas pruebas de exploración en el primer trimestre usualmente son realizadas entre las semanas 10 (y 4 días) y 13 (y 6 días) de embarazo. He aquí cómo funcionan:

- **Sonolucencia nucal:** Esta prueba utiliza el ultrasonido para medir un área especial detrás del cuello fetal. La prueba debe ser realizada solamente por especialistas entrenados. Cuando las medidas de la sonolucencia nucal son combinadas con las pruebas de exploración sanguínea, la precisión de los resultados aumenta.
- **Pruebas del suero sanguíneo:** Las pruebas que verifican los niveles de la *PAPP-A* (por sus siglas en inglés), una sustancia producida por la placenta, y la hormona gonadotropina coriónica humana (GCH, una hormona presente en la sangre de la madre) pueden ayudar a detectar el síndrome de Down en el primer trimestre. Generalmente esta prueba de sangre se hace el mismo día que el ecosonograma para la sonolucencia nucal.

Algunos médicos dan los resultados de las pruebas del primer trimestre solo unos días después de efectuarlas, mientras que otros prefieren esperar hasta efectuar la prueba del segundo trimestre. Ciertos laboratorios pueden combinar los resultados del primer trimestre (sonolucencia nucal y las pruebas de sangre) con las pruebas de sangre del segundo trimestre para reportar un sólo resultado sobre el riesgo del síndrome de Down. La mejor opción es quizás esperar los resultados de la segunda prueba de exploración e integrarlos con los resultados del primer trimestre para dar una sola respuesta sobre el riesgo de síndrome de Down ya que disminuye la probabilidad de resultados "falso positivo". Sin embargo, algunas mujeres prefieren recibir los resultados tan pronto como estén disponibles y luego recibir los resultados de las pruebas del segundo trimestre. La ventaja de esta opción es que si la primera prueba reporta un alto riesgo del síndrome de Down, usted tiene la oportunidad de realizarse el muestreo de vellosidades coriónicas para verificar si el problema realmente existe. Aún cuando las probabilidades de que una prueba con resultado falso positivo sean mayores de esta manera, todavía son relativamente bajas: alrededor de un 5 por ciento.

Pruebas en el Segundo Trimestre

En la medida que su bebé crece y cambia, así también cambian las diferentes pruebas prenatales que se hacen y el alcance de ellas. En el segundo trimestre, probablemente le harán una o dos pruebas de sangre; un ecosonograma a estas alturas es posible que revele el sexo de su bebé.

Pruebas de sangre en el segundo trimestre

Las siguientes pruebas de sangre generalmente dan resultados normales pero si sus resultados no lo son, se necesitarán efectuar más pruebas, como por ejemplo un ecosonograma. Sin embargo, tenga en cuenta que más pruebas no necesariamente significan que algo anda mal, sino solamente que su médico quiere asegurarse de que todo anda bien.

Valores de la alfafetoproteína

La *alfafetoproteína en el suero materno* (*MSAFP*, por sus siglas en inglés) es una proteína producida por el feto que también circula en el torrente sanguíneo de la madre. Los médicos hacen un examen de sangre sencillo para medir los valores de esa proteína, generalmente entre las semanas 15 y 18. En el resultado de la prueba influyen factores como el peso, la raza y una diabetes preexistente, así que debe ser ajustado tomando en cuenta estos factores. Un nivel alto de *MSAFP* es el que sobrepasa los valores de 2,0 ó 2,5 *múltiplos de la mediana*, para mujeres embarazadas con un solo bebé, y más de 4,0 ó 4,5 para madres embarazadas de mellizos. En embarazos con trillizos y cuatrillizos los valores de la alfafetoproteína no han sido bien estudiados.

El *MSAFP* generalmente puede indicar si un embarazo está con riesgo de ciertas complicaciones y también *puede* indicar:

- Si hay un cálculo incorrecto de la edad del feto (esto es, cuántos meses de embarazo usted tiene realmente)
- La presencia de mellizos o más bebés
- Sangramiento que pudo haber ocurrido al comienzo del embarazo
- Defectos del tubo neural (espina bífida, anencefalia y otros) (Vea la sección "¿Qué son los defectos del tubo neural?")
- Defectos de la pared abdominal (salida del estómago del feto por un defecto en la pared abdominal)
- Enfermedad del Rh (Vea el Capítulo 15) u otras condiciones asociadas con el *edema fetal* (retención anormal de líquidos en el feto)
- Aumento del riesgo de bajo peso al nacer, preeclampsia u otras complicaciones (Vea el Capítulo 15)
- Una rara condición en el riñón del feto conocida como *nefrosis congénita*
- Muerte fetal
- Otras anormalidades fetales

¿Qué son los defectos del tubo neural?

El sistema nervioso central del bebé comienza como una hoja plana de células que se enrolla en forma de tubo en la medida que madura. La parte frontal del tubo, que se cierra cerca del día 23 de vida, viene a ser el cerebro. El otro extremo del tubo que se cierra alrededor del día 28 de vida, se convierte en la parte inferior de la espina dorsal. Si cualquiera de los dos extremos falla en cerrarse por alguna razón (nadie sabe por qué a veces no se cierran), ocurre un defecto del tubo neural. Los defectos del tubo neural más comunes son la *espina bífida* (una abertura en la médula espinal que no se ha cerrado), la anencefalia (falta del cerebro) y la *encefalocele* (una abertura en el cráneo). Estos defectos causan anormalidades en el sistema nervioso como parálisis, exceso de líquido en el cerebro o retraso mental. Los fetos con anencefalia generalmente no sobreviven sino unos pocos días después de nacer.

Todo esto suena terrible, pero afortunadamente estos defectos son raros. Hablamos sobre estos defectos porque en la mayoría de los países hay disponibles pruebas de exploración para ayudar a identificar aquellos fetos que puedan presentarlos y, también, porque usted puede seguir las recomendaciones para reducir la probabilidad de tener un bebé con un defecto del tubo neural, como por ejemplo, tomando ácido fólico antes de concebir (vea el Capítulo 1) y controlando los niveles de azúcar en la sangre si usted es diabética.

En los Estados Unidos el defecto del tubo neural ocurre en uno por cada 1.000 nacimientos. La incidencia en el Gran Bretaña es superior: de cuatro a ocho casos por cada 1.000 bebés. En Japón es más bajo, un caso por cada 2.000 bebés. Nadie sabe exactamente por qué la incidencia varía entre los países, pero tiene algo que ver con la interacción entre el medio ambiente y la composición genético del individuo. Si usted o el padre del bebé tienen una historia familiar de defectos del tubo neural, comuníqueselo a su médico porque eso incrementa un poco el riesgo de tener un bebé con estos defectos, y así podrá hablar con el médico sobre las opciones de diagnósticos prenatales (ecosonograma o amniocentesis). Además, si tuvo un previo embarazo con defectos del tubo neural o si tiene una historia familiar con esta condición, aumente el consumo de ácido fólico al inicio del embarazo a 4 miligramos por día.

Recuerde que la prueba *MSAFP* es solamente una prueba de exploración. La mayoría de las mujeres con un elevado nivel de *MSAFP* tienen un feto normal y continúan con un embarazo completamente normal. Sólo cerca del 5 por ciento de las mujeres con una prueba positiva del suero materno tienen un feto con defecto del tubo neural. Por otro lado, la prueba no es perfecta y por lo tanto, no puede identificar todos los fetos con anomalías. Para reducir el riesgo de obtener un resultado falso positivo —es decir, un resultado indicando anormalidades pero el feto es normal— la prueba debe ser repetida (especialmente si el resultado es solo un poquito elevado o por debajo de 3,0 múltiplos de la mediana), y luego efectuar un ecosonograma para confirmar la edad del feto. Si la segunda prueba da nuevamente un resultado elevado o ha sido mayor de 3,0 múltiplos de la mediana en la primera exploración, se debe realizar un ultrasonido detallado para buscar anormalidades que sean detectables.

Si usted tiene dos pruebas con resultados alto de *MSAFP* o una con un resultado muy elevado, debería hacerse una amniocentesis para verificar el nivel de alfafetoproteína en el líquido amniótico (vea la sección "Pruebe con la amniocentesis" más adelante en este capítulo). Su médico también puede analizar el líquido amniótico para verificar la presencia de una sustancia llamada *acetilcolinesterasa*, que está presente si el feto tiene el defecto de tubo neural abierto (vea la sección "¿Qué son los defectos del tubo neural?"). En la mayoría de los casos, la prueba de la alfafetoproteína del líquido amniótico es negativa y el embarazo continúa normalmente. Sin embargo, algunos estudios sugieren que las mujeres que tienen un *MSAFP* anormal y un nivel de la alfafetoproteína del líquido amniótico normal *pueden* tener el riesgo de un parto prematuro, de bebés de bajo peso al nacer o hipertensión. Si usted entra en este patrón, el médico puede sugerirle que su bebé y usted sean sometidos a un control continuo, bien sea con ecosonogramas o con otras pruebas de bienestar fetal, como las pruebas sin estrés (vea la sección "Evaluación de la salud de su bebé", más adelante en este capítulo). Los protocolos específicos para el monitoreo fetal varían según los médicos.

La doble, triple y ahora cuádruple prueba para el síndrome de Down

Otra prueba que puede ser realizada con la misma toma de muestra de sangre utilizada para el *MSAFP* es una prueba exploratoria para el síndrome de Down, la anomalía cromosómica más común en los bebés. Además, esta prueba ayuda a identificar mujeres con riesgo de tener bebés con otras alteraciones cromosómicas, como la *Trisomía 18* o la *Trisomía 13* (una copia extra del cromosoma 18 o 13).

El médico realiza esta prueba midiendo dos, tres o cuatro sustancias (conocidas como marcadores) en la sangre:

- La alfafetoproteína en suero materno (*MSAFP*, por sus siglas en inglés)
- La hormona gonadotropina coriónica humana (GCH)
- Estriol (una forma de estrógeno)
- Inhibina A (una sustancia secretada por la placenta)

El médico utiliza los resultados de estas pruebas para calcular el riesgo del síndrome de Down. En mujeres menores de 35 años, la prueba detecta el síndrome de Down en cerca del 60 por ciento de los casos donde está presente. (En otras palabras, si a 100 mujeres embarazadas con fetos que tienen el síndrome de Down se les hace la prueba, la anomalía se diagnosticaría en 60 de ellas aproximadamente.) Utilizando la exploración cuádruple, (es decir, los cuatro marcadores) la tasa de detección puede llegar a ser tan alta como un 75 al 80 por ciento. Esta prueba es solo exploratoria, así que aún si el resultado no es normal, el feto es normal en la mayoría de los casos. Si su resultado no es normal, el médico hablará con usted acerca de la posibilidad de hacerle una amniocentesis para examinar los cromosomas del bebé.

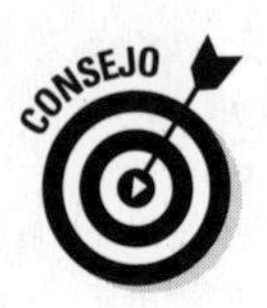

A diferencia de la exploración para detectar los defectos del tubo neural, el cual arroja un resultado elevado de alfafetoproteína en suero materno y que a menudo se repite cuando no es normal, la triple (o doble) prueba para el síndrome de Down *no* debería repetirse, ya que solo daría un resultado menos preciso.

Prueba de la glucosa

La prueba de la glucosa se hace para identificar a las mujeres que puedan tener diabetes gestacional. En el Capítulo 16 explicamos por qué es importante tratar la diabetes gestacional.

El médico inicia la prueba haciéndole tomar una mezcla de glucosa de sabor desagradable (sabe a refresco que ya no tiene gas) y luego, exactamente una hora después, toma una muestra de sangre en donde mide los niveles de glucosa (azúcar). Altos niveles indican que está en riesgo de tener diabetes gestacional.

La prueba de una hora se efectúa generalmente entre las semanas 24 a la 28, aunque algunos médicos la realizan dos veces: una al inicio del embarazo y otra entre las semanas 24 a la 28. Cerca del 25 por ciento de los obstetras realizan la prueba solamente en mujeres con riesgo de diabetes gestacional. Los factores de riesgo presentados a continuación son amplios, y cerca del 50 por ciento de todas las mujeres embarazadas tienen uno de ellos:

- Edad materna mayor de 25 años
- Antecedentes de nacimiento de un bebé grande
- Antecedentes de muerte fetal sin explicación
- Embarazo previo con diabetes gestacional
- Evidente historia familiar de diabetes
- Obesidad

Si su prueba inicial de glucosa no es normal, usted no necesariamente padece la enfermedad. (Recuerde, es sólo una prueba exploratoria.) Su médico le recomendará otra prueba, la de tres horas, que le dirá si realmente la diabetes gestacional está presente. La prueba de tres horas involucra la toma de cuatro muestras de sangre: la primera después del ayuno nocturno y, luego, se toma una mezcla diferente de glucosa; las muestras se hacen a la hora, a las dos horas y luego a las tres horas después de haberse tomado la glucosa. Algunos médicos recomiendan comer una ración extra de pasta o arroz durante tres días antes de la prueba (se le llama *carga de carbohidratos*) para preparar su cuerpo para la prueba.

Una prueba para la diabetes gestacional se considera *positiva*, o anormal, si dos de los cuatro niveles de sangre se encuentran en el rango anormal. Si su resultado es positivo, el médico le indicará una dieta especial y revisará sus niveles de glucosa por el resto del embarazo. Si usted presenta niveles elevados de glucosa a pesar de hacer su dieta especial, es posible que necesite colocarse insulina o tomar un medicamento oral para mantener sus niveles de azúcar bien controlados. (Vea el Capítulo 16 para más información acerca de este tema.)

Conteo sanguíneo completo

Muchos obstetras realizan el conteo sanguíneo completo (CSC) al mismo tiempo que realizan la prueba de la glucosa para ver si usted ha desarrollado *anemia significativa* (deficiencia de hierro) u otros problemas menos comunes. La anemia es común durante el embarazo, y algunas mujeres necesitan tomar suplementos de hierro extra.

El ecosonograma: "mirando" con las ondas de sonido

El examen de ultrasonido (o *ecosonograma*) es una herramienta increíblemente útil que le permite a usted y a su médico ver al bebé dentro del útero. Un dispositivo llamado *transductor* emite ondas de sonido. Estas ondas rebotan sobre el bebé y se convierten en una imagen que se muestra en un monitor. (Vea fotos de ecosonogramas en el Capítulo 21.) Usted puede ver casi todas las estructuras del cuerpo del feto y ver sus movimientos y todas sus actividades normales (patear, mover las manos y otras cosas). El mejor momento para ver la anatomía del bebé es alrededor de las semanas 18 a la 22.

Un ecosonograma no duele. El médico coloca gel sobre su abdomen, y luego mueve el transductor sobre el gel (vea la Figura 8-3). No es necesario tener la vejiga llena ya que el líquido amniótico que rodea al feto provee el líquido necesario para transmitir las ondas de sonido que generan una imagen clara y detallada. La calidad de la imagen varía, dependiendo de la grasa corporal de la madre, de si hay tejido cicatrizado y de la posición del feto.

El ultrasonido es como una revisión del feto y puede proporcionar la siguiente información:

- Número de bebés
- Edad gestacional
- Tasa de crecimiento del feto

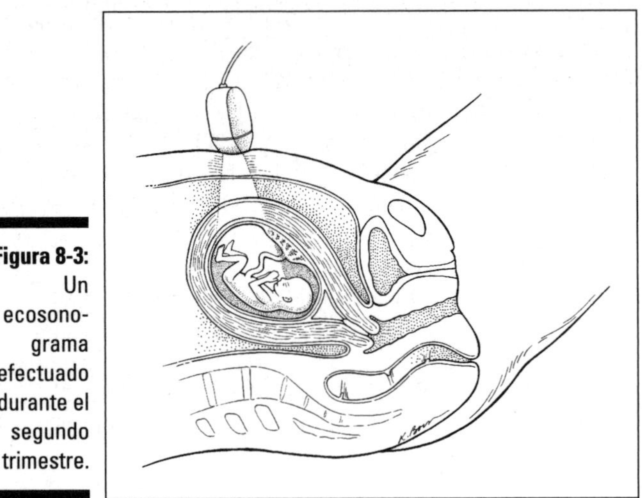

Figura 8-3: Un ecosonograma efectuado durante el segundo trimestre.

- Posición fetal, movimiento y ejercicios de respiración (el feto mueve el pecho y abdomen como si estuviera respirando aire)
- Número de latidos del corazón del feto
- Cantidad de líquido amniótico
- Ubicación de la placenta
- Anatomía del feto, incluso la identificación de algunos defectos de nacimiento
- El sexo del bebé (después de la semana 15 a la 16), aunque no siempre se puede ver

La prueba puede ser realizada por un médico (obstetra, perinatólogo o radiólogo) o un técnico en ultrasonido. Algunas veces un técnico realiza una evaluación preliminar y luego el médico revisa las imágenes en el monitor o revisa las imágenes impresas. Típicamente, el técnico mide el feto primero y luego estudia su anatomía. La extensión y el grado de detalle del examen varían entre mujeres y entre médicos. Un ecosonograma detallado puede examinar las siguientes estructuras:

- Brazos y piernas
- Vejiga
- Cerebro y cráneo
- Rostro
- Genitales
- Corazón, cavidad toráxica y diafragma
- Riñones

Las madres embarazadas preguntan . . .

P: ¿Es seguro el ecosonograma?

R: Esta tecnología se ha usado ampliamente por más de 30 años y los estudios no han mostrado consecuencias dañinas para el bebé o la mamá. Además, la información proporcionada por el ecosonograma ha demostrado tener muchos beneficios para la salud. Por ejemplo, ciertas condiciones (como obstrucción del tracto urinario inferior) pueden ser tratadas durante el embarazo y el diagnóstico de otras (como un defecto congénito del corazón) permite la planificación cuidadosa del parto. La detección de problemas como el crecimiento fetal o el volumen del líquido amniótico le permite a su médico saber que hay que controlar su embarazo cuidadosamente.

- Espina dorsal
- Estómago, cavidad abdominal y pared abdominal

La decisión de si necesita hacerse ecosonogramas, y la frecuencia de éstos, depende de sus factores de riesgos personales, de las preferencias de su médico y de la cobertura de su seguro. Algunos médicos recomiendan que todas las mujeres se hagan un ecosonograma cerca de la semana 20; otros piensan que es innecesario si sus riesgos de tener problemas son bajos. Varios ecosonogramas se pueden necesitar si se presenta alguna de las siguientes condiciones:

- Si está embarazada con mellizos o más
- Si su médico sospecha que el bebé es muy pequeño o muy grande para su edad
- Si su médico sospecha que tiene poco o mucho líquido amniótico
- Si tiene riesgo de un parto prematuro o cérvix incompetente (vea el Capítulo 15)
- Si tiene diabetes, hipertensión u otras condiciones médicas subyacentes (vea el Capítulo 16)
- Si está sangrando
- Si el médico le quiere hacer un *perfil biofísico*, que es una evaluación del bienestar del feto y con el cual se observan el movimiento, los ejercicios de respiración, el volumen del líquido amniótico y la tonalidad del cuerpo del feto (la habilidad del feto de flexionar los músculos)

Recientemente los médicos también han utilizado el ecosonograma para medir con exactitud el *cérvix* (la abertura del útero) en las mujeres que tienen riesgo de parto prematuro y cérvix incompetente. Su médico coloca el transductor en la vagina y mide la longitud del cérvix y revisa el aspecto de la parte inferior del útero.

Pruebas con la amniocentesis

La amniocentesis es una prueba que consiste en insertar una aguja delgada y hueca en el líquido amniótico para luego extraer una cantidad del líquido por la aguja hasta una jeringa (vea la Figura 8-4). Luego, el líquido amniótico es sometido a varias pruebas. Si el médico efectúa una *amniocentesis genética*, es decir, una revisión de los cromosomas del feto, generalmente lo hará entre las semanas 15 y 20. El médico puede efectuar la amniocentesis por otras razones también: para observar la madurez de los pulmones del bebé en cualquier momento durante el embarazo.

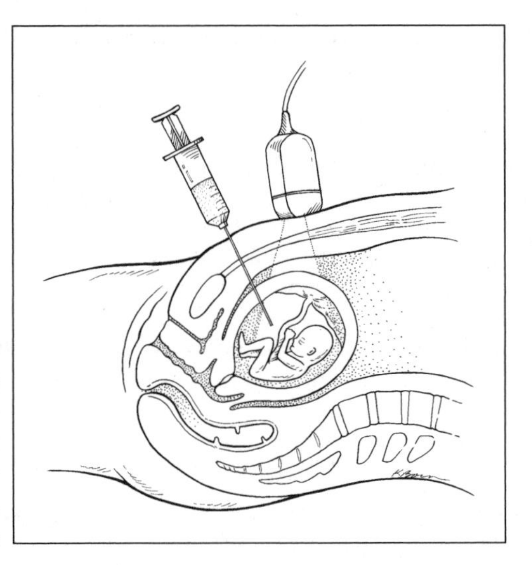

Figura 8-4: El procedimiento de la amniocentesis.

Durante el procedimiento de la amniocentesis, usted se acuesta de espaldas en una camilla. Una enfermera o asistente limpia su abdomen con una solución de yodo. Cuando la imagen del ecosonograma del feto dentro del saco amniótico se ve en la pantalla, el médico o un ecografista (un técnico en ultrasonidos) le inserta una aguja delgada en el abdomen, que atraviesa el útero y llega al saco amniótico. Luego de que el médico haya extraído suficiente líquido amniótico (generalmente entre 15 a 20 centímetros cúbicos, o de 1 a 2 cucharadas), saca la aguja.

Una idea errónea muy común es que la aguja se inserta a través del ombligo. Pero el punto exacto de inserción depende de dónde están ubicados el feto, la placenta y el saco amniótico dentro del útero. Es probable que haya oído decir que la aguja es considerablemente larga y, quizás, le tenga miedo a las agujas. Pero el tamaño de la aguja, que le permite llegar hasta el saco amniótico, no la hace más dolorosa. El grosor de una aguja es lo que determina cuán incómodo o doloroso puede ser la prueba, pero la aguja para la amniocentesis es muy delgada.

Típicamente el procedimiento dura entre uno o dos minutos, aunque puede parecer una eternidad para una mujer ansiosa. Es un poco incómodo pero no muy doloroso. Muchas mujeres sienten una leve y corta sensación de calambres en la medida que la aguja entra en el útero y luego una sensación extraña de tirón a medida que el líquido es extraído. El tener una prueba de amniocentesis no es del todo indoloro, pero la mayoría de las mujeres reportan que no es tan doloroso como pensaban. Después de la prueba, su médico puede aconsejarle descansar y evitar actividades agotadoras y relaciones sexuales por uno o dos días.

Una amniocentesis genética prueba primordialmente que los 23 pares de cromosomas estén presentes y que su estructura sea normal. Generalmente no se hace para buscar todas las enfermedades genéticas posibles o todos los defectos de nacimiento. Las células del líquido amniótico deben ser incubadas antes de que el médico pueda leer los resultados de una amniocentesis genética. Los resultados están disponibles generalmente en una o dos semanas.

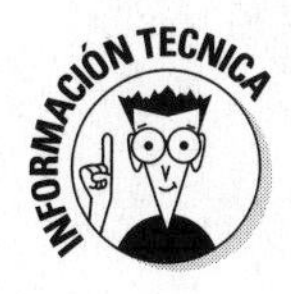

Si los exámenes prenatales de sangre muestran que usted es Rh negativa, el médico la dará una inyección de Rhogan (Rh-D inmunoglobulina), que ayuda a prevenir la sensibilización al Rh (vea el Capítulo 15).

Riesgos y efectos colaterales de la amniocentesis

No todas las pacientes presentan estos síntomas o problemas después de una amniocentesis, pero recuerde que pueden ocurrir:

- **Calambres:** Algunas mujeres tienen calambres durante varias horas después de la prueba. El mejor tratamiento para los calambres es descansar. Algunos médicos recomiendan tomar una sola copa de vino para ayudar a aliviar la incomodidad.
- **Manchas o sangramiento leve:** Puede durar uno o dos días.
- **Escape del líquido amniótico:** Entre una o dos cucharadas de líquido amniótico escapa por la vagina en uno o dos por ciento de las pacientes. En la gran mayoría de estos casos, la membrana vuelve a sellarse en 48 horas. El escape cesa y el embarazo continúa normalmente. Si el escape es persistente o en gran cantidad, consulte con el médico.

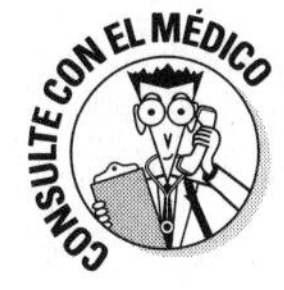

- **Lesión al feto:** Una lesión al feto es extremadamente rara debido al uso eficaz del ecosonograma.
- **Aborto:** Aunque la amniocentesis es considerada muy segura, sigue siendo una prueba invasiva y está asociada con un aumento del 0,5 por ciento del riesgo de pérdida del embarazo. (Es decir, el riesgo básico de aborto aumenta 0,5 por ciento cuando se hace la amniocentesis.)

  Usted debe sopesar los riesgos y beneficios (que varían de acuerdo al individuo) cuando tome la decisión de someterse o no a la prueba. Por ejemplo, una mujer de 40 años con una historia de infertilidad a lo mejor decide no someterse a una prueba que aumenta el riesgo de aborto, aún cuando posee un riesgo mayor de tener un feto con una anormalidad cromosómica. Por otro lado, una especialista materno infantil de 32 años, que examina pacientes todos los días con multitud de problemas (nos viene a la mente Joanne durante su primer embarazo) quizás opte por someterse a una amniocentesis aun cuando su riesgo de tener un bebé con una anormalidad cromosómica es relativamente baja (de hecho menor que el riesgo de aborto debido a la prueba). La tranquilidad mental valió la pena comparada con el bajo riesgo de un aborto.

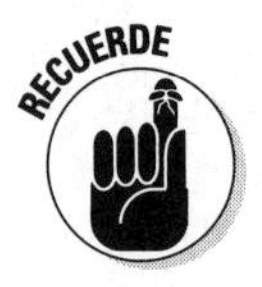

Una amniocentesis que se efectúa en un embarazo avanzado (después de las 20 semanas) no presenta el mismo riesgo de aborto. Representa un riesgo muy pequeño de infección, ruptura de las membranas (ruptura de la fuente) o inicio de trabajo de parto.

Razones para hacerse una amniocentesis

El médico puede recomendar una amniocentesis genética en las siguientes condiciones o situaciones:

- Tiene 35 años o más para la fecha probable del parto, lo que puede variar de país en país y depende también del número de bebés en su vientre. Por ejemplo, si está embarazada de mellizos, su médico puede recomendarle una amniocentesis a los 33 años.
- Presentó un valor elevado de la alfafetoproteína (vea la sección "Valores de la alfafetoproteína" anteriormente en este capítulo).
- Obtuvo resultados anormales en la pruebas de exploración del síndrome de Down.
- El ecosonograma fue anormal, indicando, por ejemplo, crecimiento fetal bajo o sospecha de anormalidades estructurales.
- Usted tuvo previamente un niño o un embarazo con anormalidad cromosómica.
- Tiene riesgo de tener un bebé con una determinada enfermedad congénita.
- Usted y su pareja tienen dudas y desean confirmar que los cromosomas sean normales.

El médico puede realizar la amniocentesis por otras razones, entre ellas:

- **Parto prematuro:** Una infección en el líquido amniótico puede ser la causa de un parto prematuro. El médico puede enviar el líquido al laboratorio para identificar el tipo de infección. Si hay presente una infección, el médico querrá iniciar el parto inmediatamente para disminuir el daño que le pueda causar a usted y al bebé.

La nueva frontera: el ecosonograma en 3 y 4 dimensiones

Algunos centros de ecosonogramas perinatal disponen ahora de máquinas especiales con la capacidad de mostrar imágenes tridimensionales del feto que se conocen como ecosonogramas en 3 dimensiones o 3-D. El ecosonograma en 4-D es similar, pero en vez de observar una imagen estática en 3-D, puede ver al feto moverse. Estos aparatos de ultrasonido de alta tecnología no están disponibles en todas partes y no hay datos médicos que demuestren que las imágenes en 3-D o 4-D sean mejores que las 2-D para detectar problemas. Sin embargo, se pueden ver ciertos detalles del feto mucho mejor, como el rostro, las manos y los pies y muchas mujeres sienten un verdadero lazo afectivo cuando ven al feto moviéndose en tres dimensiones. Si hay la oportunidad de hacerse un ecosonograma en 3 o 4 dimensiones, podrá disfrutar y beneficiarse de esta experiencia. Si no, no se sienta mal: usted tendrá muy pronto a su bebé en las cuatro dimensiones reales.

- **Otras infecciones:** Algunas pacientes pueden llegar a saber que tienen riesgo de desarrollar infecciones como la toxoplasmosis, el citomegalovirus (CMV) o parvovirus (vea el Capítulo 16). El líquido amniótico puede ser examinado para buscar evidencias de estos problemas en pacientes de alto riesgo.
- **Sensibilidad al Rh:** La sensibilidad al Rh es a veces detectada mediante una prueba conocida como *delta OD-450*, en la cual se evalúa el líquido amniótico para buscar evidencia de glóbulos rojos rotos en el feto. (Vea el Capítulo 15 para más información.)
- **Estudios de madurez de los pulmones:** Algunas veces su médico necesita saber si los pulmones del feto están suficientemente maduros como para que el bebé pueda nacer. Ciertas pruebas utilizando el líquido amniótico pueden determinar la madurez de los pulmones.

Otras pruebas y procedimientos prenatales

No todas las pruebas o procedimientos descritos en esta sección son efectuados en todos los embarazos —solo cuando se presenta un problema específico. De hecho, la mayoría de estas pruebas raramente se hacen y, generalmente, realizan en centros especializados en medicina fetal. Las pruebas le pueden sonar terribles, pero las describimos para que sepa cuáles son las que están disponibles si usted llegara a tener un problema.

Muestreo de sangre fetal

Para el muestreo de sangre fetal, también conocido como *muestra de cordón umbilical* o *cordocentesis*, se extrae sangre del feto a través del cordón umbilical. Esta prueba le permite al médico obtener sangre para un diagnóstico rápido de los cromosomas cuando el tiempo es un factor crítico. El médico puede efectuar esta prueba para detectar infecciones fetales, evidencias de anemia en el feto o diagnosticar y tratar una condición llamada *hidropesía no inmune*, en la cual se acumulan fluidos de forma anormal en el feto. La prueba es efectuada por un especialista materno infantil utilizando el ecosonograma como guía. El procedimiento es similar a la amniocentesis, excepto que el médico introduce la aguja en el cordón umbilical y no en el líquido amniótico. Los riesgos son pocos pero incluyen infección, ruptura de las membranas o pérdida del feto. (El riesgo de pérdida del feto es casi del uno por ciento.)

Algunos fetos desarrollan anemia que puede ser tratada *in útero* (dentro del útero o matriz) con una transfusión sanguínea directamente al cordón umbilical. Las condiciones que pueden llevar a la anemia incluyen ciertas infecciones (como parvovirus), enfermedades genéticas e incompatibilidad de ciertos grupos sanguíneos (vea el Capítulo 15).

Ecocardiograma fetal

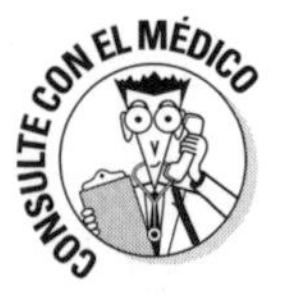

Un *ecocardiograma fetal* es básicamente un ecosonograma enfocado en el corazón del feto. El procedimiento generalmente es efectuado por un especialista materno infantil, un cardiólogo pediatra o un radiólogo. Si usted es diabética o tiene una historia familiar de enfermedad cardiaca congénita o si el ecosonograma muestra algún signo de anormalidad cardiaca, es probable que usted necesite un *eco fetal*. Algunas veces el médico recomienda un eco fetal si observa en el ecocardiograma *algún* problema estructural, debido a que las anormalidades del corazón están asociadas frecuentemente a otros defectos de nacimiento.

El estudio Doppler

El ultrasonido también puede ser utilizado para hacer estudios Doppler del flujo sanguíneo fetal y del cordón umbilical. Estos estudios son una manera de medir el flujo sanguíneo a varios sistemas de órganos y también dentro de la placenta. A veces se utiliza el estudio Doppler para conocer el bienestar del feto con restricción del crecimiento intrauterino. Vea el Capítulo 15 para más información acerca de la restricción del crecimiento intrauterino.

Las Pruebas en el Tercer Trimestre

En la medida que su embarazo llega a su final, el médico puede llevar a cabo ciertas pruebas para asegurarse de que su bebé esté lo más sano posible. Algunas pruebas, como los cultivos de Estreptococo del Grupo B, son hechas de manera que se tomen medidas para evitar ciertos problemas. Otras, como una prueba sin estrés o un perfil biofísico son efectuadas para garantizar el bienestar del bebé.

Cultivos de estreptococo grupo B

La única prueba de rutina que tal vez se le haga durante una de sus últimas consultas prenatales es el cultivo del estreptococo grupo B, una bacteria que se encuentra comúnmente en la vagina y el recto. En la comunidad científica, existe la controversia de si las mujeres deberían hacerse rutinariamente esta prueba. Algunos obstetras la realizan a las 36 semanas, aunque otros no lo hacen. Entre el 15 y el 20 por ciento de las mujeres portan este organismo. Si el cultivo es positivo a las 36 semanas, el médico le puede recomendar que le pongan antibióticos durante el parto para reducir el riesgo de transmitirle la bacteria al bebé. Darle un tratamiento antes del parto no ayuda en nada ya que la bacteria puede volver a reproducirse para cuando llegue el momento del parto. Actualmente no se disponen de pruebas que den resultados inmediatos, así que no puede efectuarse la prueba del estreptococo grupo B en el momento del parto; ésta debe efectuarse antes del parto.

Cómo se mide la madurez de los pulmones

Si usted está planificando hacerse otra cesárea (lo que significa que usted tuvo una en un embarazo anterior) o una inducción electiva antes de las 39 semanas, algunos médicos pueden recomendarle que se haga una amniocentesis para establecer la madurez de los pulmones y si están listos para funcionar.

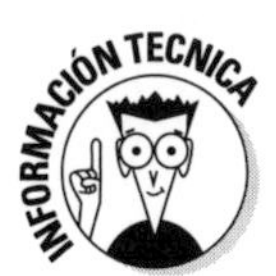

La prueba más común para medir la madurez de los pulmones es la llamada correlación L/E, que es la relación entre la *lecitina* y la *esfingomielina* (ambas son sustancias que se encuentran en el líquido amniótico). Si la relación es de 2,0 o mayor, y si está presente la sustancia *fosfatidilglicerol* (una sustancia producida por células pulmonares maduras) en el líquido amniótico, se considera que los pulmones del bebé están maduros.

Evaluación de la salud de su bebé

En ciertas ocasiones, el médico puede sugerirle que se someta a pruebas por el bebé. Estas pruebas, también llamadas *vigilancia fetal preparto*, comprueban el bienestar del bebé. El médico puede efectuar estas pruebas entre las semanas 24 y 26 si existe alguna causa para ello, o después de la semana 41 si usted no ha iniciado el parto. Se pueden utilizar diversas pruebas, las cuales describimos en las siguientes secciones.

La prueba sin estrés

La prueba sin estrés consiste en medir el ritmo cardiaco del feto, su movimiento y la actividad uterina, mediante una máquina especial de monitoreo. El médico conecta la madre a este aparato que registra las contracciones uterinas y el latido del corazón del bebé y genera una gráfica con ambos datos. Esta prueba es similar al aparato que se utiliza durante el parto para monitorear el ritmo cardiaco del feto y las contracciones. Además, usted tiene un botón que presiona cada vez que percibe algún movimiento del feto. El monitoreo se efectúa por un lapso de 20 a 40 minutos. Luego, el médico busca en la gráfica señales de *aceleración*, o incrementos, en el número de latidos del corazón del feto. Si las aceleraciones están presentes y ocurren muy a menudo, la prueba se considera *reactiva*, y que el feto es saludable y que debería de continuar así en los próximos tres a siete días. (El feto es saludable en más del 99 por ciento de los casos.) Si las aceleraciones no son las adecuadas (es decir, la prueba es *no reactiva*), no tiene por qué preocuparse. En el 80 por ciento de los casos, el feto está bien pero se necesitará otra evaluación después.

Su médico puede efectuar esta prueba (que generalmente se repite una o dos veces por semana) por varias razones, especialmente cuando:

- Usted se ha pasado de su fecha estimada de parto.
- El bebé no está creciendo como debería.
- Usted tiene una disminución del volumen del líquido amniótico.
- Su tensión arterial es alta.

La prueba de estrés durante las contracciones

La prueba de estrés durante las contracciones es similar a la prueba sin estrés excepto que los latidos del corazón del feto se miden en relación a las contracciones del útero. Algunas veces las contracciones ocurren por sí solas, pero en la mayoría de los casos tienen que ser inducidas utilizando bajas dosis de oxitocina (Pitocina) o por estimulación de los pezones.

No se estimule los pezones en casa para producir las contracciones. Hágalo sólo bajo la supervisión de su médico, ya que él quiere monitorearla y asegurarse de que el útero no se contraiga demasiado.

Se necesitan tres buenas contracciones en un período de diez minutos para poder interpretar la prueba. Si los latidos del corazón del feto no disminuyen después de las contracciones, la prueba se considera *negativa* y se considera que el bebé está en buen estado por lo menos por una semana más. Si la prueba es *positiva* (los latidos del corazón del feto sí disminuyen después de las contracciones) o es dudosa, el médico investigará la situación con más detenimiento. El manejo adecuado de la prueba depende de su situación particular. La prueba de estrés durante las contracciones se efectúa si los resultados de la prueba sin estrés no son concluyentes o si el médico decide realizar pruebas adicionales relacionadas con el bienestar fetal.

La prueba de estrés durante las contracciones no debería efectuarse bajo ciertas circunstancias, como por ejemplo, si la madre presenta placenta previa (vea el Capítulo 15) o tiene riesgo de parto prematuro.

Perfil biofísico

A menudo un perfil biofísico se efectúa en lugar de una prueba sin estrés (o además de ella) para evaluar el estado físico del feto. La determinación de cuál prueba debe efectuarse (la prueba sin estrés o el perfil biofísico) depende muchas veces de la preferencia del médico.

La prueba de perfil biofísico evalúa lo siguiente:

- Los movimientos del feto, observados en el ecosonograma
- El tono corporal fetal, observado en el ecosonograma
- Los movimientos respiratorios fetales (los movimientos del pecho que simulan la respiración) observados en el ecosonograma
- Cantidad de líquido amniótico, observado en el ecosonograma
- La prueba sin estrés (vea "La prueba sin estrés" antes en esta sección)

El bebé recibe 2 puntos por cada parámetro que es normal. Una puntuación perfecta es 10. Los bebés cuya puntuación es 8 o más se consideran en buen estado físico. Una puntuación de 6 es probablemente buena pero generalmente se aconseja efectuar más pruebas. Una puntuación menor de 6 significa que requiere de más evaluación.

Estimulación fetal vibro acústica

El médico puede que efectúe una prueba de estimulación vibro acústica durante una prueba sin estrés, donde se observa la respuesta del feto a la estimulación por sonido o vibraciones. El médico hace vibrar un dispositivo vibrador sobre la barriga de la madre de modo que el sonido o vibraciones lleguen al feto. Normalmente los latidos del corazón del feto se aceleran cuando es estimulado de esta manera. La estimulación vibro acústica muy a menudo disminuye el tiempo necesario para efectuar una prueba sin estrés ya que las aceleraciones de los latidos del corazón se detectan más rápidamente. A menudo se efectúa si la prueba sin estrés todavía no es reactiva después de 20 o 30 minutos.

Velocimetría Doppler

El médico efectúa la velocimetría Doppler solo si se presentan ciertas situaciones, como por ejemplo: si ciertos problemas fetales existen (como restricción del crecimiento intrauterino — vea el Capítulo 15), o si usted sufre de hipertensión. Básicamente, con esta prueba, el médico lleva a cabo un tipo especial de examen de ultrasonido y luego mide el flujo sanguíneo a lo largo del cordón umbilical.

Parte III

El Gran Momento: Trabajo de Parto, Parto y Recuperación

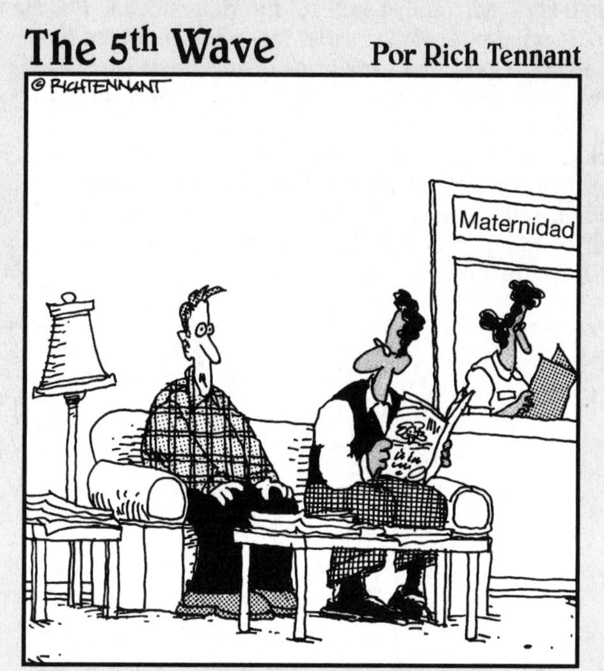

"Nos dijeron que probablemente notaríamos algunos cambios una semana antes de empezar la labor de parto. Y así sucedió. Exactamente cinco días antes, el precio de la gasolina aumentó seis centavos, mi cortadora de césped dejó de funcionar y el vecino del frente hizo pintar su casa".

En esta parte . . .

Y ahora, el gran momento que todos han estado esperando. Así como en el embarazo, el trabajo de parto será más fácil si sabe lo que va a suceder. Por ejemplo, le puede beneficiar saber las varias maneras en que puede tener el bebé y los tipos de anestesia que puede escoger. Y, también, cómo cuidar a su recién nacido.

Los capítulos de esta sección están llenos de detalles sobre el parto y el cuidado del bebé. No es nuestra intención abrumarla con toda esta información, sino al contrario, que la utilice para prepararse para este gran acontecimiento.

Capítulo 9

¡Mi Amor, Creo que Ya Llegó la Hora!

En Este Capítulo

- Cómo saber si ya comenzó el trabajo de parto
- Admisión al hospital o centro de maternidad
- Observación de los signos vitales del bebé durante el trabajo de parto
- Inducción del trabajo de parto en circunstancias especiales
- Consideración de las tres etapas del trabajo de parto
- Control del dolor de parto
- Investigación de métodos alternativos para dar a luz

A pesar de los increíbles adelantos que se han hecho en la ciencia y en la medicina, nadie sabe realmente, qué es lo que inicia el trabajo de parto. El trabajo de parto quizás se inicie por una combinación de estímulos generados por la madre, el bebé y la placenta. O puede comenzar a causa de los niveles crecientes de sustancias similares a los esteroides en la madre o de otras sustancias bioquímicas producidas por el bebé. Como no sabemos exactamente cómo se inicia el trabajo de parto, no podemos tampoco indicar exactamente cuándo ocurrirá.

Es bastante común no saber con seguridad si usted está o no, realmente, iniciando el proceso del parto. Aún una mujer que espera su tercer o cuarto hijo no está segura cuándo es verdaderamente el principio del trabajo de parto. Este capítulo le ayuda a identificar con mayor certeza su propio trabajo de parto (aunque es posible que llame al médico varias veces, e incluso que vaya más de una vez al hospital o centro de maternidad, para descubrir que lo que usted pensó que era el trabajo de parto, en realidad no lo era).

Cómo Saber si el Trabajo de Parto Es Verdadero o Falso

Quizás sienta algunos de los síntomas previos al trabajo de parto antes de que éste realmente empiece. En lugar de indicar que usted ha comenzado el trabajo de parto, estos síntomas sugieren que puede ocurrir en los próximos días o semanas. Algunas mujeres sienten estos síntomas —similares a los del trabajo de parto— por días y semanas, y otras los sienten sólo por varias horas. Muchas veces, el comienzo del trabajo de parto no es tan dramático como lo muestran en las comedias (imagine a Lucy diciéndole a Ricky: "¡Ricky, éste sí es el momento!"). Muy raras veces las mujeres no llegan a tiempo al hospital para dar a luz.

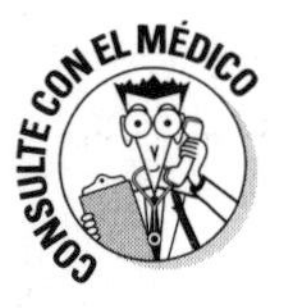

Si cree que ya empezó el trabajo de parto, no corra al hospital de inmediato. En vez de eso, llame primero al médico.

Las señales antes del comienzo del parto

A medida que se acerca el final del embarazo, quizás reconozca ciertos cambios en su cuerpo que indican que éste se está preparando para el gran acontecimiento. Quizás note algunos de estos síntomas o, quizás, ninguno de ellos. Algunas veces los cambios comienzan semanas antes de empezar el trabajo de parto y, a veces, comienzan sólo unos días antes.

- **Muestras de sangre:** No, las muestras de sangre no son de la última película de horror de Wes Craven. A medida que ocurren cambios en el cérvix o cuello uterino, quizás expulse de la vagina un flujo mucoso mezclado con sangre. La sangre proviene de pequeños capilares rotos en el cérvix.
- **Diarrea:** Generalmente unos días antes del trabajo de parto, el cuerpo libera *prostaglandinas*, que son sustancias que ayudan al útero a contraerse y que pueden causar diarrea.
- **El descenso y el encajamiento del bebé:** Especialmente en mujeres primerizas, el feto a menudo baja a la pelvis varias semanas antes del trabajo de parto (vea el Capítulo 7). Puede sentir una mayor presión en la vagina y punzadas intensas que irradian hacia ella. También puede notar que su útero ha descendido en el abdomen y que, de pronto, está más cómoda y puede respirar con más facilidad.
- **Aumento en las contracciones de Braxton-Hicks:** Quizás note un aumento en la frecuencia e intensidad de las *contracciones de Braxton-Hicks* (vea el Capítulo 7). Estas contracciones pueden llegar a ser algo molestosas, aunque no se hagan más fuertes o más frecuentes. Algunas mujeres sienten fuertes contracciones de Braxton-Hicks por semanas antes de que comience el trabajo de parto.

Las madres embarazadas preguntan . . .

P: Nunca he tenido una contracción; entonces, ¿cómo puedo saber lo que se siente cuando tenga una?

R: Una contracción ocurre cuando los músculos del útero se tensan y empujan al bebé hacia el cuello uterino. Generalmente las contracciones son molestosas y, por eso, rápidamente reconocibles. Pero muchas mujeres se preocupan pensando que no van a reconocerlas cuando las tengan. Usted puede saber si está teniendo contracciones usando un truco rápido y fácil.

Con las yemas de los dedos, tóquese la mejilla y luego la frente. Luego, tóquese la parte superior del abdomen, a través del cual puede sentir la parte superior del útero (*el fondo uterino*). Un útero relajado se siente suave como la mejilla, pero un útero contraído se siente duro como la frente. Este ejercicio también es bueno si cree que puede estar en trabajo de parto prematuro (para más información, vea el Capítulo 15).

- **La salida de un flujo mucoso:** Tal vez expulse una mucosidad espesa conocida como *tapón mucoso*. Durante el embarazo, esta sustancia sella el cuello uterino y protege el útero contra infecciones. A medida que el cérvix comienza a *borrarse* (o sea, se hace más delgado y corto) y a dilatarse en preparación para el parto, el tapón se puede desprender y ser expulsado.

Cómo distinguir un falso trabajo de parto de uno verdadero

No es siempre fácil distinguir un trabajo de parto verdadero de uno que es falso. Pero ciertas características generales pueden ayudarle a determinar si los síntomas que tiene son señales de que comenzó el trabajo de parto.

En general, el trabajo de parto es falso si las contracciones:

- Son irregulares y no aumentan en frecuencia
- Desaparecen cuando cambia de posición, camina o descansa
- No son predominantemente incómodas
- Ocurren solamente en la parte baja del abdomen
- No se vuelven más molestosas

Por otra parte, es muy probable que esté en trabajo de parto verdadero si las contracciones:

- Aumentan progresivamente en frecuencia, intensidad e incomodidad
- Duran aproximadamente entre 40 y 60 segundos
- No desaparecen cuando usted cambia de posición, camina o descansa
- Ocurren junto con una pérdida de líquido (debido a la ruptura de las membranas)
- Dificultan o imposibilitan el hablar normalmente
- Se extienden sobre la parte superior del abdomen o están localizadas en la espalda, irradiando hacia el frente.

A veces la única manera de saber con seguridad si está en trabajo de parto es consultando con el médico o yendo al hospital. Cuando llegue al hospital, su médico, una enfermera, una partera o un médico residente, le harán un examen pélvico para determinar si comenzó el trabajo de parto. El médico quizás también la conecte a un monitor para verificar la frecuencia de las contracciones y observar cómo responde el corazón del bebé a éstas. Algunas veces se sabe inmediatamente si está realmente en el trabajo de parto. Pero quizás el médico necesite tenerla en observación por varias horas para verificar si la situación va a cambiar.

Se considera que está en trabajo de parto si tiene contracciones regulares y el cuello uterino está cambiando rápidamente —esto es, borrándose o dilatándose, o ambos. Algunas veces, las mujeres caminan todo el tiempo con un cérvix parcialmente dilatado o borrado, pero no se considera que están en trabajo de parto porque estos cambios acontecen durante varias semanas en vez de horas.

La decisión de cuándo llamar al médico

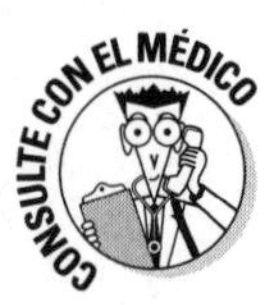

Si cree que está en trabajo de parto, llame al médico. No se avergüence si le dice que probablemente *no* lo está (esto le pasa a muchas mujeres). El medir la frecuencia de las contracciones por varias horas antes de llamar, a fin de comprobar cuán cerca están, es una buena idea, porque el médico puede usar esta información para ayudarle a determinar si éste es el verdadero trabajo de parto. Si las contracciones se están presentando cada 5 ó 10 minutos y son molestas, definitivamente, llame al médico. Si tiene menos de 37 semanas de embarazo y siente contracciones persistentes, no espere por horas verificando la frecuencia, comuníquese con el médico inmediatamente.

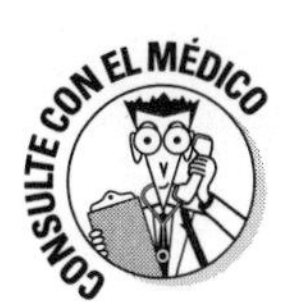

Llame al médico si se le presenta cualquiera de los siguientes síntomas:

- Las contracciones son cada vez más seguidas y más dolorosas.
- Se han roto las membranas. Al romperse la bolsa amniótica puede tener un escape pequeño del líquido o puede ser que éste salga como un chorro. Si el líquido es verde, marrón o rojo, comuníqueselo al médico enseguida.

  El meconio (la primera evacuación del bebé) generalmente ocurre después del nacimiento, pero entre el 2 y el 20 por ciento de los bebés pasan meconio durante el trabajo de parto, y es más común entre los bebés que nacen después de la fecha probable. El paso de meconio no indica necesariamente que algo anda mal, pero de vez en cuando puede estar asociado con sufrimiento fetal.
- Tiene una hemorragia abundante con sangre de color rojo brillante (más que en un período menstrual abundante) o si está expulsando coágulos, en cuyo caso debe ir al hospital inmediatamente (después de llamar al médico).
- No siente una cantidad de movimiento fetal adecuada (vea el Capítulo 7 para más información).
- Tiene dolor abdominal constante y agudo, sin alivio entre las contracciones.
- Siente en la vagina una parte del feto o el cordón umbilical. En este caso, ¡váyase al hospital inmediatamente!.

Evaluación del trabajo de parto por medio de un examen interno

Cuando el médico está tratando de determinar si ha comenzado el trabajo de parto, él realiza un examen interno para comprobar varias cosas:

- **La dilatación:** El cérvix se mantiene cerrado durante casi todo el embarazo, pero es posible que durante las últimas dos semanas comience a dilatarse gradualmente, especialmente si usted ha tenido un bebé antes. Después que comienza activamente el parto, el ritmo de dilatación del cuello uterino se acelera y se dilata llegando a 10 centímetros para el final de la primera etapa del parto. Frecuentemente, se considera que está en trabajo de parto activo cuando el cérvix ha dilatado unos 4 centímetros o cuando se ha borrado completamente.
- **El borramiento:** Este es un proceso que ocurre durante el parto, en donde el cuello uterino se hace más delgado y corto. El cuello uterino pasa de ser grueso (sin borrar) a más delgado, hasta desaparecer completamente (borrado). Vea la Figura 9-1.

- **La estación:** Cuando está en trabajo de parto, el médico usa el término *estación* para indicar cuánto ha descendido la cabeza del bebé (u otra parte que vaya a salir primero) en relación a las *espinas isquiáticas*, que son unos huesos en la pelvis que se usan como guías (vea el Capítulo 7 para mayor información sobre la estación).
- **La posición:** Cuando el trabajo de parto comienza, típicamente el bebé empieza mirando hacia el lado izquierdo o el derecho. A medida que el parto progresa, el bebé rota hasta que la cabeza se ubica mirando hacia abajo de manera que nace mirando hacia el piso. A veces, el bebé rota a la posición opuesta y sale con la cabeza mirando hacia el techo.

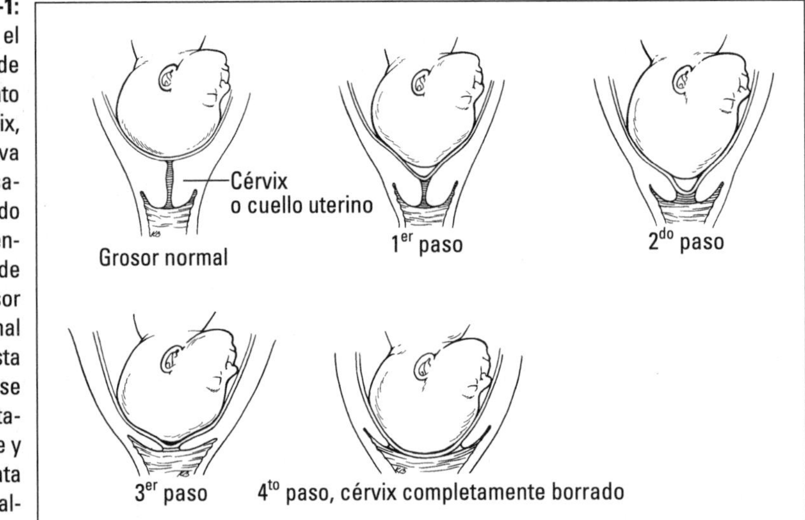

Figura 9-1: Durante el proceso de borramiento del cérvix, éste va desapareciendo gradualmente desde su grosor normal hasta borrarse completamente y se dilata parcialmente.

La Admisión al Hospital

Ya sea que esté en trabajo de parto, o que el parto vaya a ser inducido, o que vaya a hacerse una cesárea, necesita ser admitida a la sala de maternidad del hospital. Si se ha registrado previamente (pregúntele a su médico acerca del proceso), su historia médica ya estará en el piso de maternidad cuando usted llegue y se le asignará un número de identificación para el hospital. Cuando llegue al hospital o al centro de maternidad, debe pasar por el proceso de admisión en donde le asignarán un cuarto.

El alojamiento en el cuarto del hospital

Aunque cada hospital o centro de maternidad tienen sus propios sistemas de trabajo, casi siempre se sigue la siguiente rutina después que llega a su cuarto:

- Una enfermera le pide que se ponga una bata.
- La enfermera le hace preguntas sobre su embarazo, su salud en general, su historia obstétrica, y cuándo fue su última comida. Si usted cree que ha roto la bolsa de agua, o está goteando líquido, dígaselo a la enfermera.
- Una enfermera, una partera, un médico residente o un médico le hacen un examen interno para ver cuán avanzado está el trabajo de parto.
- Le examinan las contracciones y el ritmo cardiaco del bebé.
- Es posible que la enfermera le tome una muestra de sangre y, por vía intravenosa en el brazo, le administre líquidos y, quizás, algún medicamento.
- Se le pedirá que firme un formulario de autorización, en el cual usted acepta que se le dé la atención médica estándar del hospital, el cuidado del parto y autoriza la posibilidad de un parto por cesárea. (Usted firma esta planilla de autorización cuando es admitida al hospital ya que en caso de sea necesario hacerle una cesárea de emergencia durante el trabajo de parto, no habrá tiempo para firmar todos los documentos necesarios.)

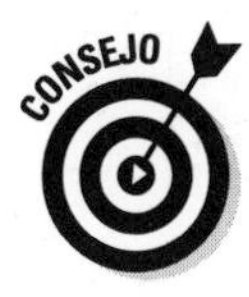

Tal vez quiera entregarle las prendas de valor que tiene consigo a su pareja o a otro familiar (o, sencillamente, déjelas en casa).

Conozca el lugar de alojamiento

Algunas mujeres tienen el trabajo de parto en el mismo cuarto en el que dan a luz, y otras son transportadas a otra habitación para el parto. La mayoría de las habitaciones de los hospitales tienen características similares, por lo que la habitación en la cual se aloje probablemente incluya lo siguiente:

- **Una cama:** En una habitación que se usa tanto para el trabajo de parto como para el parto en sí (se le conoce como *sala de nacimiento*), la cama está diseñada especialmente para transformarse en una cama de trabajo de parto. Algunos hospitales tienen habitaciones en donde todo el proceso se lleva a cabo en el mismo lugar; el trabajo de parto, el alumbramiento y la recuperación después del parto es allí mismo. Estas habitaciones se llaman habitaciones para el trabajo de parto, el parto y la recuperación.

- **El estetoscopio Doppler:** El médico o la enfermera usan las siguientes herramientas portátiles para escuchar periódicamente el ritmo cardiaco fetal, en vez de usar el monitor fetal electrónico continuo.
- **El monitor fetal:** Este aparato tiene dos dispositivos, uno para monitorizar la frecuencia de los latidos del bebé y el otro para monitorizar las contracciones. El monitor fetal crea un registro en papel de la frecuencia cardiaca fetal, en donde muestra cómo los latidos del corazón del bebé suben y bajan en relación a las contracciones intrauterinas suyas (vea la Figura 9-2).
- **El calentador para bebés:** Este aparato tiene una lámpara de calor para evitar que la temperatura del bebé baje.
- **Terapia intravenosa:** El equipo intravenoso está conectado a una bolsa con *una solución salina* (agua salada) y glucosa para mantenerla hidratada adecuadamente.
- **Una mecedora o sillón reclinable:** La silla extra es para su pareja o acompañante de parto u otro familiar.

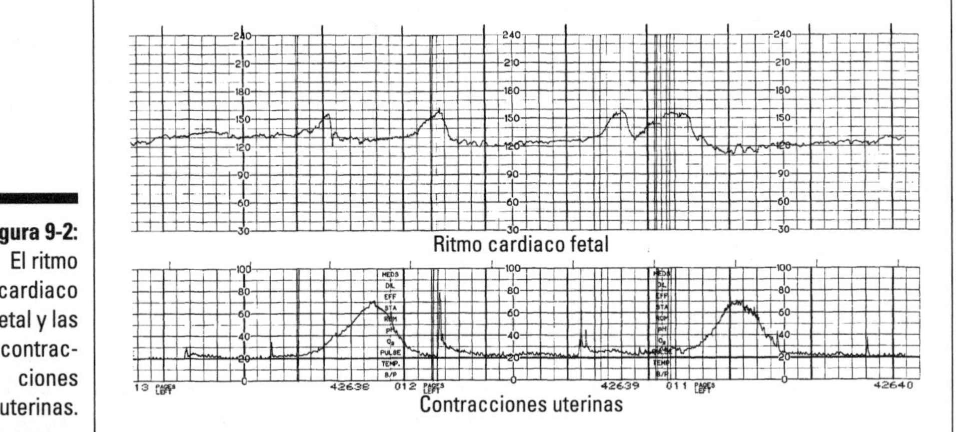

Figura 9-2: El ritmo cardiaco fetal y las contracciones uterinas.

El Monitoreo del Bebé

Mientras está en trabajo de parto, el médico monitoriza al bebé de diversas maneras para asegurarse de que esté tolerando bien todo el proceso. La mayoría de los hospitales, y también médicos, tienen sus propios criterios para decidir cuándo colocar un monitor fetal y qué tipo usar. Aunque algunas pacientes en bajo riesgo requieran solamente ser observadas con cierta frecuencia, otras pacientes requieren un monitoreo continuo. Algunas veces, no es posible saber de antemano si un monitoreo continuo es necesario sino hasta que el trabajo de parto comience y el médico vea cómo está respondiendo el bebé.

Monitoreo del ritmo cardiaco fetal

El trabajo de parto estresa tanto a la madre como al bebé. El monitoreo del ritmo cardiaco fetal es una manera de asegurarse de que el bebé está tolerando bien el estrés. En algunos hospitales, todas las mujeres que están en trabajo de parto son observadas normalmente por medio de monitores. Mientras que en otros hospitales, las pacientes que presentan bajo riesgo de complicaciones quizás sean observadas por medio de monitores con menos frecuencia. El monitoreo puede hacerse usando varias técnicas.

Monitoreo externo

El monitoreo fetal electrónico usa, bien sea dos correas o una banda elástica ancha colocadas alrededor del abdomen. Un dispositivo adosado a la correa o por debajo de la banda elástica, usa una técnica de ultrasonido Doppler para escuchar el ritmo cardiaco fetal. Un segundo dispositivo usa un medidor para registrar las contracciones. Un monitor externo de contracciones puede mostrar la frecuencia y duración de las contracciones, pero no puede proveer información sobre cuán intensas son las contracciones. Un monitor externo del ritmo cardiaco fetal da información sobre la respuesta del feto a las contracciones y registra la variación a largo plazo —es decir, los cambios periódicos del ritmo cardiaco fetal (los cuales son una buena señal).

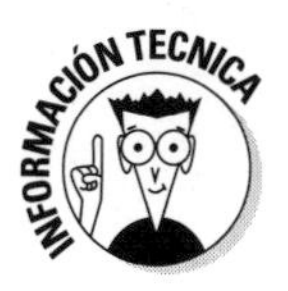

Quizás escuche a su médico usar los siguientes términos para describir los latidos del corazón del feto:

- **Normal:** Aproximadamente de 120 a 160 latidos por minuto.
- **Bradicardia:** Una disminución en el ritmo cardiaco fetal hasta llegar más abajo de 120 latidos por minuto y que dura más de dos minutos.
- **Taquicardia:** Un aumento en el ritmo cardiaco fetal por encima de 160 latidos por minuto y que dura más de dos minutos.
- **Aceleraciones:** Aumentos breves en el ritmo cardiaco fetal por encima de la frecuencia cardiaca normal, a menudo después de un movimiento fetal. Las aceleraciones son buenas señales.
- **Desaceleraciones:** Éstas son disminuciones intermitentes por debajo del ritmo cardiaco fetal normal. La importancia de las desaceleraciones depende de la frecuencia, de cuánto disminuye el ritmo cardiaco y de cuándo ocurren con relación a las contracciones. Las desaceleraciones se clasifican en prematuras, variables o tardías, de acuerdo a cuándo ocurren con relación a las contracciones.

Monitoreo interno

El médico usa un monitor interno del ritmo cardiaco fetal cuando su bebé necesita ser observado con mas atención que la que era posible con el monitoreo externo. Su médico puede estar preocupado por saber cuán bien el bebé está tolerando el trabajo de parto o, sencillamente, es posible que tenga dificultades en escuchar los latidos del corazón externamente, como por ejemplo, si va a tener más de un bebé. A fin de colocar un monitor fetal interno (también llamado electrodo para el cuero cabelludo fetal), debe romperse la bolsa de agua (o sea, las membranas) y el cérvix debe ser dilatado por lo menos 1 ó 2 centímetros. Durante un examen interno, el monitor se inserta a través del cérvix por medio de un tubo plástico flexible. Este procedimiento se debe sentir más o menos como cuando le hacen un examen pélvico. El pequeño electrodo se adhiere al cuero cabelludo del bebé. El proceso es muy seguro y muy pocas veces está asociado con una infección local o con una leve erupción en la cabeza del bebé.

Se utiliza un monitor interno para medir las contracciones y evaluar cuán fuerte son (llamado también *transductor de presión interna* o TPI). Éste se usa cuando el progreso del trabajo de parto es lento, a fin de determinar si usted requiere de oxitocina para aumentar la fuerza de sus contracciones (vea "Una Estimulación Suave para Ayudar: la inducción del parto" más adelante en este capítulo). El monitor consiste de un tubo delgado, flexible, lleno de líquido, que se inserta entre la cabeza del feto y la pared uterina durante un examen interno. Algunas veces, este mismo dispositivo se usa para inyectar una solución salina en el útero si se descubre que hay muy poco líquido amniótico, o si el registro del ritmo cardiaco fetal indica que hay presión en el cordón umbilical o si se presenta un *meconio* (la primera evacuación del bebé) muy espeso.

Otras pruebas de salud fetal

Si la información del monitor fetal es motivo de preocupación, o es ambigua, el médico puede hacer otras pruebas que le ayudan a decidir sobre otras opciones durante su trabajo de parto.

El pH del cuero cabelludo

Si al médico le preocupa que el bebé no esté tolerando bien el trabajo de parto, es posible que quiera hacer un *análisis de pH del cuero cabelludo*. El pH es una medida del grado de acidez de la sangre del bebé. Los bebés bajo estrés de parto tienen sangre más ácida (por falta de oxígeno). Esta prueba solo se hace si las membranas se han roto y el cérvix está dilatado por lo menos 1 o 2 centímetros, y si el hospital donde está teniendo al bebé tiene un aparato para hacer la prueba del pH.

Las madres embarazadas preguntan . . .

P: ¿Hay alguna correlación entre el monitoreo y los partos por cesárea?

R: Algunas veces las mujeres preguntan si el monitoreo aumenta las probabilidades de que necesiten una cesárea u otra clase de intervención para dar a luz, tales como el uso de fórceps o de un extractor al vacío. Los estudios conducidos hace muchos años sugirieron una correlación entre el monitoreo y la probabilidad de tener una cesárea. Pero el procedimiento en sí mismo no aumenta la necesidad de que una madre necesite una cesárea, solamente alerta a su médico sobre problemas potenciales, los cuales pueden, a su vez, indicar la necesidad de una cesárea.

La correlación entre el monitoreo y los partos por cesárea puede también haber sido más elevada en el pasado, cuando los médicos estaban más inclinados a realizar una intervención quirúrgica a la primera señal de problemas. Hoy en día, ellos tienen al alcance muchas otras opciones para responder a las señales de problemas potenciales que los monitores puedan detectar. Por lo tanto la correlación entre el uso de monitores y la incidencia de cesáreas no es tan clara como lo fue antes.

Cuando se hace una prueba del pH del cuero cabelludo, se inserta un cono plástico en la vagina para hacer visible una pequeñísima porción del cuero cabelludo del feto. Se limpia suavemente el cuero cabelludo con un hisopo y luego se pincha con una lanceta pequeña (como cuando le hacen una prueba de sangre en el consultorio del médico haciéndole un pequeño pinchazo en el dedo), y se obtiene una pequeña muestra de sangre fetal en un tubito de vidrio. La muestra de sangre se pone en un aparato para medir el pH para saber si el bebé está tolerando bien el trabajo de parto.

Estimulación del cuero cabelludo

La estimulación del cuero cabelludo es una prueba fácil para ver cómo le está yendo al bebé. El médico simplemente le hace cosquillas en el cuero cabelludo del bebé durante un examen interno. Si este roce causa un aumento en el ritmo cardiaco fetal, generalmente significa que el bebé está bien.

Algunos médicos, y algunas madres, prefieren que no se haga el monitoreo. Pero la mayoría de los médicos considera que el monitoreo es muy útil y que los beneficios que provee son mayores que cualquier riesgo de que pueda causar un parto por cesárea innecesario.

Una Estimulación Suave para Ayudar: La Inducción del Parto

Inducir el parto significa hacer que éste comience antes de que empiece en forma natural o por sí mismo. La inducción puede ser electiva (hecha según la conveniencia de la paciente o de su médico), o puede ser inducida por alguna necesidad (como complicaciones obstétricas, médicas o del feto).

La inducción electiva

Aunque a algunas mujeres les gusta la idea de planificar la fecha de parto, otras prefieren que ocurra espontáneamente. Algunos médicos realizan inducciones electivas con beneplácito, pero otros se oponen completamente a este concepto. Una mujer puede optar por una inducción del parto por varias razones diferentes:

- Si sabe exactamente cuál día va a dar a luz, puede organizar con precisión la atención a sus otros hijos, su propio trabajo o el trabajo de su pareja, o la ayuda que va a recibir de otros miembros de la familia
- Para asegurarse de que un médico en particular —que la atendió en un equipo de médicos y con el que ella ha desarrollado una relación especial— se haga cargo del nacimiento del bebé
- Para dar a luz cuando estén presentes el mayor número del personal del hospital o de otros especialistas en el piso de maternidad, si tiene riesgos de ciertas complicaciones neonatales o del parto
- Para reducir la ansiedad producida por una historia previa de malos resultados (como de un embarazo a término con feto muerto), dando a luz antes de que el parto se presente en forma natural
- Para asegurarse de que llegará al hospital a tiempo si vive muy lejos y tiene una historia de partos rápidos

Algunos estudios en la literatura médica sugieren que la inducción electiva del trabajo de parto puede conducir a un aumento de cesáreas. Si el cérvix no está dilatado ni se ha borrado, o si la cabeza del feto no está encajada en la pelvis, el riesgo de un parto por cesárea es probablemente más elevado. Pero si todas las condiciones son favorables para la inducción, el riesgo de una cesárea no aumenta en nada. Sin embargo, el tiempo que la paciente permanece en el hospital probablemente aumente un poco cuando se induce el trabajo de parto.

Si se planifica una inducción electiva del parto para una mujer cuyo embarazo tiene menos de 39 semanas, generalmente se requiere una amniocentesis para verificar la madurez pulmonar del feto. Si está considerando hacerse una inducción electiva, usted y su pareja deben saber que tiene un riesgo un poco más alto de tener un parto por cesárea. Si tanto usted como su pareja y el médico aceptan estos riesgos, la inducción electiva puede ser adecuada por razones personales, médicas, geográficas o psicológicas.

¿Cuándo es indicada la inducción?

Una inducción es *indicada* (o sea, por razones médicas) cuando los riesgos de continuar el embarazo son mayores para la mamá y el bebé, que los riesgos de un parto prematuro.

Los problemas con la salud de la madre que pueden justificar una inducción pueden ser

- Preeclampsia (para más información, vea el Capítulo 15)
- La presencia de ciertas enfermedades, como diabetes o colestasis (vea el Capítulo 15), que pueden mejorar después del parto
- Una infección del líquido amniótico, como corioamnionitis
- La muerte fetal

Los riesgos potenciales de la salud del bebé que pueden justificar la inducción son

- La prolongación del embarazo más allá de la fecha probable de parto — la tasa de muerte fetal aumenta significativamente cuando la madre pasa la semana 42 de su embarazo
- La ruptura de la bolsa amniótica, pero sin comenzar la labor de parto; ésta es una situación que puede poner al bebé a riesgo de desarrollar una infección
- Restricción del crecimiento intrauterino (vea el Capítulo 15)
- La sospecha de *macrosomía* (el feto pesa más de 8 libras y 13 onzas)
- Incompatibilidad del grupo sanguíneo Rh con complicaciones (vea el Capítulo 15)
- Disminución del volumen del líquido amniótico (*oligohidramnios*)
- Extracción del meconio —el bebé respira el meconio (el primer movimiento intestinal del feto)
- Las pruebas del bienestar fetal indican que el feto quizás no esté progresando en el útero

La inducción del parto

La manera en que se induce el parto depende de la condición del cérvix. Si el cérvix no es favorable o no está *maduro* (sumamente fino, suave y dilatado), el médico puede usar varios medicamentos y técnicas para madurarlo. A veces, esta técnica por sí sola puede inducir el comienzo del trabajo de parto.

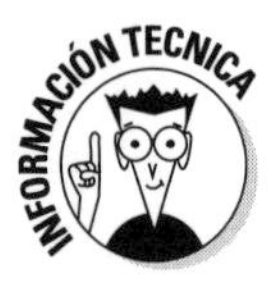

El medicamento más comúnmente usado para preparar el cérvix es un tipo de prostaglandina (una sustancia que ayuda a suavizar el tejido del cuello uterino y causa contracciones), que se administra en forma de gel o pastilla. Una enfermera o médico pone la prostaglandina en la vagina, que puede causar contracciones leves. Otra opción usada para madurar el cérvix es un medicamento llamado misoprostol, que se administra de la misma manera, pero generalmente no se usa en mujeres que han tenido previamente una cesárea. Algunos médicos prefieren usar lo que se llama el *globo de Foley*, un globo pequeñito que se coloca en el cérvix a través de la vagina, y se infla con una solución salina o aire para ayudar a que el cérvix se dilate.

Si el cérvix no está maduro, no puede ponerlo en la repisa de la ventana por un par de días como hacía la abuela con los tomates o los duraznos. Si usted requiere de una inducción, es probable que sea hospitalizada por la noche, y que se le den medicamentos antes de acostarse para madurar el cérvix. Luego, el médico puede darle *oxitocina* (que es una hormona sintética similar a la que su cuerpo produce naturalmente durante el parto) para inducir el parto por la mañana.

Si el cérvix o cuello uterino ya está maduro, es probable que el parto se induzca bien sea por la administración intravenosa de oxitocina o por la ruptura de las membranas (a menudo llamada la rotura de la bolsa de agua). El médico hace una *amniotomía*, o ruptura de las membranas, con un pequeño gancho plástico durante un examen interno. Este procedimiento normalmente no es doloroso. Luego, el médico le da instrucciones a la enfermera para que le administre oxitocina (generalmente conocida por el nombre de la marca: Pitocin) a través del dispositivo intravenoso que tiene una bombita especial que regula y controla la dosis. Comienza con una dosis muy pequeña, y la cantidad de la oxitocina aumenta a intervalos regulares hasta que usted tenga las contracciones adecuadas. Algunas veces el parto comienza en unas pocas horas después del inicio de la inducción, pero puede tomar más tiempo. Alguna que otra vez, puede tomar más o menos dos días para realmente iniciarse el parto.

Una idea equivocada muy común es que la oxitocina hace que el parto sea más doloroso. Esto no es verdad. La oxitocina es similar a la hormona que su cuerpo produce naturalmente durante el parto y se administra en dosis más o menos iguales a las que su cuerpo produciría para iniciar el parto normal.

Cómo acelerar el parto

Los médicos también pueden usar oxitocina para acelerar el parto que ya se ha iniciado. Si sus contracciones no son adecuadas o si el parto está tomando mucho tiempo, el médico puede usar oxitocina para acelerar el proceso. Le aseguramos, nuevamente, que las contracciones producidas como resultado de esta aceleración no son ni más fuertes ni más dolorosas que las contracciones que ocurren durante un parto espontáneo.

Un Panorama Completo: Las Etapas y Características del Parto

El parto de cada mujer es, en cierta forma, único. Las experiencias de una mujer pueden incluso variar entre sus embarazos. Aquellas personas que tienen a su cargo el ayudar a traer bebés al mundo saben muy bien que los partos siempre pueden sorprenderles. Como médicos que somos, quizás pensemos que una paciente va a dar a luz rápidamente, para luego descubrir que su trabajo de parto toma mucho tiempo; y, aquellas mujeres que pensamos que tardarían muchísimo tiempo, algunas veces dan a luz rápidamente. Sin embargo, en la gran mayoría de las mujeres embarazadas, el parto se desarrolla de acuerdo a un patrón predecible. Pasa por etapas fácilmente identificables y a un ritmo, en cierto modo, estándar.

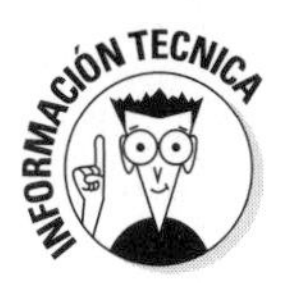

El médico puede controlar el progreso del parto mediante exámenes internos que se repiten cada cierta hora. La facilidad del progreso del trabajo de parto se mide por la rapidez con que se dilata el cérvix y la facilidad con que el feto desciende a través de la pelvis y el canal del parto. Los médicos pueden medir objetivamente el progreso del trabajo de parto mediante un gráfico en donde registran la dilatación cervical y la estación fetal (para más información vea la sección "Cómo distinguir un falso trabajo de parto de uno verdadero", previamente en este capítulo). El médico puede controlar el progreso del parto usando un gráfico especial, llamado curva de parto (vea la Figura 9-3), a fin de verificar cómo avanza su parto, en relación a una curva estándar promedio de partos.

Los médicos se preocupan del progreso del parto si éste es demasiado lento o si el cuello uterino deja de dilatarse y el feto no desciende. Ellos tienen un sistema abreviado para describir las variables que determinan la facilidad con que una mujer avanza a través del proceso: las tres PPP (pasajero, pelvis y potencia). En otras palabras, el tamaño del bebé y la posición (el pasajero), el tamaño de la pelvis, y la fuerza de las contracciones (la potencia) son todos factores importantes. El médico debe prestar atención a todos estos factores, porque si el trabajo de parto no avanza normalmente, puede ser una señal de que el bebé estaría mejor si se le ayudara a nacer, ya sea por medio de fórceps, del extractor al vacío o por cesárea.

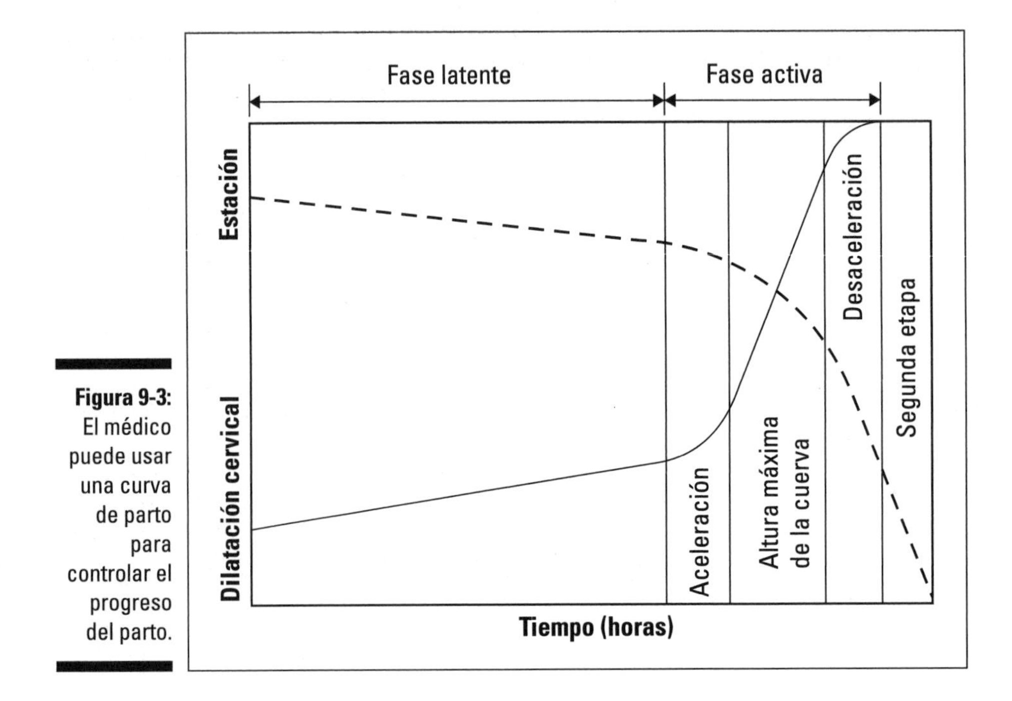

Figura 9-3: El médico puede usar una curva de parto para controlar el progreso del parto.

Si éste es su primer parto, todo el proceso probablemente durará de 12 a 14 horas. En los siguientes partos, el trabajo de parto generalmente será más corto (unas 8 horas). El parto se divide en tres etapas las cuales se describen en las siguientes secciones.

La primera etapa

La primera etapa del parto cubre desde el comienzo del verdadero trabajo de parto hasta la dilatación del cérvix. Esta etapa es, sin lugar a dudas, la más larga (toma un promedio de 11 horas para el primer bebé y 7 horas para nacimientos subsiguientes), y se divide en tres fases: la fase inicial (latente), la fase activa y la fase de transición. Cada fase tiene sus propias características únicas.

La fase inicial o latente

Durante el inicio de la primera etapa del trabajo de parto, las contracciones ocurren cada 5 a 20 minutos y aumentan su frecuencia hasta que se repiten cada 5 minutos. Al principio, las contracciones duran entre 30 y 45 segundos, pero a medida que la primera fase avanza, duran de 60 a 90 segundos. Durante la primera fase, el cuello uterino o cérvix gradualmente se dilata de 3 a 4 centímetros hasta que llega a borrarse completamente.

Toda la fase inicial de la primera etapa del trabajo de parto dura un promedio de 6 a 7 horas para el primer parto, y de 4 a 5 horas para partos subsiguientes. Pero la duración del parto es impredecible, porque es difícil saber cuándo comienza realmente el proceso.

Al principio de la fase inicial, las contracciones pueden sentirse como los calambres menstruales, con o sin dolor de espalda. Se pueden romper las membranas (o bolsa de agua), y puede tener una muestra sanguinolenta (vea la sección anterior en este capítulo "Las señales antes del comienzo del parto"). Si ya ha sido admitida al hospital, el médico puede usar un pequeño gancho plástico para romper las membranas, a fin de apresurar el proceso.

Al principio de esta fase, quizás se sienta más cómoda en su casa. Puede tratar de descansar o dormir, o quizás prefiera estar activa. Algunas mujeres sienten un deseo irresistible de limpiar o de hacer otras labores de la casa. Si tiene hambre, coma una comida ligera (sopa, jugo, o una rebanada de pan tostado, por ejemplo), pero no una comida pesada, por si acaso necesite después anestesia si hay complicaciones en el trabajo de parto. Puede medir el tiempo entre las contracciones, pero no se obsesione con esto.

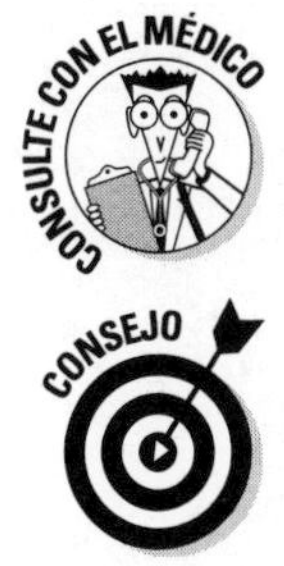

Si comienza a sentirse más incómoda, o las contracciones ocurren con más frecuencia o intensidad, o las membranas se rompen (se rompe la bolsa de agua), llame al médico.

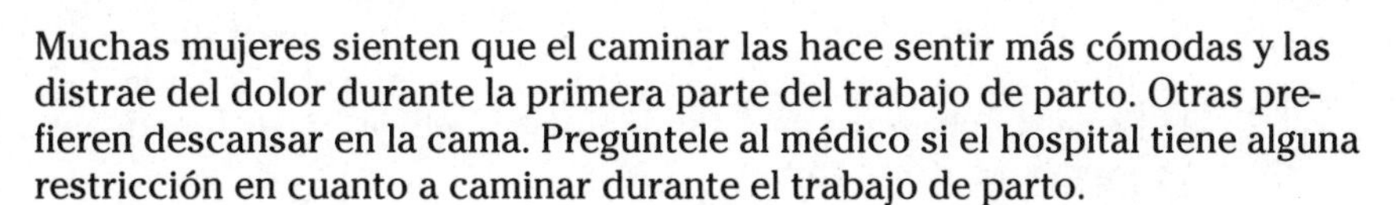

Muchas mujeres sienten que el caminar las hace sentir más cómodas y las distrae del dolor durante la primera parte del trabajo de parto. Otras prefieren descansar en la cama. Pregúntele al médico si el hospital tiene alguna restricción en cuanto a caminar durante el trabajo de parto.

La fase activa

La fase activa del parto generalmente es más corta y más predecible que la fase anterior. En caso de un primer parto, generalmente dura un promedio de 5 horas. Para los partos siguientes, dura unas 4 horas. Las contracciones ocurren en esta fase cada 3 a 5 minutos, y duran alrededor de 45 a 60 segundos. El cérvix o cuello uterino se dilata de 4 a 8 ó 9 centímetros.

Puede sentir que la incomodidad o el dolor aumenta durante esta fase y, quizás, también el dolor de espalda. Algunas mujeres sienten más dolor en la espalda que en el frente, una condición conocida como parto de espalda. Éste puede ser un signo de que el bebé está mirando hacia el frente del cuerpo de la madre en vez de hacia la espalda o espina dorsal.

Para este momento, probablemente usted ya está en el hospital o en el centro de maternidad. Algunas pacientes prefieren descansar en cama, pero otras prefieren caminar alrededor. Haga lo que la ayude a sentirse más cómoda, a menos que el médico le diga que se quede en cama para ser observada más detenidamente. Ahora es el momento de usar las técnicas de respiración y relajación que aprendió en las clases de preparación para el parto.

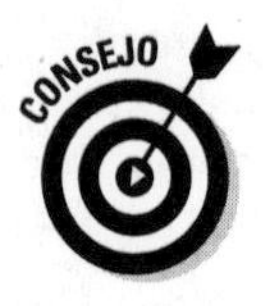

Si necesita un calmante para el dolor, pídaselo al médico (para más información sobre el alivio del dolor, vea la sección "Cómo Controlar el Dolor Durante el Parto", más adelante en este capítulo). Su pareja puede ayudarle a aliviar el dolor dándole masajes en la espalda, quizás usando una pelota de tenis o un rodillo liviano de amasar.

La fase de transición

Muchos médicos consideran el período de transición como parte de la fase activa, pero nosotros preferimos considerarla como otra fase. Durante esta fase de transición, las contracciones ocurren cada 2 o 3 minutos y duran unos 60 segundos. Durante esta fase las contracciones son muy intensas. El cérvix se dilata de 8 a 9 ó 10 centímetros.

Además de las intensas contracciones, puede notar un aumento en las manchas de sangre y en la presión, especialmente en el recto, a medida que la cabeza del bebé desciende. Durante esta última fase de la primera etapa del parto, es posible que sienta como si necesitara defecar. No se preocupe; esta sensación es una buena señal que indica que el feto está avanzando en la dirección correcta.

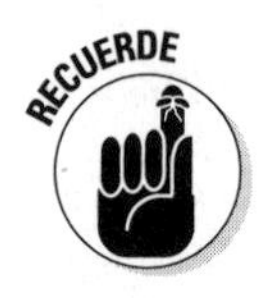

A estas alturas quizás empiece a sentirse frustrada o quiera darse por vencida, pero recuerde, ¡el final está muy cerca!.

Si siente el impulso de pujar, dígaselo al médico. Puede que ya esté totalmente dilatada, pero trate de no pujar hasta que el médico le indique que lo haga. Si puja antes de estar completamente dilatada, puede retardar el proceso o rasgar el cérvix.

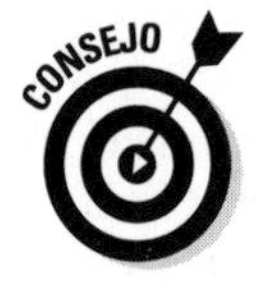

Trate de hacer los ejercicios de respiración y las técnicas de relajación si la ayudan. Cuando quiera un calmante para el dolor o anestesia epidural, comuníqueselo al médico. Él decidirá cuáles son las mejores opciones para aliviarle el dolor basándose en qué etapa del proceso está y en otros factores relacionados con su salud y la del bebé.

Problemas potenciales durante la primera etapa del trabajo de parto

La mayoría de las mujeres pasan por la primera etapa del trabajo de parto sin ningún problema. Pero si se presentara un problema, la siguiente información la prepara con los conocimientos que necesita para manejarlo con claridad y atención:

- **Fase latente prolongada:** La fase latente o inicial del parto se considera prolongada si dura más de 20 horas en una mujer que tiene su primer bebé o más de 14 horas en quien ha tenido un parto previo. El médico quizás no pueda determinar cuándo comenzó realmente el trabajo de parto, por eso, saber con seguridad cuando esta fase es prolongada, no siempre es fácil.

Cuando un médico determina que el trabajo de parto es demasiado largo, responde con una a las dos siguientes alternativas: usa un medicamento, tal como un sedante, para ayudarla a que se relaje. El trabajo de parto puede entonces disminuir (lo que significa que era un falso trabajo de parto desde el comienzo) o puede comenzar el parto activo. La segunda alternativa es tratar de hacer que continúe el trabajo de parto por medio de una *amniotomía* (la ruptura de las membranas o bolsa de agua) o por la administración de oxitocina (Pitocin). Estos dos procedimientos se encuentran explicados en más detalle previamente en este capítulo.

- **Anomalías o alteraciones faciales:** Éstas pueden presentarse si el cuello uterino se dilata muy lentamente, o si la cabeza del bebé no desciende a un ritmo normal. Si éste es su primer bebé, el cuello uterino debería dilatarse a un ritmo *mínimo* de 1,2 centímetros por hora, y la cabeza del bebé debería descender alrededor de un centímetro por hora. Si ya ha tenido hijos, el cérvix debería dilatarse por lo menos 1,5 centímetros por hora, y la cabeza del bebé debería descender unos 2 centímetros por hora.

  Las anomalías faciales pueden ser ocasionadas por una *desproporción cefalopélvica*, que es el nombre que se da cuando la cabeza del bebé es demasiado grande en relación al tamaño del canal de parto de la madre. Estas anomalías también pueden ocurrir cuando la cabeza del bebé está en una posición poco favorable o cuando el número o intensidad de las contracciones no es adecuado. En ambos casos, muchos médicos tratan de administrar oxitocina para mejorar el avance del parto.

- **Trastornos de retención o detención:** Los trastornos de retención se presentan cuando el cuello uterino deja de dilatarse o cuando la cabeza del bebé para de descender por más de dos horas durante la fase de parto activo. Estos trastornos a menudo están asociados con *la desproporción cefalopélvica* (vea el tópico anterior "Anomalías o alteraciones faciales"), pero la administración de oxitocina puede resolver el problema. Pero si la oxitocina no alivia los trastornos de retención del parto, puede necesitar una cesárea.

La segunda etapa

El parto en la segunda etapa comienza cuando usted ha dilatado completamente (10 centímetros) y termina con el nacimiento del bebé. Esta parte es la etapa de "pujar", y toma casi una hora cuando es el primer bebé, y de 30 a 40 minutos para los siguientes nacimientos. Esta etapa puede durar más si se le administra la anestesia epidural. Describimos la segunda etapa con más detalle en el Capítulo 10.

La tercera etapa

La tercera etapa ocurre desde el momento en que nace el bebé hasta la expulsión de la placenta —generalmente dura menos de 20 minutos en los partos. Damos más detalles sobre esta etapa en el Capítulo 10.

Cómo Controlar el Dolor durante el Parto

Durante la primera etapa del trabajo de parto, el dolor es causado por las contracciones del útero y por la dilatación del cérvix. Esta dilatación puede sentirse al principio como calambres menstruales agudos. Pero en la segunda etapa del trabajo de parto, el estiramiento del canal de parto a medida que el bebé pasa a través de él, agrega un tipo diferente de dolor; éste frecuentemente es una sensación de gran presión en la parte inferior de la pelvis o el recto. No obstante, ninguno de estos dolores tiene que ser un tormento, gracias a las técnicas de respiración y relajación aprendidas en las clases prenatales y, en muchos casos, a la anestesia moderna.

La mayoría de los médicos reconocen que incluso para aquellas mujeres que han asistido a las clases de preparación para el parto diligentemente, el parto es inherentemente doloroso. El grado de dolor —y la voluntad y capacidad para tolerarlo— varía de mujer a mujer. Algunas mujeres optan por soportar el dolor o ayudarse con técnicas de respiración y relajación aprendidas en las clases de preparación para el parto; éstas son alternativas perfectamente aceptables. Otras mujeres quieren medicamentos que las ayude a soportar el dolor, no importa cuán bien preparadas estén para el parto.

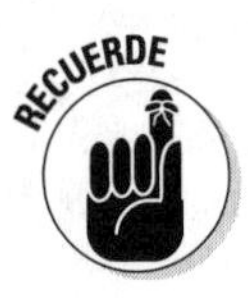

No sienta que está fallando en ser una madre perfecta o que su embarazo no es "natural" si necesita medicamentos para ayudarla a aliviar el dolor de parto. Todos respondemos al dolor de maneras diferentes, tanto emocionalmente como psicológicamente, de modo que si su mejor amiga, su hermana o su madre tuvieron partos con pocos o ningún medicamento, usted no es una persona débil por el hecho de haber escogido usarlos. Mírelo desde este punto de vista: las mujeres que sienten terribles dolores generalmente no respiran con regularidad. También tensan los músculos y, al hacerlo, quizás sólo prolonguen el parto. Y muchas veces, también se contraen dificultando el monitoreo del bebé.

En el pasado, los médicos les ponían anestesia general a muchas mujeres durante las últimas etapas del parto, pero en la actualidad raramente se usa esta técnica. Hoy en día los médicos generalmente administran medicamentos de dos maneras diferentes para ayudarla a tolerar el dolor de parto: *sistémica* —esto es, por inyección al torrente sanguíneo (intravenosa) o en el músculo (intramuscular)— o *regionalmente*, o sea, mediante el uso de una epidural u otro tipo de anestesia local.

Medicamentos sistémicos

Los medicamentos de uso sistémico más comunes pertenecen a la familia de la morfina —drogas como meperidina (marca *Demerol*), fentanilo (*Sublimaze*), butorfanol (*Stadol*) y nalbufina (*Nubain*). Estos medicamentos pueden administrarse cada 2 a 4 horas según sea necesario, por vía intravenosa o intramuscular.

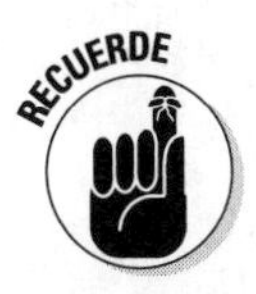

Cualquier medicamento que tome (aún cuando no esté embarazada) tiene efectos secundarios, y los calmantes que se usan durante el parto no son la excepción; no obstante, el médico hará todo lo que pueda para disminuir los efectos secundarios, y frecuentemente lo hace con una combinación de medicamentos. Los principales efectos secundarios para la madre son náuseas, vómitos, somnolencia y una disminución en la presión arterial. El grado en que el feto o el recién nacido sea afectado depende de cuán cerca del momento del nacimiento se administre el medicamento. Si se administra una dosis alta durante las dos horas antes del parto, el recién nacido puede estar somnoliento o atontado. En ciertos casos raros, su respiración puede ser débil. Si este problema es considerable, el médico o el pediatra del bebé pueden darle un medicamento que inmediatamente contrarresta el efecto de la medicina para el dolor. No hay evidencias que sugieran que estos medicamentos, cuando se administran en las dosis apropiadas y bajo supervisión, tengan algún efecto en el funcionamiento del parto o en el índice de partos por cesárea.

Anestesia regional

Los medicamentos sistémicos se distribuyen a través del torrente sanguíneo por todas partes del cuerpo. Sin embargo, la mayor parte del dolor durante el trabajo de parto y el parto está concentrado en el útero, la vagina y el recto. Por lo tanto, la anestesia regional se usa a veces para administrar analgésicos para aliviar el dolor en esas áreas específicas. La anestesia regional es como la inyección de analgésico que el dentista le coloca en las encías. Los medicamentos que se usan en la anestesia regional pueden ser un anestésico local (como lidocaina), un narcótico (como los mencionados en la sección anterior), o una combinación de los dos. Las técnicas comunes usadas para administrar la anestesia regional, incluyen la anestesia epidural (llamada también peridural), espinal (también se le conoce como raquídea) y caudal (los bloqueos a los nervios pudendos en el área perineovaginal y del saco dural en la parte baja del periné).

Anestesia epidural

La anestesia epidural es quizás la forma más popular de alivio del dolor de parto. Casi universalmente, las mujeres que la han tenido, han dicho: "¿Por qué no la recibí antes?" O, "¿Por qué dudé en recibirla?" Para administrarla, un anestesiólogo debe tener un entrenamiento especial en la inserción del catéter epidural, por lo tanto, puede que no sea ofrecida en todos los hospitales.

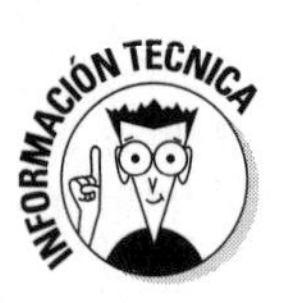

En una epidural, un catéter plástico pequeñito y flexible se inserta en la parte inferior de su espalda por medio de una aguja hacia el espacio epidural por fuera de la membrana que cubre la médula espinal. Antes de insertar la aguja, el anestesiólogo adormece su piel con un analgésico local. Mientras la aguja entra, puede sentir una breve sensación de cosquilleo en sus piernas, pero para la mayoría de las mujeres el proceso realmente no es doloroso. Después de que el catéter esté en su lugar, la anestesia se administra a través de él para insensibilizar los nervios de la parte inferior de la espina dorsal, y que van al útero, la vagina y al perineo (llamado también periné). El catéter (no la aguja) se deja en su lugar durante todo el parto en caso de que necesite una *dosis de refuerzo* de la anestesia para que la ayude durante el resto del parto y el nacimiento.

La mayor ventaja de la anestesia epidural es que usa dosis pequeñas de analgésicos. Sin embargo, como los nervios sensitivos corren muy cerca de los nervios motores, altas dosis de analgésicos pueden afectar temporalmente su habilidad para mover las piernas durante el trabajo de parto.

La cantidad y el tipo de anestesia que necesite pueden ajustarse de acuerdo a la etapa en la que esté en el proceso del parto. Durante la primera etapa, el alivio del dolor se concentra en las contracciones uterinas, pero en la segunda, la de pujar, el alivio del dolor se concentra en la vagina y el periné, los cuales están distendidos para que el bebé pase.

Hace años, los anestesiólogos no administraban la anestesia epidural durante la fase inicial del parto porque las pacientes tenían que estar en cama por el resto del proceso de parto. Recientemente, en cambio, el tipo de epidural llamada *epidural caminante* —un tipo de epidural que permite que usted camine porque usan medicamentos que tienen muy poco o ningún efecto en la función motora— ha ganado más popularidad para esta etapa dolorosa del parto. Algunos anestesiólogos, sin embargo, tienen dudas sobre la efectividad de este tipo de anestesia epidural para el alivio del dolor.

La epidural puede también aliviar el dolor en los partos por cesárea, aunque se usan distintos medicamentos en dosis diferentes. De hecho, la anestesia epidural es muy popular en las cesáreas porque le permite a la madre estar despierta durante el parto y vivir la experiencia de dar a luz al bebé. En cambio, en los casos en que una cesárea es de emergencia o cuando la madre tiene problemas de coagulación, una epidural quizás no sea posible.

En el pasado, los médicos pensaban que la epidural, especialmente si se administraba muy temprano en el trabajo de parto, hacía que éste fuera más prolongado y aumentaba la necesidad del uso de fórceps, del extractor al vacío y de una cesárea. Por esta razón, muchos médicos estaban renuentes a recomendarlas a sus pacientes. Hoy en día, la mayoría de ellos aceptan que estos problemas son mínimos cuando anestesiólogos con experiencia administran la epidural una vez que el trabajo de parto haya claramente comenzado, y que los beneficios son mayores que los riesgos.

A veces, la epidural no le permite sentir la sensación que se siente cuando la vejiga está llena, por lo que quizás necesite un catéter para vaciarla. En otros casos, la epidural puede bloquear los nervios motores al punto que se le dificulte el pujar. También puede sufrir una baja rápida de la presión arterial que puede llevar a una disminución temporal del ritmo cardiaco del bebé.

En general, el control del dolor permite que la experiencia del parto y el nacimiento sean mucho más gozosos para la madre y su pareja (¡y también, para la persona que está a cargo del parto!). Sin lugar a dudas, estamos a favor de la anestesia epidural para el control del dolor. De hecho, cuando Joanne estaba embarazada bromeaba diciendo que quería que le administraran una epidural a las 35 semanas, como medida preventiva, para así no sentir ningún dolor.

Anestesia espinal o raquídea

La anestesia espinal o raquídea es similar a una epidural, pero diferente en cuanto a la forma en que el medicamento se administra. Éste se inyecta en el espacio *debajo de* la membrana que cubre la médula espinal, en vez de sobre ésta. Esta técnica se usa a menudo para los nacimientos por cesárea, especialmente cuando la cesárea es de emergencia y no se ha administrado una epidural durante el trabajo de parto. La información presentada en la sección anterior sobre la epidural (sobre la cantidad de medicamento necesario y los riesgos que presenta) es válida también para la anestesia espinal o raquídea.

Bloqueos caudal y de silla de montar

En un *bloqueo caudal* (llamado así porque se coloca en la parte caudal o inferior del canal espinal) y en un *bloqueo de silla de montar* o *del saco dural* (porque se anestesian las mismas áreas de las piernas y de la pelvis como cuando uno se sienta en una silla de montar) se administra el medicamento en la parte más baja del canal espinal, bloqueando solamente los nervios que van a la vagina y al periné (el área entre la vagina y el ano). Estos métodos tienen un efecto más rápido aliviando el dolor, pero el efecto es corto. La colocación de estos bloqueos también requiere que sean administrados por un anestesiólogo competente, y no están disponibles en todos los hospitales.

Bloqueo de los nervios pudendos

Su médico puede administrar un bloqueo pudendo inyectando un anestésico dentro de la vagina, en el área contigua a los nervios pudendos. Esta técnica insensibiliza la vagina y el perineo, pero no alivia el dolor de las contracciones.

Anestesia general

Cuando se administra anestesia general, el anestesiólogo usa una variedad de medicamentos y la paciente queda totalmente inconsciente. En la actualidad, los médicos casi nunca usan esta técnica para el trabajo de parto, y es raramente usada para un parto por cesárea porque está asociada con un mayor riesgo de complicaciones. Obviamente, la anestesia general también la pone a dormir durante el proceso de parto y del nacimiento del bebé. Pero si en la cesárea usted tiene un problema de coagulación que imposibilita colocarle una aguja en la espina dorsal, o si la cesárea es por una emergencia y no hay suficiente tiempo para administrarle una epidural, se debe usar entonces la anestesia general.

Formas alternativas de aliviar el dolor

Muchas mujeres usan varias formas no médicas para controlar el dolor y avanzar a través del proceso de parto. Algunas mujeres, por ejemplo, utilizan la hipnosis, la cual usa el poder de la sugestión para inducir un estado de conciencia alterada en donde el cuerpo puede manejar el dolor con más facilidad. Una persona entrenada en hipnosis puede inducir este estado, y algunas pacientes pueden aprender a hipnotizarse a sí mismas.

Usted necesita mucha preparación y entrenamiento en las semanas anteriores al trabajo de parto a fin de lograr un verdadero alivio del dolor por medio de la hipnosis, y ésta no funciona para todo el mundo —solamente uno de cada cuatro o cinco individuos tiene el alto nivel de sugestión necesario para lograr ser hipnotizado.

Otros métodos alternativos para el control del dolor son la acupuntura, varias clases de hierbas y masajes —incluida la *reflexología*, un tipo específico de masajes en los pies. Hay muchos libros disponibles sobre estas prácticas en las bibliotecas y librerías. O quizás quiera hablar con alguien que emplee las técnicas específicas en las que esté interesada.

Investigación de Métodos Alternativos para Dar a Luz

Más y más mujeres muestran interés en métodos no tradicionales o alternativos para dar a luz, y el número de posibilidades disponibles continúa aumentando. Indiscutiblemente las siguientes opciones no son para todas, pero saber lo que hay le puede ser útil.

Dar a luz sin anestesia

"El parto natural" generalmente quiere decir dar a luz sin medicamentos o anestesia. (Probablemente no es la mejor terminología, porque el uso de medicamentos no hace que el proceso de parto sea innatural.) La teoría que sustenta el parto natural es que el nacimiento es un proceso natural e intrínsecamente saludable, y los cuerpos de las mujeres están hechos para tolerar el dar a luz sin necesidad de medicamentos.

El parto natural permite que la mujer tenga un alto grado de control sobre el proceso y sobre su cuerpo. Pone énfasis en darle a la parturienta la selección de posiciones que le sean más cómodas, el grado de movilidad que desea tener y las técnicas que quiera usar para estar lo más cómoda que sea posible. El parto natural puede practicarse en un hospital, centro de maternidad e incluso en la casa. Algunos médicos no están de acuerdo con todos los aspectos del parto natural porque no quieren estar limitados para hacer lo que ellos consideren médicamente necesario e importante. Hable con su médico sobre los aspectos con los que él se siente cómodo, para que su parto sea una experiencia tan maravillosa como usted la desea.

Dar a luz en casa

El parto en casa es todavía relativamente poco común en los Estados Unidos, con menos del 1 por ciento de mujeres que optan por dar a luz en ella. Aún así, para algunas mujeres, un nacimiento en casa provee un ambiente ideal para el nacimiento de su bebé. Generalmente, una partera o comadrona atienden el parto en la casa, y un obstetra está listo para responder si lo llaman en caso de que se presenten problemas. Los nacimientos en la casa ciertamente son más apropiados para parturientas con muy poco riesgo de complicaciones. Las estadísticas sobre la seguridad de los nacimientos en la casa son contradictorias. Aunque algunos estudios muestran que los nacimientos en casa están asociados con mayores riesgos tanto para la madre como para el bebé, otros muestran que para aquellas mujeres saludables de bajo riesgo son tan seguros como los partos en los hospitales.

Dar a luz en agua

El parto en agua se refiere a pasar la mayor parte del trabajo de parto sumergida en agua, con la opción también de que el bebé nazca en el agua. Los partos en agua generalmente tienen lugar en centros de maternidad especiales, con la ayuda de una partera, aunque algunos hospitales pueden tener bañeras o pequeñas piscinas para los partos en agua. Aunque algunos profesionales de la comunidad médica creen que el parto en agua es un procedimiento seguro, hay otros que tienen muchos temores en cuanto a su seguridad.

Capítulo 10

Entrega Especial: Su Bebé Llega al Mundo

En Este Capítulo

- Pujar hasta el final del parto vaginal
- El uso del fórceps o del extractor al vacío como ayuda en el parto
- Cómo prepararse para una cesárea
- Los primeros momentos después del parto

Cuando llega el final de la segunda fase del trabajo de parto, el momento del nacimiento está muy cerca. Éste es el momento que ha estado esperando y para el cual se ha estado preparando. Recuerde que no tiene que preocuparse mucho antes de tiempo. Además, *puede* prepararse tomando clases especiales de preparación para el parto (prenatales) y, por supuesto, leyendo este libro. Recuerde que el médico y quienes lo ayudan en la sala de parto la guían a usted a través del proceso. Acepte la ayuda y confíe en ellos. Tenga además confianza en sí misma y deje que este proceso natural se desenvuelva paso por paso.

Básicamente, los bebés nacen de alguna de estas formas: a través del canal de parto cuando usted puja, a través de ese mismo canal (pero con una pequeña ayuda del fórceps o el extractor al vacío), o por cesárea. El método más apropiado para usted depende de muchos factores, entre éstos su historia médica o clínica, las condiciones del bebé y el tamaño relativo de su pelvis en relación al tamaño del bebé.

El Parto Vaginal

La mayoría de las futuras mamás pasan gran parte del tiempo pensando en el momento del parto. Si éste es su primer bebé, dar a luz puede producirle mucho temor. Aún si ya ha dado a luz anteriormente, es muy normal preocuparse un poco pensando si su hermoso bebé va a estar bien. Tener conocimiento de la situación, y estar bien informada acerca de todas las posibilidades, puede ayudarle bastante.

El método de parto más común, es el parto vaginal (la Figura 10-1 le ilustra un poco el proceso). Muy probablemente tendrá lo que los médicos llaman un *parto vaginal espontáneo o natural*, lo cual significa que ocurre como resultado de pujar, y que continúa sin necesidad de una mayor intervención por parte del médico. Si necesita una pequeña ayuda, el médico interviene usando un fórceps o un extractor al vacío. Un parto que requiera el uso de alguno de estos instrumentos para ayudar a salir al bebé, se denomina *parto vaginal instrumental*. En este capítulo vamos a explicar ambos procesos.

Durante la primera fase del trabajo de parto, el cérvix (llamado también cuello uterino) se dilata y se rompen las membranas. Cuando el cérvix se *dilata* completamente (está abierto 10 centímetros), usted ha llegado al final de la primera etapa del trabajo de parto. Ahora ya está lista para entrar a la segunda fase, en la cual puja a su bebé a través del canal de parto (vagina), concluyendo en el nacimiento. Al final de la primera etapa, quizás sienta una sensación abrumadora de presión en el recto, como si fuera a evacuar. Esta sensación es bastante fuerte mientras ocurren las contracciones, y es causada por la presión que es ejercida en los órganos internos adyacentes, cuando la cabeza de su bebé desciende hasta el canal de parto.

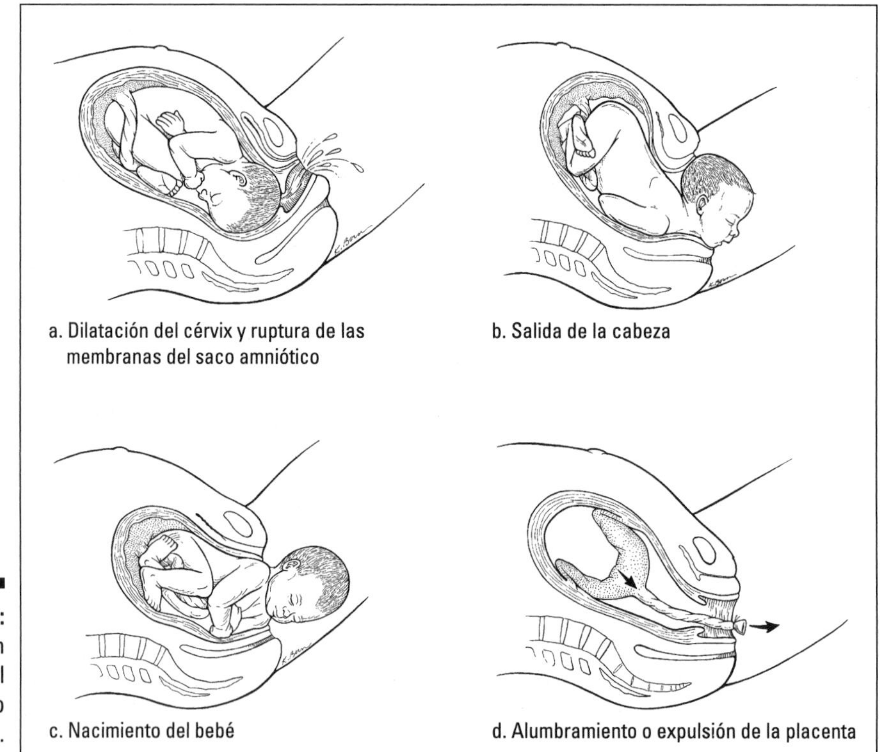

Figura 10-1: Una visión general del proceso de parto.

Si le han puesto anestesia *epidural o peridural*, un tipo de anestesia local para quitarle el dolor del trabajo de parto (vea el Capítulo 9), quizás no sienta esta presión o la sienta menos intensa. Si aun puede sentirla, infórmele a la enfermera o al médico, porque podría ser una señal de que el cérvix está cerca de estar dilatado totalmente y ser el momento de pujar. La enfermera o el médico le harán un examen interno para confirmar si es el momento de empezar a pujar.

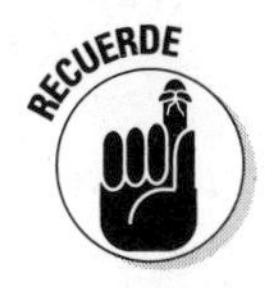

Una enfermera, un médico o una partera pueden estar está allí para guiarla en el momento de pujar, pero esto varía de acuerdo al hospital y de médico a médico. Lo importante es que alguien va a estar con usted para ayudarla en esta etapa del parto.

De vez en cuando sucede que la madre ha dilatado totalmente, pero la cabeza del feto se encuentra aun relativamente alta en la pelvis. En este caso, el médico le pedirá que espere hasta que las contracciones hagan descender más la cabeza, antes de comenzar a pujar.

El bebé sale después de pujar

La fase de expulsión dura generalmente de 30 a 90 minutos (aunque algunas veces puede durar hasta tres horas), dependiendo de la posición del bebé y su tamaño, si le han puesto anestesia epidural y si ha tenido otros bebés antes. Si éste no es su primer parto, el cuello uterino o cérvix puede comenzar a dilatarse semanas antes de su fecha probable, y después que haya dilatado totalmente, ¡quizás solo tenga que pujar una o dos veces para dar a luz a su bebé!. La enfermera o el médico le dan instrucciones especiales de cómo hacerlo y, mientras puja, su bebé sigue descendiendo. A menudo, las mujeres comienzan a pujar una vez que la cabeza del bebé ha descendido a la pelvis. Después de esto, la cabeza del bebé puede salir con uno o dos pujos más. Luego, después que extraen las secreciones de la boca del bebé, el resto del cuerpo sale fácilmente con otro pujo más.

Existen varias posiciones posibles para pujar (vea la Figura 10-2). La más común es la *posición de litotomía*. En esta posición, se recuesta en su espalda y flexiona las rodillas hacia el pecho y, al mismo tiempo, dobla el cuello tratando de tocar el pecho con la barbilla. La idea es que su cuerpo forme una C. La posición no es muy atractiva, pero ayuda a alinear el útero y la pelvis, y esto facilita el dar a luz.

Otras posiciones que también se pueden tomar son la posición en cuclillas y la de rodillas pecho. La ventaja de la posición en cuclillas es que la fuerza de la gravedad la ayuda en el proceso. Una desventaja es que puede estar cansada y puede ser difícil mantenerse en esa posición por mucho tiempo; además, puede hacerse difícil o incómodo el uso de algún equipo de monitoreo, o la vía intravenosa (llamada también endovenosa) que le hayan colocado. En la posición rodillas pecho usted puja mientras se encuentra boca abajo apoyada en sus manos y rodillas. Esta posición es apropiada si la cabeza del bebé está rotada en el canal de parto, ya que empujar al bebé en las posiciones de litotomía y cuclillas bajo estas condiciones es difícil. La postura rodillas pecho puede ser incómoda y difícil de mantener por un tiempo para algunas mujeres. Para encontrar la posición que le resulte más cómoda y la más apropiada para usted, quizás necesite probar cada una de ellas.

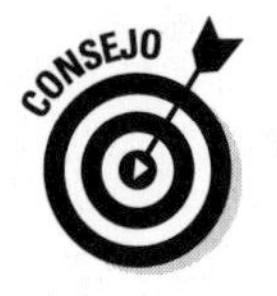

Si siente que el parto no progresa, trate de cambiar de posición.

Cuando comience a sentir una contracción, probablemente el médico o la enfermera le pidan que inhale profundamente. Después de eso, respira profundamente otra vez, sostiene el aire y puja tan fuerte como pueda. Concéntrese en pujar hacia el recto y el *periné* (el área entre la vagina y el recto), tratando de no tensar los músculos de su vagina o del recto. Puje como si fuese a evacuar. No se preocupe ni se avergüence si al pujar sale materia fecal (si esto sucede, la enfermera rápidamente limpia el periné). Esto es más normal de lo que cree y todas las personas que la están ayudando lo han visto muchas veces. De hecho, la presencia de materia fecal indica que está pujando correctamente, así que felicítese. Intentar retenerlo solamente obstaculiza su esfuerzo de pujar al bebé.

Sostenga cada pujo por alrededor de 10 segundos. Muchas enfermeras cuentan hasta diez para ayudarla a tener una referencia del tiempo. Después de contar hasta diez, suelte rápidamente el aire que ha retenido, respire profundamente otra vez, y puje de nuevo por 10 segundos, exactamente como lo hizo antes. Probablemente puje tres veces con cada contracción, dependiendo de la duración de la misma.

Entre contracción y contracción, relájese y descanse lo más que pueda, de modo que esté preparada para la siguiente. Si el médico lo aprueba, su acompañante puede darle pedacitos de hielo o humedecerle la frente con una toalla mojada y fría.

Después que el bebé ha descendido suficientemente en el canal de parto, se puede ver la parte superior de su cabeza cada vez que puja. Esta primera vista de la cabeza es llamada *coronación* porque el médico puede ver la corona de la cabeza del bebé. En algunas salas de parto tienen espejos, de modo que la madre puede ver también la coronación, pero muchas mujeres no desean mirar; así que no se sienta mal o incómoda si no desea hacerlo; simplemente tiene muchas cosas en que pensar. Después de la contracción, la cabeza del bebé puede desaparecer otra vez dentro del canal de parto. Esta retracción es normal; con cada pujo, el bebé baja un poco más cada vez y se retracta un poco menos que la última vez.

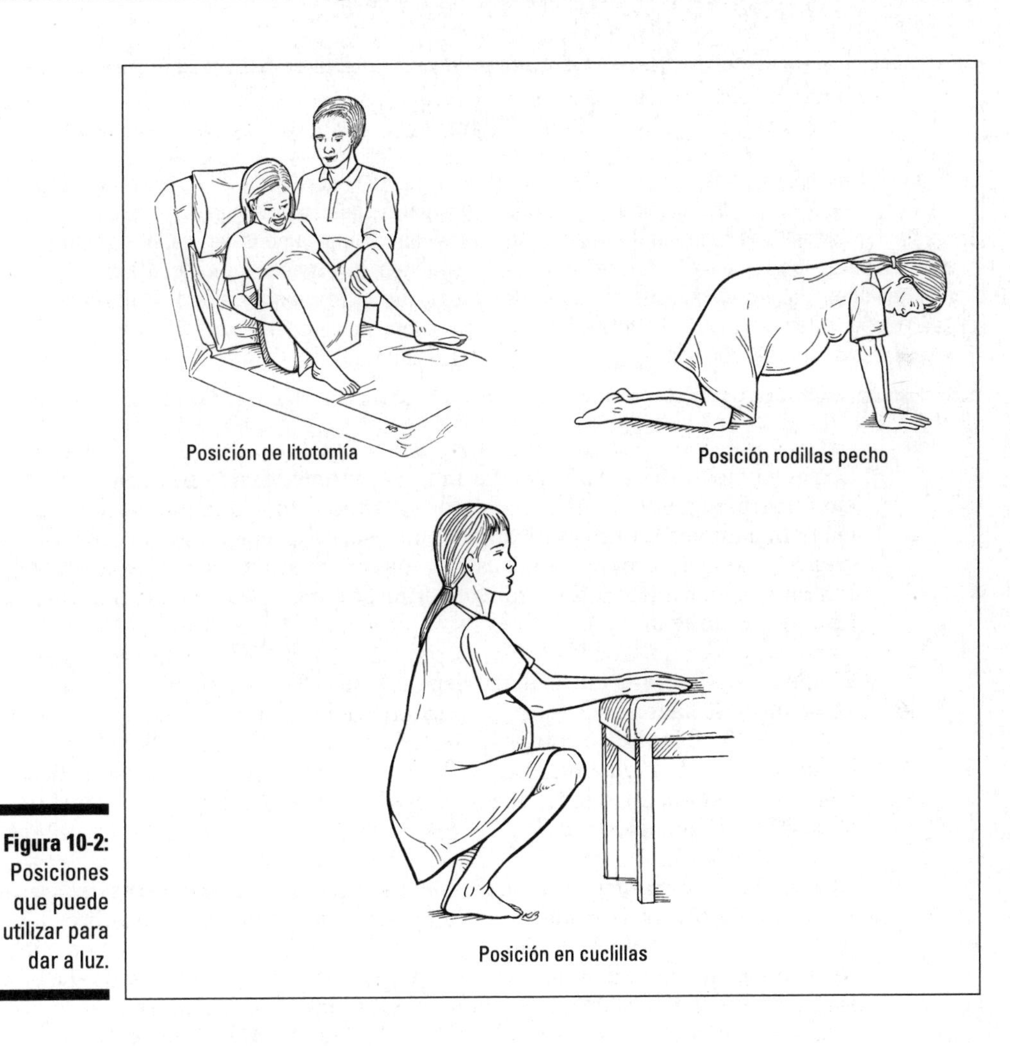

Figura 10-2: Posiciones que puede utilizar para dar a luz.

La episiotomía

Justo antes de nacer, la cabeza del bebé ensancha el *periné* (el área entre la vagina y el recto) y estira la piel alrededor de la vagina. En la medida en que la cabeza del bebé sale a través de la apertura de la vagina, puede rasgar los tejidos de atrás, o *posteriores*, de la misma y, algunas veces, hasta el punto de llegar hasta el recto. Para disminuir el desgarre de la piel y de los músculos perineales, el médico puede realizar una *episiotomía* —un corte en la parte posterior de la apertura de la vagina— lo suficientemente grande, para permitir que la cabeza del bebé pase con un mínimo de desgarre de la zona o para proveer suficiente espacio para el parto. Aunque la episiotomía disminuye la probabilidad de un desgarre grande, no garantiza que éste no suceda (la cortada hecha con la episiotomía puede abrirse aun más en la medida que la cabeza sale).

Ver o no ver

Algunos compañeros quieren ver todo lo que está pasando durante el nacimiento; pero, otros se sienten incómodos tan solo de estar en la sala de parto. De la misma manera, muchas mujeres también quieren que sus compañeros sean testigos de todo, mientras otras prefieren no ser vistas en esta situación.

Cualquiera que sea su posición al respecto, comparta sus sentimientos con su compañero de manera que ambos se sientan cómodos. Lo último que necesita es que usted o su compañero se sientan avergonzados en un momento que debería ser de pura emoción y felicidad.

El médico no sabe si va a necesitar una episiotomía hasta que la cabeza esté casi afuera. Algunos hacen la episiotomía como rutina, mientras otros esperan para ver si es definitivamente necesaria. La episiotomía es más común en aquellas mujeres que están teniendo su primer bebé, que en aquéllas que han parido antes, porque el periné se estira más fácilmente después de un parto previo.

El tipo de episiotomía que se hace depende de la forma del cuerpo, de la posición de la cabeza del bebé y del criterio del médico. Los médicos pueden escoger entre dos tipos principales de episiotomía: *mediana* (el corte va derecho desde la vagina hacia el ano) y *medio lateral* (en ángulo, alejándose del ano). Un anestésico local puede insensibilizar el área, en caso de que no le hayan puesto una epidural.

Una episiotomía mediana puede ser menos incómoda más adelante, y cicatrizar más fácilmente (vea el Capítulo 12 para mayor información sobre el cuidado y curación de la episiotomía). No obstante, la episiotomía mediana tiene una probabilidad un poco más alta de extenderse hasta el recto. La episiotomía medio lateral, por otro lado, puede ser más incómoda, pero tiene menos probabilidades de extenderse hasta el recto cuando la cabeza pase.

La mayoría de las rasgaduras y laceraciones que ocurren durante el parto ocurren en el periné o son extensiones de una episiotomía, la cual está también en esta zona del cuerpo (vea la descripción previamente en este capítulo). Algunas veces —especialmente cuando la cabeza del bebé es excepcionalmente grande o va a tener un parto vaginal instrumental—, las laceraciones pueden ocurrir en otras áreas, tales como el cérvix, las paredes vaginales, los labios genitales o los tejidos alrededor de la uretra. El médico examina el canal de parto cuidadosamente después del alumbramiento y sutura cualquier rasgadura que necesite ser reparada. Estas laceraciones generalmente cicatrizan muy rápido y casi nunca causan complicaciones posteriormente.

Cómo manejar una prolongación de la segunda etapa del parto

Si éste es su primer bebé y la segunda etapa del parto dura más de dos horas (o tres horas si le ponen la anestesia epidural), ésta se considera que es prolongada. Si éste es su segundo (o más) bebé, y permanece en la segunda etapa cerca de una hora (o dos si le han puesto la epidural), también la segunda fase se considera prolongada.

Una segunda fase prolongada se puede deber a contracciones inadecuadas o a una *desproporción cefalopélvica* (vea el Capítulo 9). Algunas veces, la cabeza del bebé se encuentra en una posición que bloquea el descenso. La oxitocina (Pitocin) puede ayudar o el médico puede intentar rotar la cabeza del bebé. Quizás también ayude que usted cambie de posición para pujar más efectivamente. En ocasiones, los fórceps resuelven la situación si la cabeza del bebé está lo suficientemente baja en el canal de parto (vea “Dándole una manito a la naturaleza: el parto vaginal instrumental”, más adelante en este capítulo). Si todo lo demás falla, el médico probablemente recomiende una cesárea.

El gran momento: el nacimiento de su bebé

Cuando la cabeza del bebé permanece visible entre contracciones, la enfermera la ayuda a ponerse en posición para el parto. Si se encuentra en una sala de nacimientos, todo lo que necesitan hacer es quitar la plataforma de la cama en la cual se apoyan los pies, y poner unos soportes acolchados para las piernas. Si requiere ir a una sala especial de parto (que es como una sala de operaciones), la enfermera la traslada en una camilla con todos los monitores que tenga puestos. Que el parto ocurra en una sala de nacimientos o en una sala de parto, depende del lugar donde esté dando a luz, y de cualquier factor de riesgo que pueda tener.

Después que está en posición de parto, aun tiene que seguir pujando con cada una de las contracciones. El médico o la enfermera le limpian el periné, generalmente con solución de yodo, y colocan sábanas sobre sus piernas para mantener el área tan limpia como sea posible para recibir al recién nacido. Mientras puja, su perineo se expande más y más. La necesidad de hacer la episiotomía generalmente se determina en los momentos finales.

Con cada pujo, la cabeza del bebé desciende más y más hasta que finalmente sale del canal de parto. Después de la salida de la cabeza, el médico le indica que pare de pujar de modo que puedan extraer las secreciones de la boca y de la nariz del bebé antes de que el resto del cuerpo salga.

Las madres embarazadas preguntan . . .

P: ¿Necesito realmente una episiotomía?

R: La respuesta a esta pregunta depende de muchos factores, entre éstos el punto de vista del médico. Es un tema que frecuentemente debaten las personas que trabajan trayendo bebés al mundo y, también, tema de conversación entre mujeres embarazadas. Muchos médicos creen que reparar un corte controlado del perineo, es más fácil que reparar cualquier rasgadura de la piel y de los músculos perineales que pueda ocurrir si no se hace una episiotomía. También alegan que las episiotomías cicatrizan o sanan mejor. Aunque un médico puede ver las capas de tejidos en una episiotomía mejor que en un desgarro, los profesionales de la medicina no están seguros si existe una diferencia notable. El hecho de que es difícil determinar antes del trabajo de parto si la paciente requerirá una episiotomía, complica aun más la situación.

Durante el parto, la cabeza del bebé ensancha la apertura de la vagina cuando la madre puja. Muchas veces el canal de parto se ensancha lo suficiente como para que la cabeza del bebé no necesite el espacio adicional que provee la episiotomía. De nuevo, debemos decir que algunas veces esto no sucede. También podría ayudar si logra "sostener" la cabeza del bebé a la altura del periné para que ocurra un ensanchamiento adicional. Mantener la cabeza del bebé allí es más fácil decirlo que hacerlo por la increíble presión que ésta ejerce. Una ventaja potencial de la anestesia epidural es que permite que la salida de la cabeza sea más lenta y, por lo tanto, reduce las probabilidades de necesitar una episiotomía.

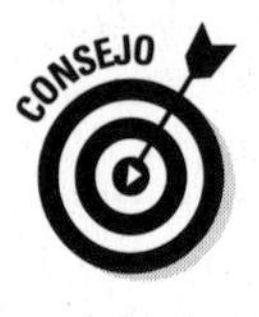

Dejar de pujar en este momento puede ser difícil por la presión tan intensa en el área perineal; el respirar profundamente puede aliviar las ganas de pujar. Si le administraron una epidural, es posible que no sienta tanta presión.

En este momento, el médico también verifica si el cordón umbilical está enrollado alrededor del cuello del bebé. Un *cordón nucal o circular del cordón*, como también es denominado, realmente es muy común, y casi nunca hay razón para preocuparse. El médico simplemente desenrolla el cordón y lo retira del cuello del bebé antes de que el resto del cuerpo salga.

Finalmente, el médico le indica que empiece a pujar nuevamente para que ahora salga el cuerpo. Puesto que la cabeza es generalmente la parte más ancha, la salida del cuerpo es generalmente más fácil. Después que su bebé finalmente ha llegado al mundo, la boca y la nariz se aspiran de nuevo para extraer las secreciones.

Normalmente, después que sale la cabeza del bebé, los hombros y el cuerpo le siguen fácilmente. Sin embargo, en ocasiones, los hombros pueden quedar atascados detrás del pubis de la madre, impidiendo que salga el resto del cuerpo. Esta situación se conoce con el nombre de *distocia de hombros*. Si tiene este problema, el médico puede intentar varias maniobras diseñadas para sacar los hombros de manera que el bebé nazca. Estos procedimientos son:

- Presionar directamente arriba del pubis para empujar el hombro atascado
- Flexionar sus rodillas hacia atrás para disponer de más espacio
- Rotar manualmente el hombro del bebé
- Sacar primero el brazo cuyo hombro no está atascado

Aunque la distocia de hombros puede presentarse en mujeres que no tienen factores de riesgo, ciertas características hacen esta condición más probable:

- Bebés muy grandes
- Diabetes gestacional
- Trabajo de parto prolongado
- Historia médica de bebés grandes o con distocia de hombros

Alumbramiento de la placenta

Después que el bebé nace, se inicia la tercera etapa del parto, la expulsión de la placenta, también conocida como *alumbramiento de la placenta* (vea la Figura 10-1). Esta fase dura solo entre cinco y quince minutos. Todavía puede sentir contracciones, pero éstas son mucho menos intensas y las mismas ayudan a separar la placenta de la pared del útero. Después que ocurre la separación y la placenta llega a la entrada de la vagina, el médico puede indicarle que puje ligeramente una vez más. Muchas mujeres, llenas de felicidad y exhaustas debido al parto, prestan poca atención a esta parte del proceso y más tarde ni siquiera lo recuerdan.

La reparación del periné

Después que sale la placenta, el médico revisa el cérvix, la vagina y el periné para ver si existen rasgaduras o daños, y, si las hay, repara con suturas las rasgaduras o la episiotomía (si no le pusieron la anestesia epidural y experimenta sensaciones en el periné, quizás el médico utilice anestesia local para insensibilizar el área antes de repararla).

Posteriormente, la enfermera le limpia el área perineal, quita sus piernas de los soportes y la cubre con mantas tibias. Aun puede continuar sintiendo contracciones leves, pero éstas son normales y, de hecho, la ayudan a disminuir el sangrado.

Dándole una Manito a la Naturaleza: El Parto Vaginal Instrumental

Si la cabeza del bebé está lo suficientemente baja en el canal de parto y el médico piensa que el bebé necesita nacer inmediatamente, o que usted no puede dar a luz por la vagina sin ayuda adicional, el médico podría recomendar el uso de fórceps o de un extractor al vacío para ayudarla con el parto. Cuando se usa cualquiera de estos instrumentos, el parto se denomina *parto vaginal instrumental*. Se considera apropiado utilizar estos instrumentos cuando:

- Ha pujado por mucho tiempo y está muy cansada para continuar pujando lo suficientemente fuerte como para dar a luz.
- Ha pujado por algún tiempo y el médico ha evaluado que no va a poder dar a luz vaginalmente a menos que tenga este tipo de ayuda.
- El patrón de los latidos del corazón del bebé indican la necesidad de que el bebé nazca pronto.
- La posición del bebé impide que pueda pujarlo totalmente por sí sola.

La Figura 10-3 muestra el *fórceps*, un instrumento con dos espátulas curvas que son colocadas a los lados de la cabeza del bebé para orientarla hacia la parte exterior del canal de parto. El *extractor al vacío* es un instrumento de succión en forma de copa o taza que se coloca sobre la parte superior de la cabeza del bebé, a la cual se le aplica succión para halar gentilmente al bebé a través del canal de parto.

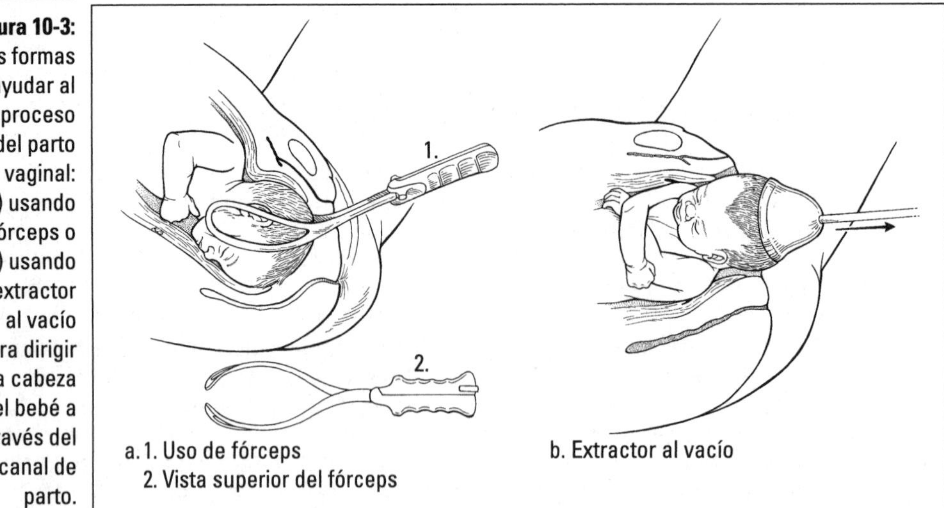

Figura 10-3: Dos formas de ayudar al proceso del parto vaginal: (a) usando fórceps o (b) usando un extractor al vacío para dirigir la cabeza del bebé a través del canal de parto.

Ambas técnicas son seguras para usted y el bebé, si el mismo se encuentra bien abajo dentro del canal y los instrumentos se usan apropiadamente. De hecho, estas técnicas pueden frecuentemente ayudar a evitar una cesárea, aunque no siempre sucede así (vea la siguiente sección). La decisión de usar el fórceps o el extractor, depende del criterio y la experiencia del médico y de la posición y estación del bebé.

Si no le han puesto la epidural (o peridural), quizás necesite anestesia local adicional para que pueda usarse alguno de los instrumentos; la mayoría de los médicos hacen una episiotomía para tener mayor espacio. Después que se emplea el fórceps o el extractor, el médico le pide que siga pujando hasta que salga la cabeza. Entonces, el instrumento se saca y el cuerpo del bebé termina de salir cuando puja.

Si se utiliza fórceps, generalmente el bebé nace con marcas en el área de su cabeza dónde éstos se colocaron. Si esto le sucede a su bebé, recuerde que es muy común y que las marcas desaparecerán en unos pocos días. Un extractor al vacío puede causar que el bebé nazca con un área redonda y abultada en la parte superior de la cabeza, donde se colocó el instrumento. Esta marca también desaparece en unos días.

Parto por Cesárea

Muchas pacientes se preguntan si van a necesitar una cesárea. Algunas veces, el médico sabe la respuesta aún antes de que empiece el trabajo de parto; por ejemplo, si tiene placenta previa (vea el Capítulo 15), o si el bebé se encuentra en *posición transversa o transversal* (o sea, recostado de lado dentro del útero en lugar de tener la cabeza hacia abajo). Pero la mayoría de las veces ni usted ni el médico pueden saber si necesitará cesárea hasta que vean cómo se desenvuelve el trabajo de parto y cómo lo aguanta el bebé.

Como la cesárea es una cirugía, siempre la realiza un médico. Las enfermeras parteras y médicos de familia, trabajan con un obstetra entrenado para hacer cesáreas, en caso de que algunas de sus pacientes la necesiten. Algunos médicos de familia han recibido el entrenamiento especial necesario para hacerlas ellos mismos.

El médico realiza la cesárea en una sala de operaciones bajo condiciones de esterilidad. La enfermera coloca una vía endovenosa en el brazo de la paciente y una sonda en la vejiga. Después que la enfermera, o la asistente de la enfermera, limpia el abdomen de la madre con una solución antiséptica, coloca sábanas esterilizadas sobre el abdomen. Una de las sábanas se levanta para crear una especie de cortina, de modo que los futuros padres no tengan que observar lo que hacen. Aunque el nacimiento es generalmente una experiencia que ambos padres comparten, una cesárea es, a pesar de todo, una operación quirúrgica. La mayoría de los médicos piensan que el procedimiento es algo que los futuros padres no deberían ver porque están involucrados bisturís, sangrado y exposición del tejido interno del cuerpo, que generalmente no se ve y que puede molestar a mucha gente.

Muchos hospitales permiten que el acompañante o la pareja se queden en la sala de operación durante una cesárea, pero esta decisión depende de la naturaleza del parto y de las normas del hospital. Si la cesárea es una operación de emergencia, los médicos y enfermeras necesitan moverse rápidamente por razones de seguridad para la mamá y el bebé, lo cual podría hacer necesario que los acompañantes esperen afuera.

El lugar exacto en el abdomen de la mujer donde se hace la incisión depende de la razón por la cual se está haciendo la cesárea. Lo más común es una incisión baja, solo un poco más arriba del pubis, en dirección transversal (perpendicular al torso). Este corte es conocido como incisión de *Pfannensteil* o más comúnmente conocida como un corte de bikini. La incisión vertical, a lo largo de la mitad del abdomen, es menos común.

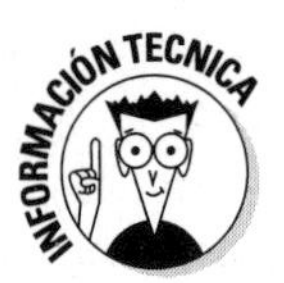

Después que el médico hace la incisión en la piel, separa los músculos abdominales y abre la pared interior de la cavidad abdominal (también llamada la cavidad peritoneal) para exponer el útero. Luego hace una incisión en el útero, a través de la cual extrae al bebé y la placenta. Esta segunda incisión también puede ser transversal (más común) o vertical (a veces llamada *incisión clásica*), dependiendo, nuevamente, de la razón de la cesárea y de otras cirugías previas en el abdomen de la paciente. Después de la salida del bebé, el útero y la pared abdominal se suturan, capa por capa. La cesárea en total toma entre 30 y 90 minutos.

La anestesia usada en la cesárea

Las formas más comunes de anestesia utilizadas en una cesárea son la epidural (o peridural) y la espinal (vea el Capítulo 9 para más información sobre anestesia). Ambas clases de anestesia adormecen desde la cintura hasta los dedos de los pies, pero también le permite permanecer despierta de manera que pueda ver el nacimiento del bebé. Puede sentir que la halan y la mueven, pero no siente dolor. Algunas veces, el anestesiólogo inyecta un medicamento para el dolor en el catéter de la epidural o la espinal antes de quitarlo, y así previene o disminuye considerablemente el dolor *después* de la operación.

Si se presenta una situación en la que el bebé debe nacer de emergencia y no hay tiempo para administrarle una anestesia epidural o espinal, se recurrirá a la anestesia general; en este caso, usted permanece dormida durante la cesárea, sin darse cuenta de lo que pasa. De igual manera, la anestesia general puede ser necesaria debido a complicaciones en el embarazo que hacen poco aconsejable las anestesias epidural o espinal.

El origen de la cesárea

El parto por cesárea, en el cual el bebé nace a través de una incisión en el abdomen de la madre, no es en realidad una innovación médica. Muchos casos de cesárea han sido documentados desde el comienzo de los registros históricos. De hecho, muchas obras de artes famosas de los tiempos medievales y del Renacimiento reproducen partos abdominales.

El origen del término cesárea ha sido objeto de mucha controversia. Julio César, al parecer, probablemente no nació de esta manera, de acuerdo a *Cesarean Delivery* (Parto por Cesárea), una historia escrita por los médicos Steve Clark y Jeffrey Phelan. En aquellos días era poco común que una madre sobreviviera este procedimiento. Aún así, la madre de Julio César sobrevivió a la cirugía y fue representada en el arte renacentista que contaba la vida de Julio César cuando era adulto.

Una teoría es que el nombre proviene de *Lex Cesare,* las leyes de los antiguos emperadores romanos. Una de esas leyes establecía como mandato que cualquier mujer que muriera mientras estuviese embarazada, debía ser objeto de una incisión abdominal para extraerle al bebé y que éste pudiera ser bautizado. Esta regla se convirtió más adelante en derecho canónico de la religión Católica. Otra posible explicación del término *cesárea,* es su relación con el vocablo latino *cadere,* que significa *cortar.* En el campo de la obstetricia moderna, se prefiere usar la frase *parto por cesárea* o *nacimiento por cesárea.* Sin embargo, muchas personas continúan llamando a la operación, cesárea.

Razones por las que se realiza una cesárea

Son muchas las razones por las cuales el médico puede realizar una cesárea (vea la lista más adelante en esta sección), pero todas tienen que ver con traer al mundo al bebé de la manera más segura y más saludable, y, al mismo tiempo, mantener el bienestar de la madre. Una cesárea puede ser planificada con antelación al trabajo de parto (se llama *electiva*), no planificada durante el trabajo de parto (cuando el médico determina que dar a luz al bebé vaginalmente no es seguro), o hecha por emergencia (si la salud de la madre o del bebé se encuentran en peligro).

Si el médico piensa que debe hacerle cesárea, le explicará por qué la necesita. Si la cesárea es electiva o van a hacerla porque su trabajo de parto no está progresando normalmente, usted y su acompañante tienen tiempo de hacer preguntas. En casos en los cuales el bebé se presenta en posición podálica (de nalgas), considere conjuntamente con el médico las ventajas y desventajas de tener una cesárea electiva o un parto vaginal con el bebé en dicha presentación (vea el Capítulo 15). Ambas tienen riesgos y es necesario que el médico sepa cuáles riesgos son más aceptables para usted. Si la decisión de hacer la cesárea se debe a una emergencia de último minuto, la conversación con el médico puede ocurrir rápidamente, mientras la llevan en camilla a la sala de operaciones.

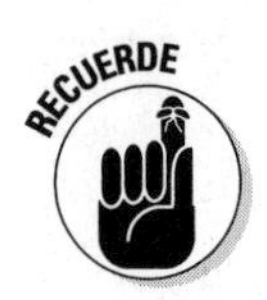

Si le parece que todo está sucediendo con mucha prisa cuando está en camino a la sala de operaciones para una cesárea de emergencia, no se alarme. Los médicos y las enfermeras están entrenados para estos tipos de emergencias.

El médico puede sugerir que se le haga cesárea por muchas razones. La siguiente lista incluye las más comunes:

- El bebé está en una posición anormal (podálica o transversal).
- Tiene placenta previa (vea el Capítulo 15).
- Usted ha tenido una serie de cirugías previas en el útero, incluyendo otras cesáreas o extracción de fibromas uterinos (vea el Capítulo 14 para mayor información sobre partos vaginales posteriores a cesáreas).
- Parto de trillizos o más.

Las razones para hacer una cesárea no planeada pero sin emergencia son las siguientes:

- El bebé es muy grande en relación a la pelvis de la madre, y esto impide que pueda ser dado a luz sin peligro a través de la vagina —lo que se conoce como desproporción cefalopélvica— o la posición de la cabeza del bebé no permite el parto vaginal.
- Las señales indican que el bebé no está aguantando el trabajo de parto.
- Las condiciones médicas de la mamá hacen descartar un parto vaginal seguro, como por ejemplo una afección cardiaca severa.
- Un trabajo de parto normal que no progresa.

Entre las razones para hacer una cesárea de emergencia se encuentran:

- Sangrado excesivo.
- El cordón umbilical del bebé sale por el cérvix cuando se rompen las membranas.
- Una disminución prolongada de los latidos del corazón del bebé.

Más allá del hecho de que el bebé y la placenta son extraídos a través de una incisión en el útero, en lugar de la vagina, una cesárea no representa una diferencia grande para el bebé. Los bebés que nacen por cesárea antes del trabajo de parto, generalmente no tienen la cabeza en forma de cono, pero si ha estado en trabajo de parto por un largo tiempo antes de tener la cesárea, esto podría ocurrir (si quiere informarse más acerca de las cabezas en forma de cono, vea el Capítulo 11).

El descrédito del número elevado de cesáreas

Algunas mujeres escogen el médico o el hospital donde van a tener el bebé en función del número de cesáreas (como porcentaje del total de partos) que ha efectuado el médico, el equipo clínico o el hospital. Sin embargo, este número no es válido, a menos que también se analicen las características demográficas de la especialidad médica o el hospital. Por ejemplo, un especialista en medicina materno infantil quién predominantemente atiende mujeres mayores, con muchos problemas médicos o con embarazos múltiples, tendrá una proporción de cesáreas mayor en el total de partos que un médico o partera que atiende mujeres jóvenes sanas. Lo más importante no es la proporción o porcentaje de cesáreas, sino si éstas fueron efectuadas por las razones correctas.

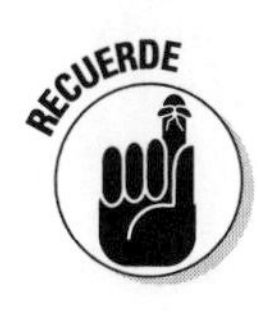

Las mujeres que han estado en trabajo de parto por mucho tiempo y luego son sometidas a una cesárea, se sienten, comprensiblemente, desilusionadas. Esta reacción es natural. Si a usted le sucede, tenga presente que al final, lo más importante es su seguridad y la de su bebé. Tener una cesárea no significa, en ninguna forma, que ha fracasado o que no puso suficiente empeño. Los médicos se rigen por unas guías básicas cuando controlan el progreso del trabajo de parto y todas estas guías tienen como objetivo final darle a usted y a su bebé la mayor oportunidad de bienestar y de un desenlace normal.

Todas las operaciones tienen inminentes riesgos y la cesárea no es una excepción. Aunque por suerte los siguientes problemas no son comunes, los riesgos de una cesárea son:

- Sangrado excesivo, raramente llega al punto de necesitar una transfusión sanguínea
- Desarrollo de una infección en el útero, vejiga o incisión de la piel
- Daño a la vejiga, intestino u órganos adyacentes
- Desarrollo de coágulos de sangre en las piernas o pelvis después de la operación

La recuperación después de una cesárea

Después de finalizada la cirugía, la llevan a una sala de recuperación donde permanece por unas pocas horas hasta que el personal del hospital considere que su condición es estable. A menudo, ya puede ver y sostener en sus brazos al bebé en esos momentos.

El tiempo de recuperación de una cesárea es más largo que el de un parto vaginal porque la primera es una cirugía. Por lo general, se queda en el hospital de dos a cuatro días y, a veces, un poco más si surgen complicaciones. Vea el Capítulo 12 para más detalles de cómo recuperarse de una cesárea.

¡Felicidades! ¡Lo Logró!

Después que los bebés nacen, las mujeres pueden sentir toda clase de emociones. La variedad de sentimientos es verdaderamente infinita. La mayoría de las veces está completamente embargada de felicidad porque finalmente su bebé —tan esperado— ha nacido. Puede sentirse increíblemente aliviada de corroborar que su bebé se ve sano y, obviamente, se encuentra bien. Si el bebé necesita atención médica adicional por alguna razón y no puede cargarlo inmediatamente, quizás se sienta contrariada o, como mínimo, desilusionada. Solo recuerde que muy pronto lo va a tener en sus brazos y va a disfrutarlo por el resto de su vida. Algunas mujeres también se sienten asustadas o abrumadas de tener que cuidar del bebé inmediatamente. No se sienta culpable por ninguno de estos sentimientos; éstos y, muchos otros, son completamente normales. Vaya poco a poco. Usted ha vivido una experiencia fenomenal.

El temblor después del parto

Casi inmediatamente después del parto, la mayoría de las mujeres comienzan a temblar incontrolablemente. Su compañero puede pensar que tiene frío y le ofrece una cobija o manta para cubrirse. Las cobijas ayudan a algunas mujeres, pero usted no tiembla del frío. La causa de este fenómeno es indeterminada, pero el fenómeno mismo es universal —aun entre mujeres que tuvieron cesárea. Algunas madres no quieren ni siquiera cargar a sus bebés porque tiemblan demasiado. Si se siente de esta manera, deje que su compañero o la enfermera sostengan al bebé hasta que usted pueda hacerlo.

No se preocupe por este temblor. Generalmente desaparece en unas pocas horas después del parto.

El sangrado después del parto

Después del parto, ya sea vaginal o por cesárea, su útero comienza a contraerse para cerrar los vasos sanguíneos y de esa manera detener el sangrado. Si el útero no se contrae normalmente, podría ocurrir un sangrado excesivo. Esto se denomina *atonía uterina* y puede pasar cuando tiene parto múltiple (mellizos o más), si tiene alguna infección en el útero o si ha quedado algún tejido de la placenta dentro del útero después del alumbramiento. Pero también, el sangrado excesivo puede ocurrir sin ninguna causa aparente. Si esto le pasa a usted, el médico o enfermera primero le dan un masaje al útero para hacer que se contraiga. Si el masaje no resuelve el problema, quizás le den un medicamento que origine las contracciones, como oxitocina, metergina o hemabate.

Si quedan restos de placenta en el útero, estos se extraen entrando y limpiando el útero, o a través de un procedimiento de dilatación y curetaje (D y C), que consiste en raspar las paredes del útero con un instrumento. La gran mayoría de los casos, el sangrado se detiene sin ningún problema. No obstante, si esto no ocurre con estos medicamentos y procedimientos, el médico conversará con usted otras posibles formas de tratamiento médico.

Cuando escucha el primer llanto de su bebé

Poco tiempo después del parto, el bebé toma aire por primera vez y comienza a llorar. Este llanto hace que se expandan los pulmones del bebé y lo ayudan a expulsar secreciones más profundas. Contrario a la creencia popular, la mayoría de los médicos no le da una nalgada al bebé al nacer. En lugar de eso, él utiliza otro método para estimular el llanto y la respiración —frota la espalda del bebé con fuerza, por ejemplo, o le da golpecitos en las plantas de los pies. No se sorprenda si su bebé no llora en el mismo instante de su nacimiento. Frecuentemente, varios segundos (y a veces minutos) transcurren antes de que el bebé comience a producir ese adorable sonido.

Cuál es el estado de salud de su bebé

Todos los bebés son evaluados de acuerdo a la escala de Apgar, llamada así en honor al médico que la concibió —Dra. Virginia Apgar— en 1952. Esta escala es una manera muy útil de evaluar las condiciones iniciales de salud del bebé para ver si necesita atención médica especializada. Con ella se miden cinco factores: el ritmo cardiaco, el esfuerzo respiratorio, la tonificación de los músculos, la presencia de reflejos y el color. A cada uno de estos criterios se les da un puntaje de 0, 1, ó 2, siendo 2 el puntaje más alto. Los puntos de la escala de Apgar se calculan al primer minuto y, luego, a los cinco minutos de haber nacido el bebé. Un puntaje de 6 o más significa que está perfectamente bien. Como algunas de las características dependen parcialmente de la edad gestacional, los bebés prematuros con frecuencia obtienen puntajes más bajos. Factores tales como el grado de sedación de la madre, también pueden afectar el puntaje del bebé.

Muchos padres nuevos esperan ansiosamente el puntaje de la escala de Apgar que obtuvo el bebé. De hecho, el puntaje medido un minuto después que el bebé ha nacido, indica si el bebé necesita algún procedimiento de resucitación, pero no es útil para tratar de predecir la salud del bebé a largo plazo. Medir los puntajes 5 minutos después que el bebé ha nacido puede revelar si las medidas de resucitación que se tomaron fueron efectivas. En ocasiones, un puntaje muy bajo correspondiente a los 5 minutos puede reflejar falta de oxígeno al bebé, pero tiene una correlación muy baja con su salud futura. El propósito de la escala de Apgar es, simplemente, ayudar al médico o pediatra a identificar bebés que puedan necesitar un poco de atención adicional en el período inmediato después del nacimiento. Ciertamente, no es una indicación de si su bebé será admitido en las universidades de Harvard o Yale.

El corte del cordón umbilical

Después que el bebé ha nacido, el próximo paso es sujetar y cortar el cordón umbilical. Algunos médicos pueden ofrecerle a su acompañante, la oportunidad de cortar el cordón y, ciertamente, no tiene que hacerlo si no quiere. Si tener la oportunidad de cortar el cordón es muy importante para usted en cualquier sentido, notifíqueselo al médico con anticipación.

Después de cortar el cordón umbilical, el médico toma al bebé y lo pone en su abdomen, o se lo entrega a la enfermera que la acompañó durante el parto para que lo coloque bajo una lámpara de calor. La decisión depende de las condiciones del bebé, lo que acostumbre el médico o la enfermera, o lo que esté establecido en las normas del hospital donde va a dar a luz (vea más acerca del cuidado de recién nacidos en el Capítulo 11).

Capítulo 11

¡Hola Mundo! ¡Su Recién Nacido!

En Este Capítulo

- La primera impresión del bebé
- La adaptación a los primeros días de vida en el hospital
- El cuidado del bebé al llegar a la casa
- Cuándo llamar al pediatra

Por 40 semanas usted y su bebé han compartido el mismo cuerpo y, si es como la mayoría de las mujeres, se ha concentrado en mantenerse saludable para ayudarlo a crecer y a prepararse para dar a luz en la forma más segura. De pronto, ya su bebé está en este mundo y, finalmente, tiene la oportunidad de mirarlo o mirarla por primera vez. Quizás, en alguna forma, la apariencia del bebé la sorprenda. Los recién nacidos, generalmente, tienen un aspecto algo curioso. Recuerde que muchas características superficiales del bebé —la cabeza puntiaguda, las manchas rojas y, especialmente, la sustancia pastosa y blanca que lo cubre— desaparecerán muy pronto.

En este capítulo le damos una idea de qué esperar cuando vea por primera vez a su querido retoño y cómo arreglárselas esos primeros días en casa.

Su Pequeño Tesoro con Pegotes, Manchas y Todo

Inmediatamente después del parto, el médico le pone el bebé sobre el abdomen o se lo pasa a una enfermera para que le haga una buena limpieza antes de ponerlo en sus brazos.

En los primeros momentos después que el bebé nace, puede sentirse embargada de un sentimiento de amor. La impresión y el alivio de todo lo que ha pasado pueden dejarla también un poco aturdida. Muy probablemente, también piense que su bebé es lo más hermoso que haya visto en su vida. Pero también puede ocurrir que no piense así. A diferencia de los cuentos de hadas que ve en las telenovelas, en los episodios ya viejos de *El Show de Lucy* y en las comiquitas, los bebés no siempre llegan limpios y oliendo como un bouquet de rosas. Es más probable que esté cubierto con algo de su sangre, el líquido amniótico y una sustancia blanca y pegajosa llamada *vernix*. La piel del bebé puede tener unos parches rojizos y el parto puede haberle causado algunos hematomas o magulladuras. Así que quizás necesite tener la mente abierta para que todo esto no la agarre de sorpresa.

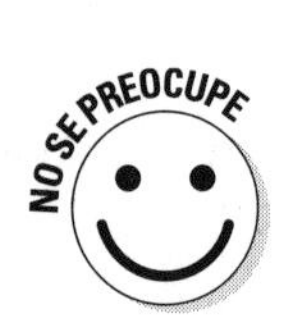

Sentirse un poco dudosa y abrumada la primera vez que ve al bebé es muy común. A menudo toma unos días establecer un vínculo verdadero con él o ella. Si se siente un poco distanciada de él, no se preocupe. Cuando todo vuelva a la normalidad y llegue a conocer a su bebé, se sentirá mucho mejor.

Se va a dar cuenta de muchas otras características de la apariencia de su bebé: desde el cabito de cordón umbilical que le quedó, hasta las uñas de sus manos y pies increíblemente largas. Y, además, observará sus primeras conductas, desde su primer llanto hasta la manera como se sorprende cuando percibe un ruido fuerte. En esta sección presentaremos muchas de las características que probablemente observará en su recién nacido.

Vernix caseosa

Generalmente, el recién nacido está cubierto desde la cabeza hasta los pies con una sustancia espesa, blancuzca y cerosa. El nombre formal para esta sustancia es *vernix caseosa*, una frase que viene del latín y que significa "barniz de queso". Es una mezcla de células que se han desprendido de la capa exterior de la piel del bebé y de restos del líquido amniótico.

Los expertos tienen varias explicaciones teóricas acerca de esta sustancia. Algunos médicos creen que el vernix actúa como un emoliente para proteger la tierna piel del feto de la resequedad que puede resultar de vivir dentro del saco de líquido amniótico. Otros creen que el propósito del vernix es ayudar al bebé a pasar más suavemente a través del canal de parto. Algunos bebés tienen más vernix que otros, mientras otros no tienen nada, pero realmente la cantidad no es importante. Si su bebé expulsó meconio mientras estuvo en el útero (vea el Capítulo 7), el vernix puede ser un poco verdoso.

Independientemente de su aspecto, la mayor parte del vernix se elimina cuando la enfermera seca al bebé. No existe razón alguna para dejar el vernix en la piel del bebé. El vernix que no se elimina cuando se limpia al bebé, probablemente sea absorbido en las siguientes 24 horas.

Caput y amoldamiento

El caput succedaneum, comúnmente llamado *caput*, se refiere a una zona circular hinchada en la cabeza del bebé, localizada en el lugar que hizo presión contra la apertura del cérvix durante el parto. El sitio exacto de la hinchazón varía, dependiendo de la posición en que estaba la cabeza. La zona inflamada puede variar de tamaño, desde unos pocos milímetros en diámetro, hasta varios centímetros (algunas pulgadas). El caput por lo general desaparece a las 24 o 48 horas después del nacimiento.

Los bebés que nacen de cabeza (posición en vértice) con frecuencia pasan por un proceso conocido como *amoldamiento*. Este amoldamiento ocurre porque durante el trabajo de parto, en la medida en que el bebé desciende gradualmente por el canal de parto, su cabeza se adapta a la estrechez o espacio disponible (vea la Figura 11-1). De hecho, algunas veces el médico puede decirle que puede sentir el amoldamiento de la cabeza incluso antes de que el bebé nazca. El amoldamiento no causa ningún daño. Los huesos y los tejidos suaves de la cabeza del bebé están diseñados para permitirlo. Con frecuencia, el resultado es que al bebé le queda la cabeza con forma de cono (vea la Figura 11-2). Aproximadamente, 24 horas después del parto el amoldamiento desaparece y la cabeza del bebé se ve redonda y lisa.

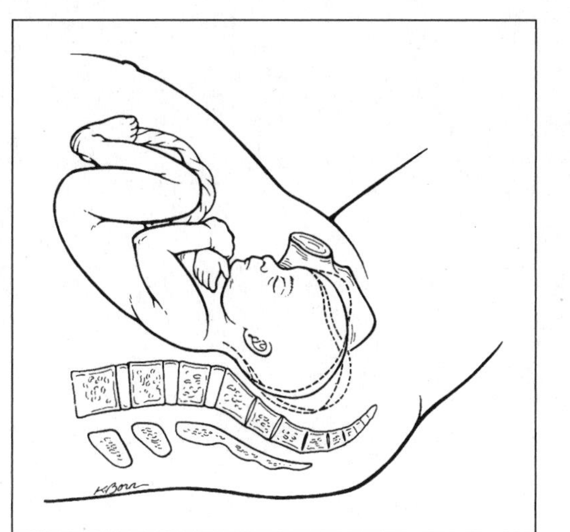

Figura 11-1: La cabeza del bebé se amolda en la medida que desciende por el canal de parto.

Algunas mujeres, particularmente aquéllas que han tenido niños antes o han tenido un parto corto, tienen bebés sin amoldamiento. Además, aquellos bebés que nacieron en posición podálica (de nalgas) o vía cesárea, puede que no tengan un amoldamiento de la cabeza.

Algunas veces, durante el descenso a través del canal de parto, las orejas del bebé también pueden doblarse en forma extraña. Lo mismo puede pasar con su nariz, de modo que al principio, ésta puede parecer *asimétrica*, o echada a un lado, pero estas características no son razones para llevar apresuradamente a su bebé a un cirujano plástico. Estas pequeñas rarezas son temporales y desaparecen durante los primeros días.

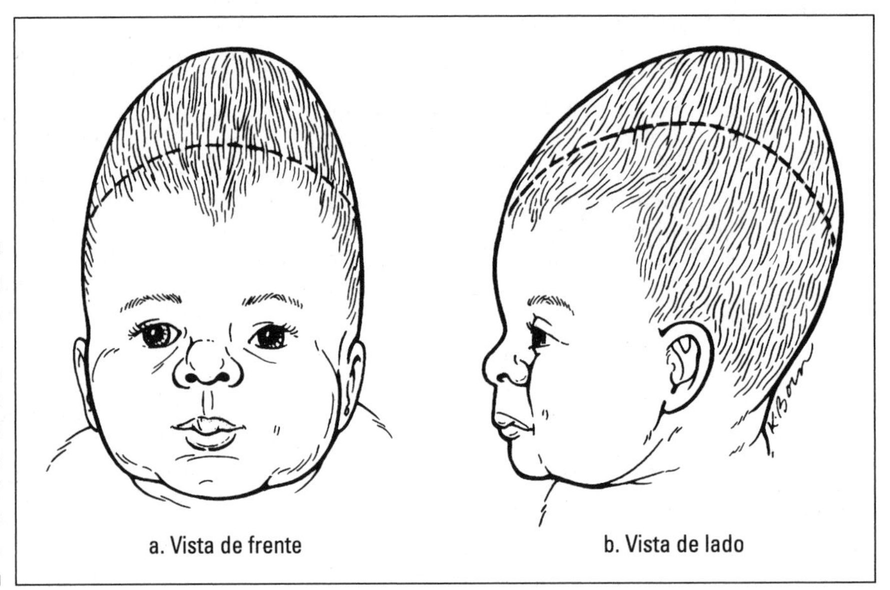

Figura 11-2: La forma cónica de la cabeza desaparece después de 24 horas de haber nacido el bebé.

Marcas negras y azules

Como consecuencia del parto, muchas veces los bebés nacen con marcas negras y azules en la cabeza. Estas marcas pueden ocurrir porque la fuerza ejercida en el parto presiona fuertemente el cuero cabelludo del bebé o pueden ser el resultado de un parto instrumental (con fórceps o con extractor al vacío). Un hematoma o magulladura no indica que ha ocurrido algo malo, sino que es simplemente una reflexión de cuán vigoroso o enérgico puede ser el parto. La mayoría de las marcas desaparecen en unos pocos días.

Manchas rojizas, parches y otras más

La mayoría de la gente piensa que la piel del recién nacido es la verdadera definición de la perfección, pero en realidad los bebés tienen toda clase de manchas y marcas, la mayoría de las cuales desaparecen en cuestión de días o semanas. Algunos de los problemas más comunes en la piel de los recién nacidos son:

- **Piel seca:** La capa exterior de la piel de algunos bebés —particularmente aquellos nacidos tarde— tienen una piel arrugada como una pasa que se desprende fácilmente poco después del parto. Si es necesario, usted puede usar loción para el cuerpo o aceite de niños como un humectante.
- **Hemangiomas:** Es una mancha rojiza que puede aparecer una semana o más después del parto. Puede ser de cualquier tamaño, grande o pequeña, y puede ocurrir en cualquier lugar del cuerpo del bebé. Aunque la mayoría desaparece en la infancia, algunas pueden permanecer con el tiempo. Existen tratamientos si llegan a convertirse en una molestia (por su aspecto). Si es necesario, hable de las posibles opciones de tratamiento con el pediatra.
- **Manchas mongólicas:** Son unos parches azul grisáceo que aparecen sobre la piel en la espalda baja, nalgas y muslos, y son comunes en infantes asiáticos, del sur de Europa y de raza negra. Generalmente desaparecen en la infancia.
- **Acné neonatal:** Algunos bebés nacen con unos diminutos granitos blancos o rojos alrededor de la nariz, labios y pómulos, y otros lo desarrollan en semanas o meses más tarde. Son completamente normales, y a veces son llamados *acné neonatal o milia*. No necesita salir corriendo a ver a un dermatólogo porque desaparecen con el tiempo.
- **Manchas rojizas:** Esta decoloración rojiza de la piel, sea profunda y oscura, o clara y poco notoria, es muy común en los recién nacidos. La gran mayoría desaparece o se atenúa, y algunas permanecen como marcas de nacimiento. Un tipo en particular, el *eritema tóxico*, puede ser extenso. Se parece a una urticaria y aparecen y desaparecen durante los primeros días de vida del bebé.
- **Picaduras de cigüeña o besos de ángel:** Quizás pueda ver unos pequeños vasos sanguíneos rotos alrededor de la nariz y ojos, o en la parte posterior del cuello del bebé. Estas marcas se conocen como *picaduras o marca de cigüeña*, o *besos de ángel*. Son muy comunes en los recién nacidos y, también, desaparecen con el tiempo, algunas veces en semanas o meses.

El cabello del bebé

Algunos bebés llegan a este mundo totalmente calvos, mientras que otros parece que necesitaran de inmediato un corte de pelo. La cantidad de pelo que tenga el bebé al nacer no predice necesariamente cómo será su pelo más adelante. Generalmente, el cabello del recién nacido se cae y es reemplazado por nuevo pelo. A los bebés les crece el pelo a un ritmo diferente: algunos tienen relativamente poco pelo aun al año de vida, mientras otros ya necesitan ir a la barbería.

Muchas veces, el cuerpo de los bebés está cubierto de una capa fina de pelo oscuro, que puede ser muy notorio en la frente, los hombros y la espalda. Este pelo es llamado *lanugo* y, como muchos otros aspectos del recién nacido, es muy normal. El lanugo es más común en bebés prematuros y de madres que tienen diabetes. Éste se cae a las pocas semanas de vida.

Los brazos y las piernas

Los bebés recién nacidos asumen una posición similar a la que ellos tenían cuando estaban dentro del útero, llamada *posición fetal*. Puede darse cuenta que a su bebé le gusta estar enrolladito, con los brazos y piernas doblados y los dedos cerrados en un puño.

¡Tenga cuidado con las uñas! Los recién nacidos tienen las uñas de las manos y pies largas y afiladas. Algunos hospitales, visten a los recién nacidos con camisetas que tienen una especie de guantes para cubrirles las manos, de modo que los bebés no se puedan arañar. Como se pueden rasguñar fácilmente, mantenga las uñitas del bebé relativamente cortas. Las tijeras o cortaúñas para bebés se pueden encontrar en cualquier farmacia o tienda.

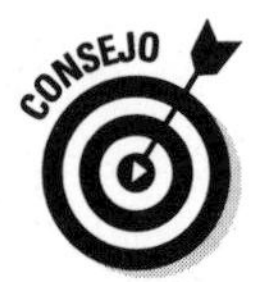

Un buen momento para cortarle las uñas al bebé es cuando esté bien dormido y ajeno a lo que usted esté haciendo.

Los ojos y los oídos

Al momento de nacer, la visión del bebé es bastante limitada. Los recién nacidos pueden ver solamente objetos que están muy cerca y ven mejor a una distancia de 18 a 20 centímetros (de siete a ocho pulgadas). Ellos responden al estímulo de la luz y parecen estar interesados en objetos brillantes.

Todos los bebés recién nacidos tienen los ojos de un color azul oscuro o marrón, independientemente del color de los ojos de los padres. A la edad de cuatro meses, los ojos del bebé cambian a su tono o matiz permanente. Justo después del nacimiento, el blanco de los ojos del bebé puede tener un tinte o tono azuloso. Esto es normal y desaparece con el tiempo.

La mayoría de las veces, los ojos de un recién nacido se ven hinchados. El proceso del parto provoca esta hinchazón, la cual es perfectamente normal y desaparece rápidamente. Parte de la hinchazón puede deberse al antibiótico que se les pone después del nacimiento (vea la sección "El cuidado de los ojos del bebé", más adelante en este capítulo).

Los bebés son capaces de escuchar perfectamente desde el instante que nacen y esa es la razón por la cual puede notar que su bebé se sorprende o asusta con sonidos fuertes y súbitos. Los recién nacidos también pueden distinguir varios olores y sabores.

Los genitales y los pechos

Los bebés suelen nacer con los labios de los genitales y los escrotos hinchados. Los pechos también se pueden ver ligeramente agrandados. Las hormonas de la madre que circulan en la placenta causan esta inflamación. A veces, un alto nivel de hormona maternal puede hacer que el bebé secrete un líquido rosado o blancuzco por sus pechos (conocido como leche de la bruja) o por la vagina (como una menstruación) en el caso de las niñas. Como muchas de las características de los bebés, estas secreciones son normales y temporales y desaparecen en unas semanas después del nacimiento.

El cordón umbilical

El cabo o protuberancia del cordón umbilical de su bebé probablemente tenga una pequeña pinza de plástico pegada a él. Después del parto, el médico cierra el cordón con esta pinza y lo corta. Generalmente, el médico retira esta pinza antes de que se lleve el bebé a casa. Después, el cordón umbilical que quedó se seca y se arruga, y ahora se parece a un cordón oscuro y duro. Este cabo se cae por sí solo en una o tres semanas. No trate de retirarlo usted.

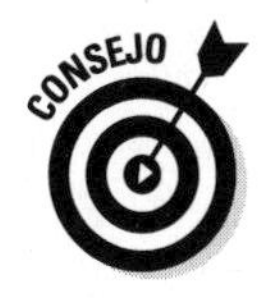

Para mantener el cabo del cordón umbilical limpio, sumerja un hisopo en agua, alcohol o agua oxigenada, y limpie la zona alrededor de la base. Sin embargo, algunos pediatras piensan que esta limpieza es innecesaria a menos que allí se vea alguna sustancia viscosa o sucia.

El tamaño del recién nacido

En general, los recién nacidos pesan entre 3 a 4 kilogramos (seis a ocho libras aproximadamente) y miden de 46 a 56 centímetros (de 18 a 22 pulgadas) de largo. El tamaño exacto depende de la edad gestacional del bebé (el número de semanas de embarazo), de la genética y de otros factores, tales como si la madre tuvo diabetes, si fumaba, si tuvo una dieta saludable durante el embarazo y muchos otros más.

Tal vez vea que la cabeza del bebé parece desproporcionadamente más grande en relación al cuerpo. Esta característica la presentan todos los recién nacidos. Su bebé no puede sostener la cabeza y necesita tiempo para desarrollar músculos lo suficientemente fuertes como para hacerlo sin ayuda. También puede notar espacios muy blandos en la parte superior y posterior de la cabeza. Éstas son las *fontanelas*, unas zonas dónde convergen los huesos del cráneo del bebé. Las mismas permiten el crecimiento rápido del cerebro. La fontanela posterior generalmente se cierra en unos pocos meses, pero la fontanela anterior o superior (la que generalmente es más llamada fontanela) permanece hasta cuando el bebé tiene de 10 meses a un año.

El bebé comienza a respirar

A menudo, el bebé comienza a llorar en forma espontánea, casi inmediatamente después del parto; pero algunos bebés toman más tiempo. Un llanto a todo pulmón es música para los oídos del personal que trabaja en el hospital y que atiende a su bebé porque saben que el llanto inicia los primeros esfuerzos del bebé por respirar. Una respiración saludable puede comenzar sin un llanto fuerte y algunos bebés tan solo llegan a producir un pequeño gemido. Los bebés pueden tener una respiración normal incluso si no chillan a altos decibeles.

Si el bebé tarda para empezar a respirar espontáneamente, quizás vea al médico, a la enfermera o a la partera, frotándole la espalda o dándole golpecitos a sus pies, o secándolo para estimularlo. Contrario a lo que se ve en las películas, es improbable que el médico agarre al bebé por los pies con la cabeza colgando y le dé una palmada en las nalguitas para provocar su primer llanto.

Durante el embarazo, el feto recibe oxígeno a través de la placenta. Después del parto, el bebé inicia la función respiratoria, usando sus propios pulmones. Mientras está en el útero, un líquido especial cubre los pulmones del bebé y, a menudo, este líquido es expulsado durante el parto. No obstante, algunas veces el bebé necesita tiempo extra y ayuda, en la forma de succión o de estímulo para expulsar todo el líquido acumulado en los pulmones.

Quizás se fije que el bebé respira de una manera diferente a la suya. La mayoría de los bebés respira de 30 a 40 veces por minuto. El ritmo de respiración de un recién nacido puede aumentar con la actividad física. Los recién nacidos respiran a través de la nariz en lugar de la boca. Esta fabulosa adaptación natural les permite respirar mientras se alimentan con pecho o biberón.

También puede pensar que la barriguita de su bebé se ve grande y protuberante, pero es simplemente, el abdomen normal de un bebé. El hecho de que éste suba y baje mientras respira, y se agrande mientras el bebé toma aire, solamente hace más notorio el efecto. Este movimiento también es normal porque los bebés usan sus diafragmas para respirar y no los músculos de su pecho, como lo hacen los niños mayores o adultos.

Qué Esperar Cuando Esté en el Hospital

Después que la enfermera y el médico se han asegurado de que el bebé está bien (generalmente a través de la prueba de Apgar —vea el Capítulo 10 para más detalle), el personal del hospital comienza a limpiar al bebé, y a hacer su transición a la vida fuera del útero más cómoda y llevadera. Como mariposas que salen de sus capullos, los recién nacidos deben ajustarse al nuevo estado de las cosas en muchas formas. De repente, y por primera vez, pueden respirar por sí mismos y ver el mundo que los rodea.

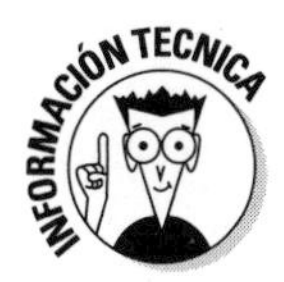

En el hospital, el bebé tiene un brazalete o banda que lo identifica como suyo. Los hospitales también requieren que la mamá lleve otro brazalete con el número de identificación del bebé y, más aun todavía, muchos hospitales requieren ahora que los papás también usen esta banda que los identifica como los orgullosos padres. Cada vez que el personal lleva el bebé a la madre, lee los números para asegurarse de que el bebé va a estar con la madre correcta. La mayoría de los hospitales también toman medidas adicionales de seguridad para prevenir cualquier confusión y que individuos no autorizados tengan acceso al retén o sala de bebés. Muchas salas de bebés en los hospitales permanecen cerradas y vigiladas constantemente.

Preparación del bebé para la vida fuera del útero

Muchísimas cosas pasan en las horas que siguen después del nacimiento del bebé. Él o ella han enfrentado un cambio muy significativo y tendrán muchas cosas a las que ajustarse. El personal médico toma acciones inmediatas para darle el mejor inicio posible en la vida.

Cómo mantener al bebé seco y caliente

Debido a que la temperatura del cuerpo del bebé baja rápidamente después del nacimiento, mantener al bebé seco y calientito es muy importante. Si los recién nacidos se enfrían, su necesidad de oxígeno aumenta. Por esta razón, la enfermera seca al bebé, lo coloca en un calentador o en una cunita tibia, y lo observa constantemente revisándole la temperatura. A menudo la enfermera lo envuelve en una manta o cobija y le pone en la cabeza un gorro para prevenir la pérdida de calor por la misma, que es por donde se pierde más calor (como ya se lo había dicho su mamá a usted). Cuando el bebé llega al retén o sala de bebés, la enfermera lo viste con una camiseta y lo vuelve a arropar con una cobija.

El cuidado de los ojos del bebé

En la mayoría de los hospitales, el personal coloca rutinariamente un antibiótico en ungüento en los ojos del bebé, para disminuir las probabilidades de que contraiga una infección al pasar por la vagina de la madre que tenga clamidia o gonorrea. El ungüento no parece causar molestias al bebé y se absorbe completamente en pocas horas.

Algunos padres se preocupan de que el ungüento haga borrosa la visión del bebé y que esto afecte el lazo entre el padre y el hijo. Usted no tiene razón alguna para preocuparse por este hecho ya que los recién nacidos, de por sí, no ven claramente (vea la sección "Los ojos y los oídos" anteriormente en este capítulo).

Cómo aumentar las reservas de vitamina K

La mayoría de los hospitales le colocan a los recién nacidos una inyección de vitamina K para disminuir el riesgo de un sangrado grave. La vitamina K es importante para la producción de sustancias que ayudan a la coagulación. Sin embargo, este nutriente no pasa de la placenta al bebé muy fácilmente y, como el hígado del recién nacido aun está inmaduro, produce muy poca vitamina K. Por eso, los bebés generalmente tienen una baja reserva de este nutriente. Darle vitamina K al bebé es una medida preventiva importante.

Las huellas del bebé

Muy probablemente, la enfermera tome las huellas de los pies de su bebé para tener un registro permanente de su identidad (las marcas que se forman en los pies de su bebé son únicas y se encuentran presentes meses antes del nacimiento). Algunos hospitales le entregan una copia de las huellas para su álbum de recuerdos. Aunque la mayoría de los hospitales todavía usa ésta técnica de identificación, otros ya no lo hacen.

La vacuna contra la hepatitis B

Muchos hospitales en la actualidad han establecido como norma empezar la vacunación contra la hepatitis B en bebés recién nacidos, mientras otros prefieren que el pediatra ponga la primera de una serie de tres vacunas después que el bebé salga del hospital (las dos últimas se las ponen en el transcurso de los siguientes seis meses). No importa dónde le administren a su bebé la vacuna, ésta es importante para disminuir las probabilidades de contraer hepatitis B más adelante.

El desarrollo del sistema digestivo del bebé

La mayoría de los bebés que ya tienen una semana de vida mojan sus pañales entre seis y diez veces al día. La frecuencia con que evacuan o deponen depende de si son alimentados con leche materna o leche de fórmula. Generalmente, un bebé alimentado con leche materna evacua dos o tres veces al día, mientras uno alimentado con fórmula, solo lo hace una o dos veces al día.

No se sorprenda si la primera deposición es gruesa y pegajosa, ya que esto es normal. La misma es llamada *meconio*. El 90 por ciento de los recién nacidos tiene su primer movimiento intestinal en las primeras 24 horas después del nacimiento y, casi toda la proporción restante lo hace antes de las 36 horas. Más adelante, el color de la deposición se aclara y la textura se vuelve más normal. Un bebé alimentado con fórmula generalmente depone materia fecal medio formada con un color entre amarillo y verde, mientras que un bebé amamantado tiene una materia fecal más suelta, granulada y de color amarilloso.

La mayoría de los recién nacidos orina en las primeras pocas horas después del nacimiento, pero algunos no lo hacen sino hasta el segundo día. La expulsión de meconio y orina es una señal importante de que el tracto gastrointestinal y el urinario están funcionando bien.

La decisión acerca de la circuncisión

La *circuncisión* es la eliminación quirúrgica de la piel que recubre la punta del pene del bebé varón. Los padres de bebés varones deben decidir si quieren que se ejecute este procedimiento. La decisión tiene que ver con consideraciones culturales y religiosas, así como con la preferencia personal. Más de la mitad de bebés varones recién nacidos en los Estados Unidos son circuncidados, mientras que en muchos otros países es raramente realizada. La frecuencia de la circuncisión en los Estados Unidos ha ido disminuyendo en la medida en que ha salido nueva información que contradice los argumentos médicos para ejecutar este procedimiento.

Hubo una época en la que los médicos pensaron que la circuncisión ayudaba a reducir la incidencia de cáncer de pene, que prevenía infecciones y que reducía la incidencia de cambios en la apariencia del pene relacionados con un prepucio insuficiente. Sin embargo, estas ventajas no han podido probarse como ciertas. De hecho, la Academia Americana de Pediatría ha emitido un enunciado diciendo que no existe una indicación médica absoluta para realizar la circuncisión como un procedimiento de rutina. La circuncisión basada en creencias culturales o religiosas es todavía relativamente común. La decisión, por supuesto, tiene que ser tomada por los padres.

Si decide hacerle la circuncisión a su hijo, el obstetra o pediatra hacen el procedimiento uno o dos días después que el niño nace —siempre y cuando el bebé esté saludable y haya nacido en el término completo o casi completo del embarazo y sin ninguna anormalidad congénita. Algunas familias judías celebran una ceremonia de circuncisión después que el bebé sale del hospital, llevada a cabo por un *mohel.*

Hasta hace varios años, los médicos hacían la circuncisión sin ninguna clase de anestesia. Pero hoy en día, muchos hospitales emplean una crema anestésica que los médicos aplican localmente antes del procedimiento. El nuevo énfasis en medicamentos analgésicos es un avance médico y humano muy importante, impulsado por los estudios que muestran que los recién nacidos, de hecho, reaccionan al dolor y al sufrimiento asociado con la circuncisión. Aún así, algunos médicos prefieren no usar la anestesia porque prolonga el procedimiento, lo cual por sí mismo puede aumentar la incomodidad del bebé.

Después de la circuncisión, el médico envuelve el pene del bebé en una gasa empapada de vaselina. Cuando ésta se cae después de cuatro horas, la parte superior del pene puede parecer rojiza y ligeramente inflamada.

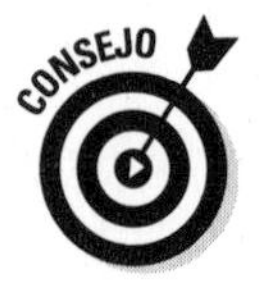

Si la gasa no se cae, no la hale. Ponga un poco de agua tibia sobre ella para ayudarla a soltarse. Durante los primeros días limpie la zona con agua tibia y manténgala seca. Después de cada cambio de pañal, aplique un ungüento antiséptico o vaselina hasta que el pene sane.

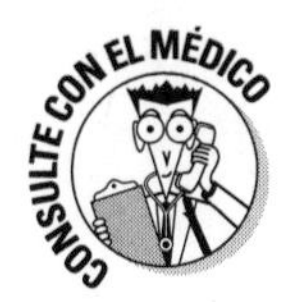

El pene sana completamente al cabo de una semana. Durante este período, puede ver una sustancia costrosa en la punta; esto es normal y desaparece con el tiempo. Si el pene se ve muy hinchado o decolorado o el bebé tiene fiebre, consulte con el pediatra.

La unidad neonatal de cuidados intensivos

Durante su estadía en el hospital después del parto, la mayoría de los recién nacidos se quedan en las habitaciones con sus madres o se quedan, al menos parte del tiempo, en la sala de atención rutinaria para recién nacidos del hospital, a veces llamada *unidad de niños sanos*. Pero en otras ocasiones, los recién nacidos necesitan cierta atención adicional que sólo pueden obtener en una *unidad neonatal de cuidados intensivos* —a veces llamada *unidad de cuidados especiales*. En esta unidad, puede a su vez encontrar otra unidad especializada en el cuidado crítico o intensivo, donde se provee un cuidado personalizado a cada bebé y hay monitores sofisticados, respiradores y otros equipos. También puede haber salas para cuidados menos críticos que son para bebés que no están aun listos para irse a la unidad de niños sanos pero tampoco necesitan un cuidado crítico y personalizado.

Si el pediatra piensa que su bebé necesita ser cuidado en una unidad de cuidados intensivos para neonatos, esto no significa necesariamente que hay algo malo. Con frecuencia, los médicos envían a los bebés a las unidades de cuidados especiales por corto tiempo, solo para observación, y por un variado número de razones. He aquí algunas de las más comunes (esta lista no es, sin lugar a dudas, una lista completa):

- El bebé nació prematuramente.
- El bebé no pesa lo suficiente como para llegar al límite mínimo establecido por ese hospital en particular.
- El bebé puede necesitar antibióticos —por ejemplo, porque la madre tuvo fiebre durante el trabajo de parto o porque tuvo una ruptura prolongada de membranas antes del parto.
- El pediatra puede estar preocupado porque el bebé parece estar respirando con dificultad. Esta razón es relativamente común y por la cual se pone al bebé en observación por un corto período de tiempo.
- El bebé tiene fiebre o una convulsión.
- El bebé está anémico.
- El bebé nace con ciertas anormalidades congénitas.
- El bebé necesita cirugía.

La Primera Consulta del Bebé con el Médico

Antes o después del parto, alguien del personal del hospital le preguntará a usted el nombre del pediatra. El pediatra debe estar autorizado a trabajar en el hospital donde nace el bebé, pero puede o no ser el mismo pediatra que usted planifica tener después que salga del hospital. Si vive a cierta distancia de la institución y ha seleccionado un pediatra cerca de su casa que no tiene relación profesional con el hospital donde da a luz, todavía necesita otro pediatra que cuide del bebé durante su estadía en el hospital. Dependiendo de la hora en que dé a luz, el pediatra puede ver al bebé el mismo día o el siguiente día.

Cuando el pediatra examina al bebé, le revisa su apariencia general, escucha el corazón para detectar un soplo del corazón, le toca las fontanelas (las zonas en el cráneo del bebé donde convergen todos los huesos del cráneo), mira sus extremidades, le revisa las caderas y, en general, se asegura que el bebé se encuentre en buen estado de salud. Además ordena una serie de pruebas de sangre rutinarias y de pruebas específicas para recién nacidos. Estas últimas varían de estado a estado en los Estados Unidos, pero a menudo incluyen pruebas de funcionamiento de la tiroides, fenilcetonuria (un estado físico en el cual la persona tiene problemas para metabolizar algunos aminoácidos) y otros trastornos metabólicos hereditarios. Los resultados de estas pruebas probablemente no estén listos sino hasta después que usted y el bebé salgan del hospital; el pediatra le da los resultados en la primera consulta para el bebé. Si alguno de los resultados es positivo, el estado también se encarga de informarle por correo. Asegúrese de preguntarle al pediatra cuándo debe llevar al bebé a su consulta.

El ritmo cardiaco y los cambios circulatorios

¿Recuerda que su médico revisaba el ritmo cardiaco del feto durante las visitas prenatales? Quizás haya notado lo rápido que eran los latidos del corazón. En el útero el ritmo cardiaco del bebé es en promedio de 120 a 160 latidos por minuto, y este patrón continúa durante el período de recién nacido. El ritmo cardiaco del bebé también puede aumentar con la actividad física y desacelerarse cuando el bebé duerme.

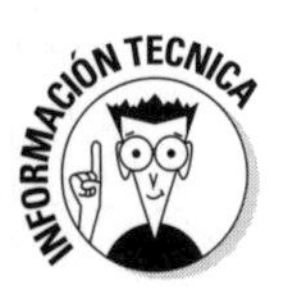

Después que su bebé nace, ocurren cambios importantes en la circulación. En el útero, como el feto no utiliza los pulmones para respirar, un vaso sanguíneo llamado el *ductus arterioso* deriva o desvía la mayor parte de la sangre que va a los pulmones del feto. Normalmente, esta comunicación de los vasos sanguíneos se cierra el primer día de vida. A veces, se puede escuchar un soplo o murmullo en los primeros días después que el bebé nació, lo cuál indica cambios en el flujo sanguíneo del recién nacido. Este murmullo, denominado *ductus arterioso persistente o permeable* (DAP) es, generalmente, normal y no es motivo de preocupación. Sin embargo, algunos soplos del corazón pueden requerir una investigación más profunda, específicamente un ecosonograma especial del corazón del bebé, llamado *ecocardiograma*. Aún cuando el cardiólogo detecta soplos debido a pequeños problemas estructurales (como un pequeño hueco en el septum del corazón), muchos soplos desaparecen por sí solos. Si su bebé ha sido diagnosticado con un soplo, hable detenidamente con el pediatra o un cardiólogo pediatra que se especialice en esta rama.

Los cambios de peso

La mayoría de los recién nacidos bajan de peso durante sus primeros días de vida —generalmente alrededor del 10 por ciento del peso total— lo cual por supuesto, si el bebé tan solo pesa de tres a cuatro kilogramos (siete a ocho libras), la baja representa menos de 454 gramos (una libra). Este fenómeno es completamente normal y es generalmente causado por pérdida de líquido a través de la orina, las heces y el sudor. Durante los primeros días de su vida, el infante típico ingiere muy pocos alimentos o agua para reponer esta baja de peso. Los bebés prematuros pierden más peso que los bebés que nacieron a término y puede tomarles más tiempo reponerlo. En contraste, los bebés que son pequeños para su edad gestacional, pueden ganar peso más rápidamente. En general, la mayoría de los recién nacidos reponen su peso del nacimiento a los diez días de nacidos. Cuando llegan a los cinco meses, es probable que ya pesen el doble de su peso al nacer y al final del primer año, lo triplican.

Cuando el Bebé Llega a la Casa

Finalmente llega el día en que el hospital le dio de alta y puede llevarse el bebé a la casa. Necesita tener un cambio de ropa para vestir al bebé para llevarlo a casa. Puede comprar muchas cosas lindas para recién nacidos, pero tenga presente que los bebés necesitan cambios frecuente de pañales, así que escoja ropa que pueda abrir, cerrar, poner y quitar muy fácilmente.

Lo más importante es que tenga un asiento de seguridad de bebé para el auto. Estos son extremadamente útiles en prevenir lesiones al bebé y se lo recomendamos muchísimo. En muchos estados, los asientos especiales para bebé son obligatorios por ley y son exigidos antes de darle de alta al bebé. Vea el Capítulo 7 sobre la selección de un asiento apropiado para el bebé.

En algunos casos, la madre es dada de alta antes que al bebé, y esto puede pasar, por ejemplo, cuando el bebé es prematuro y necesita tiempo para crecer y madurar antes de dejar el hospital. También puede pasar cuando el bebé tiene ictericia y necesita fototerapia en el hospital (lea más acerca de la ictericia más adelante en este capítulo).

Cualquiera que sea la razón, regresar a la casa sin su nuevo bebé puede provocar en usted y su pareja un increíble sentimiento de desencanto y vacío. Si esto le sucede, tenga presente que sus sentimientos son completamente normales. Llegar a la casa sin el bebé después de todo el tiempo que esperó y anticipó para hacerlo, es difícil. Solo recuerde que su bebé vendrá pronto a casa y entonces olvidará todo acerca de esos pocos días de separación. Su bebé estará con usted toda la vida y eso incluye suficiente tiempo para establecer una relación linda y amorosa. ¡Lo más importante es que su bebé regrese a casa sano!

Llegado el momento, llevarse el bebé a la casa es un gran privilegio y una gran responsabilidad. De repente, usted y su pareja están encargados del cuidado de su bebé sin la ayuda del personal del hospital. Quizás tenga familiares o hasta una enfermera que la ayude, pero al final, ¡la responsabilidad sigue siendo suya solamente! En esta sección presentamos muchas de las maneras de cuidar a su recién nacido; aquí cubrimos todos los tópicos, con excepción de la alimentación, la cual explicamos en el Capítulo 13.

El baño

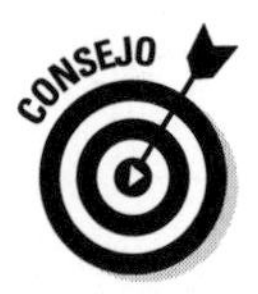

Mantenga a su bebé limpio con baños de esponja solamente, hasta que el cordón umbilical se caiga. Prepare un envase pequeño de agua tibia y acueste al bebé sobre la mesa de cambiar pañales, o en una mesa acolchada con una toalla o sobre una de esas esponjas grandes que venden en algunas tiendas de artículos para bebés. Con una toallita limpia, lave gentilmente al bebé de la cabeza a los pies. Use dos motas de algodón mojadas en agua para limpiar cada ojo (una para cada ojo). Seque al bebé inmediatamente después de este proceso, de modo que no le dé frío. Algunas madres lavan primero la cabeza, la secan inmediatamente y luego lavan el resto del cuerpo. Como el recién nacido pierde mucho calor por la cabeza, mantenerla seca mientras limpia el resto del cuerpo es una gran idea.

Después que el cordón umbilical del bebé se cae, puede bañarlo en una bañera. Muchas tiendas venden bañeras pequeñas diseñadas para recién nacidos, que pueden ser colocadas en el lavaplatos de la cocina o sobre una mesa o mostrador. Vea la sección “Cómo mantener limpio a su bebé”, para algunos consejos para la hora del baño.

CONSEJO

Cómo mantener limpio a su bebé

Bañar a un bebé tan tierno puede ser una tarea difícil, pero si sigue los siguientes consejos puede hacer que ambos disfruten del momento del baño:

- Use su codo para comprobar la temperatura del agua, y asegúrese que no esté muy caliente (su mano puede ser poco sensible al calor).
- Antes de bañar al bebé, asegúrese de que tiene todo lo necesario a mano: esponja o toallita para lavarlo, motas de algodón, un jabón suave si así lo desea (lavarlo solamente con agua está bien también), champú para bebé, una toalla seca, un pañal limpio y ropa limpia.
- Asegúrese de que la cabeza y el cuerpo del bebé se encuentren bien apoyados durante el baño. Recuerde que el bebé no puede sostener su propia cabeza.
- Utilice solo agua —nada de jabón— para limpiar la cara del bebé.
- Use una toallita para lavar la parte exterior de las orejas. No use un hisopo de algodón en los oídos o en la nariz del bebé.
- Lave los genitales de la niña de adelante hacia atrás para evitar contaminación con restos de materia fecal. Si es un niño, limpie debajo del escroto y lave el prepucio moviéndolo hacia atrás muy suavemente.
- Si el bebé tiene la piel muy seca o tiene *eczema* (una condición en la cual la piel está crónicamente reseca y escamosa), trate de bañarlo con menos frecuencia — un día sí y otro no, por ejemplo— porque mucha humedad puede causar más resequedad. Si el bebé no mejora, consulte con el pediatra.
- Si el bebé tiene problemas para relajarse y dormir por las noches, quizás un baño antes de acostarlo le ayude.
- Si tiene mellizos, trate de bañar un bebé cuando el otro esté durmiendo, para que no se vea en la situación de atender a un bebé que llora mientras le está dando un baño al otro.
- Por supuesto que sabemos que usted está consciente de esto, pero nunca deje a su bebé desatendido o solo cuando esté en la bañera.

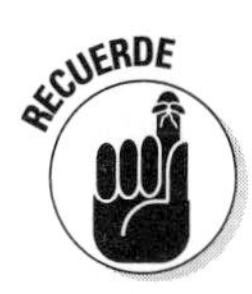

El contacto de las manos con el cuerpo es una forma fácil de transmitir infecciones de una persona a otra, así que asegúrese que las personas que se acerquen al bebé se hayan lavado las manos muy bien. Asegúrese también que se laven con jabón, no solo con agua, de modo que las manos estén tan limpias como sea posible.

Sacarle los gases

Frecuentemente los bebés tragan aire cuando se alimentan, especialmente si son alimentados con fórmula. La acumulación de aire en el estómago del bebé puede causarle mucha incomodidad. ¡La buena noticia es que la incomodidad se va con un eructo grande! Vea el Capítulo 13 para leer sobre algunas técnicas de cómo sacarle los gases al bebé.

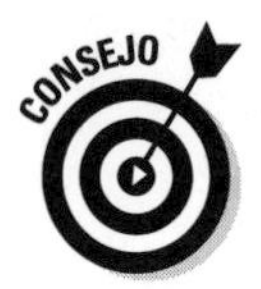

Mantenga un pañal de tela o toalla sobre su hombro mientras le saca los gases al bebé. A menudo ellos regurgitan la leche materna o fórmula mientras eructan, y la toalla protege su ropa.

El sueño

Podríamos describir un montón de filosofías acerca de los patrones de sueño de los bebés. Algunas personas dicen que permitirle al bebé que establezca su propio patrón para dormir y comer, es mejor. La ventaja es que los padres pueden planificar su vida mejor y programar mejor sus actividades tomando en cuenta las necesidades del bebé. Otros sienten que estar simplemente atentos a los deseos del bebé —observar y escuchar las señales de su bebé de querer dormir y comer— es mejor. En caso de que tenga dificultades para decidirse por un punto de vista en esta materia, existen muchos libros dedicados a este tópico, los cuales le pueden resultar muy útiles. Si los hábitos de su bebé son un problema para usted, quizás deba consultarlo con el pediatra.

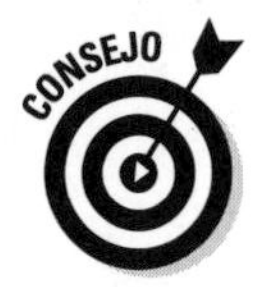

Recuerde los siguientes consejos cuando trate de establecer los hábitos de sueño de su bebé:

- Los pediatras recomiendan que los bebés duerman de espalda y no boca abajo (sobre el estómago), ya que éste ha sido asociado con el síndrome de muerte súbita del bebé. Para mantener a su bebé en la posición acostada sobre la espalda, enrolle una toalla y úsela como cuña o apoyo para prevenir que se dé vueltas. También las tiendas para bebés venden pequeños cojines diseñados especialmente para este propósito.
- Es recomendable mantener dibujos brillantes u objetos que cuelguen alrededor de la cuna para que el bebé tenga siempre algo interesante que mirar cuando esté despierto. Pero tenga cuidado de no colocar almohadas o juguetes de peluche dentro de la cuna, para minimizar cualquier riesgo de asfixia.
- Poner música suave antes de la siesta del bebé puede ayudarlo a relajarse y a tener una mejor disposición para dormir.
- Algunos bebés se quedan dormidos más fácilmente cuando se les mece. Recuerde, sin embargo, que puede terminar estableciendo un patrón difícil de cambiar más adelante.
- No deje que el bebé se quede dormido con un biberón lleno de leche en la boca. Este hábito puede llevar a problemas dentales más adelante, como por ejemplo, caries.

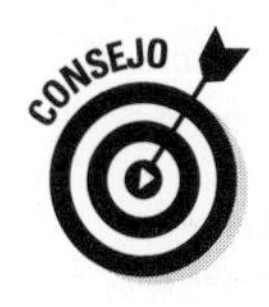

Algunos bebés pasan por lo que se conoce como inversión del día y la noche: duermen de día y se encuentran bien despiertos por la noche. Si esto le ocurre a su bebé, puede intentar mantenerlo más despierto durante el día, estimulándolo con dibujos, juguetes o actividades. Pero en general, si el bebé quiere dormir, lo hará y no es mucho lo que usted puede hacer para impedirlo. La buena noticia es que la mayoría de los bebés superan este síndrome y de repente invierten sus hábitos.

El llanto

Los bebés lloran como una manera de expresarse. Durante la primera semana de vida los bebés raramente lloran y parecen increíblemente felices y apacibles. Pero durante la segunda semana, se pueden convertir en los llorones más gritones del mundo. Muchos recién nacidos desarrollan una variedad de patrones de llantos y sonidos, cada uno de los cuales puede significar algo diferente. Muy pronto aprenderá a identificar los mensajes de su bebé pero, ocasionalmente, un bebé puede llorar sin ninguna razón aparente. Para esto, puede probar con una serie de técnicas de relajación, como caminar con el bebé por un ratito, mecerlo, hablarle, apoyarlo en sus rodillas y hacerlo brincar, en fin, lo que sea. Si nada funciona y realmente no puede identificar el problema, no llegue a la conclusión de que es una mala madre o un mal padre. Los bebés no siempre lloran por una razón, ¡y quizás su bebé solo necesite llorar un poco!

La C de cólicos

Si el bebé llora por más de tres horas al día, tres veces a la semana, por tres semanas consecutivas, es una señal de cólicos. Los médicos no conocen la causa exacta, pero algunos piensan que puede estar relacionada con un malestar en los intestinos. Si corre con suerte, quizás nunca tenga que resolver este problema. O, quizás, sea como muchos de nosotros, que todavía podemos recordar los días de los cólicos como si fuera ayer. Los cólicos a menudo comienzan entre la cuarta y sexta semana y terminan alrededor de la semana doce.

Cuando el bebé tiene cólicos, solo llora y llora, y no hay mucho que pueda hacer para consolarlo. A menudo esto ocurre entre las 6 y las 10 de la noche. Si trabaja fuera de casa y éste es el momento del día cuando finalmente llega para estar con su bebé, puede pensar que él o ella no lo quieren. Tenga la seguridad de que este momento no lo crea usted, es solo que éstas son las horas "embrujadas" del día. Pruebe con las sugerencias que le damos en la sección "Por qué los bebés lloran y qué hacer al respecto" para calmar el llanto del bebé, pero no se desespere si nada funciona. Gracias al cielo, los cólicos casi siempre desaparecen por sí solos. Si la situación persiste, consulte con el pediatra.

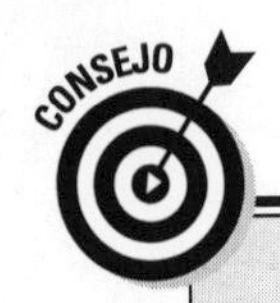

Por qué los bebés lloran y qué hacer al respecto

El sonido del llanto del bebé está ingeniosamente diseñado para lograr la atención de los padres. Muy a menudo, éste es una llamada de auxilio o ayuda y usted puede hacer algo para que el bebé pare, como por ejemplo, alimentarlo, cargarlo o cambiarle el pañal. Por otro lado, algunas veces el bebé llora sin ninguna razón aparente y tendrá simplemente que dejar que esto pase. No sienta que es una mala madre o que es un mal padre por hacerlo. Los bebés lloran cuando ellos:

- Tienen hambre.
- Necesitan que le cambien el pañal.
- Tienen gases y necesitan expulsarlos.
- Están cansados.
- Se sienten incómodos porque su ropa está muy apretada, muy caliente o por la posición en que están.
- Están asustados.
- Están muy estimulados.
- Quieren que los carguen.
- Quieren chupar algo.

En la mayoría de los casos puede usar su sentido común para determinar cómo calmar al bebé. Pero también puede ayudar, al principio, tener una lista de todas las estrategias probadas con éxito:

- Entreténgalo con un juguete.
- Déle un baño.
- Déle un chupón (o chupete).
- Cargue a su bebé en una forma amorosa y cálida.
- Deje que descanse y se relaje en una habitación tranquila (tranquila a excepción de su propio llanto, queremos decir) o colóquelo en la cunita para que descanse.
- Póngale música.
- Siente al bebé en el asiento de seguridad para el auto y póngalo encima de una lavadora que esté funcionando, sosteniéndolo para asegurarse de que no se caiga. Algunos bebés se calman con este movimiento de temblor.
- Meza al bebé en una mecedora o columpio para bebé, camine con el bebé (en el cochecito o en sus brazos) o, lléveselo a pasear en el carro.

Si todo eso falla y está segura que su bebé no parece estar sufriendo de una molestia real, ¡entonces quizás necesita dejarlo llorar!. Ahora, el truco está en encontrar una manera de que esto no la mortifique. (Consejo: súbale el volumen al radio.)

El hipo

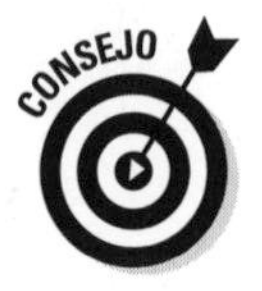

Quizás recuerde por su embarazo que al feto puede darle hipo. Ya descubrirá que a los recién nacidos les da a menudo también. Algunas veces alimentar al bebé o darle un poquito de agua (quizás con un poquito de azúcar) puede aliviarle el hipo.

La ictericia en el recién nacido

Cuando su bebé tiene entre dos y cinco días de nacido, su piel puede tomar un tono amarillo o anaranjado. Esto es conocido como *ictericia fisiológica del recién nacido* y se desarrolla en un tercio de todos los neonatos. La ictericia es causada por un aumento en la concentración de la bilirrubina en la sangre del bebé. La *bilirrubina* está compuesta de desechos de la hemoglobina de los glóbulos rojos del bebé y normalmente son expulsados a través del hígado y de los riñones.

Los altos niveles de bilirrubina pueden ser consecuencia de que el hígado del bebé no ha madurado completamente (una ictericia es más común en bebés prematuros cuyos hígados son especialmente inmaduros). Alimentar al recién nacido con prontitud puede ayudar a disminuir el riesgo de ictericia, ya que el bebé se encuentra bien hidratado y se le estimula el tracto digestivo.

Si la ictericia se presenta muy pronto o dura más de lo normal, el pediatra quizás quiera mantener en observación al bebé, revisando sus niveles de bilirrubina diariamente. Si estos niveles son elevados, el pediatra puede empezar una terapia, que consiste en colocar al bebé bajo unas luces especiales de fototerapia. Estas luces ayudan a descomponer la bilirrubina y esto a su vez, ayuda al bebé a eliminarla más rápidamente. Mantener la piel del bebé expuesta a la luz solar, por ejemplo, a través de una ventana, puede ayudar también a descomponer la bilirrubina.

Chupones o chupetes

Los padres primerizos frecuentemente se encuentran en dos escuelas de diferentes opiniones en relación al chupón: algunos no pueden vivir sin él, mientras que otros creen que esto solo originará problemas más adelante en la vida. La ventaja más grande de usar un chupón es que ayuda a calmar a un bebé que llora. Lo malo es que, eventualmente, va a necesitar ayudar al niño a deshacerse de este hábito.

¿Existe algún beneficio o problema médico causado por el uso de chupones? Afortunadamente, los datos científicos no muestran ningún efecto adverso a largo plazo. Algunas personas se han preocupado acerca de su uso y la aparición de caries en la niñez, pero un estudio de la literatura médica muestra que dicha asociación no existe. Además, algunos estudios demuestran un menor riesgo del síndrome de muerte súbita con el uso del chupón, aunque en este momento no existen recomendaciones definitivas acerca del uso de chupones como protección contra dicho síndrome.

Cómo prevenir las lesiones en el recién nacido

El conocimiento es el mejor camino hacia la prevención, y reconocer las lesiones del recién nacido más comunes es la mejor forma de prevenir que ocurran. Un estudio reciente en Canadá reportó casi 1.000 casos de lesiones en infantes menores de un año e indicó que las siguientes razones fueron las causas más comunes; aquí están ordenadas de mayor a menor número de casos:

- Caídas
- Ingestión de sustancias peligrosas
- Quemaduras

Los tipos más comunes de caídas fueron de muebles, de los brazos, de los asientos de seguridad del carro, en las escaleras o en una andadera (caminadora). Los patrones de las lesiones cambian de acuerdo a la edad de los niños. Por ejemplo, en bebés recién nacidos, el número de las caídas desde muebles o de los brazos eran más altas, mientras que para niños que eran un poco mayores, las caídas desde las escaleras o las andaderas eran más comunes. Así que, sostenga muy bien a su tesoro y vigílelo constantemente cuando esté cerca de las escaleras o en la mesa de cambiar pañales, o en una andadera.

Las compras para el bebé

La moda para recién nacidos es toda una industria en el mercado. Muchas de las ropas para bebés hoy en día son encantadoras y adorables, tanto las de los niños como las de las niñas, y si está tentada a comprar por docenas, usted no es la única en esto. Pero le advertimos: la mitad de la ropa que compra o recibe como regalo puede terminar sin uso. Los recién nacidos crecen a un ritmo increíble y empiezan a perder la ropa rápidamente. También, en la medida en que se acostumbre a la rutina diaria con su bebé, la novedad de adorables ropitas se desvanece, y comienza a apreciar mejor las ropas prácticas. Las batitas sencillas, en forma de saco, son más fáciles de poner y quitar, y de lavar, que esos conjuntitos totalmente coordinados con botincitos y sombreros que le hacen juego.

Además de la ropa, su bebé necesita ciertos artículos especiales, que en conjunto forman lo que se conoce como *la canastilla*. He aquí algunas sugerencias:

- **Artículos para el aseo personal:** Cepillo para el pelo, cortaúñas, champú y jabón.
- **Medicamentos y artículos de primeros auxilios:** Crema con antibiótico, termómetro rectal, aspirador nasal, banditas (curitas) y los medicamentos infantiles son artículos importantes para tener a mano.
- **Lencería:** Necesitará toallas de baño, toallitas para lavar o limpiar al bebé, cobijas o mantas y sábanas para la cuna.
- **Muebles:** Busque una cuna sólida, una bañera pequeña y una mesa para cambiar el pañal.
- **Asiento de seguridad para el auto:** Vea el Capítulo 7 para saber qué buscar.
- **Cochecito para bebé:** Un coche que le permite al bebé reclinarse es ideal.

También necesita un buen libro de referencia acerca del cuidado y la salud del bebé. Pregúntele a su pediatra cuál le recomienda.

Reconozca los Motivos de Preocupación

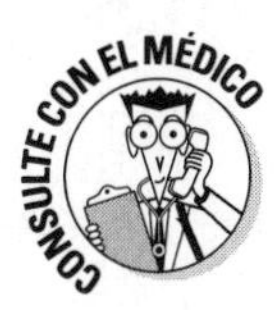

Los padres primerizos generalmente se preocupan por cualquier posible señal que indique que algo no anda perfectamente con el bebé. Si no ha estado mucho en contacto con bebés, le puede parecer difícil interpretar las señales que aún su propio bebé le da, especialmente al principio. Los bebés vomitan todo el tiempo, les salen irritaciones y otros problemas. ¿Entonces cuándo debe llamar al médico? Llame al pediatra si:

- Nota un cambio en la conducta del bebé. Por ejemplo, si un bebé que generalmente se quedaba dormido fácilmente, de repente comienza a llorar demasiado, o si a un bebé que le gustaba comer, de pronto no come nada
- El bebé hace mucho esfuerzo para respirar o la respiración es corta, superficial y rápida
- Tiene dos o tres casos de diarrea o vómito en un día
- Moja menos de cuatro pañales al día
- La temperatura del bebé es mayor de 38 grados centígrados (100 grados Fahrenheit) o menor de 36 grados centígrados (97,5 grados Fahrenheit)
- Le aparece súbitamente una irritación o brote o una decoloración repentina en la piel

Capítulo 12

Cuidados que Debe Tener Después del Parto

En Este Capítulo

- Siéntase mejor después del parto
- La recuperación de un parto por cesárea
- Conozca los cambios después del parto
- Regrese a sus actividades normales

De acuerdo al viejo adagio, toma nueve meses para que una mujer haga un bebé y nueve meses para que su cuerpo vuelva a la normalidad. En realidad, el tiempo que toma reponerse del parto varía considerablemente de mujer a mujer. Pero la mayor parte de los cambios que su cuerpo experimenta durante el embarazo, vuelven a la normalidad durante el *período posparto*, a veces llamado el *puerperio*, que comienza inmediatamente después del alumbramiento de la placenta y dura de seis a ocho semanas.

En la medida que usted vaya pasando por este período de cambios, probablemente tendrá muchas preguntas sobre lo que puede hacer para que la etapa de posparto sea lo más fácil posible. En este capítulo, le decimos lo que puede ser su vida mientras su cuerpo retorna a la forma que tenía antes del embarazo, el reinicio de las relaciones sexuales y los retos físicos y sicológicos que trae la maternidad y a los que tiene que enfrentarse.

La Recuperación Después del Parto

La estadía promedio en el hospital es de 24 a 48 horas para un parto vaginal normal. Después de una cesárea, usted quizás permanezca en el hospital por tres o cuatro días. En algunos hospitales, el período de recuperación transcurre en el mismo cuarto donde da a luz. En otros, es trasladada a una unidad de posparto separada. Las enfermeras continúan observando sus signos vitales (tensión arterial, pulso, temperatura y respiración) y revisan la posición del útero para asegurarse que esté firme y bien contraído. Usualmente las mismas enfermeras revisan los signos vitales del bebé. Las enfermeras le pueden dar los medicamentos para el dolor que el médico le haya prescrito, si los necesita, y la ayudan a cuidar de la episiotomía o incisión de la cesárea si tiene una de ellas.

Luzca y siéntase como una mamá nueva

Solo en el cine y en la televisión las mujeres se ponen vestidos atrevidos de embarazo y salen del hospital luciendo como eran antes cuando ni siquiera habían considerado tener un bebé. El parto se hace sentir y, aunque la mayoría de los cambios son pasajeros, notará que usted luce y se siente diferente.

Después del parto, su cara puede estar hinchada, muy roja y posiblemente cubierta de manchas. Incluso, algunas mujeres tienen los ojos morados o los vasos sanguíneos rotos alrededor de los ojos y, contando todo, lucen como si hubieran estado en una pelea profesional. Todas estas cosas son de esperarse ya que durante el pujo, pequeñísimos vasos sanguíneos en su rostro se rompen. Pero no se alarme porque se volverá a ver como antes en muy pocos días.

También se sentirá como antes muy pronto, pero lo más probable es que sufra de *dolores posparto* o tenga contracciones que persisten esporádicamente después del alumbramiento. Estos dolores son similares a las contracciones que tuvo durante el trabajo de parto y el alumbramiento, y desaparecerán gradualmente en pocos días. Incluso puede llegar a sentir que los dolores se intensifican mientras está amamantando.

El sangrado en el posparto

Después del parto es perfectamente normal tener un sangrado vaginal, aún si el parto fue por cesárea. En un parto vaginal el promedio de pérdida de sangre es cerca de 500 centímetros cúbicos (una pinta). Después de una cesárea, el promedio de pérdida de sangre es dos veces mayor, casi un litro (un cuarto de galón). Para minimizar esta pérdida excesiva de sangre, muchos médicos administran oxitocina (Pitocin) por vía intravenosa o maleato de metilergonovina por vía intramuscular. Estos medicamentos ayudan a mantener el útero contraído. Cuando el útero se contrae, comprime los vasos sanguíneos del lecho de la placenta para reducir el sangramiento. Si el útero no parece estar contrayéndose bien, el médico o la enfermera pueden darle un masaje, en el abdomen, para promover las contracciones.

La sangre que viene de la vagina, llamada *loquios*, inicialmente puede tener un color rojo brillante y contener coágulos. Con el tiempo se torna rosada, y luego marrón. Gradualmente disminuye en volumen pero el flujo puede continuar por tres o cuatro semanas después del parto. Quizás note que la cantidad de sangre se incrementa cada vez que amamanta. Este incremento ocurre porque las hormonas que ayudan a producir la leche materna también producen contracciones en el útero, y estas contracciones hacen expulsar cualquier sangre o loquios que se encuentren dentro del mismo. Muchas pacientes nos dicen que el sangramiento es mayor cuando se levantan luego de estar acostadas por un rato. Esta sangre adicional ocurre porque se deposita en el útero y la vagina mientras usted permanece acostada, y cuando se levanta, la gravedad se encarga de que sea expulsada. Esto es perfectamente normal.

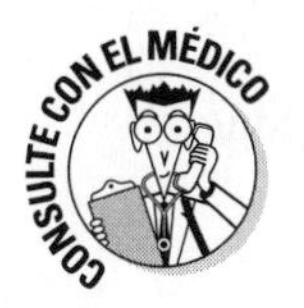

Si el sangramiento es fuerte, con coágulos, y persiste varias semanas después del parto, consulte con el médico.

La mejor forma de manejar el sangramiento posparto es utilizando toallas sanitarias. Las hay disponibles en varios grosores para ajustarse a la cantidad de sangre que usted tenga. No use tampones ya que pueden promover una infección del útero cuando aun éste está recuperándose. Aunque generalmente el sangramiento disminuye después de dos semanas, algunas mujeres lo tienen por seis u ocho semanas. En ocasiones, fragmentos del tejido de la placenta permanecen en el útero ocasionando un aumento del sangramiento.

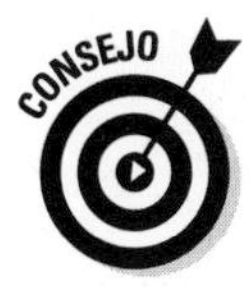

En años anteriores, los médicos les recomendaban a las pacientes no tomar baños en tinas (bañeras) después del parto si todavía estaban sangrando. Hoy, muchos médicos dicen que los baños en bañeras son buenos y la mayoría piensan que los baños de asiento poco profundos son perfectamente aceptables. Si el médico le dice que evite los baños en tinas hasta que el sangramiento se haya detenido, puede que esté previendo la posibilidad de que éste propicie una infección dentro del útero. El problema es que los médicos realmente no poseen datos acerca de esta relación y ningún estudio ha demostrado que existe un riesgo al tomar un baño en una tina. Pídale al médico su opinión acerca de lo que usted debe hacer en este caso.

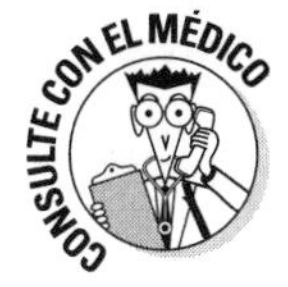

Si los loquios tienen un olor fétido, hágaselo saber a la enfermera o al médico.

Cómo controlar el dolor perineal

La cantidad de dolor que siente en su *periné* (el área entre la vagina y el recto, y también llamado *perineo*) depende mucho de la dificultad que tuvo en el parto. Si su bebé salió con facilidad después de un par de pujos y usted no tuvo necesidad de una episiotomía, ni tiene desgarros, probablemente sentirá un pequeño dolor. Si, por el contrario, estuvo pujando por tres horas y dio a luz a un futuro jugador de fútbol americano, muy probablemente sentirá dolor en la zona perineal. (Vea los consejos para controlar el dolor en la siguiente sección.)

El dolor que siente tiene varias causas: en la medida que el bebé se desplaza por el canal de parto, provoca el estiramiento e inflamación de los tejidos del área que están a su alrededor. Además, una episiotomía o desgarro en el perineo naturalmente duele como cualquier otra herida ocasionada en el cuerpo. El dolor es intenso durante los primeros dos días después del parto. Luego, mejora rápidamente, para después desaparecer generalmente en una semana.

Su periné puede estar hinchado y si se le hizo una episiotomía, debe tener las suturas muy cerca. Algunas veces, estas suturas son visibles desde afuera, pero en otras ocasiones están escondidas bajo la piel.

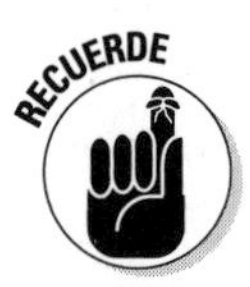

Muchas mujeres se preocupan por las suturas utilizadas para cerrar la episiotomía o desgarres. Estas suturas no se sacan sino que gradualmente son absorbidas, en una o dos semanas, y son lo suficientemente fuertes como para aguantar la mayoría de las actividades. Así que no piense que un estornudo, una evacuación difícil o levantar a su bebé de cuatro kilos y medio (10 libras) causará que se vuelvan a abrir.

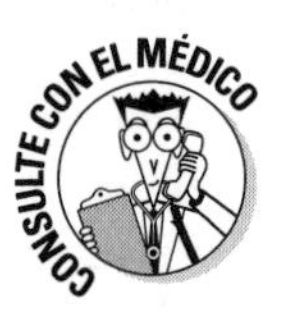

Es importante mantener el área perineal limpia para prevenir el desarrollo de una infección. Aunque es raro que ocurra, llame a su médico si nota un flujo con mal olor o un dolor más intenso, mayor sensibilidad en el área, y, especialmente, si se le presenta una fiebre de más de 38 grados centígrados (100,4 grados Fahrenheit).

Las mejores maneras de cuidar el área del perineo mientras se recupera del parto son:

- Mantenga limpia el área perineal. Puede utilizar un rociador o atomizador lleno con agua tibia para limpiar los lugares difíciles de alcanzar. A lo mejor la enfermera del hospital le da uno para llevárselo a la casa.
- Hay mujeres que logran aliviar el dolor tomando un *baño de asiento*. Un baño de asiento consiste en sentarse y sumergirse en una pequeña cantidad de agua tibia. En el hospital, las enfermeras le dan una palangana de higiene especial para tomar estos baños. En su casa, puede sentarse en la tina llena con solo dos o tres dedos (unas pulgadas) de agua tibia. Si tiene mucha inflamación, agréguele sales de Epsom al agua para aumentar el alivio.

- Hay varios tipos de atomizadores anestésicos y parches que puede comprar y aplicárselos en el área perineal para ayudar a aliviar el dolor. También puede remojar pañitos de gasa en agua de hamamelis y colocárselos allí. Algunas mujeres encuentran que enfriando el agua de hamamelis incrementa su efectividad. (Se pueden adquirir también pequeños pañitos de gasa que vienen ya humedecidos con hamamelis, la marca Tucks, por ejemplo.) Otras mujeres dicen que algunas pomadas o la vaselina son también calmantes, ya que mantienen la piel húmeda y suave y previenen que la piel se adhiera a la toalla sanitaria.
- Una bolsita de hielo aplicada en el periné durante las primeras 24 horas después del parto ayuda a minimizar la inflamación y disminuye la molestia.
- Algunos medicamentos para el dolor que se venden sin prescripción médica, como el acetaminofen (Tylenol es uno bien conocido) o ibuprofeno (como Motrin o Advil), o los que se venden con prescripción médica, alivian el dolor. Si está amamantando, estos medicamentos no representan ningún problema para el bebé.
- Evite permanecer mucho tiempo de pie ya que puede empeorar el dolor.
- Después de una evacuación, trate de no contaminar el área con el papel higiénico que usa para limpiarse. Limpie el área alrededor del ano con otro papel y no limpie de atrás hacia adelante. Si las áreas alrededor del ano o el perineo están delicadas, trate de secar el área tocándola suavemente en vez de secarla frotando el papel. Quizás quiera utilizar las toallitas para bebés, ya que limpian muy bien, no se desbaratan y son suaves para los tejidos con heridas.
- No se coloque nada en la vagina (como un tampón), ni use duchas vaginales en las primeras seis semanas.

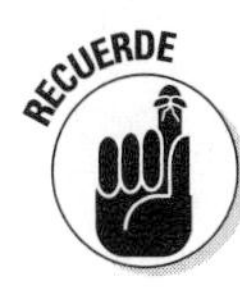

Es importante sentarse y acostarse de vez en cuando para disminuir la presión de la gravedad sobre el periné. Quizás le sea difícil encontrar el tiempo para hacerlo por lo increíblemente ocupada que usted estará cuidado a su nuevo bebé, pero hágalo su prioridad. Y anímese, generalmente en una o dos semanas, con seguridad, las molestias habrán desaparecido.

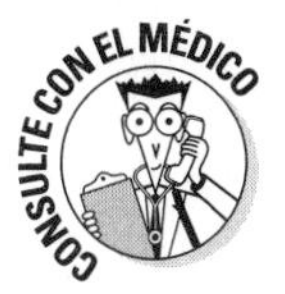

Si se siente muy adolorida, quizás desee pedirle al médico que le prescriba un medicamento para el dolor. Si nota que el área perineal está muy roja o morada y sensible, y si tiene fiebre o si nota un flujo con mal olor, hágaselo saber a su médico.

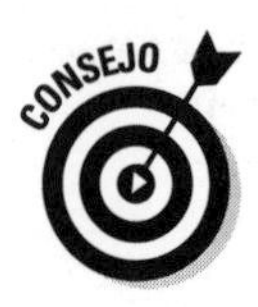

Si tiene laceraciones que llegan cerca del recto, tome un ablandador fecal (como Colace), *no* un laxante, de manera que los movimientos intestinales no sean tan dolorosos. Por lo menos asegúrese de tomar líquidos adicionales y de consumir raciones extras de fibra para que sus heces sean suaves. Cuando sienta y anticipe un movimiento intestinal, puede tomar por adelantado un calmante como el acetaminofen (Tylenol), o algún otro calmante de los llamados *antiinflamatorios no esteroideos*, como los ibuprofenos (Motrin o Advil).

Sobreviva la inflamación

Inmediatamente después del parto, especialmente después de un parto vaginal, todo su cuerpo se ve hinchado. No se asuste —esto es normal. Muchas mujeres se hinchan durante las últimas semanas del embarazo, y esta inflamación a menudo perdura por unos pocos días durante el posparto. Los intensos esfuerzos del pujo para dar a luz al bebé pueden provocar que su cara y cuello se hinchen, pero esto también desaparece pocos días después del parto. En general, puede tomar hasta dos semanas para que la inflamación desaparezca completamente.

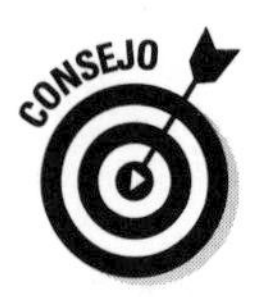

No se pese en una balanza al siguiente día de dar a luz. Quizás vea que en realidad ha ganado peso pero esto se debe a una retención de agua que ocurre durante el parto.

Muchas pacientes le preguntan al médico: "¿Hay algo que pueda recetarme para disminuir la inflamación, como un diurético o algo similar?". Generalmente no es necesario recetar medicamentos porque la inflamación desaparece por sí sola en pocos días cuando regresa a su rutina diaria. Tenga un poco de paciencia que pronto *volverá* a ver sus tobillos de nuevo.

El control de la vejiga

Cuando estaba embarazada, probablemente pensó que todo lo que hacía era orinar todo el tiempo, ¿verdad? Ahora que ya dio a luz puede que encuentre que le es difícil hacerlo o, quizás, sienta molestias cuando lo hace. Esta molestia es el resultado de la manera en que la vejiga y la uretra son comprimidas cuando la cabeza y el cuerpo del bebé pasan a través de la vagina. Los tejidos alrededor de la abertura de la uretra a menudo se hinchan después del parto y esta inflamación contribuye a la molestia.

Algunas mujeres puede que necesiten ser *cateterizadas* (un tubo plástico y delgado que se introduce en la vejiga por la uretra) después del parto para ayudarlas a vaciar la vejiga. El problema es a veces peor en mujeres a quienes se les puso anestesia epidural, ya que la anestesia puede estar en su sistema por algunas horas y temporalmente hacer que les sea más difícil vaciar la vejiga. Pero la vejiga recupera su tonificación normal unas pocas horas después del parto, de manera que la molestia al orinar es generalmente un problema de corta duración.

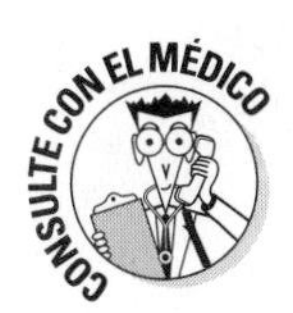

Si siente ardor, especialmente cuando orina, comuníqueselo al médico o a la enfermera, ya que puede ser una señal de que se le está desarrollando una infección en el tracto urinario.

Algunas mujeres tienen el problema opuesto: no tienen un buen control de la vejiga —se les sale un poco de orina cuando están de pie o se ríen, o tienen que salir corriendo como caballo desbocado para llegar a tiempo al baño. Si se le presenta esta incontinencia, no se preocupe mucho, el tiempo generalmente se encarga de resolver el problema. En algunos casos, puede tomar unas semanas volver a tener el control.

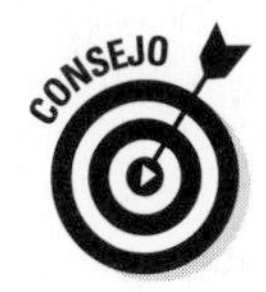

Los ejercicios de Kegel (vea "Los ejercicios de Kegel" más adelante en este capítulo) le pueden ser útiles si el problema continúa. Otra buena estrategia es hacer un esfuerzo consciente para ir al baño a intervalos regulares para vaciar la vejiga ¡antes de que se convierta en una emergencia!

La batalla contra las hemorroides

La mayoría de los esfuerzos al pujar durante el parto se enfocan en el recto, un hecho que ocasiona en muchas mujeres la aparición de *hemorroides*, venas que se dilatan y salen del recto. Desafortunadamente, el no tener problemas de hemorroides antes de empezar el trabajo de parto no garantiza que no aparecerán después del mismo. Si desarrolla hemorroides durante la última etapa del embarazo, quizás empeoren después del parto. A veces, las hemorroides pueden llegar a ser más molestosas que una episiotomía y duran un poco más. Vea el Capítulo 7 para leer consejos sobre el tratamiento de las mismas.

La buena noticia es que generalmente el problema es temporal. Las hemorroides posparto típicamente desaparecen en unas pocas semanas. Algunas veces no desaparecen del todo, pero las que quedan no molestan tanto. A lo mejor no le dan molestia por algunos meses, pero pueden aparecer de nuevo y molestarle por unos días y después mejorar de nuevo.

Considere tomar un ablandador fecal (como Colace), como lo dijimos anteriormente, y asegúrese de tomar mucho líquido y comer más fibra. De esta manera los movimientos intestinales no dolerán tanto y no tendrá que pujar con tanta fuerza (lo que empeora las hemorroides). Las hemorroides probablemente desaparecerán en una o dos semanas.

Funcionamiento del intestino después del parto

Muchas mujeres encuentran que no tienen ningún movimiento intestinal por varios días después del parto. Esta falta de movimiento intestinal puede ser porque no ha comido mucho o porque la epidural u otros medicamentos para aliviar el dolor disminuyen un poco los movimientos intestinales algunas veces. Le puede tomar al cuerpo varios días para retornar a la normalidad.

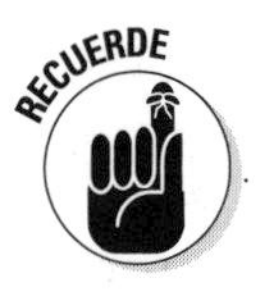

Muchas mujeres temen pujar porque no quieren rasgar las suturas realizadas para el cierre de la episiotomía, así que evitan de todas las maneras posibles evacuar. Pero el no evacuar no es una buena idea. No hay razón para pensar que las suturas puedan rasgarse. La episiotomía se cose por capas con suturas resistentes. Rasgarlas es extremadamente difícil, especialmente por algún movimiento intestinal.

He aquí algunas formas de facilitar el movimiento intestinal:

- Camine alrededor de la sala posparto tanto como pueda. El caminar mejora la circulación de la sangre hacia los intestinos y puede ayudar a eliminar cualquier efecto residual de la epidural.
- Trate de tomar un ablandador fecal como Colace.
- Trate de no pensar mucho sobre eso. Las cosas ocurren en su debido momento.

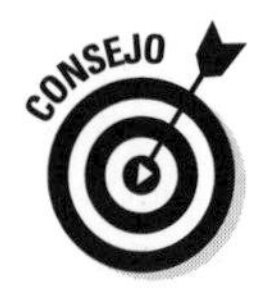

Si tiene hemorroides o una laceración que llega cerca del recto (vea el Capítulo 10), una evacuación puede ser dolorosa. La molestia puede reducirse utilizando localmente una crema anestésica y con ablandadores fecales. Además, cuando sienta y anticipe un movimiento intestinal puede tomar por adelantado un medicamento para el dolor antes de la evacuación.

La recuperación en casa

Para el momento que le den de alta del hospital, después de un parto vaginal, la mayor parte del intenso dolor habrá desaparecido. Sin embargo, todavía puede sentir dolor después de llegar a casa. El área principal de molestia es alrededor del periné. No importa cuán fácil haya sido su parto, esta parte de su cuerpo fue sometida a un trauma verdadero y, sencillamente, necesita tiempo para sanar.

Trate de que esta molestia persistente asociada con el hecho de haber dado a luz recientemente, no la frustre. Tenga en cuenta el milagro maravilloso por el que su cuerpo ha pasado. Además de tener que soportar el dolor del parto, ahora debe ajustarse a un nuevo estilo de vida: levantarse a cualquier hora de la noche, cambiar pañales y alimentar al bebé.

La Recuperación Después de un Parto por Cesárea

Como lo mencionamos anteriormente, la estadía en un hospital después de un parto por cesárea es generalmente unos días más largo que después de un parto vaginal (generalmente tres o cuatro días en total). Si tiene una cesárea, la ponen en una camilla inmediatamente después de realizada y la trasladan a la sala de recuperación. Quizás pueda cargar al bebé en sus brazos durante este momento.

En la sala de recuperación

Cuando se encuentra en la sala de recuperación, la enfermera y el anestesiólogo le vigilan los signos vitales. La enfermera revisa periódicamente su abdomen para asegurarse de que el útero se sienta firme y de que el vendaje sobre la incisión esté seco. También verifica si está sangrando excesivamente por el útero. Lo más que probable es que tenga un catéter en la vejiga y que lo dejen allí durante la primera noche para que no tenga que preocuparse de tener que levantarse para ir al baño a orinar. También tendrá puesta una vía intravenosa por donde recibirá los líquidos y medicamentos que el médico le prescriba. Si tuvo anestesia epidural o espinal (raquídea), todavía debe sentir sus piernas un poco insensibles o pesadas. Esta sensación desaparecerá en unas pocas horas. Si la anestesia fue general (es decir, si la "pusieron a dormir"), se puede sentir todavía un poco atontada cuando llegue a la sala de recuperación. Igual que en un parto vaginal, puede sentir un temblor incontrolable (vea el Capítulo 10). Si siente que puede hacerlo y que lo desea, puede darle de mamar al bebé mientras está en la sala de recuperación.

Lo más probable es que reciba medicamentos para el dolor en la sala de cirugía, y que no necesite más mientras se recobra en la sala de recuperación. En algunos hospitales, si le ponen una anestesia epidural o raquídea (espinal), su anestesiólogo le inyectará un medicamento de larga duración en el catéter que la mantendrá casi sin dolor durante unas 24 horas. Sin embargo, si el medicamento para el dolor pareciera que no le surte efecto, dígaselo a la enfermera.

Paso a paso

Cuando la enfermera y el anestesiólogo se sienten seguros de que sus signos vitales son estables y de que se está recuperando normalmente de la anestesia, le dan de alta de la sala de recuperación (generalmente de una a tres horas después del parto), y la transportan en camilla a su cuarto donde pasará el resto del tiempo de su recuperación.

El día del parto

El día de la cesárea, debe planificar quedarse en cama. Gracias al catéter no tiene que preocuparse de tener que levantarse para ir al baño. Si la cirugía fue temprano en la mañana, en la tarde puede que se sienta con ganas de levantarse aunque solo sea para sentarse en la silla. Asegúrese de consultarlo con la enfermera primero para ver si puede hacerlo o no y de que alguien más esté con usted para que la ayude la primera vez.

Aunque algunos médicos todavía prefieren que las pacientes no tomen ningún alimento inmediatamente después de una cesárea, ahora muchos permiten que las mujeres coman y beban un poco después de la cirugía. A menudo, nos hemos dado cuenta que la paciente es la mejor juez de lo que debe o no hacer. Si se siente mareada y con náuseas, es mejor no comer. Pero si tiene hambre, el beber líquidos y consumir pequeñas cantidades de alimentos sólidos probablemente no le haga daño.

Así como las mujeres que han tenido un parto vaginal, posiblemente se le presente un poco de sangrado vaginal (*loquios*) después de la cesárea. Éste puede ser abundante durante los primeros días después de la cirugía (vea la sección "El sangrado en el posparto" anteriormente en este capítulo).

A la mayoría de las mujeres que han tenido parto por cesárea y tienen grapas en la incisión, les preocupa el dolor que tendrán cuando se las quiten. Pero no se preocupe, el retiro de las grapas es un procedimiento rápido e indoloro.

El día después del parto

El primer día después de la cirugía es probable que el médico la anime a levantarse de la cama y a empezar a caminar. Las primeras dos veces que se levante para caminar le parecerán muy incómodas (quizás sienta dolor alrededor de la incisión abdominal); y, a lo mejor quiera pedir que le den una *dosis de refuerzo* del medicamento para el dolor unos 20 minutos antes de levantarse.

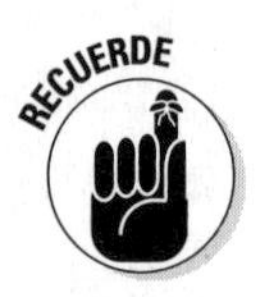

Asegúrese de que alguien esté con usted las primeras veces que se levante para evitar una caída.

Dependiendo de sus necesidades de líquido, el médico también puede quitarle la vía intravenosa. La mayoría de las veces le es permitido beber líquidos el primer día, y muchos médicos le permiten comer alimentos sólidos.

Es muy probable que tenga un vendaje en la incisión abdominal. Algunas veces el vendaje es retirado el primer día, pero otras veces los médicos prefieren dejarlo por más tiempo.

Muchas mujeres piden que el bebé esté con ellas en la habitación después de un parto por cesárea, especialmente después de haber tenido un día, más o menos, para recuperarse de la cirugía. Tener el bebé con usted en la habitación es algo ciertamente bueno si así lo quiere, pero no se sienta obligada a hacerlo. Tenga presente que acaba de tener una cirugía abdominal, y puede que no esté físicamente en capacidad de atender todas las necesidades de su bebé durante los primeros días. Las enfermeras del hospital están allí para ayudarla, así que durante este tiempo dedique cuanta energía pueda a su propia recuperación. De esta forma estará en mejores condiciones para cuidar de su bebé cuando llegue a la casa.

Conozca acerca del dolor poscesárea

Puede que sienta una especie de dolor con ardor en el área de la incisión abdominal. Este dolor se hace peor cuando se levanta o cambia de posición. Eventualmente, el ardor disminuye y se convierte en una sensación de hormigueo que mejora considerablemente en una o dos semanas después de la cirugía.

También puede sentir dolor causado por contracciones uterinas posparto como lo sienten las mujeres que tienen un parto vaginal. Es probable que el médico le dé oxitocina (Pitocin) las primeras horas después de la cirugía, para estimular las contracciones y así minimizar la pérdida de sangre. El dolor provocado por las contracciones disminuye al segundo día, aunque puede sentirlo nuevamente cuando amamanta, ya que la alimentación de pecho provoca más contracciones.

Puede que sienta dolor en los tejidos profundos debajo de la piel. Una cesárea no es simplemente un corte a través de la superficie del abdomen. El cirujano debe cortar a través de varias capas de tejidos para lograr alcanzar el útero. Cada capa debe ser suturada, y cada una de esas incisiones suturadas puede ocasionar dolor y es por eso que siente ese profundo dolor en el abdomen después de una cesárea. Este dolor toma generalmente de una a dos semanas en desaparecer. Muchas mujeres nos dicen que sienten más dolor en un lado que en el otro, posiblemente porque las suturas estén un poco más ajustadas en un lado. Cualquiera que sea la razón, un dolor disparejo es muy común y no es nada de que preocuparse.

La mayoría de las mujeres dicen que el peor dolor de todos es el dolor causado por los gases. Los intestinos acumulan una gran cantidad de gases después de la cesárea, en parte por la manera en que los intestinos son manipulados durante la cirugía, pero también como efecto de los medicamentos (la anestesia utilizada durante la operación y los medicamentos para el dolor que le son suministrados después de ella). Los dolores causados por los gases generalmente comienzan el segundo o tercer día después del parto y mejoran cuando comienza a expulsarlos. Levántese y camine tanto como le sea posible, ya que esto hace funcionar el tracto gastrointestinal nuevamente.

Si tiene un parto por cesárea después de haber tenido un trabajo de parto por muchas horas, puede que tenga dolor en el área perineal (por pujar y por la cantidad de exámenes internos que le hacen), en adición a todo lo demás. Este dolor desaparece pronto después del parto.

Cómo manejar el dolor posoperatorio

La cantidad de dolor o molestias que se sienten después de una cesárea varían de mujer a mujer, de las circunstancias del parto y de la tolerancia al dolor. El médico puede prescribirle medicamentos para el dolor, pero probablemente especifique que deben ser suministrados solo si usted los pide. (Algunas veces ésta es una norma del hospital.) Así que si desea un calmante, pídalo —antes de que el dolor se vuelva intolerable. Pida el analgésico antes de levantarse de la cama, o justo antes de que le toque la próxima dosis (generalmente después de tres o cuatro horas), así le dará tiempo a la enfermera de traérselo.

Algunos hospitales ofrecen una bomba que se encuentra conectada a una vía intravenosa y con la cual usted puede controlar la cantidad de analgésico que necesita —este procedimiento se llama *analgesia controlada por el paciente* (ACP). Cuando sienta que su dolor aumenta, simplemente presione un botón de la bomba para liberar una pequeña dosis del calmante. Debido a que recibe el analgésico directamente en el torrente sanguíneo, puede sentir los efectos rápidamente; al usar el medicamento solamente cuando siente que lo necesita, a menudo hace que consuma menos que la cantidad total prescrita. No se preocupe de que pueda tener una sobredosis ya que la bomba tiene dispositivos especiales que previenen que esto suceda.

Prepárese para el regreso a la casa

Después de la cirugía, descubrirá que cada día es más fácil y más placentero que el día anterior. En el transcurso de tres días, gradualmente se dará cuenta de que es más fácil levantarse de la cama y caminar por los alrededores.

Comenzará a comer normalmente de nuevo. También podrá ducharse; muchas mujeres encuentran esta primera ducha sumamente refrescante. Pero por favor tenga presente que ha pasado no solamente por una cirugía, ¡sino también por un embarazo de nueve meses! Y que usted necesita recuperarse de estas dos cosas. Algunas mujeres se recuperan realmente muy rápido y sienten que pueden regresar a la casa después de un par de días, pero muchas otras necesitan más tiempo para sentirse lo suficientemente fuertes como para salir del hospital.

El tiempo de la estadía es determinado hasta cierto punto por lo que su seguro permita y lo que las leyes estatales establezcan. Ocasionalmente, una infección en el período posoperatorio o alguna otra complicación hacen necesaria una estadía mayor en el hospital. Pero, generalmente, usted está lista para regresar a casa después de tres días.

He aquí algunas indicaciones de que usted está lista para dejar el hospital:

- Tolera los alimentos y líquidos sin ningún problema.
- Orina normalmente y sin dificultad.
- Sus intestinos van en camino a una recuperación de sus funciones normales.
- No tiene señales de infección.

Ahora viene la recuperación en casa

Cuando le dan de alta en el hospital después de una cesárea, usted se encuentra ya en camino hacia su recuperación. Sin embargo, volver a su vida de antes después de una cesárea toma más tiempo que con un parto vaginal, así que tenga paciencia las dos primeras semanas después que regrese a casa.

Cuídese bien

Si le es posible, obtenga la ayuda que necesita de familiares y amigos. Si puede pagarlo, considere contratar ayuda profesional (una enfermera para el bebé) durante las primeras semanas. (Una enfermera también puede ser de gran ayuda para mujeres que han tenido un parto vaginal.) Trate de hacer solamente las tareas más indispensables del hogar. Evite subir y bajar mucho las escaleras. Dedique su energía a cuidarse a sí misma y a su bebé. Preste atención y su cuerpo le indicará claramente cuánta actividad puede realizar.

Algunos médicos recomiendan que no conduzca durante las primeras dos semanas. Esta restricción no es por la anestesia que se le haya aplicado; ésta realmente no afecta sus reflejos sino por uno o dos días después del parto. El problema radica simplemente en que cualquier dolor residual que pueda tener después del parto, pueda dificultarle mover rápidamente el pie del acelerador a los frenos si necesita frenar de repente. Cuando el dolor desaparezca puede volver a manejar de manera segura.

La mayoría de los médicos también aconsejan no efectuar ejercicios abdominales hasta después de la consulta de las seis semanas, de manera que las incisiones en todas las capas de su abdomen tengan tiempo para sanar completamente.

La mayoría de las mujeres se sienten mucho mejor a las seis semanas, pero algunas necesitan hasta tres meses para recuperarse completamente.

Para cuando sale del hospital, ya debería de ser capaz de comer normalmente. Si perdió una gran cantidad de sangre durante la cirugía, quizás quiera preguntarle al médico si debería tomar un suplemento adicional de hierro.

Note los cambios en la cicatriz

Al principio, la cicatriz de la cesárea se ve rojiza o rosada, pero con el tiempo, quizás cambie a una tonalidad más oscura de morado o marrón, dependiendo hasta cierto punto del color de su piel. En el transcurso de un año, la cicatriz se hará menos visible y posteriormente tendrá un color muy pálido. Si usted es de piel oscura, puede que sea marrón clara. La mayoría de las veces, una cicatriz de cesárea es del grosor de un lápiz o tal vez más delgada. Ésta puede que salte a la vista inmediatamente después de la cirugía cuando las grapas están todavía en su lugar, pero luego de que le quiten las grapas y la cicatriz tiene varias semanas sanando, observará que comienza a hacerse cada vez menos visible.

Muchos factores influyen en el proceso de cicatrización y por lo tanto determinan cómo se verá la cicatriz finalmente. Algunas mujeres son naturalmente propensas a desarrollar un tipo de cicatriz gruesa llamada *queloide*. En estos casos, los médicos realmente no pueden hacer mucho al respecto.

Puede que note que el área alrededor de la incisión no tiene sensibilidad. Esto ocurre porque al hacer la incisión, el médico corta algunos nervios que transmiten las sensaciones a esa área. Sin embargo, estos nervios se regeneran y con el tiempo la insensibilidad se transforma en una leve sensación de hormigueo para luego retornar a la normalidad.

Algunas mujeres notan que del centro o por un lado de la incisión sale una secreción sanguinolenta. Esta secreción algunas veces sucede cuando la sangre y otros fluidos se acumulan bajo la incisión y luego se filtran. Si solamente supura un poco y se detiene, entonces todo va bien.

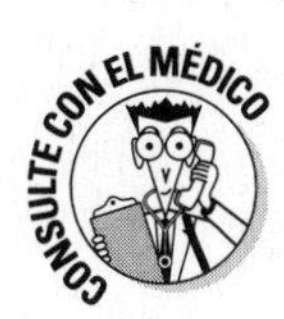

Si observa una secreción constante de la incisión de color rojizo o amarillento, consulte con el médico. Algunas veces, la incisión puede abrirse en el punto de donde sale la secreción. De ser así, quizás el médico quiera que usted tome medidas especiales para mantener limpia la incisión y permitir así que sane por sí misma.

Reconozca los motivos de preocupación

La mayoría de las mujeres que tienen cesárea se recuperan sin ningún problema. Sin embargo, en algunos casos, esto no ocurre rápida y fácilmente. Llame al médico si nota alguno de los siguientes síntomas:

- Si aumenta el dolor en la incisión o en el abdomen en lugar de disminuir
- Si hay grandes cantidades de sangre o de líquido sanguinolento saliendo de la incisión
- Si tiene fiebre de más de 38 grados centígrados (100,4 grados Fahrenheit)
- Si la incisión comienza a abrirse nuevamente

La Fiesta No Ha Terminado: Más Cambios en el Posparto

Muchos aspectos de la vida posparto son los mismos ya sea que haya tenido un parto vaginal o por cesárea. Ahora que ya no está embarazada, su cuerpo comienza a retornar a como era antes y usted pasará por varios cambios.

El sudor . . . y la mamá

Si está haciendo lo posible por dormir en las noches a pesar de tener un nuevo bebé en casa, puede que cuando despierte se encuentre empapada en sudor. Aún durante el día, puede observar que está transpirando mucho más de lo habitual. Esta sudoración es muy común y se cree que está relacionada con las fluctuaciones de los niveles de hormona que ocurren a medida que su cuerpo retorna a su estado anterior al embarazo; esta sudoración es muy similar a las sudoraciones nocturnas y a los calores que sufren las mujeres en la menopausia, debido a una disminución de los niveles de estrógeno. Siempre y cuando el sudor no sea por fiebre, no hay problema. Éste desaparece en el transcurso del mes aproximadamente.

El congestionamiento de los senos

Generalmente los senos de una mujer comienzan a *congestionarse* de leche tres o cuatro días después de haber tenido al bebé. ¡Quizás se sorprenda de ver lo grande que pueden ser sus senos! Si está dando el pecho, su bebé le disminuye el problema a medida que aprende a mamar y descubre cómo tomar más leche, y establece un patrón de alimentación. (Vea el Capítulo 13 para más información referente a la lactancia del bebé.)

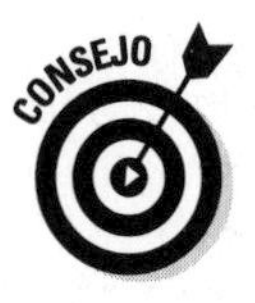

Si no está amamantando, probablemente descubra que los senos permanecen congestionados por unas 24 a 48 horas (lo que puede ser muy doloroso), y luego usted comienza a sentirse mejor. El usar un sostén bien ajustado puede ayudarla a que el proceso sea menos molestoso. El ponerse bolsitas de hielo o de vegetales congelados en los senos ayuda a que la leche se "seque", así como también el tomar duchas frías. Las temperaturas frías causan que los vasos sanguíneos en los senos se contraigan, disminuyendo la producción de leche, mientras que el calor los dilata estimulando la producción. (Los médicos ya no recetan más medicamentos para ayudar a secar la leche, pues la droga que acostumbraban a prescribir está asociada con algunas complicaciones graves.)

La caída del cabello

Uno de los aspectos más raros del retorno a la normalidad del posparto es la caída del cabello. Unas semanas o meses después del parto, la mayoría de las mujeres notan que se les cae muchísimo el cabello. Esta caída es normal y es uno de los efectos del estrógeno en su cuerpo durante la gestación. Este problema tan común no dura mucho tiempo y, generalmente, recupera el cabello en los siguientes nueve meses después del parto.

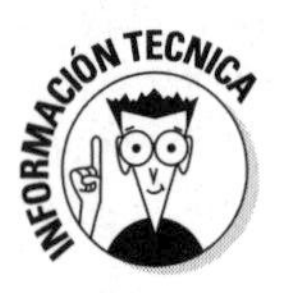

Todos los folículos del cabello pasan por tres fases de desarrollo: una fase de *reposo*, una llamada de *transición* y la fase de *muda*. Los niveles altos de estrógeno que están presentes durante el embarazo esencialmente mantienen el cabello en la fase de reposo. Unos meses después del parto, todo ese cabello pasa a la fase de muda y, de repente, usted nota grandes cantidades de pelo en el cepillo o en los desagües del baño.

La depresión y la tristeza en el posparto

La gran mayoría de las mujeres (casi el 80 por ciento, según los estudios) sufren de tristeza y depresión durante los primeros días y semanas después del parto. Generalmente, comienza a sentirse un poco desanimada unos días después del nacimiento y, posiblemente, continúe sintiendo una leve tristeza, incertidumbre, decepción y descontento emocional por varias semanas. Muchas mujeres se sorprenden de estos sentimientos porque, después de todo, ellas han esperado ser madres con mucho anhelo y se sienten seguras de que están contentas de serlo.

Nadie sabe con seguridad *por qué* las mujeres sufren esta tristeza en el posparto, pero algunas explicaciones son convincentes. Primero, el cambio en los niveles hormonales que viene después del parto puede afectar el ánimo. Además, cuando el embarazo termina, la madre tiene que cambiar el enfoque de su vida. Después de estar enfocada en el nacimiento durante tantos meses, de pronto se encuentra que el gran momento ya pasó y, quizás, sienta una sensación de vacío. Además, dese cuenta que la maternidad crea una tremenda ansiedad, especialmente para las madres primerizas. No es raro para una mujer sentirse abrumada por toda la responsabilidad y por todas las cosas que necesita pensar sobre la crianza y el cuidado de un bebé. Agréguele a eso el malestar físico (una episiotomía, sensibilidad en los senos, hemorroides, fatiga y mucho más) y entonces comprenderá cómo puede una nueva mamá evitar sentirse un poco deprimida.

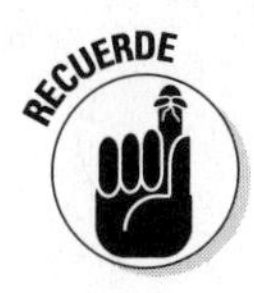

Afortunadamente, la tristeza en el posparto tiende a desaparecer muy rápido, generalmente en dos o cuatro semanas después del parto. Tenga presente que lo que está sintiendo es muy común y no significa que no quiere a su bebé o que no va a ser una madre fabulosa. Hable con franqueza sobre sus sentimientos con su pareja y con sus familiares y amigos ya que en estos momentos necesita de mucho amor y apoyo.

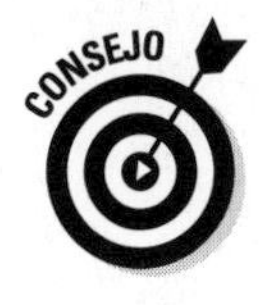

Si está padeciendo de tristeza o depresión, recuerde que no es la primera mujer en sentirse de esta manera. Este sentimiento es tan normal como lo es el embarazo. Y créalo: aquéllas que ya han pasado por este problema han encontrado diferentes maneras de disipar la depresión. La siguiente lista contiene algunas de las mejores estrategias:

- La falta de sueño empeora el problema. Todo es más difícil cuando se siente fatigada físicamente. La cantidad de estrés que puede manejar cuando ha descansado o dormido es mucho mayor que cuando no lo hace. Así que trate de dormir más. Si el bebé está tomando una siesta, trate de acostarse y dormitar un rato.
- Acepte la ayuda de otras personas. En la mayoría de los casos, usted sola no tiene por qué encargarse del cuidado del bebé. Aún cuando le permita a la tía Susana o a la abuela Melba cambiarle el pañal al bebé o a sacarle los gases, usted sigue siendo una gran mamá.
- Hable sobre sus sentimientos con otras madres, con familiares cercanos o amigas. Es probable que se entere que ellas se sintieron exactamente como usted se siente y pueden darle sugerencias y consejos sobre qué hacer para ayudar a solucionar esto.

- De ser posible, trate de tener tiempo para usted misma. A menudo, los papás nuevos se sienten abrumados cuando se dan cuenta que su tiempo no es de ellos solamente. Salga de la casa, si puede. Dé un paseo, lea, vea una película o haga ejercicios. Cene con su pareja o con una amiga o amigo.
- Mímese con una manicura o pedicura, una visita a la peluquería o con un masaje. A menudo esta tristeza se presenta por el hecho de que su cuerpo todavía no ha regresado a lo que era antes, y hacer algo que la haga sentirse hermosa puede ayudarle.

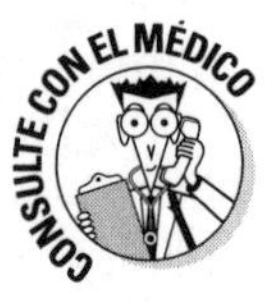

Si no se siente mejor en tres o cuatro semanas, dígaselo a su médico. Algunas mujeres van más allá de la tristeza y caen en una depresión posparto profunda.

Reconozca la depresión posparto

La verdadera depresión posparto no es tan común como la tristeza, pero afecta a más mujeres de las que se puede imaginar. Entre el 10 y el 15 por ciento de las mujeres sufren de depresión en los seis meses después del parto. Los síntomas incluyen:

- Tristeza aguda
- Incapacidad de disfrutar del bebé (o de la vida en general)
- Falta de interés en el cuidado del bebé
- Insomnio
- Falta de apetito
- Incapacidad para funcionar día a día
- Extrema ansiedad o ataques de pánico
- Pensamientos de hacerse daño a sí misma o al bebé

Aunque la tristeza después del posparto es generalmente leve y transitoria, las depresiones intensas pueden ser graves y durar mucho tiempo. A pesar de la gravedad de los síntomas, la depresión posparto a menudo no es identificada como tal, o la madre le atribuye el problema a otra cosa.

Nadie sabe exactamente el por qué de la depresión posparto, pero hay ciertas características que ponen a una mujer en un riesgo más alto de lo normal. Estos factores de riesgo son:

- Historia de depresión posparto
- Historia de depresión en general
- Sufrimiento de ansiedad antes del parto
- Estrés en la vida
- Falta de apoyo
- Insatisfacción matrimonial
- Un embarazo no planificado
- Descontento con el trabajo de parto y el parto

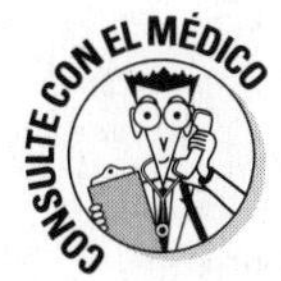

Si padece de tristeza en el posparto y no desaparece después de tres o cuatro semanas, o si siente que está empeorando o si la tristeza persiste por más de dos meses después del parto, hable con el médico. La tristeza puede haberse transformado en una depresión posparto completa.

El tratamiento para la depresión posparto incluye terapias (de grupo o individuales), medicamentos antidepresivos y, raramente, la hospitalización. Estudios recientes sugieren que en algunos casos, el tomar pequeñas dosis de estrógeno en forma sublingual puede ayudar. Por supuesto, haga el tratamiento solamente bajo la supervisión de su médico. Quizás él desee revisar si padece de una deficiencia de tiroides posparto, la cual generalmente se enmascara como una depresión, o hace que la depresión sea peor. Hable con su médico acerca de todo esto.

Para más información sobre cómo manejar la depresión posparto, póngase en contacto con:

- *Postpartum Support International;* teléfono 805-967-7636
- *Depression After Delivery, Inc;* teléfono 800-944-4PPD; `www.depressionafterdelivery.com/`

Cómo evoluciona usted: la primera cita con el médico después del parto

Si no hay complicaciones durante el embarazo y el parto, la mayoría de los médicos le dice a las pacientes que regresen en unas seis semanas para la revisión después del parto. Si el parto es por cesárea o hay alguna complicación, quizás la revisión se realice antes.

Durante un examen posparto, el médico efectúa un examen completo (incluyendo un examen vaginal y de los senos) y obtiene un frotis para el examen de Papanicolao (PAP). En la mayoría de los casos, el chequeo de las seis semanas también sirve como un examen ginecológico anual. Probablemente el médico también hable con usted acerca de los métodos anticonceptivos para el control de la natalidad. Hable con él sobre el tiempo que debe esperar antes de tener otro bebé (vea el Capítulo 14) y de otras precauciones que debe tomar antes de concebir de nuevo, tales como la ingesta de ácido fólico unos meses antes; y, si este embarazo tuvo complicaciones, de cuando efectuar las pruebas de sangre que su médico él recomienda.

El Retorno a la Vida "Normal"

Generalmente el cuerpo necesita de seis a ocho semanas para que los cambios que sucedieron durante el embarazo desaparezcan; esto significa que después del parto, su cuerpo necesita tiempo para ponerse en forma de nuevo para las actividades de todos los días, ¡y ni mencionar el tiempo necesario para los ejercicios vigorosos o las relaciones sexuales!

Volver a como era antes

Hacer del ejercicio una prioridad después del parto es importante para todas las mamás. El estar en forma tiene muchos beneficios importantes para su salud física y emocional. Puede ayudar a su cuerpo a recuperarse del estrés del embarazo y ayudarla a tener un humor más estable y a sentirse mejor consigo misma.

Empiece a practicar sus deportes y ejercicios gradualmente. Naturalmente, la cantidad de ejercicios que usted puede hacer depende en qué forma estaba antes y durante el embarazo.

Después del embarazo es muy importante que los músculos abdominales vuelvan al tono que tenían. En algunas mujeres el embarazo causa que los músculos *rectos abdominales* se separen un poco, como se muestra en la Figura 12-1. El término médico para esta abertura es *diástasis*. Es importante hacer ejercicios abdominales para restaurar el tono muscular de ellos y volverlos a su posición original.

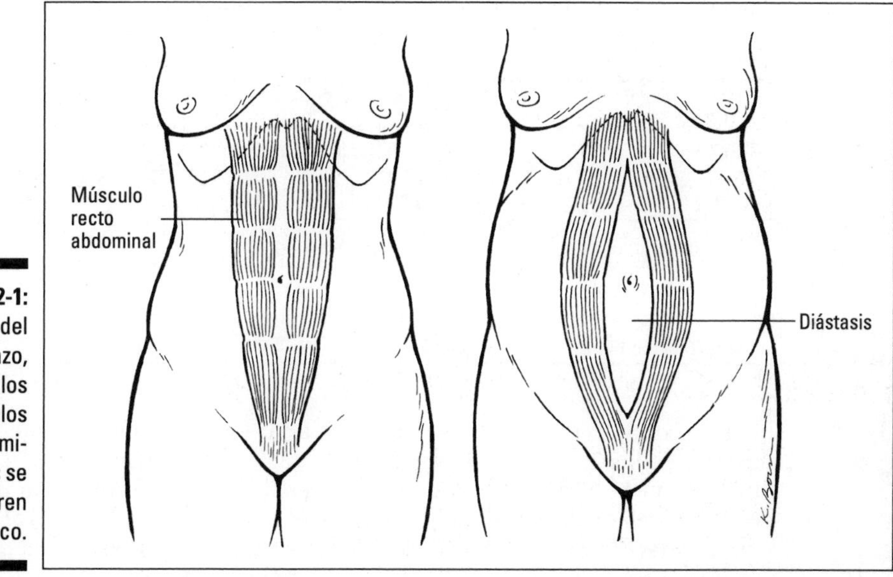

Figura 12-1: Después del embarazo, quizás los músculos abdominales se separen un poco.

En el transcurso de dos semanas, dependiendo de cómo se sienta, usted puede aumentar gradualmente el ejercicio hasta que vuelva a estar totalmente activa. Por supuesto, el problema es quizás encontrar el tiempo. Pero vale la pena apartar un espacio para el ejercicio en su agenda. El cuidar un recién nacido puede hacerla sentir como si hubiera corrido un maratón, pero lo que su cuerpo necesita son ejercicios de verdad. De hecho, la sensación de bienestar que brinda el ejercicio puede hacer que el reto de cuidar un bebé sea más fácil.

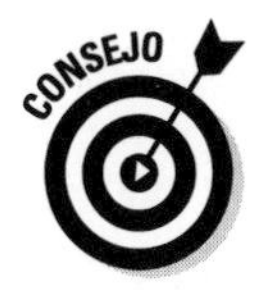

Caminar es un buen ejercicio para casi todo el mundo. Durante las primeras dos semanas después del parto, camine despacio. Después de este tiempo, se dará cuenta que las caminatas largas o enérgicas son muy agradables tanto para usted como para el bebé y son una gran forma de ejercitarse.

Cuando hay que perder peso

A lo mejor está pensando en saltar a una balanza después del parto para ver cuánto peso ha perdido. Pero tenga cuidado. Algunas mujeres sí pierden peso rápidamente después del parto, pero otras aumentan de peso debido a la retención de líquidos. Tenga la seguridad de que pronto pesará menos de lo que pesaba antes de haber dado a luz, probablemente alrededor de unos 7 a 8 kilos (15 libras) o menos, pero esto no ocurrirá sino una o dos semanas después del parto.

Vea en la Tabla 12-1 una distribución de la pérdida inicial de peso.

Tabla 12-1	Pérdida de Peso Después del Parto
Bebé	de 3 a 4 kilos (6 a 9 libras)
Placenta	de ½ a 1 kilo (1 a 2 libras)
Líquido amniótico	de ½ a 1 kilo (1 a 2 libras)
Líquidos maternos	de 2 a 4 kilos (4 a 8 libras)
Útero encogido	½ kilo (1 libra)

El útero continúa encogiéndose durante varias semanas. Inmediatamente después del parto, todavía se extiende hasta por encima del nivel del ombligo que es el mismo punto que tenía en la semana 20 del embarazo. Sin embargo, debido al exceso de piel que tiene en estos momentos, probablemente todavía parezca como si estuviera embarazada al ponerse de pie. ¡No permita que su apariencia la desanime! El útero sigue contrayéndose y la piel recobra casi todo el tono que tenía antes hasta que — alrededor de dos meses después del parto — el abdomen vuelve al tamaño que tenía antes del embarazo.

La mayoría de las mujeres necesitan unos dos o tres meses para regresar a su peso normal, pero claro, este tiempo varía de acuerdo al peso que ganó durante el embarazo. Si aumentó 23 kilos (50 libras) —y tuvo un solo bebé— no espere lucir fabulosa en bikini seis semanas después del parto. Algunas veces una mujer necesita casi un año entero para volver a estar en forma. Una dieta sana y el ejercicio regular ayudan a perder peso.

Trate de regresar al peso que tenía antes del embarazo (o a su peso ideal, vea el Capítulo 4) tan pronto como sea posible y de manera razonable. Usted no tiene por qué permitir que el embarazo se convierta en un aumento de peso permanente. Si permite que cada sucesivo embarazo cause la acumulación de un poco más de peso, su salud puede sufrir a la larga.

Examine la dieta posparto

Cualquier mujer que recién ha tenido un bebé necesita examinar su dieta de nuevo. Si está dando el pecho, asegúrese de que está consumiendo una combinación saludable de alimentos (así como lo hizo durante el embarazo) que le suministren a usted y su bebé una buena nutrición y también un consumo apropiado de líquidos. (Para más información acerca de como seguir una dieta balanceada y nutritiva, vea el Capítulo 4.)

El mejor enfoque para perder peso incluye el ejercicio y una dieta balanceada, baja en grasa pero con una buena combinación de proteínas, carbohidratos, frutas y vegetales. Un programa como el de Weight Watchers, que ha estado en el mercado por muchos años y proporciona una forma balanceada de perder peso, puede ofrecerle la motivación y el apoyo que necesita para mantener su dieta en control. El programa Weight Watchers no está basado en una pérdida de peso rápida inicialmente, y está diseñado para cambiar su forma de alimentarse para que descubra de esta manera cómo comer sanamente y, al mismo tiempo, perder peso. Para mayor información, vaya a la página Web `www.weightwatchers.com`. También hay otros programas de dietas que puede revisar, como el de Jenny Craig y la dieta LA.

Tome sus vitaminas

Esté amamantando o no, continúe tomando sus vitaminas prenatales por lo menos por seis u ocho semanas después del parto. Pero si está amamantando, siga tomando vitaminas hasta que deje de hacerlo. El cuidado de un nuevo bebé puede hacerle difícil el comer apropiadamente y la experiencia del parto puede dejarla anémica. Si perdió una gran cantidad de sangre durante el parto, el médico quizás le sugiera que tome suplementos vitamínicos de hierro para ayudar a restaurar las cuentas de glóbulos blancos y rojos en la sangre. El calcio es también muy importante para mantener fuertes los huesos de cualquier mujer, especialmente si está dando el pecho. Es una buena idea tomar un suplemento de calcio o aumentar el consumo de calcio en su dieta.

Los ejercicios de Kegel

Los *ejercicios de Kegel* son movimientos de contracción que fortalecen los músculos del piso pélvico que rodean la vagina y el recto. Estos músculos le dan soporte a la vejiga, al recto, al útero y a la vagina. Fortificarlos es clave en la reducción de los efectos adversos que el embarazo y el parto puedan ocasionar en esta parte del cuerpo. Si los músculos del piso pélvico están muy débiles, las probabilidades de que desarrolle *incontinencia urinaria* (la expulsión de orina cuando tose, estornuda, ríe o salta) son más altas; asimismo, pueden ocasionar el *prolapso* o *caída* del recto, de la vagina y del útero (en cuyo caso estos órganos caen por debajo del piso pélvico).

El embarazo pone un peso extra en los músculos del piso pélvico, y el parto vaginal los estira y pone más presión en ellos. El resultado total es un debilitamiento general de esa área. Algunas mujeres parecen tener en forma natural un tono muscular excelente en el piso pélvico después del parto. Pero otras notan síntomas de debilidad: una ligera incontinencia urinaria, la sensación de que la vagina está laxa, o presión en el piso pélvico proveniente de un útero o vagina o recto caídos. La manera de fortalecer los músculos del piso pélvico (y de evitar o disminuir estos síntomas) es efectuando los ejercicios de Kegel.

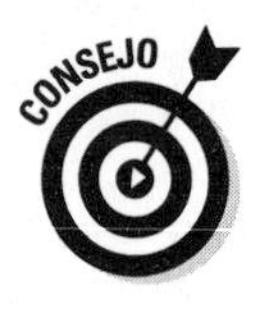

Para efectuar estos ejercicios, contraiga los músculos alrededor de su vagina y recto. He aquí una manera sencilla de saber qué se siente cuando se hacen los ejercicios correctamente: cuando esté orinando, trate de parar el flujo de orina en la mitad del proceso; o, introduzca un dedo en la vagina y trate de apretar los músculos que rodean el dedo. Si está haciendo los ejercicios de Kegel correctamente, el dedo sentirá el apretón. (Estas técnicas son, sencillamente, maneras de saber cómo apretar los músculos y no la forma en la cual usted normalmente practicaría los ejercicios.)

Cuando haga los ejercicios de Kegel por primera vez, apriete los músculos al menos por diez segundos y luego aflójelos. Apriete de cinco a diez veces por sesión, y trate de hacer tres o cuatro sesiones al día. Al final, usted puede llegar al punto de sostener una contracción por diez segundos y hacer 25 contracciones por sesión. Continúe haciendo los ejercicios cuatro veces al día. Puede hacerlos mientras está sentada, parada o acostada y mientras está haciendo otras actividades, como bañándose, cocinando, hablando por teléfono, viendo televisión, manejando su auto o esperando a que la atiendan en el supermercado.

El reinicio de la actividad sexual

Si usted es como la mayoría de las mujeres en el posparto, las relaciones sexuales es la última cosa que tiene en mente. Muchas mujeres sienten que su interés en el sexo disminuye considerablemente durante las primeras semanas y meses después del parto. Pero en algún momento, la fatiga y el estrés emocional del parto van cediendo y sus pensamientos probablemente se van tornando más amorosos otra vez. Para algunas mujeres (y sus afortunados compañeros), el regreso a la actividad sexual ocurre rápidamente. Para otras, puede tomar de 6 a 12 meses.

Los cambios hormonales drásticos que ocurren después del parto afectan directamente los órganos sexuales. La rápida caída de los niveles de estrógeno trae como consecuencia una pérdida de lubricación de la vagina y también menos congestionamiento de los vasos sanguíneos. (El incremento del flujo sanguíneo a la vagina es crítico para la excitación sexual y el orgasmo.) Por estas razones, las relaciones sexuales después del parto pueden llegar a ser dolorosas y algunas veces no tan satisfactorias. Con el tiempo, los niveles hormonales retornan a los niveles que tenían antes del embarazo, y el problema tiende a corregirse por sí mismo. Mientras tanto, el uso de un lubricante especial para este propósito ayuda.

En algunas mujeres, el cansancio y el estrés de cuidar a un bebé reducen el deseo sexual. Su atención, y la de su pareja también, probablemente estén enfocadas más en el bebé que en la relación entre ustedes. Aparten un tiempo para estar los dos a solas. Esos momentos juntos no tienen que incluir solamente el tener relaciones sexuales, pueden ser para abrazarse y expresar otros sentimientos el uno al otro.

La mayoría de los médicos recomienda que las mujeres se abstengan de tener relaciones sexuales durante cuatro o seis semanas después del parto, para darles tiempo a la vagina, al útero y al perineo a que sanen, y a que disminuya el sangramiento. En la cita de las seis semanas, pregúntele a su médico acerca de los métodos para el control de la natalidad (vea la siguiente sección).

Escoja el método anticonceptivo

Muchas personas creen que la lactancia materna evita que la mujer salga embarazada de nuevo. Aunque *generalmente* el amamantar retrasa el retorno de la ovulación (y por consiguiente, los períodos), algunas mujeres que están amamantando sí ovulan y conciben nuevamente (vea el Capítulo 13). Quizás no ovule en todo el tiempo que esté dando el pecho, o puede que comience a los dos meses de haber dado a luz. Y si no amamanta, la ovulación comienza, en promedio, diez semanas después del parto, aunque se han reportado casos en que ha ocurrido a las cuatro semanas. Si amamanta por menos de 28 días, la ovulación volverá al mismo tiempo que la de las mujeres que no están amamantando. De manera que es importante considerar las opciones para el control de la natalidad antes de tener relaciones sexuales nuevamente. La mayoría de las mujeres tienen una serie de opciones para el control de la natalidad. Pero algunas mujeres presentan condiciones médicas que les imposibilita utilizar ciertos métodos. Hable con el médico sobre las opciones en la consulta posparto.

Capítulo 13

La Alimentación del Bebé

En Este Capítulo

- Dar el pecho o dar el biberón: la mejor decisión para usted
- La rutina de la alimentación del bebé
- Aspectos básicos de la alimentación con biberón

Una de las primeras grandes decisiones que tienen que tomar los padres nuevos es de si van a alimentar al bebé con leche materna o con leche de fórmula. Aunque en la actualidad la mayoría de las madres escogen amamantar a su bebé, la decisión todavía sigue siendo difícil. Si usted cree que es así, consuélese, ya que ambas opciones son sensatas y legítimas. En este capítulo, presentamos los primeros pasos básicos que usted necesita, cualquiera que sea su decisión.

La Decisión entre Lactancia Materna o Lactancia Artificial

Pregúntele a cualquiera (a su obstetra, pediatra, amigos o a extraños) cuál es su opinión sobre la lactancia, y todos le dirán lo mismo: lactancia materna. Esta opinión representa, en parte, un retorno a los valores de comienzos del siglo 19 pero también con conocimientos médicos incorporados recientemente. La lactancia con biberón llegó a ser el último grito de la moda en la década de 1950, cuando los científicos desarrollaron técnicas para pasteurizar y almacenar la leche de vaca en fórmulas apropiadas para la nutrición infantil. La lactancia materna ha recuperado su popularidad debido a que la gente y organizaciones como el *American College of Obstetricians and Gynecologists* y *American Academy of Pediatrics* han reconocido sus múltiples beneficios médicos.

Sin embargo, la decisión de si amamantar o no, no es solamente una decisión médica. También involucra factores de conveniencia, estética, la imagen física y también las condiciones relacionadas con el parto. La decisión de si dar pecho o dar biberón es una decisión personal y que cada madre debe decidir por sí misma. La decisión de amamantar es un gran compromiso y si de corazón usted no se siente apta para ello, no se sienta presionada a tomar esta alternativa. Si ha determinado que dar el biberón es la mejor decisión para usted y su bebé, no se sienta culpable por ello.

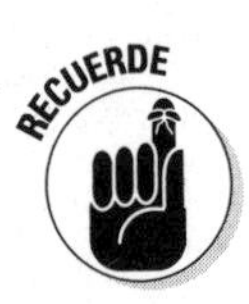

A lo mejor ha escuchado que el amamantar le da a la madre la mejor oportunidad para establecer lazos afectivos con su bebé, pero dar el biberón también puede ser una manera amorosa y tierna de interactuar con su bebé y, no solamente para la madre sino también para su pareja o cualquier otra persona que la esté ayudando en el cuidado del bebé. Y aunque amamantar ofrece ciertos beneficios innegables, la gran mayoría de los bebés criados con biberón actualmente son —y permanecen— perfectamente saludables.

Sea cuál sea su decisión, tómela antes del parto de manera que tenga tiempo suficiente para prepararse para el momento en que el bebé comience a alimentarse. Algunas mujeres eligen probar amamantando por un tiempo para ver si les conviene o no. Otras deciden, desde el principio, utilizar una combinación de pecho y biberón (ellas llenan el biberón con la leche materna que se han extraído y refrigerado, o con fórmula infantil).

Evalúe las ventajas de dar lactancia materna (el pecho)

El amamantar le da a su bebé una fórmula hecha a la medida para una buena nutrición y otras ventajas más:

- La leche materna humana puede fortalecer el sistema inmunológico del bebé y le ayuda a prevenir alergias, asma y el síndrome de muerte súbita infantil. También puede disminuir el número de infecciones del sistema respiratorio superior en el primer año de vida del bebé.
- La leche materna contiene nutrientes que son ideales para el sistema digestivo del bebé. La leche de vaca no es fácil de digerir y el bebé no puede utilizar inmediatamente los nutrientes que contiene.
- La leche materna también contiene sustancias que ayudan a proteger al bebé de las infecciones hasta que su sistema inmunológico madure. Estas sustancias son especialmente ricas en *calostro*, que los senos de la madre secretan durante los primeros días después de que el bebé nace.
- Es más probable que los bebés presenten una reacción alérgica a la leche de vaca que a la leche materna.

- El amamantar es una experiencia emocionalmente gratificante. Muchas mujeres sienten que desarrollan un lazo afectivo especial con su bebé cuando amamantan y disfrutan la sensación de unión relacionada con esta experiencia.
- El amamantar es muy conveniente. No puede salir de la casa sin sus pechos y nunca tiene que cargar con biberones.
- La leche materna es más barata que las fórmulas lácteas y biberones.
- Usted no tiene que calentar la leche materna; siempre está a la temperatura perfecta.
- El amamantar provee en cierta forma un método anticonceptivo (aunque no es completamente confiable; vea la sección "Opciones para el control de la natalidad durante la lactancia").
- La *lactancia* (la producción de leche) ayuda a que usted queme calorías extras, que puede servirle para perder parte del peso que ganó durante el embarazo.
- Las evacuaciones de un bebé alimentado con leche materna no tienen un olor tan fuerte como aquéllas de bebés alimentados con fórmulas lácteas.
- La leche materna es orgánica. No contiene aditivos ni conservantes.
- Algunos estudios sugieren que las mujeres que amamantan tienen un menor riesgo de sufrir cáncer de mama.

Evalúe los beneficios de dar lactancia artificial (el biberón)

Dar el biberón también ofrece múltiples beneficios. Usted puede decidirse por esta opción por cualquiera de las siguientes razones:

- No desea amamantar. Y, si su corazón no quiere hacerlo, no va a funcionar. Hay demasiado ensayo y error tratando que el amamantar funcione para alguien que realmente no está decidida a lograrlo.
- Usted ha intentado amamantar, pero sus pechos no producen suficiente leche para alimentar a su bebé (¡o bebés!).
- Dar el biberón se ajusta mejor a su estilo de vida. Aunque muchas madres que trabajan amamantan a sus bebés, otras sienten que hacer las dos cosas, cumplir con las obligaciones de su trabajo y amamantar, es muy difícil.
- Algunas mujeres encuentran que alimentar al bebé con una "secreción de su cuerpo" no es nada agradable.

- El biberón permite que otras personas puedan alimentar al bebé.
- Si usted tiene una infección crónica, el SIDA por ejemplo, las fórmulas lácteas aseguran que usted no transmita la infección al bebé a través de la leche materna. Las mujeres portadoras del virus de la hepatitis B pueden dar el pecho siempre y cuando el bebé haya recibido la vacuna para la hepatitis B.
- Si usted o su bebé están muy enfermos después del parto, dar el biberón puede ser su única opción. Una madre o su bebé que se encuentren hospitalizados en la unidad de cuidados intensivos, debido a complicaciones durante el parto, frecuentemente no puede comenzar a amamantar. La madre puede utilizar una bomba mecánica para extraer la leche de sus senos y congelarla para alimentar al bebé hasta seis meses después. Aún si el bebé no puede consumir la leche extraída en ese momento, el extraerla ayudará a mantener la producción de leche. Ocasionalmente, una madre puede reiniciar la lactancia materna después que ella o el bebé se recuperan, pero esto no es siempre posible y generalmente requiere la ayuda de una especialista en lactancia.
- Si ha tenido previamente cirugía en los senos, dar el biberón puede ser una mejor opción (es probable que no pueda producir leche). No hay pruebas médicas que indiquen que la lactancia tenga algún efecto sobre el avance del cáncer de mama después que éste ha sido diagnosticado, pero algunas mujeres que han sido sometidas a cirugía u otros tratamientos para el cáncer de mama no pueden producir leche. Además, hay evidencias que sugieren que las mujeres que han tenido implantes de mama producen menos leche. Sin embargo, muchas de estas mujeres producen cierta cantidad de leche y aún pueden amamantar.
- Si usted toma ciertos medicamentos, dar el biberón puede ser lo mejor. Algunas mujeres toman medicamentos que pueden pasar a la leche materna y afectar al bebé de manera adversa. En esta clase de drogas están incluidas las anticancerosas y contra la leucemia (tales como ciclofosfamida, doxorubicin, metotrexato y cyclosporin), Parlodel, (bromocriptina), litio y algunos tratamientos para la migraña (ergotamina, específicamente). Examine con su médico los medicamentos que usted toma con regularidad.

Prepárese para Dar el Pecho

El embarazo hace muchas cosas para preparar su cuerpo para la lactancia. Las hormonas claves del embarazo hacen que los pechos se agranden y preparan las glándulas que se encuentran dentro de los senos para la producción de leche. Pero usted también puede prepararse diariamente para amamantar; puede, por ejemplo, endurecer sus pezones de varias formas —y con ello minimizar el dolor después de amamantar.

- Use un sostén de lactancia con las solapas abiertas (permitiendo que la ropa frote sus pezones).
- Agarre los pezones con los dedos pulgar e índice y les da vuelta por un minuto o más, todos los días.
- Frótese los pezones vigorosamente con una toalla después de bañarse o ducharse.

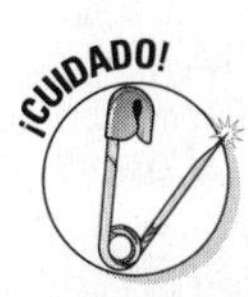

Tenga cuidado ya que la estimulación de sus pezones en el último trimestre puede ocasionar contracciones uterinas. Cuando esté cerca del final del embarazo, consulte con el médico antes de hacerse esta estimulación. Una manera de eludir este problema es evitar tocar el pezón, y solamente frote la aréola con vaselina, ungüento antibacteriano o aceite para bebé.

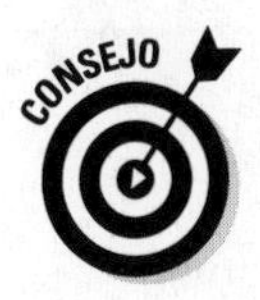

Algunas mujeres tienen pezones invertidos y se preocupan durante el embarazo de que esta condición les dificultará amamantar al bebé. Generalmente, el problema se corrige por sí solo antes de que el bebé nazca, pero algunas técnicas pueden ayudar también:

- Utilice el pulgar y el índice de una mano para retirar la piel alrededor de la aréola. Si esto no saca el pezón, entonces suavemente, tomando el pezón con el pulgar y el índice de la otra mano, hálelo y sosténgalo por unos minutos como se muestra en la Figura 13-1. Haga este ejercicio varias veces al día.
- Usted también puede tratar usando unas copas especiales de plástico para los senos (disponibles en la mayoría de las farmacias) diseñadas para ayudar a sacar los pezones a medida que transcurre el tiempo.

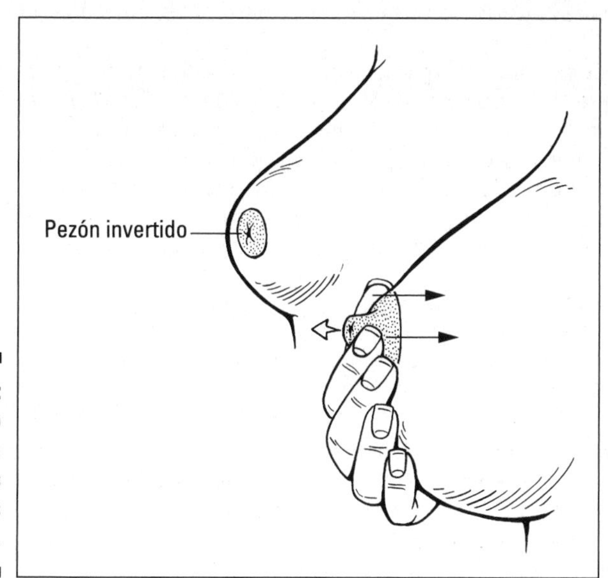

Figura 13-1: Un método para corregir los pezones invertidos.

Comience una de estas técnicas haciéndola en sesiones cortas durante el segundo trimestre del embarazo y, luego, gradualmente, incremente el tiempo o utilice las copas hasta que los pezones se queden afuera por sí mismos.

Los mecanismos de la lactancia

La inundación de estrógeno y progesterona que su cuerpo experimenta durante el embarazo ocasiona que los senos aumenten de tamaño —y algunas veces hasta tamaños asombrosos. Este crecimiento comienza temprano, a las tres o cuatro semanas después de la concepción, lo que explica por qué el primer signo del embarazo en muchas mujeres es la sensibilidad de los senos. En la medida que el embarazo progresa, de los pezones pueden salir pequeñas cantidades de un líquido semejante al suero. Pero la verdadera leche materna no comienza a producirse sino hasta después del nacimiento del bebé.

Durante los primeros días después del parto, los senos secretan un líquido amarilloso conocido como calostro, que no contiene mucha leche pero es rico en anticuerpos y células protectoras provenientes del torrente sanguíneo de la madre. Estas sustancias ayudan al recién nacido a luchar contra las infecciones hasta que su sistema inmunológico madure y pueda hacerse cargo de esta función. Luego de esto, el calostro es gradualmente reemplazado por la leche.

No se alarme si el bebé no parece tomar mucha leche durante los primeros días. El calostro es muy beneficioso de por sí. Su bebé probablemente no tendrá mucho apetito hasta que tenga tres o cuatro días de nacido y es probable que necesite estos primeros días para practicar cómo chupar.

Cuando el bebé comienza a mamar envía señales de estímulo al cerebro de la madre para que los senos empiecen a producir leche. Unos tres o cuatro días después del parto, la producción de leche se regula. Cuando la leche baja por los conductos, los senos se congestionan con la leche (vea la Figura 13-2). La congestión puede ser tal que los senos se sienten tan duros como una piedra y algunas veces muy sensibles. Sin embargo, no se preocupe, cuando su bebé comience a alimentarse regularmente y la leche comience a fluir, la congestión no será tan intensa. El *reflejo de expulsión de leche o bajada* (la leche baja por los conductos lácteos) ocurre cada vez que el bebé succiona. Después de haber estado alimentando por un tiempo, se dará cuenta que el reflejo se activa con el solo sonido del llanto del bebé o cuando siente al bebé cerca de usted.

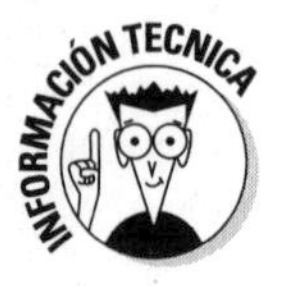

Las mujeres lactantes producen generalmente cerca de 600 mililitros (10 onzas) de leche por día para finales de la primera semana del parto. Luego, para finales de la tercera semana, la cantidad aumenta a unos 800 mililitros (14 onzas) para luego llegar a un máximo de litro y medio a dos litros (25 a 35 onzas).

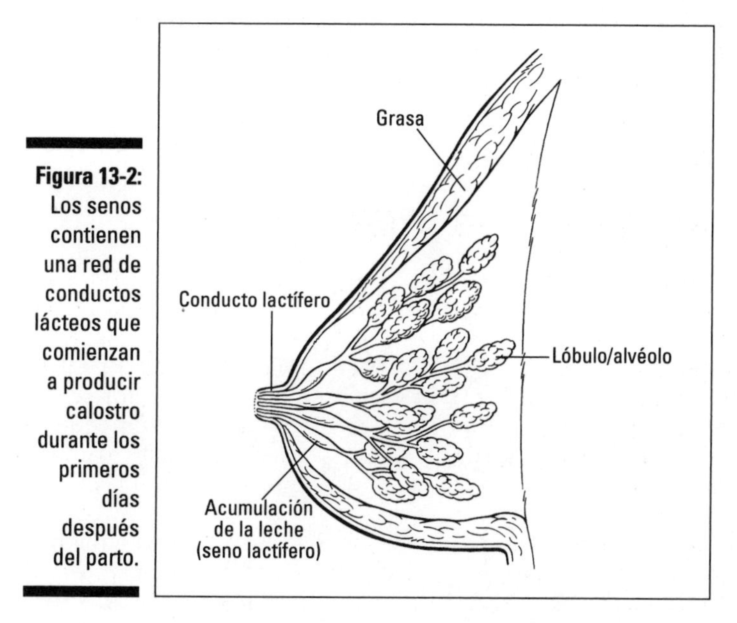

Figura 13-2: Los senos contienen una red de conductos lácteos que comienzan a producir calostro durante los primeros días después del parto.

Posturas para la lactancia materna

Usted puede amamantar usando las tres posiciones básicas, como se muestran en la Figura 13-3. Utilice cualquier posición que le funcione y que le sea cómoda a usted y a su bebé. La mayoría de las mujeres alternan las posiciones.

- **Posición acunada:** La manera más sencilla es cargar al bebé, acunándolo en sus brazos con la cabeza cerca del doblez del codo e inclinado un poco hacia su seno con su estomaguito pegado a usted. (Vea la Figura 13-3a.)
- **Posición acostada:** En la cama, acuéstese sobre un lado con el bebé muy pegado a usted. Sosténgalo con su brazo inferior o con almohadas, de manera que su boca esté cerca del seno, y utilice el otro brazo para dirigirla hacia al pezón. Esta posición es la mejor para amamantar por las noches o después de una cesárea cuando el sentarse es todavía incómodo. (Vea la Figura 13-3b.)
- **Posición de "sandía" o "balón de fútbol americano":** Sostenga la cabeza del bebé con la palma de su mano y soporte el cuerpo con el antebrazo hacia un lado. Coloque una almohada bajo su brazo para tener más soporte en esta posición. Usted puede utilizar la mano libre para sostener el pecho cerca de la boca del bebé. (Vea la Figura 13-3c.)

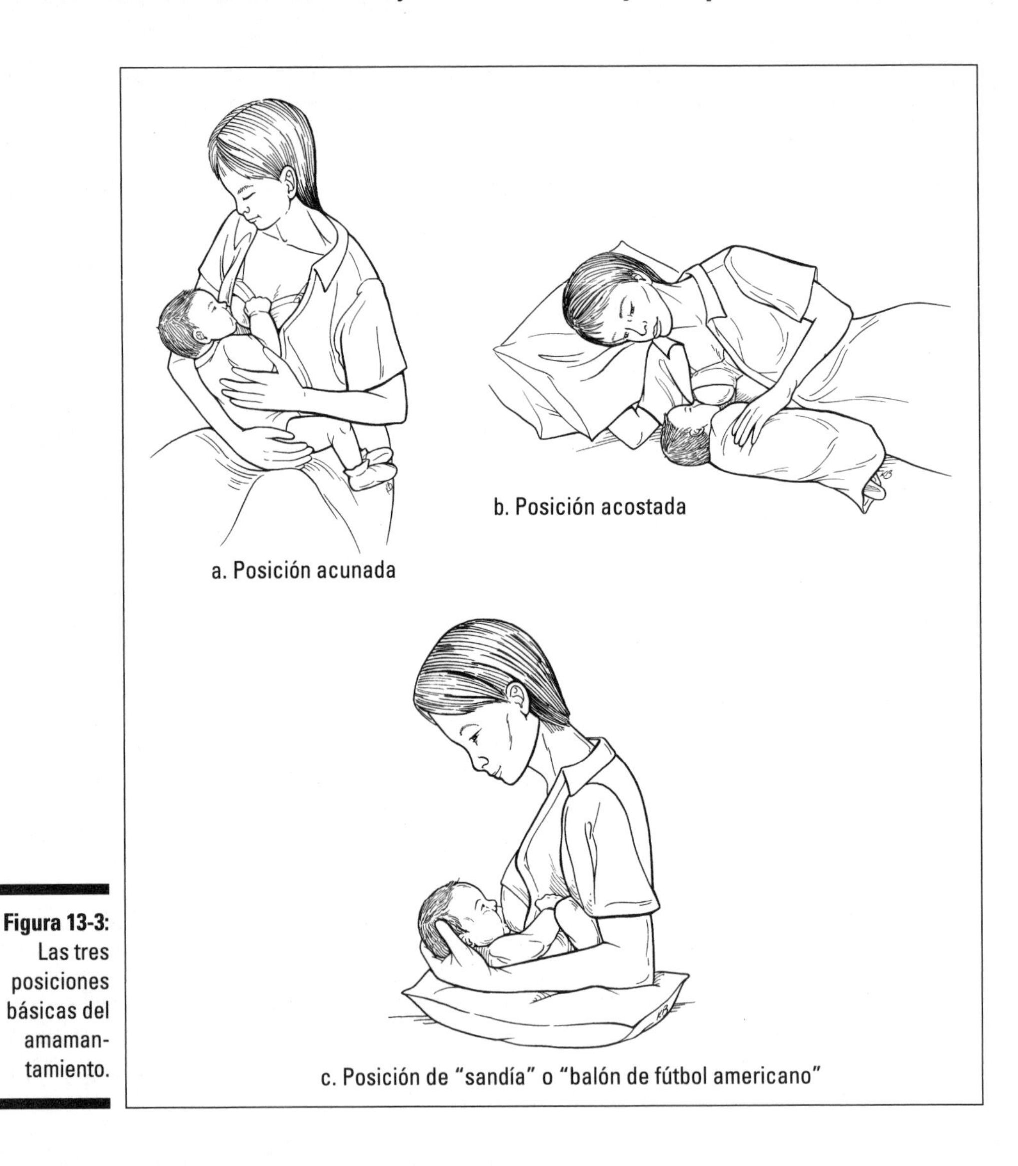

Figura 13-3: Las tres posiciones básicas del amamantamiento.

Cómo hacer para que el bebé agarre el pecho

Si escoge amamantar, puede comenzar inmediatamente después del parto, donde quiera que esté —en la sala de parto o en la de recuperación. Comience tan pronto como las enfermeras hayan evaluado la salud del bebé y el bebé se haya tranquilizado un poco del proceso de parto. A lo mejor usted se siente un poco insegura la primera vez, pero trate de que esto no la frustre. Muchos bebés no desean ser amamantados inmediatamente —tenga paciencia— usted y su bebé eventualmente sabrán cómo hacerlo.

Los bebés nacen con el reflejo de succión, pero muchos de ellos no lo hacen con mucho entusiasmo inmediatamente y, algunas veces, necesitan un estímulo para pegarse al pecho:

1. **Acomódense usted y el bebé en una de las posiciones básicas para dar de mamar (vea la sección anterior).**
2. **Suavemente roce los labios o las mejillas del bebé con su pezón.**

   Este movimiento probablemente haga que el bebé abra la boca. Si el bebé parece que no quiere abrirla, trate de sacarse un poco de leche (calostro, en realidad) presionando suavemente, y frótela en los labios del bebé.
3. **Cuando la boca del bebé esté bien abierta, acercando la cabecita a su pecho, suavemente colóquela cubriendo todo el pezón.**

   Este estímulo generalmente hace que el bebé comience a mamar. Asegúrese que toda la aréola esté dentro de la boca del bebé porque si no, él no chupará suficiente leche y usted tendrá unos pezones adoloridos. Sin embargo, no empuje todo el seno en la boca del bebé, sino que mueva la cabeza hacia su pezón y deje que el bebé lo agarre.

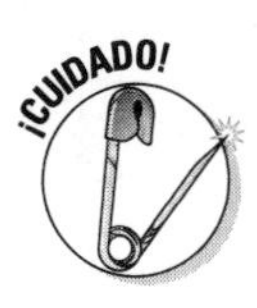

La punta de la nariz del bebé debe estar apenas rozando la piel alrededor del seno. La única manera de que el bebé pueda respirar mientras se alimenta es por la nariz, así que sea cuidadosa y no cubra completamente la nariz del bebé con su pecho. Si éste obstruye la nariz, utilice su mano libre para hundir esa parte del seno y permitir el paso libre de aire.

La rutina de la alimentación del bebé

Después de que el bebé agarre el pecho, usted sabe que está mamando cuando ve movimientos regulares y rítmicos de las mejillas y el mentón. Es probable que el bebé succione por varios minutos antes de que la leche baje. Al principio, deje que el bebé se alimente unos cinco minutos de cada pecho por sesión. Después de tres o cuatro días, aumente el tiempo para cada pecho a unos 10 a 15 minutos. Pero no se preocupe mucho por contar el tiempo de la alimentación porque su bebé le hará saber cuando está satisfecho al dejar de mamar y soltando el pecho.

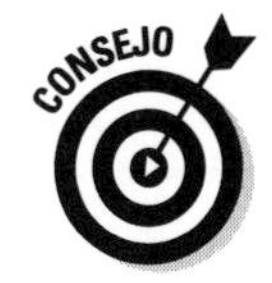

Si el bebé deja de mamar sin soltar el pezón, inserte su dedo en la comisura de la boca para suspender la succión. (Si usted hala su pecho, terminará con dolor en los pezones.)

Cuando cambie de un pecho a otro, pare un momento para sacarle los gases al bebé colocándolo sobre su hombro o en su regazo y dele golpecitos suaves sobre la espalda. La Figura 13-4 muestra algunas de las posiciones para hacer eructar al bebé. Sáquele los gases de nuevo cuando termine de alimentarlo.

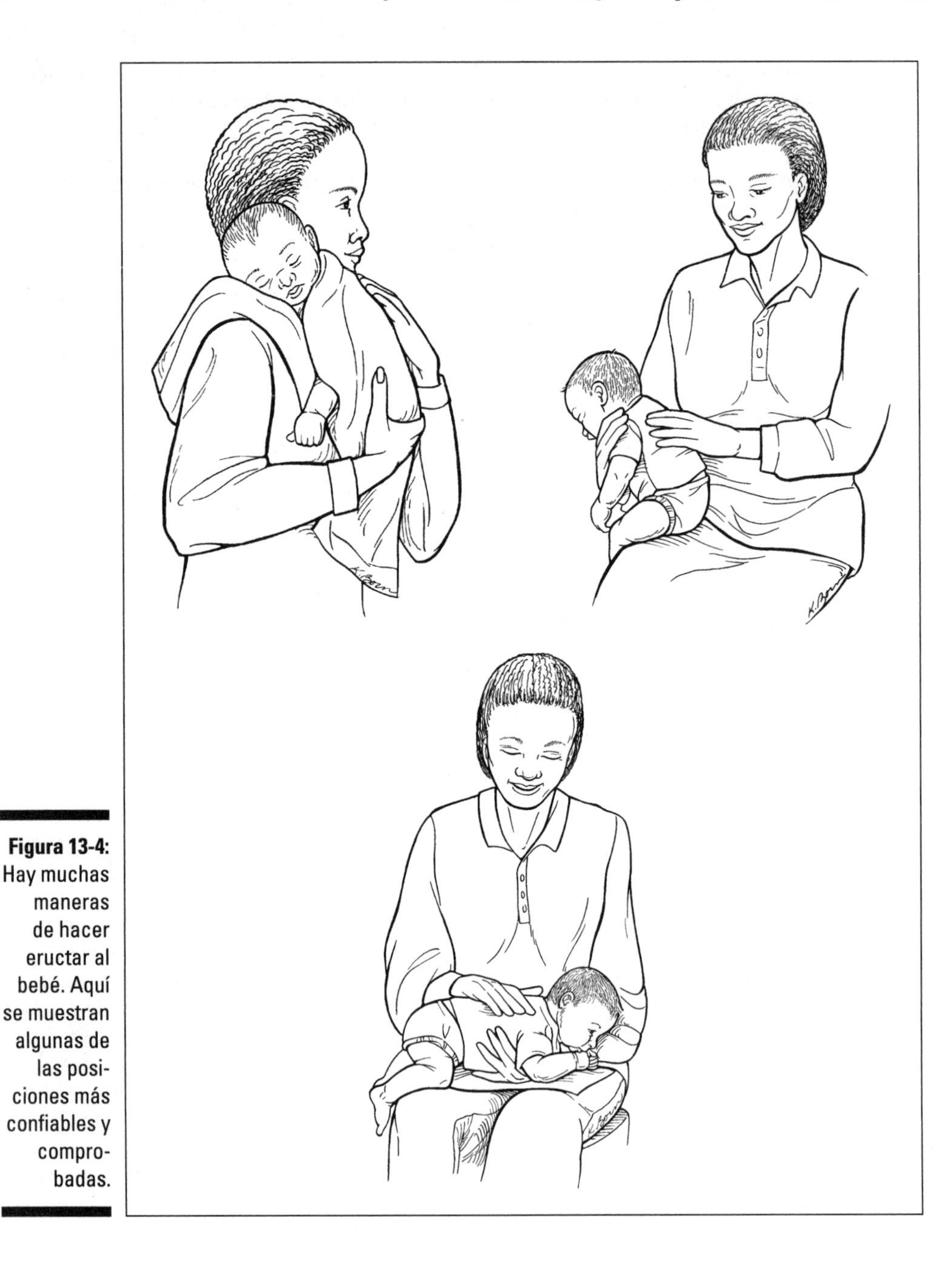

Figura 13-4: Hay muchas maneras de hacer eructar al bebé. Aquí se muestran algunas de las posiciones más confiables y comprobadas.

Típicamente, las madres amamantan unas ocho a doce veces al día (diez en promedio). Este patrón le permite a su cuerpo producir una cantidad óptima de leche, y le permite a su bebé obtener la cantidad de nutrientes para su crecimiento y desarrollo sano. Trate de espaciar la alimentación en intervalos proporcionales durante el día; claro, su bebé también influye en esta programación. Usted no tiene que despertar al bebé para alimentarlo a menos que su pediatra le indique específicamente que lo haga. Tampoco tiene que despertarlo durante la noche y si el bebé quiere dormir toda la noche, considérese bien afortunada. Tampoco deje de alimentarlo cuando tenga hambre, aún si ha pasado solamente una hora más o menos desde la última vez que lo alimentó. (Tenga en cuenta que el número de veces que alimenta al bebé en el día puede ser menor al promedio si usted complementa el pecho con algunos biberones con fórmula.)

Usted puede saber si el bebé está recibiendo suficiente leche si:

- Tiene un promedio de diez alimentaciones al día
- Está subiendo de peso
- Moja de seis a ocho pañales al día
- Tiene dos o tres evacuaciones al día
- Produce orina de color amarillo pálido (no es oscura ni concentrada)

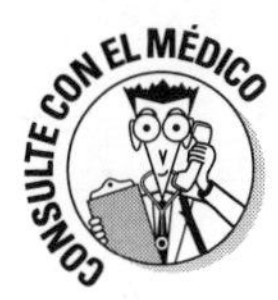

Si el bebé no cumple con estos criterios o si usted está preocupada de que no está tomando suficiente leche, consulte con su pediatra. Algunas mujeres, no importa cuán cuidadosas sean, no pueden producir suficiente leche materna para satisfacer completamente las necesidades del bebé y necesitan complementar la lactancia con leche de fórmula.

Mantenga su dieta

Durante la lactancia, así como durante el embarazo, la nutrición es, en mayor parte, un asunto de sentido común. La calidad de su leche no es afectada significativamente por la dieta a menos que sus hábitos alimenticios sean verdaderamente inadecuados. Sin embargo, si usted no ingiere suficientes calorías, su cuerpo tendrá problemas para producir la leche adecuada. También puede notar que su bebé reacciona de manera diferente ante ciertos alimentos. Por ejemplo, el bebé puede tener más gases si usted ha comido determinados alimentos. Si presta atención a cómo su bebé responde a los diferentes alimentos que usted consume, puede saber cuáles evitar.

Las mujeres que dan de mamar deberían consumir de 400 a 600 calorías más, al día, de lo que normalmente consumen. La cantidad exacta varía de acuerdo a su peso actual y cuánto peso ganó durante el embarazo. Debido a que la lactancia quema grasa, ella ayuda a eliminar algo de la grasa extra almacenada que pueda tener. Pero evite perder peso muy rápido, o la producción de leche se afectará. Además, evite subir de peso mientras esté amamantando. Si nota que está engordando, es probable que esté consumiendo demasiadas calorías.

Las madres embarazadas preguntan . . .

P: ¿Puedo dar el pecho mientras tomo la píldora?

R: Sí, puede hacerlo, pero puede afectar la cantidad de leche que usted produce. Las píldoras que contienen estrógeno reducen la cantidad de leche que usted produce y, si las toma muy pronto después de dar a luz, pueden dificultarle a su cuerpo comenzar la producción de leche. Sin embargo, está bien si las comienza a tomar después que la alimentación de pecho esté bien establecida. Para algunas mujeres las píldoras más recientes que contienen sólo progesterona son una mejor alternativa porque su efecto en la reducción de la cantidad de leche es menor, aunque son un poco menos confiables.

Usted también necesita más vitaminas y minerales, especialmente vitamina D, hierro y calcio. Continúe tomando las vitaminas prenatales u otro suplemento vitamínico balanceado durante la lactancia. Asimismo consuma calcio adicional, bien sea en forma de suplemento o con raciones extras de leche, yogur u otros productos lácteos.

La leche materna está compuesta principalmente de agua (87 por ciento). Para producir abundante leche materna, debe tomar al menos 2,3 litros (72 onzas) adicionales de líquidos al día, lo cual es equivalente a casi nueve vasos extras de leche, jugo o agua. Sin embargo, no se exceda, porque si toma demasiados líquidos, su producción de leche puede disminuir. Una buena manera de saber si está tomando la cantidad adecuada es observando la orina que está eliminando. Si orina muy pocas veces o si el color es amarillo fuerte, probablemente no está tomando suficiente líquido. Pero si va constantemente al baño, puede que esté tomando demasiado.

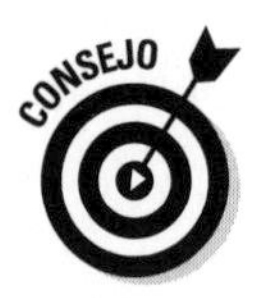

Si observa que el bebé está inquieto y no duerme bien, es probable que usted esté consumiendo mucha cafeína. Trate de disminuir el café y los refrescos hasta que sepa el nivel que el bebé tolera.

Opciones para el control de la natalidad durante la lactancia

Aunque la lactancia materna disminuye la probabilidad de ovular, esto no garantiza de ninguna manera que usted no saldrá embarazada de nuevo. Para una mujer que escoge no amamantar, toma un promedio de 10 semanas después de dar a luz para volver a ovular, es decir, ser fértil nuevamente. Un 10 por ciento de las mujeres que amamanta comienza a ovular de nuevo después de las 10 semanas, y un 50 por ciento comienza después de las 25 semanas (alrededor de seis meses) de haber tenido el bebé. Es obvio que la lactancia no es la mejor forma de control de la natalidad.

Cuando reanude las relaciones sexuales, considere usar alguna forma de anticonceptivo porque quizás usted no quiera salir embarazada de nuevo inmediatamente. Usted puede usar las píldoras anticonceptivas, los métodos de barrera (condones, diafragma, etc.), o las inyecciones de progesterona de larga duración (como Depo-Provera). Hable con su médico sobre las opciones en su consulta de las seis semanas.

Cuáles medicamentos son seguros

Casi todos los medicamentos que usted toma pasan a la leche, si bien, generalmente, solo en muy pequeñas cantidades. Si necesita tomar un medicamento durante la lactancia, trate de tomar la dosis más baja posible y, como regla, tómela después de terminar una sesión de amamantar al bebé. De esta manera, su cuerpo ha asimilado la mayor parte del medicamento para el momento que le toca dar de mamar de nuevo. En general, no deje de tomar medicamentos que usted realmente necesita sólo porque teme que le pueda causar daño al bebé. Revise con su médico los medicamentos para asegurarse de que está bien tomarlos durante la lactancia.

Los siguientes medicamentos se pueden tomar durante la lactancia:

- Acetaminofen (como Tylenol)
- Antiácidos
- La mayoría de los antibióticos
- La mayoría de los antidepresivos
- Antihistamínicos
- Aspirina
- La mayoría de los medicamentos para el asma
- Descongestionantes
- La mayoría de los medicamentos para la hipertensión
- Ibuprofeno (como el Advil o Motrin)
- Insulina
- La mayoría de los anticonvulsivantes
- La mayoría de los medicamentos para la tiroides

Cómo resolver problemas comunes

Una de las grandes falsas ideas acerca de amamantar es que es natural en todas las mujeres y de que es muy fácil. Pero esto no es así, ésta requiere práctica. Los problemas pueden ser desde un pequeño dolor en los pezones hasta infecciones en los conductos lácteos, en ciertos casos raros.

Dolor en los pezones

Muchas mujeres sienten un dolor temporal en los pezones durante los primeros días de haber comenzado a amamantar. Para la mayoría de las mujeres, el dolor es generalmente leve y desaparece solo. Pero para otras, el dolor empeora progresivamente y puede llegar hasta tener grietas en los pezones produciendo un dolor de moderado a fuerte. Si éste es su problema, busque una solución antes de que la situación empeore. La siguiente lista muestra algunos remedios:

- Revise su técnica de amamantar para asegurarse de que el bebé está colocado correctamente. Si el bebé no toma todo el pezón y cubre la aréola con su boca, es probable que el dolor continúe. Trate de cambiar la posición del bebé sutilmente cada vez que le dé de mamar.
- Aumente el número de sesiones que da el pecho pero disminuya el tiempo de cada una. De esta manera, su bebé no tendrá tanta hambre y no succionará tan fuerte.
- A pesar de todo, continúe dándole de mamar del pecho adolorido, aún si es solo por unos minutos, para así mantener el pezón acondicionado para dar pecho. Si lo deja sanar completamente, el dolor comenzará de nuevo cuando vuelva a utilizarlo. Le sugerimos que empiece amamantando primero con el pecho que menos le duele, ya que es cuando su bebé succiona con más fuerza.
- Manualmente extraiga un poco de leche antes de darle de mamar al bebé. Este estímulo inicia la bajada de la leche de manera que el bebé no tiene que chupar muy fuerte y por mucho tiempo para bajarla.
- No utilice ninguna sustancia irritante o jabón en los pezones.
- Después que su bebé termine de comer, no se limpie los senos. Déjelos secar al aire el tiempo que sea necesario. Limpiarlos con una toallita puede irritarlos.
- El exponer los pezones al aire ayuda a fortalecer la piel, así que trate de caminar por la casa tanto como le sea posible con los senos al aire. Si usted utiliza un sostén para amamantar, deje las solapas abiertas mientras esté en casa. Los pezones se endurecen por el roce con la tela.
- Si está usando protectores para absorber las gotas de leche de los pechos, cámbielos tan pronto se humedezcan porque puedan raspar e irritar los pezones.
- Trate de darse un masaje en los pezones adoloridos con un aceite de vitamina E, ungüentos, aceite de oliva o lanolina, y luego deje que se sequen. Productos como la *Udder Cream* y el *Bag Balm*, desarrollados

para tratar las ubres agrietadas de vacas lecheras, (sí, como lo lee: vacas) se han hecho muy populares entre las mujeres que amamantan. Ahora muchas farmacias y tiendas de cosméticos venden estas cremas.

- Aplique calor seco (no húmedo) y tibio (no caliente) en los pezones varias veces al día. También puede usar una bolsa con agua tibia.

Dolor por la congestión de los senos

Como lo mencionamos anteriormente, cuando los senos se congestionan con la leche, se ponen dolorosos. Una forma de evitar una congestión dolorosa es darle de mamar al bebé inmediatamente después que nazca. Otras estrategias que ayudan son usar un sostén firme pero no apretado y darse un masaje en los senos antes de amamantar. El masaje facilita la bajada de la leche y alivia en algo la congestión. También puede tratar aplicando compresas tibias en los senos. (Algunas mujeres sienten que las compresas de hielo son mejores; pruebe con ambas y vea cuál funciona para usted.)

Conductos obstruidos

Algunas veces, algunos de los conductos lácteos se obstruyen con residuos que quedan de la amamantada. Si esto ocurre, se puede formar un nódulo pequeño, firme y rojo dentro del seno. Este nódulo puede ser doloroso, pero generalmente no se asocia con fiebre o con un dolor muy fuerte. La mejor forma de tratar un conducto lácteo obstruido es tratar de vaciar completamente ese seno después de cada alimentación. Comience dándole al bebé ese pecho primero, que es cuando está más hambriento. Si no lo vacía por completo, utilice un sacaleches (o tiraleche) hasta que extraiga toda la leche. También es bueno aplicar calor al nódulo y darse un masaje. Lo más importante es que continúe amamantando.

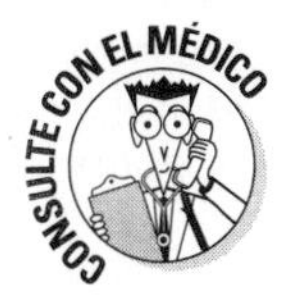

Si el nódulo persiste por varios días, llame al médico para asegurarse de que no se está desarrollando un absceso.

Mastitis (infección de las mamas)

Las infecciones de las mamas (mastitis) ocurren en casi el 2 por ciento de las mujeres que amamantan. Las bacterias en la boca del bebé generalmente causan estas infecciones, que tienden a ocurrir de la segunda a la cuarta semana después del parto (pero también pueden ocurrir antes o después). Las infecciones son más comunes en mujeres que amamantan por primera vez, y que tienen pezones agrietados o con fisuras y que no vacían completamente las mamas después de alimentar al bebé.

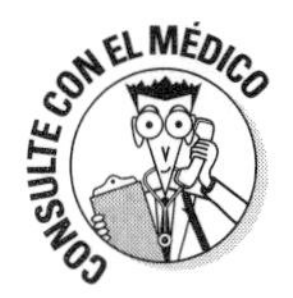

Los síntomas de la mastitis son senos calientes, duros y enrojecidos; fiebre alta (generalmente más de 38,5 grados centígrados o 101 grados Fahrenheit), y malestar (como cuando tiene gripe y todo el cuerpo le duele). La infección puede estar generalizada o localizada en un segmento específico de la mama (conocido como lóbulo). Si está localizada, el enrojecimiento puede aparecer en forma de embudo sobre la porción del seno infectado (vea la Figura 13-5). Si estos síntomas aparecen, llame a su médico inmediatamente. Es muy probable que le prescriba un antibiótico y también puede que quiera examinarla en su consultorio.

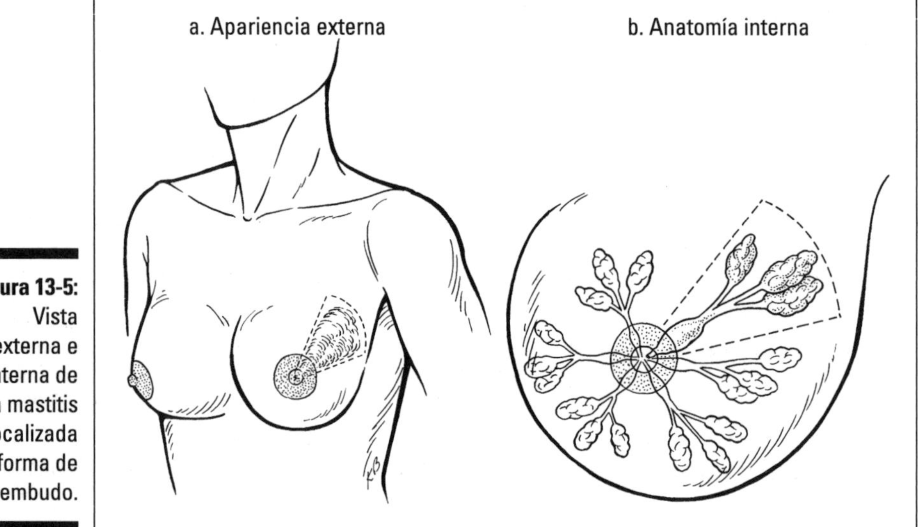

Figura 13-5: Vista externa e interna de una mastitis localizada en forma de embudo.

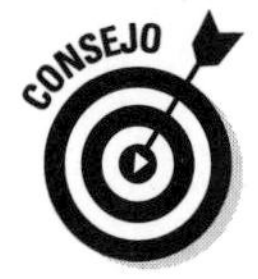

Continúe amamantando a su bebé aunque tenga la infección. No es peligroso para el bebé porque, después de todo, la bacteria probablemente provino de su boca. Si usted deja de dar de mamar, el seno se congestiona más, empeorando su incomodidad. El acetaminofén (como Tylenol), el ibuprofeno o compresas tibias pueden ayudar a aliviar el dolor de la mastitis mientras que los antibióticos hacen efecto (generalmente en dos días). Beba la mayor cantidad de líquidos posible y descanse todo lo que pueda para ayudar al cuerpo a sanar por sí mismo en forma natural. Siga el tratamiento al pie de la letra para evitar que la infección se repita.

Abscesos en los senos

Si la mastitis no se trata rápidamente, o si un conducto mamario permanece obstruido, se pueden desarrollar abscesos en el seno. De hecho, ellos se forman en un 10 por ciento de los casos de mastitis. Los síntomas son dolor intenso, calor e hinchazón en el área del absceso y fiebre alta (más de 38,5 grados centígrados o 101 grados Fahrenheit). Algunas veces los médicos pueden tratarlos con antibióticos, pero a menudo tienen que ser drenados quirúrgicamente.

Más información acerca de la lactancia materna

Si tiene problemas especiales o desea más información sobre la lactancia maternal, contacte con una de las siguientes organizaciones:

- *The La Leche League International,* 1400 N. Meacham Rd., Schaumburg, IL 60173; 800-LA-LECHE; www.lalecheleague.org
- *American College of Obstetricians and Gynecologists,* 409 Twelfth St. SW, Washington, D.C. 20024; 800-673-8444; www.acog.org
- *American Academy of Pediatrics,* 141 Northwest Point Rd., Elk Grove Village, IL 60007; 800-433-9016; www.aap.org
- *American Academy of Family Physicians,* 8880 Ward Parkway, Kansas City, MO 64114; 816-333-9700; www.aafp.org
- *American College of Nurse-Midwives,* 818 Connecticut Ave. NW, Suite 900, Washington, D.C. 20006; 202-728-9860; www.acnm.org
- *International Lactation Consultant Association,* 4101 Lake Boone Trail, Raleigh, NC 27607; 919-787-5181; www.ilca.com

Otros métodos para obtener información y ayuda sobre la lactancia materna son:

- Llamar al hospital donde piensa dar a luz o a hospitales en la zona donde vive y pida hablar con un especialista en lactancia
- Pedirle al médico más información sobre la lactancia materna
- Hablar con amigas o familiares que hayan amamantado a sus bebés

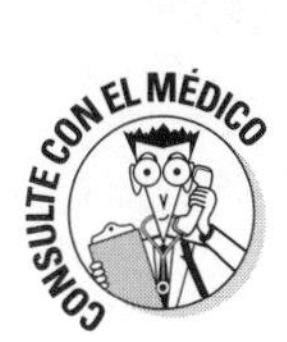

Si desarrolla un absceso en la mama, debe dejar de amamantar con ese seno y utilizar el otro hasta que el problema se haya solucionado. Consulte con el médico antes de reanudar la alimentación por ese lado.

Amamantar a mellizos

Puede parecer una visión dantesca o aterradora, pero muchas mujeres con mellizos amamantan exitosamente. El cuerpo puede producir leche suficiente para dos bebés, especialmente si es persistente y trabaja para incrementar la producción de leche a un nivel adecuado. Aún así, llegar a un sistema que funcione para usted demandará algo de experimentación. Por ejemplo: puede amamantar a los dos bebés a la vez o a cada uno por separado. La ventaja de la primera opción es que no pasa todo el tiempo amamantando, pero la segunda opción es más fácil. No tiene que enfrentar el problema de que un bebé termine primero y tenga que sacarle los gases mientras que el otro está todavía amamantando. (Sostener un bebé en un hombro mientras que el otro está amamantando es sumamente complicado, no importa cuántas almohadas o cosas para apoyarse utilice.) Una vez puede dar de mamar a un bebé y darle al otro el biberón y la próxima vez cambia, alternándolos en cada sesión. También puede amamantar un poquito a cada bebé en cada sesión y luego los complementa con el biberón. O, puede amamantar a ambos bebés durante la mayor parte del día y luego complementa con un biberón antes de la hora de dormir cuando la producción de leche es baja.

Las mujeres que amamantan mellizos necesitan ingerir más calorías y líquidos. Se necesitan cerca de 400 a 600 calorías adicionales por día por cada bebé que se esté alimentando. (¡Imagínese cuánto tendría que consumir para alimentar trillizos!) Además, necesita aumentar la ingestión de líquidos de ocho a diez vasos por día a diez vasos o más por día.

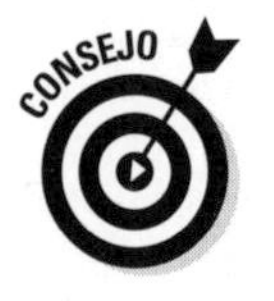

Si usted decide amamantar a mellizos, tenga presente que necesitará ayuda de otros familiares y amigos, así que no tema pedir ayuda.

La Alimentación con Biberón para Principiantes

Suponga que ha tomado la decisión de alimentar con biberón en lugar de dar el pecho. O, ha estado amamantando un tiempo y desea cambiar. Esta sección explica lo que necesita saber acerca de iniciar a su bebé en el uso del biberón.

¡Suspendida la producción de leche!

Si decide alimentar con biberón, necesita parar su producción de leche. La producción de leche empieza cuando hay estimulación del seno y por el calor. Para detener la producción de leche, tiene que crear un ambiente opuesto. He aquí algunas sugerencias:

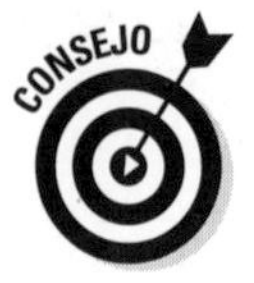

- Utilice un sostén muy ajustado o ceñido.
- Coloque compresas de hielo en los senos cuando se congestionen (generalmente a la tercera o cuarta semana después que el bebé nace).
- Mantenga las compresas de hielo dentro del sostén o utilice pequeños paquetes de vegetales congelados (como guisantes o maíz), que sean fáciles de envolver y acomodar en el sostén. (Aunque no le recomendamos que salga a la calle así.)
- Coloque hojas frías de repollo en el sostén. Los repollos trabajan químicamente para reducir la producción de leche.
- Permita que el agua fría se deslice por los senos durante la ducha.

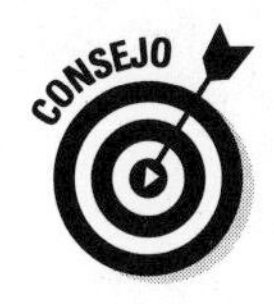

Si va a amamantar por un período corto (de 6 a 12 semanas), considere darle al bebé diariamente un biberón con leche de fórmula mientras esté amamantando para que la transición sea más fácil.

Los senos congestionados pueden ser dolorosos. Si le molestan mucho, considere pedirle al médico una medicina para el dolor. Afortunadamente, el congestionamiento dura normalmente de 36 a 48 horas.

Escoja los mejores biberones y mamilas

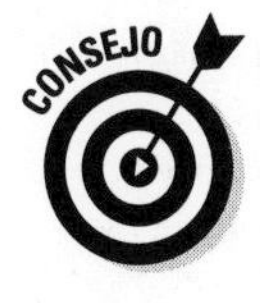

No tendrá ningún problema en encontrar una amplia variedad de biberones y mamilas. Algunos bebés definitivamente muestran una preferencia por cierta clase de biberón o mamila. Tal vez tenga que experimentar y descubrir cuáles son mejor para usted y su bebé. Los biberones de cuatro onzas son buenos para las primeras semanas o meses. Después, cuando el bebé empiece a tomar mayores cantidades de leche, puede cambiarse a biberones de ocho onzas.

- Hoy en día algunos biberones son envases hechos de plástico donde se insertan pequeñas bolsitas plásticas transparentes que contienen la leche materna o la fórmula. La ventaja de esta clase de biberón es que usted puede tirar la bolsa vacía y no tiene que preocuparse por esterilizar el envase de plástico. Además, como la bolsa de plástico está diseñada para ser comprimida, entra menos aire en la bolsa y, por ende, entra menos aire en el estómago del bebé.
- Algunos biberones tienen un diseño en ángulo, lo que ayuda a reducir el aire que el bebé traga y por consiguiente los gases.
- Hay una gran variedad de mamilas. Las que son para recién nacidos tienen un hueco más pequeño, y el tamaño del hueco aumenta de acuerdo a la edad del bebé (generalmente las mamilas vienen en tamaños para recién nacidos, y para 3 y 6 meses respectivamente, y luego las más grandes para bebés más grandecitos). Las mamilas ortopédicas (de diseño anatómico) tienen un ajuste más natural. Algunas mamilas son hechas de látex y otras de silicona —las cuales son transparentes y tienen menos olor. El bebé puede mostrar una marcada preferencia por un tipo de mamila o quizás no note ninguna diferencia.

La alimentación del bebé con biberón

Su madre, su abuela o un sinnúmero de bien intencionadas amigas quizás le recomienden esterilizar las botellas hirviéndolas en agua. Pero nosotros —y la mayoría de los pediatras— pensamos que es un paso innecesario. Después de todo, ¡una madre que da pecho no tiene que hervirse los pezones!.

Muchos padres optan por calentar el biberón del bebé, pero tampoco es necesario hacerlo. Puede entibiar el biberón de diferentes maneras: colóquelo en un recipiente lleno de agua caliente o utilice un calentador de biberones.

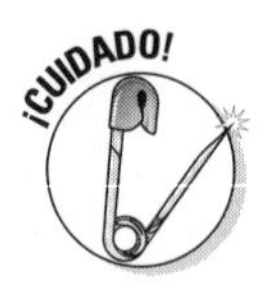

Tenga cuidado si utiliza el horno de microondas para calentar el biberón del bebé. La leche de fórmula puede calentarse de manera no uniforme y algunas partes podrían estar muy calientes para el bebé. Sin embargo, si agita bien el biberón después de calentarlo, puede que esté bien usarlo. Solo asegúrese de poner unas gotas en su muñeca primero para comprobar la temperatura.

El guardar la leche de fórmula sobrante generalmente no es una buena idea. Sin embargo, algunos pediatras dicen que no hay problema en reutilizarla una vez más, así que hable con el pediatra sobre esto. En cualquier caso, no deje ningún biberón preparado con leche de fórmula fuera del refrigerador por mucho tiempo, ya que las temperaturas cálidas favorecen al crecimiento de bacterias que pueden indisponer el estómago del bebé.

Muchas leches de fórmula vienen premezcladas, pero algunas vienen en polvo o en líquido concentrado que solo requieren añadirles agua. Las presentaciones en polvo y líquido concentrados cuestan menos pero a lo mejor no las hay en una gran variedad de fórmulas. (Por ejemplo, algunas de las leches hipoalergénicas solamente vienen en presentaciones premezcladas que son las más costosas.)

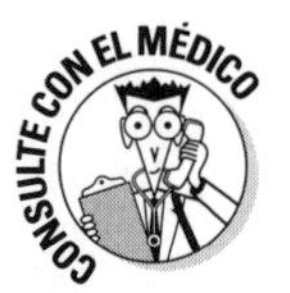

Algunos bebés desarrollan una reacción alérgica a la leche de fórmula presentándoseles malestar estomacal o erupciones en la piel. Si su bebé desarrolla alguna alergia, consulte con el pediatra. Él probablemente cambiará la leche del bebé a una a base de soya o a una leche hipoalergénica.

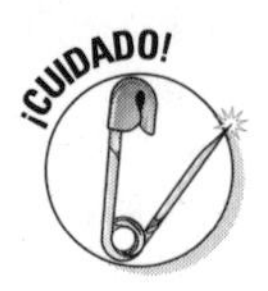

Los pediatras generalmente no recomiendan apoyar o colocar el biberón sobre una almohada o cobija cerca de la boca del bebé porque esto implica que el bebé no está siendo atendido. Asimismo, acostar al bebé sobre la espalda con el biberón apoyado en una almohada crea una situación potencial de ahogo. Además, puede también producirle caries.

La posición más común para la alimentación con biberón es sostener al bebé acunado en uno de sus brazos, cerca de su cuerpo. Ponga una almohada en su regazo para que alivie la tensión en sus brazos y nuca. A la mayoría de los padres se les hace más fácil acunar al bebé en el mismo brazo y en la misma dirección. Por ejemplo, si usted es diestra, encontrará más cómodo sostener al bebé con el brazo izquierdo mientras sostiene el biberón con el derecho. Cuando el bebé sea un poco mayor y tenga mejor control de los músculos de la nuca y la cabeza, lo puede colocar sobre sus piernas mirando hacia usted, para tratar una postura diferente. De esta manera, usted y su bebé se miran a los ojos.

He aquí otros consejos para las mamás que alimentan con biberón:

- No cubra mucho al bebé ni lo mantenga muy caliente durante la alimentación, ya que puede sentirse tan cómodo que se queda dormido en lugar de comer.
- Cambie el pañal durante la alimentación. Esto ayuda a despertarlo y, de este modo, a terminar el biberón.
- Si el bebé tiene dificultades en conseguir la mamila con su boca, acaricie su mejilla y él se volteará en esa dirección.
- Para verificar si el bebé tiene hambre, ponga la punta de su dedo (limpio) dentro de su boca y vea si empieza a chupar.
- Mantenga el biberón inclinado de tal manera que llene completamente la mamila con la leche, de ese modo minimiza la cantidad de aire que el bebé traga.

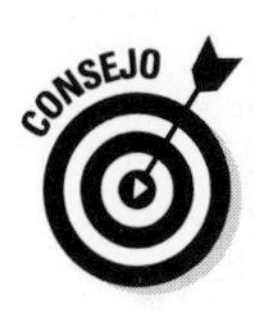

Sáquele los gases al bebé por lo menos una vez durante la alimentación y otra vez al finalizar. (Vea en la Figura 13-4 varias posiciones para sacar los gases.) Frecuentemente, los bebés tragan aire cuando toman leche materna o de fórmula; el sacarles este aire les ayuda a eliminarlo, haciendo que se sientan más cómodos y que puedan comer más.

Conozca el Desarrollo del Sistema Digestivo del Bebé

Su bebé tiene un sistema digestivo nuevo, y es uno que necesita irlo entrenando poco a poco. En otras palabras, los bebés regurgitan. Y mucho. Bien sea que sean alimentados con leche materna o de fórmula, los recién nacidos tienen la tendencia a vomitar tan a menudo como dos veces al día. Pruebe las siguientes sugerencias para manejar este inconveniente:

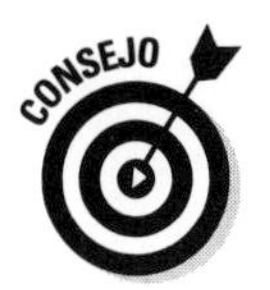

- Mantenga un pañal o cobija de tela sobre su hombro cuando le saque los gases al bebé o cuando lo cargue, así no arruina su ropa o no tiene que cambiarse constantemente.
- Póngale un pequeño babero al bebé cada vez que lo vaya a alimentar, así no tendrá que cambiarlo constantemente y no se ensucia la ropa de él.
- Sáquele los gases al bebé después de alimentarlo. Vea en la Figura 13-4 algunas de las posiciones más comunes.
- Si está alimentándolo con biberón, pare la alimentación y sáquele los gases, en lugar de permitir que se tome el biberón en una sola sentada.

- No juegue mucho con el bebé después de alimentarlo. Sacudirlo o pasearlo mucho puede hacerlo que vomite más.
- Si el bebé parece vomitar grandes cantidades o si lo hace con fuerza, comuníqueselo al pediatra.

Algunas veces, el vomitar varias veces al día puede ser signo de una condición conocida como *reflujo gastroesofágico* que es un trastorno digestivo causado por el ácido gástrico que sube del estómago al esófago. Es muy común en los bebés, aunque puede ocurrir a cualquier edad. Si su recién nacido muestra síntomas como dolor al vomitar, irritabilidad, llanto inconsolable, ahogo o se rehúsa comer, definitivamente debe hablar con el pediatra.

Por medio de la historia médica, un examen físico y ciertas pruebas de diagnóstico, el médico podrá diagnosticar este trastorno digestivo. Estas pruebas pueden incluir series del tracto gastrointestinal superior, una *endoscopia* (introducción de un tubo flexible con una cámara y una luz en los órganos del sistema digestivo superior), pruebas del pH y estudios de vaciamientos gástricos.

La necesidad de un tratamiento para el reflujo depende de la edad del bebé, su salud general, la historia médica, de cuán grave es el problema y de la tolerancia del bebé a determinados medicamentos, procedimientos médicos y tratamientos. Algunas veces el reflujo se puede mejorar mediante cambios en la alimentación. Pruebe las siguientes sugerencias:

- Después de comer, acueste al bebé bocabajo con la parte superior del cuerpo elevada al menos unos 30 grados o sosténgalo sentado por unos 30 minutos.
- Si está dando el biberón, mantenga la mamila llena con leche o fórmula, de manera que el bebé no trague mucho aire.
- Algunas personas creen que agregándole a la leche un alimento que la espese —como cereal de arroz— puede ser beneficioso para algunos bebés mayorcitos.
- Sáquele los gases al bebé frecuentemente durante las sesiones de alimentación.

Parte IV
Situaciones Especiales

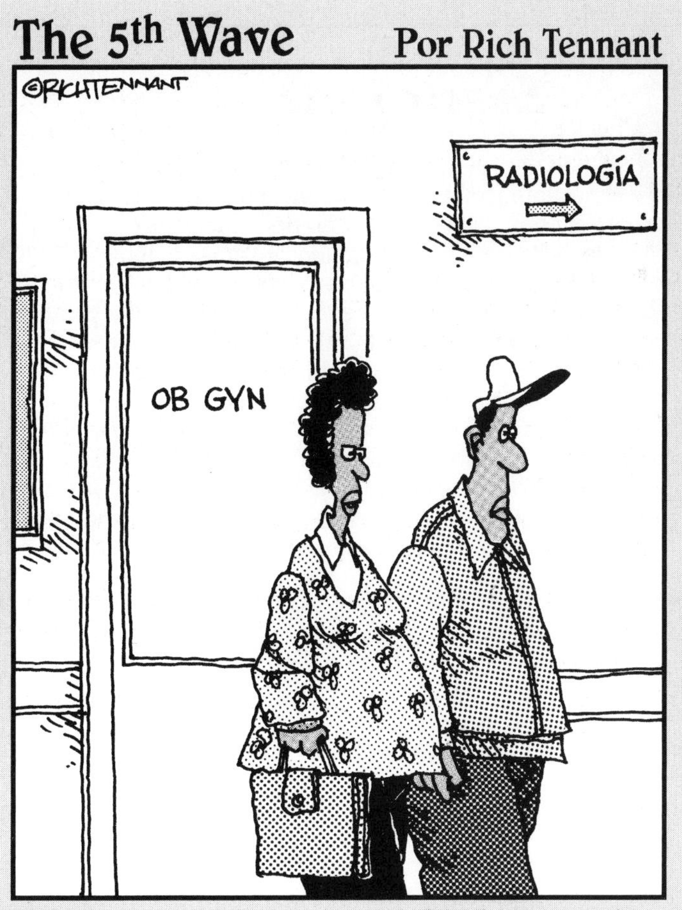

"Tal vez yo no sepa nada de genética, pero sé que ya me pasé de la fecha y que esto viene del lado de tu familia, ellos siempre llegan atrasados a todos los eventos familiares".

En esta parte . . .

Usted podría pasar todo su embarazo sin que le sea importante leer esta parte del libro, especialmente si es su primer bebé y no tiene mellizos (o más), y si nada —ni siquiera una pequeña cosita— le molesta ni va mal. Pero, la mayoría de las veces pequeñas eventualidades se presentan: usted se resfría y se pregunta cómo afectará eso a su bebé; o, le sale un salpullido que le molesta mucho; va a tener mellizos o más; o, tiene un problema médico serio o complicaciones a las que tiene que enfrentarse. No importa cuáles sean sus inquietudes, nosotros se las presentamos todas aquí. Más que en cualquier otra parte del libro, esta sección la hemos diseñado para que la pueda leer por partes, dependiendo de las circunstancias en las cuales usted se pueda encontrar.

Capítulo 14

Embarazos con Situaciones Especiales

En Este Capítulo

- Cuando la paternidad y la maternidad comienzan más tarde
- Cómo enfrentar el reto del parto múltiple
- Cuando se tiene el segundo bebé —y el tercero, el cuarto, el quinto . . .
- Ser parte de una familia moderna
- Cómo preparar a los niños mayores para recibir al nuevo bebé

Ningún embarazo es igual a otro. Si usted es como la mayoría de las mujeres, se dará cuenta que su experiencia es diferente de alguna manera de la de sus amigas o familiares con quienes ha hablado. No sintió tantas náuseas como su hermana durante los primeros tres meses, o su malestar mañanero es 20 veces peor que el de su amiga. Se siente muy bien haciendo ejercicios durante su embarazo, mientras que su prima tiene que permanecer en cama. Existen muchas variaciones dentro de los límites de lo que se considera un embarazo normal o promedio. Pero algunos tipos especiales de embarazos vienen con sus propios retos y características.

Comprender la Importancia de la Edad

Sea usted un posible padre o una posible madre, su edad puede ser muy importante, como se están dando cuenta muchas personas que quieren tener hijos hoy en día. Hombres y mujeres con edad cercana a los 40 años —y más— que se están preparando para tener hijos enfrentan problemas y situaciones especiales. Las madres adolescentes también enfrentan retos únicos.

Madres mayores de 30 años (y más allá)

Aquellas épocas cuando casi todas las mujeres embarazadas tenían entre 20 y 25 años, e incluso muchas eran adolescentes, han quedado atrás. En la actualidad, un mayor número de mujeres posponen tener familia, no solo hasta que hayan terminado su educación, sino también hasta que han tenido al menos una década para establecerse en sus carreras. Hoy en día el divorcio es más común también y muchas mujeres tienen niños con su segundo esposo, a menudo, cuando están bien entradas en los 30 o 40 años (y algunas veces hasta más de 50).

¿Cuál es la edad límite para estar embarazada? La respuesta a esta pregunta solía ser: hasta que se llegara a la menopausia o, incluso, algunos años antes cuando su cuerpo ya no podía producir óvulos sanos que pudieran ser fertilizados para convertirse en embriones. Pero hoy en día, gracias a los avances en las tecnologías de reproducción asistida —por ejemplo, la fertilización in vitro, la cual puede usar óvulos donados por otra mujer— aún mujeres que sobrepasan la edad de la menopausia pueden quedar embarazadas.

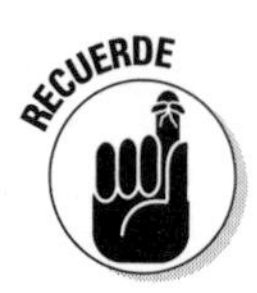

Una pregunta de mayor relevancia hoy en día es: ¿A qué edad una mujer tiene que preocuparse por "problemas especiales"?, y en este caso la respuesta es más específica. Cualquier mujer que tiene o es mayor de 35 años cuando está embarazada se incluye en la definición médica de "edad materna avanzada". (Este es un término un poco impersonal, pero quizás menos ofensivo que otros utilizados como: grávida mayor, grávida madura y, la desafortunada, grávida vieja.) La razón de usar un término para identificar a las madres mayores es que la incidencia de ciertas anormalidades cromosómicas en el feto aumenta con el avance de la edad materna. A los 35 años, los riesgos comienzan a aumentar considerablemente, como se muestra en la Figura 14-1.

A los 35 años, el riesgo de que el feto sea portador de alguna anormalidad cromosómica es tan grande que se iguala al riesgo de pérdida del embarazo después de una amniocentesis (cerca del 0,5 por ciento). En los Estados Unidos, las pruebas genéticas —ya sean la amniocentesis o el muestreo de vello coriónico (vea la descripción de ambas en el Capítulo 8)— se ofrecen como pruebas rutinarias a las mujeres embarazadas mayores de 35 años. En otros países, esta edad de referencia puede cambiar (en Gran Bretaña, por ejemplo, la edad es de 37 años).

La buena noticia es que, a excepción de este aumento en ciertas anormalidades cromosómicas, los bebés nacidos de mujeres mayores de 35 años, e incluso mayores de 40, tienen la misma probabilidad que cualquier otro niño de nacer sanos. Las madres sí tienen un riesgo más alto de desarrollar preeclampsia o diabetes gestacional (vea los Capítulos 15 y 16), al igual que un mayor riesgo de necesitar un parto por cesárea. Pero estos riesgos no son muy altos y, en la mayoría de los casos, los problemas que resultan son menores. Claro que las condiciones de una mujer mayor en el embarazo dependen en gran medida de su estado de salud general. Si una mujer tiene 48 años, o incluso 50, pero se encuentra en excelente estado de salud, es probable que le vaya muy bien en el embarazo.

La Edad Materna y las Anormalidades Cromosómicas
(En Bebés Nacidos Vivos)

EDAD MATERNA	RIESGO DE SÍNDROME DE DOWN	RIESGO TOTAL DE ANORMALIDADES CROMOSÓMICAS*
20	1/1667	1/526*
21	1/1667	1/526*
22	1/1429	1/500*
23	1/1429	1/500*
24	1/1250	1/476*
25	1/1250	1/476*
26	1/1176	1/476*
27	1/1111	1/455*
28	1/1053	1/435*
29	1/1000	1/417*
30	1/952	1/384*
31	1/909	1/384*
32	1/769	1/322*
33	1/602	1/286
34	1/485	1/238
35	1/378	1/192
36	1/289	1/156
37	1/224	1/127
38	1/173	1/102
39	1/136	1/83
40	1/106	1/66
41	1/82	1/53
42	1/63	1/42
43	1/49	1/33
44	1/38	1/26
45	1/30	1/21
46	1/23	1/16
47	1/18	1/13
48	1/14	1/10
49	1/11	1/8

Figura 14-1: En la medida que la edad materna aumenta, aumentan los riesgos de anormalidades cromosómicas.

Datos de Hook (1981) y Hook et al. (1983). Debido a que el tamaño de la muestra para algunos intervalos es relativamente pequeño, los limites de confiabilidad resultan a veces relativamente grandes. No obstante, estas cifras son apropiadas para una consulta profesional sobre genética. *No incluye los datos para 47.xxx en las edades comprendidas entre 20-32.

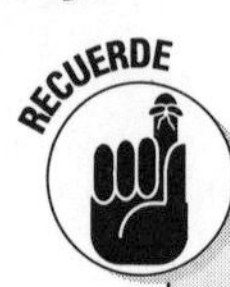

Unas palabras sobre los métodos alternativos para concebir

Gracias a las tecnologías de reproducción asistida, más y más mujeres mayores de 40 años quedan embarazadas, algunas hasta con mellizos o trillizos. Aunque muchas de estas mujeres conciben con sus propios óvulos, muchas otras conciben con los óvulos donados por alguien más. Estas mujeres tienen asuntos específicos de qué preocuparse tales como, qué decirles a sus futuros hijos, amigos y familiares. Algunas de esas madres, cuando están embarazadas, tienen conflictos internos acerca de la identidad genética del bebé; se preocupan de lo que significará que el bebé esté relacionado genéticamente con alguien más. Pero a menudo estas preocupaciones desaparecen cuando la mujer comienza a sentir a su bebé moverse dentro de ella y, si no es en ese momento, lo es tan pronto como el bebé nace.

Los padres —aún los padres de niños concebidos de la manera tradicional— a menudo descubren, después que conocen al nuevo bebé en persona, que la identidad de cada niño es única, y que la ascendencia genética exacta no es tan importante como ellos lo creían. De modo que tiene sentido que las mujeres que han tenido niños concebidos con óvulos donados, generalmente se den cuenta, tan solo unos días después de cuidar del nuevo bebé, que se sienten tan maternales como cualquier madre "biológica" se sentiría. Lo mismo es cierto para aquellos padres de niños que han sido concebidos con esperma donado. En la medida que aumente el número de personas que tienen niños con óvulos o esperma donados, esta experiencia probablemente sea más natural para todos los involucrados.

Cuando el padre no es tan joven

Como mencionamos anteriormente, los embarazos en mujeres mayores exigen un cuidado especial debido al mayor riesgo de complicaciones genéticas. Hasta cierto punto, los embarazos en los cuales el padre es mayor, también deben ser observados con más frecuencia. No existe un límite absoluto para la "edad paterna avanzada", pero mucha gente, usa los 45 o 50 años como límite (algunos piensan que debería ser 35 años, el mismo límite que se usa para la mujer).

Mientras que el mayor riesgo genético para las mujeres es tener un feto con anormalidades cromosómicas (más comúnmente, un cromosoma adicional), para los hombres el riesgo es la mutación genética espontánea en el esperma, que puede llevar a tener un niño con un trastorno autosómico dominante, tal como la *acondroplasia* (un tipo de enanismo) o el mal de Huntington. Una sola copia de un gen anormal puede causar este tipo de problema (en los llamados trastornos genéticos recesivos, como la fibrosis quística y la anemia falciforme, por ejemplo, se requieren dos copias del gen anormal para dar origen al trastorno). Sin embargo, los trastornos autosómicos dominantes son muy raros y muchos son imposibles de detectar, lo cual es la causa de que no exista una prueba de rutina para la edad paterna avanzada.

Cuando las madres son muy jóvenes

El embarazo en mujeres adolescentes origina un tipo diferente de preocupaciones. Aunque este grupo no sufre ningún aumento de riesgo de anormalidades cromosómicas, estas mujeres pueden tener una incidencia más alta de bebés con defectos al nacer. Debido a que las madres adolescentes tienden a tener hábitos de nutrición por debajo de lo óptimo, también tienen una incidencia más alta de bebés que nacen con peso por debajo de lo normal. Igualmente tienen un mayor riesgo de desarrollar preeclampsia, mayor tendencia a tener una cesárea y menos tendencia a amamantar. Debido a su situación especial, estas madres jóvenes necesitan orientación y consejos especiales. Si usted es una madre adolescente, la animamos a que busque un cuidado prenatal adecuado, siga una dieta saludable y considere los beneficios de la lactancia materna.

Cuando Se Tienen Mellizos o Más

Tener mellizos puede parecer simple para alguien que nunca ha enfrentado esta realidad. Puede ser "un placer doble" o una pesadilla viviente (doble trabajo con la mitad del sueño). Tener mellizos es complicado, como cualquier madre de mellizos puede decirle por horas y horas, si está dispuesto a escucharla. De hecho, se podría escribir un libro completo con los consejos de los padres de mellizos, trillizos y más. Y si ese libro fuese escrito, una parte importante del mismo tendría que ser acerca de la experiencia del embarazo de mamás con mellizos o más.

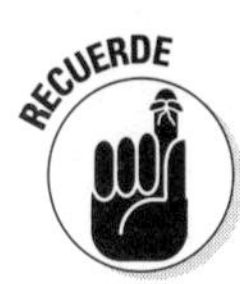

Si va a tener trillizos, o más, generalmente lo que se dice sobre los mellizos, también sirve para los trillizos (y más), sólo que en mayor proporción.

Aunque la gran mayoría de embarazos de mellizos transcurre sin problemas y termina con el nacimiento de dos hermosos y saludables bebés, existen algunos riesgos tanto para la madre como para los fetos. Por esta razón, los médicos en su mayoría quieren que las mujeres embarazadas con mellizos tengan consultas más frecuentes que otras madres y, además, ellos quizás programen muchos más ecosonogramas.

El número de mellizos concebidos es más alto que el número de mellizos que nacen. Muchos embarazos que comienzan como embarazos de mellizos, terminan con el nacimiento de un solo niño porque uno de los fetos nunca llega a desarrollarse. En muchos casos, uno de los fetos desaparece incluso antes de que el embarazo sea diagnosticado (es llamado el mellizo desaparecido). La incidencia de nacimientos de mellizos es estimada, generalmente, cerca del uno por ciento de todos los nacimientos. Sin embargo, la incidencia está en aumento debido principalmente al aumento del uso de técnicas de fertilización.

La procedencia étnica y la historia familiar pueden aumentar sus probabilidades de tener mellizos; algunas mujeres tienen más probabilidades, desde el punto de vista de su constitución, de ovular más de un óvulo en el ciclo. Si existen mellizos en su familia, dígaselo a su médico.

La incidencia de trillizos espontáneos es mucho más rara —alrededor de uno en 7.000. La de cuatrillizos espontáneos o más es todavía más rara. Sin embargo, con el aumento del uso de tratamientos de fertilidad, la incidencia de trillizos ha aumentado más de 10 veces en los últimos años.

Diferentes tipos de embarazos múltiples

Los mellizos pueden ser idénticos o fraternos. Estos términos pasados de moda no describen completamente cómo ocurren los mellizos. Los mellizos idénticos se parecen mucho y son siempre del mismo sexo. Provienen de un embrión común, lo que significa que son el producto de la misma unión de un óvulo y un espermatozoide (en otras palabras, son *monocigóticos*, porque provienen del mismo cigoto).Tienen exactamente los mismos genes del otro, lo cual explica por qué se parecen tanto. En los Estados Unidos, aproximadamente un tercio de todos los mellizos son idénticos. Un óvulo también puede dividirse en tres, conduciendo a trillizos idénticos, pero esto es muy poco común.

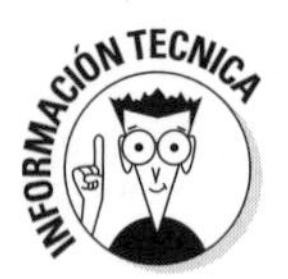

Una mujer concibe mellizos fraternos cuando ovula más de un óvulo y dos espermatozoides diferentes fertilizan dichos óvulos, y ambos se implantan en el útero al mismo tiempo. Estos mellizos *bicigóticos* provienen de dos cigotos y no tienen un conjunto idéntico de genes. Fuera de eso, su constitución genética es similar a la de cualquier par de hijos nacidos de los mismos padres. Simplemente nacen al mismo tiempo. Pueden ser del mismo sexo o de sexos opuestos. Aproximadamente dos tercios de todos los mellizos concebidos espontáneamente en los Estados Unidos son bicigóticos. Si se fertilizan tres óvulos, el resultado son los trillizos fraternos. Un embarazo de trillizos también puede estar compuesto por dos fetos que son monocigóticos y otro que proviene de un segundo óvulo fertilizado —originando dos bebés que son idénticos y uno fraterno.

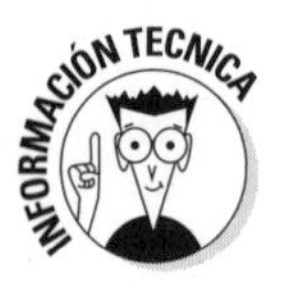

La probabilidad de que una mujer tenga mellizos idénticos aumenta después de los 35 años. Y al contrario, la probabilidad de tener mellizos fraternos (porque ovula más de un óvulo en algún mes), aumenta hasta los 35 años para luego disminuir de allí en adelante. Algunas familias tienen más mellizos fraternos que lo que les corresponde estadísticamente. Concebir mellizos fraternos es más probable cuando la mujer toma medicamentos para la fertilidad, porque éstos aumentan la probabilidad de que ovule más de un óvulo. Por supuesto, una mujer que toma estos medicamentos, todavía puede producir un óvulo que sea fertilizado y que luego se divida en dos para formar mellizos idénticos.

Determinar si los múltiples son idénticos o fraternos

Muchas mujeres embarazadas con mellizos le preguntan al médico o al técnico de ecosonograma, si pueden decir si los mellizos son fraternos o idénticos. En algunos casos, el médico o técnico pueden notar la diferencia; si se puede apreciar que los dos bebés tienen diferente sexo, entonces se sabe que son fraternos. Si tienen el mismo sexo, o no se puede ver todavía, otros hallazgos a través del ecosonograma pueden revelar si los mellizos son idénticos, como por ejemplo:

- Un óvulo que se divide muy pronto después de la fecundación o fertilización (en los primeros dos o tres días), resulta en dos embriones que tienen diferentes placentas y diferentes sacos amnióticos. Esta situación se llama *diamniótica dicoriónica* (vea la Figura 14-2a). En el ultrasonido no se ven diferentes de los mellizos fraternos que provienen de dos óvulos fecundados separadamente.
- Si un óvulo se divide entre el tercer y octavo día después de la fecundación, los mellizos que resultan se encuentran en dos sacos amnióticos separados pero comparten una misma placenta (vea la Figura 14-2b). El médico puede referirse a esta situación como *diamniótica monocoriónica*. Si en el ecosonograma, el médico o técnico pueden ver mellizos que comparten una misma placenta, existe mucha probabilidad de que sean idénticos (de todas maneras, tenga en cuenta que determinar si existe más de una placenta cuando ambas podrían estar muy juntas, es muy difícil en un ecosonograma). A pesar de eso, el grosor de la membrana que separa los sacos ofrece otro indicio: cuando existen dos placentas, una membrana gruesa separa los dos sacos, mientras que con una sola placenta, la membrana es muy delgada.
- Un óvulo que se divide entre el día 8 y el 13 después de la fertilización, resulta en mellizos que no solo comparten la misma placenta, sino que también están en el mismo saco amniótico (vea la Figura 14-2c). Mellizos como éstos son llamados *monoamnióticos monocoriónicos*. Si el médico hace un examen de ultrasonido y ve mellizos dentro de un mismo saco amniótico, puede asegurar entonces que los mellizos son idénticos. Esta situación es muy rara (el uno por ciento de todos los mellizos, o sea uno de cada 60.000 embarazos).
- Un óvulo que se divide después del día 13 de gestación, resulta en mellizos unidos o “siameses”, lo cual es extremadamente raro.

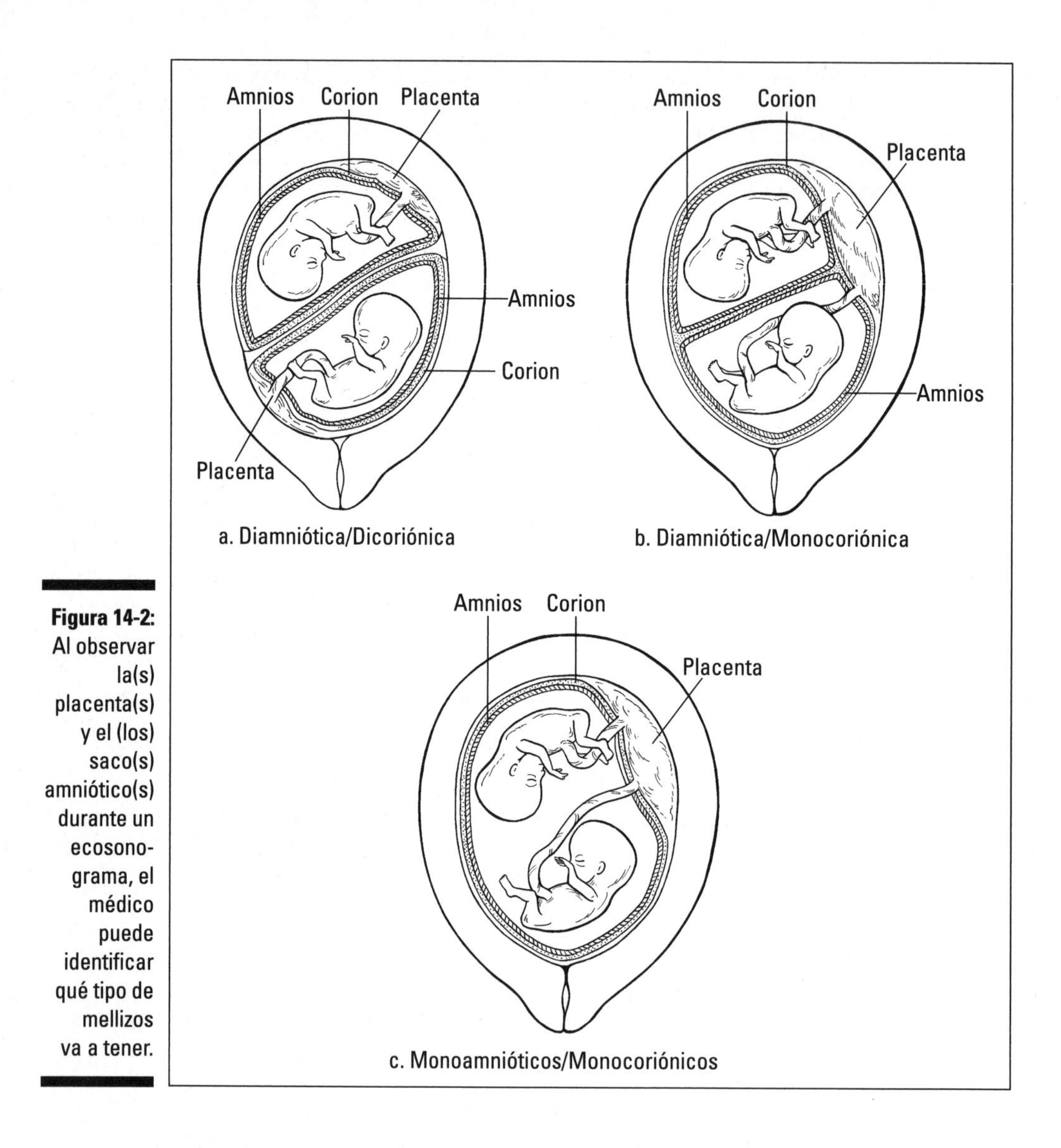

Figura 14-2: Al observar la(s) placenta(s) y el (los) saco(s) amniótico(s) durante un ecosonograma, el médico puede identificar qué tipo de mellizos va a tener.

Un técnico experto en ecosonogramas puede utilizar ciertas señales sutiles para ayudar a diferenciar la clase de mellizos; y, aunque estas señales a menudo son definitivas, existen casos en que no lo son. El técnico establece si los mellizos tienen o no su propia placenta y, también algo menos importante, si son fraternos o idénticos. Determinar el tipo de placentación (monocoriónica o dicoriónica) es más fácil en el primer trimestre y más difícil en el segundo y tercero.

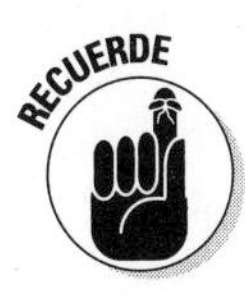

Debido a que los embarazos de diferentes clases de mellizos están relacionados con diferentes problemas y riesgos, el determinar qué clase de mellizos se tiene es importante. Si los resultados del ecosonograma no son claros y la situación médica sugiere que esta información es sumamente importante tener, se puede llevar a cabo una amniocentesis para hacer pruebas especiales y responder a dicha pregunta. Estas pruebas se denominan estudios *cigóticos* y requieren una prueba invasiva, tal como la amniocentesis, el muestreo del vello coriónico o la muestra de sangre fetal (vea el Capítulo 8).

Pruebas de detección del síndrome de Down en embarazos múltiples

Por muchos años, la forma más común de detectar el síndrome de Down en el embarazo, era midiendo diferentes sustancias en la sangre de la madre a las 16 semanas de embarazo (vea el Capítulo 8). La precisión de esta prueba con mellizos, es todavía muy alta, pero con trillizos o más, no es de mucha ayuda. El nuevo método de detección del síndrome de Down en el primer trimestre (llamado *sonolucencia o translucencia nucal*; vea el Capítulo 8), parece particularmente prometedor para madres con embarazos múltiples, porque el médico puede obtener una muestra de la sonolucencia nucal de cada feto y, de este modo, darle a cada uno individualmente el riesgo específico de tener el síndrome de Down. Sin embargo, aun no está claro el papel que juegan los marcadores séricos maternos en esta situación. Pueden ayudar quizás en el caso de mellizos, pero con trillizos o más, probablemente la prueba que más ayude sea solamente la medida de la sonolucencia nucal.

Las pruebas genéticas en embarazos múltiples

El muestreo del vello coriónico y la amniocentesis son un poco más difíciles de realizar cuando se está embarazada de mellizos o más. Los retos principales son asegurar que se obtenga una muestra de cada feto separadamente y que ninguno de los tejidos obtenidos de cada feto contamine el del otro. En el caso de mellizos idénticos este asunto no es tan crítico porque los fetos tienen la misma composición genética. Si se encuentra una anormalidad genética (o no existen anormalidades) en uno, lo mismo casi siempre ocurre para el otro. Pero en mellizos fraternos, trillizos o más, hacer la prueba en cada uno es sumamente importante.

Amniocentesis

La amniocentesis (vea el Capítulo 8) es la prueba genética más común en embarazos múltiples. Este método requiere insertar en el útero diferentes agujas para cada feto. Por supuesto, esto es hecho con la ayuda del ultrasonido o ecosonograma. Después que el médico extrae líquido del primer feto, deja la aguja insertada en el mismo lugar para inyectar un tinte orgánico inocuo de color azul (llamado índigo carmín) dentro del saco amniótico de ese feto (no se preocupe, no va a dar a luz a un duendecillo azul; este tinte azul se absorbe con el tiempo). De manera que si el líquido extraído con una segunda aguja sale claro (no azul), el médico sabe que ha tomado la muestra del segundo saco amniótico. Si está embarazada con más de dos bebés, el médico agrega unas gotas del tinte azul a cada saco amniótico sucesivamente, después que lo pincha.

Muestreo del vello coriónico

El muestreo del vello coriónico (vea el Capítulo 8), puede ser un poco más complicado en embarazos de más de un feto, pero médicos con experiencia pueden hacer bien este trabajo. En algunos casos, las placentas se encuentran en tal posición que el muestreo coriónico es técnicamente imposible de realizar. En estos casos, las madres tienen la opción de hacerse la amniocentesis un poco después en el embarazo (entre la semana 15 y 18, en lugar del muestreo coriónico en la semana 12).

¿Cuál bebé es cuál?

Antes del nacimiento, el médico identifica a cada bebé como mellizo A y mellizo B (o trillizos A, B y C). Esta identificación le permite a él comunicarse con usted y otras personas (enfermeras u otro personal médico) sobre cuál bebé es cuál y, sistemáticamente, seguir el progreso de cada mellizo durante el embarazo. Por convención, el feto que se encuentra más cerca del cérvix (el cuello de la matriz) es llamado mellizo A (o trillizo A). Este bebé generalmente nace primero. En un embarazo de trillizos, el feto que se encuentra localizado más alto (más cerca de su pecho) se designa como trillizo C. Algunas pacientes inventan sus propios nombres para llevar el control. Tuvimos una paciente con trillizos que llamó a sus bebés Lina, Nina y Tina antes de nacer, de modo de mantenerlas identificadas.

La vida día a día con un embarazo múltiple

Si está embarazada de múltiples, no pase por alto todo lo demás que hemos escrito en este libro. En muchas formas, su embarazo transcurre como cualquier otro. La diferencia, como ya habrá notado, es que su experiencia es más intensa en muchas cosas: el abdomen es más grande, la náusea puede ser peor, la amniocentesis (si necesita tener una) es un poquito más complicada (como lo describimos anteriormente en este capítulo) y el parto puede tomar más tiempo. Con trillizos, o más, estos síntomas y cambios físicos son aun más grandes o intensos. Asimismo, ciertas complicaciones son más frecuentes en embarazos múltiples que en embarazos con un feto. En la siguiente lista describimos cómo su experiencia puede ser diferente en algunos aspectos:

- **Actividad:** Inicialmente, los médicos recomendaban que las embarazadas con múltiples descansaran en cama a partir de las semanas 24 a la 28. Sin embargo, los datos muestran que las mujeres que descansan en cama no parecen disminuir las probabilidades de tener un parto prematuro o bebés con peso por debajo del promedio. La necesidad de disminuir su actividad depende de su historia obstétrica previa y de cómo transcurre su embarazo semana a semana. Si usted presenta trabajo de parto prematuro o tiene problemas de crecimiento fetal, el médico puede recomendar que descanse. Con trillizos o más, los beneficios no son tan claros, pero muchos obstetras recomiendan rutinariamente descanso en cama comenzando desde el segundo trimestre.
- **Dieta:** Muchos expertos recomiendan que las mujeres embarazadas de mellizos, consuman unas 300 calorías adicionales por encima de lo que se recomienda para un embarazo de un feto (en otras palabras, unas 600 calorías adicionales por día por encima del consumo antes del embarazo). Para trillizos o más, no existe un consenso en este tema, pero obviamente su consumo de alimentos debería ser mayor.
- **Hierro y ácido fólico:** Las mujeres con embarazo múltiple tienen un mayor riesgo de padecer anemia, debido a la anemia dilucional (vea el Capítulo 4), así como también de una mayor demanda de hierro y ácido fólico. Los médicos recomiendan una dosis alta de hierro y ácido fólico para mujeres con dos o más fetos.
- **Náusea:** La mayoría de las mujeres gestantes de dos o más fetos, definitivamente sufren de más náusea y vómitos al principio del embarazo, que aquellas que solo tienen uno. Esta náusea puede estar relacionada con niveles más altos de la hormona gonadotropina coriónica (GCH, una hormona del embarazo) que circula en el flujo sanguíneo. La cantidad de esta hormona es mayor cuando existen dos o más fetos. La buena noticia es que la náusea y el vómito para mamás de múltiples —así como las de las mamás de un solo bebé— generalmente desaparecen al final del primer trimestre.
- **Las consultas prenatales:** Es probable que el médico siga la misma rutina o procedimientos que usa con las mujeres embarazadas de un solo bebé. O sea, le revisan la presión arterial, el peso y la orina en cada consulta. Pero como está embarazada con más de uno, es probable que el médico le pida que vaya a consulta más frecuentemente. Algunos médicos hacen los exámenes pélvicos de rutina para asegurarse de que el cérvix no se esté dilatando prematuramente; otros pueden sugerir revisar el cérvix con un ecosonograma. Por otra parte, si no tiene ningún

síntoma de trabajo de parto prematuro, el médico podría decidir que no necesita estas pruebas o controles adicionales.

- **Exámenes de ultrasonido o ecosonograma:** La mayoría de los médicos sugieren que a las madres de mellizos o más se les haga un ecosonograma cada cuatro a seis semanas en el transcurso del embarazo para controlar el crecimiento fetal. Si tiene algún problema, estos exámenes tendrán que hacerse más frecuentemente. Con más de un feto, el médico no puede usar la altura del fondo uterino como medida para evaluar el crecimiento. Y como las mujeres con embarazos múltiples tienen mayor riesgo de problemas de crecimiento fetal (vea "Restricción del crecimiento intrauterino" más adelante en este capítulo), estos ecosonogramas periódicos son muy importantes.
- **Aumento de peso:** El aumento promedio de peso en un embarazo de mellizos, es de 15 a 20 kilogramos (35 a 45 libras), pero la cantidad exacta que aumenta depende de su peso al inicio del embarazo. El Instituto de Medicina recomienda que las madres gestantes de mellizos aumenten 500 gramos (una libra) por semana durante el segundo y tercer trimestre. Estudios recientes muestran que puede alcanzar una tasa de crecimiento óptima tomando en cuenta el índice de masa corporal (vea el Capítulo 4) antes del embarazo, y que el aumento de peso en los primeros dos trimestres puede ser de especial importancia. Los médicos recomiendan un aumento de 20 a 23 kilogramos (45 a 50 libras) al llegar a la semana 34 si hay trillizos, y más de 23 kilogramos (50 libras) para cuádruples.

El trabajo de parto y el parto de mellizos

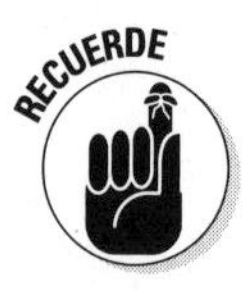

Casi siempre, las mujeres embarazadas de trillizos tienen parto por cesárea. Recientemente, sin embargo, algunos estudios han sugerido que bajo ciertas circunstancias específicas y con criterios muy estrictos, el parto vaginal de trillizos es posible. Como casi todos los trillizos nacen por cesárea, la siguiente sección sobre posiciones para el nacimiento y parto, está dirigida a mujeres con mellizos.

A menudo, el embarazo transcurre sin ninguna clase de problemas para las madres con mellizos, pero el trabajo de parto y el parto pueden ser complicados. Por esta razón, recomendamos que las mujeres con más de un bebé, den a luz en un hospital donde existe personal calificado para manejar cualquier complicación que se presente.

En el supuesto caso de que los bebés no sean prematuros, sus bebés pueden encontrarse en tres diferentes posiciones, a saber:

- Ambos fetos pueden estar con la cabeza hacia abajo (vértice), como ocurre en el 45 por ciento de los embarazos de mellizos (vea la Figura 14-3a). El parto vaginal es exitoso en un 60 al 70 por ciento cuando los bebés se encuentran en esta posición.

- El primer feto puede estar con la cabeza hacia abajo y el segundo no, como es el caso en un 35 por ciento de los casos; esto hace el parto por cesárea más probable, a menos que el médico pueda girar al segundo bebé cabeza abajo. Es todavía materia de debate entre médicos, si tiene sentido manipular al bebé de esta manera. La elección del médico de si intentar girar al bebé o traer al bebé al mundo en posición podálica (nalgas) depende de su entrenamiento, experiencia y orientación profesional.
- El primer feto puede encontrarse en posición podálica o transversa (acostado horizontalmente cruzando el útero), y el segundo feto puede estar en posición podálica, vértice o transversa, como se encuentran cerca del 20 por ciento de los casos (vea las Figuras 14-3b y 14-3c).

Con cualquiera de estas combinaciones de posiciones, si los bebés son prematuros, las opciones pueden ser diferentes. En cualquier caso, converse las posibilidades con el médico mucho antes del parto.

Situaciones especiales de las madres de embarazo múltiple

Si está embarazada de mellizos o más, el médico querrá tenerla bajo estricta vigilancia médica debido a que el riesgo de ciertas complicaciones es mayor en este tipo de embarazo. A continuación mencionamos algunos aspectos que el médico va a estar vigilando.

No deje que esta lista la asuste. Lo importante es estar informada de problemas potenciales de modo que si éstos se presentan, usted y el médico puedan identificarlos pronto y manejarlos apropiadamente para lograr el mejor resultado posible.

Parto prematuro o pretérmino

El riesgo más grande que corre al tener más de un bebé es que puede tener el trabajo de parto y el parto prematuramente. El tiempo promedio de embarazo de un bebé es de 40 semanas, pero para un embarazo de mellizos es solamente 36 semanas; para trillizos es de 33 a 34 semanas y para cuatrillizos alrededor de 31 semanas. Un embarazo es considerado de término completo si dura 37 semanas o más. Un parto prematuro se da, técnicamente, entre las semanas 24 y 37, pero la mayoría de los bebés nacidos en las semanas 35 o 36 son generalmente tan sanos como cualquier bebé nacido después de las 37 semanas.

Muchas mujeres entran en trabajo de parto prematuro sin dar a luz a sus bebés prematuramente. Alrededor del 80 por ciento de madres embarazadas de trillizos y el 40 por ciento de las embarazadas con mellizos presentan un trabajo de parto prematuro, pero no todas dan a luz prematuramente. (Vea los detalles de trabajo de parto y parto prematuros en el Capítulo 15.)

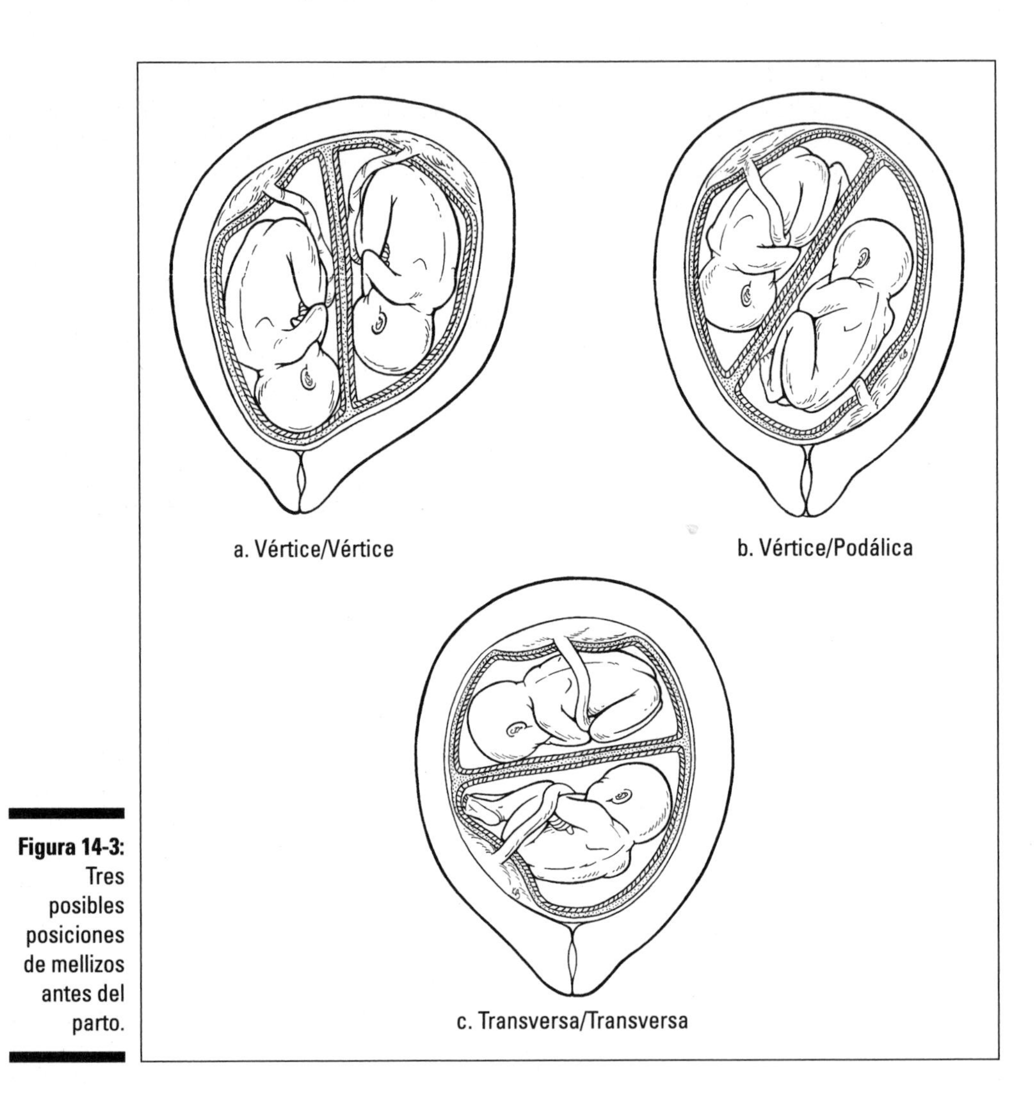

Figura 14-3: Tres posibles posiciones de mellizos antes del parto.

Anormalidades cromosómicas

Cuando se tienen más de un feto y éstos no son idénticos, la probabilidad de que cualquiera de ellos tenga una anormalidad genética es más alta. Después de todo, cada bebé tiene su propio riesgo individual de alguna anormalidad, y los riesgos se suman. Las mamás con un solo bebé son consideradas de edad materna avanzada a los 35 años —como describimos antes en este capítulo; pero, en mujeres embarazadas de mellizos que provienen de dos óvulos diferentes, son consideradas de edad avanzada desde los 33 años, y para trillizos a los 31 o 32 años. Todo esto es importante para mujeres que estén considerando las pruebas genéticas de las que hablamos anteriormente.

Diabetes

Como la incidencia de diabetes gestacional es más alta con mellizos o más, muchos médicos recomiendan que todas las mujeres con más de dos fetos se hagan una prueba de detección de esta condición (vea el Capítulo 16).

Hipertensión y preeclampsia

La *hipertensión* (presión arterial alta) es más común en gestación múltiple. El riesgo de esta condición es proporcional al número de fetos presentes. Algunas mujeres desarrollan solo hipertensión, sin ningún otro síntoma o indicación física. Otras desarrollan una condición única del embarazo, llamada preeclampsia que involucra presión arterial alta, ya sea con edema (hinchazón) o con la presencia de proteína en la orina (vea la descripción de preeclampsia en el Capítulo 15). Un 40 por ciento de las madres con mellizos y un 60 por ciento o más con trillizos desarrollan algún tipo de hipertensión durante el embarazo. Por esta razón el médico verifica frecuentemente la presión arterial.

Restricción del crecimiento intrauterino

Los problemas de crecimiento fetal ocurren en un 15 a un 50 por ciento de todos los mellizos. El problema es aun más común en trillizos y en fetos que comparten la misma placenta. En caso de una única placenta, puede que la sangre no sea distribuida por igual entre ambos mellizos, lo cual puede causar que uno de ellos reciba más nutrientes que el otro. En embarazos múltiples con diferentes placentas, la restricción del crecimiento puede resultar cuando una placenta se implanta en una posición más favorable dentro del útero y, por tanto, provee mejor nutrición que la otra. Probablemente el médico programe ecosonogramas periódicamente durante el embarazo para asegurarse de que ambos fetos están creciendo adecuadamente.

Síndrome de transfusión de mellizo a mellizo

Este síndrome es específico para mellizos que comparten una misma placenta (monocoriónica). En algunos casos, la placenta contiene vasos sanguíneos que se interconectan entre los dos fetos. Esta conexión permite a los dos fetos intercambiar sangre y, de esta manera, se distribuye desigualmente. El feto que recibe más sangre crece más y produce líquido amniótico adicional, mientras que el feto que obtiene menos sangre puede sufrir una restricción del crecimiento y tener considerablemente menos líquido amniótico en su saco. Esta situación puede ser muy grave pero, afortunadamente, afecta solo entre el 10 y el 15 por ciento de los mellizos monocoriónicos.

Reducción del embarazo multifetal

Algunos médicos realizan una reducción del embarazo multifetal para disminuir el número de fetos que una mujer lleva consigo y, mejorar así las probabilidades de que dé a luz bebés saludables. Generalmente, el procedimiento lo llevan a cabo en mujeres que tienen al menos tres fetos viables como resultado de tratamientos de fertilidad, por el alto riesgo de tener un parto prematuro si gestan todos lo fetos. Y, también lo hacen, cuando algunas mujeres que están embarazadas de mellizos desean reducir el embarazo a un solo bebé. Por lo general, un especialista en la rama materno fetal efectúa la reducción en un centro especializado, durante las últimas semanas del primer trimestre entre las semanas nueve y trece. El riesgo involucrado es relativamente bajo cuando es ejecutado por un especialista específicamente entrenado en este tipo de técnica. Lo importante es investigar todas las opciones posibles de modo que tenga suficiente información para tomar la mejor decisión.

Terminación selectiva

Un procedimiento de terminación selectiva puede ser usado en un embarazo múltiple para eliminar uno de los fetos cuando ese feto tiene una anormalidad significativa. Un médico especialista en la rama materno fetal puede ejecutar este procedimiento si los fetos tienen placentas separadas, de modo que la medicina utilizada no pueda cruzar las placentas y afectar al feto normal. En el caso de mellizos idénticos que comparten el mismo saco amniótico, se encuentran disponibles otras opciones (pregúntele al médico). Solamente unos pocos centros médicos en los Estados Unidos llevan a cabo este procedimiento.

Volver a Quedar Embarazada

Los médicos y las parejas no han llegado a un acuerdo sobre el mejor momento para volver a quedar embarazada. Probablemente, el asunto más importante es su estado de salud general. Si después del parto puede regresar rápidamente al peso que tenía antes del embarazo o a su peso ideal, y si puede reponer los nutrientes y vitaminas perdidas en su último embarazo (particularmente hierro y calcio), entonces puede probablemente considerar quedar embarazada de nuevo muy pronto —generalmente de seis meses a un año. Sin embargo, si ha tenido un embarazo complicado, un parto difícil o excesiva pérdida de sangre, espere hasta que se encuentre en mejores condiciones antes de intentarlo de nuevo.

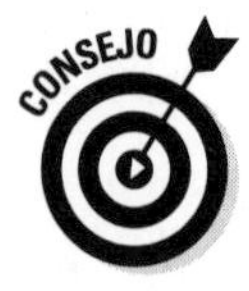

Pregúntese, cuál considera usted la diferencia ideal de edades entre sus hijos. Algunas personas piensan que tener niños con poca diferencia de edad es mejor, de modo que el niño mayor no tenga muchos años para acostumbrarse a su papel de hijo único y, por lo tanto, no se sienta celoso cuando el nuevo bebé llegue. Otras sienten que es mejor tenerlos con amplia diferencia de edad, de modo que el niño mayor esté lo suficientemente maduro como para aceptar la llegada de un hermano. Lo más importante es cómo usted y su pareja se sientan y cuán listos estén para recibir otro niño. La decisión involucra cuestiones emocionales y financieras, así como también fisiológicas. Pregúntese si puede manejar la presión y el gasto, y si puede hacer el trabajo que requiere tener un niño adicional.

Comprender que cada embarazo es diferente

Naturalmente todas las madres comparan el segundo embarazo con el primero, pero cada embarazo es diferente. Si su último embarazo transcurrió sin problemas, podría pensar que cualquier pequeña cosa fuera de lo ordinario que pase en el siguiente embarazo es una señal de que algo no anda bien. Del mismo modo, si su primer embarazo fue difícil, no necesita dar por sentado que las mismas complicaciones van a volver a ocurrir. Y no importa lo que le digan, recuerde que diferentes síntomas no significan que el bebé va a tener un sexo diferente al de su primer hijo. (Vea en el Capítulo 19 algunas creencias populares sobre la predicción del sexo del bebé.)

A continuación le damos algunas diferencias que puede sentir en el segundo, tercero, o cuarto embarazo con respecto al primero:

- Muchas mujeres sienten que se les nota más rápido que antes o se sienten, al menos, más hinchadas y distendidas. Esta situación se puede deber al hecho de que los músculos abdominales se han estirado por el embarazo anterior y ahora están más relajados o flexibles.
- Muchas mujeres no tienen náuseas tan fuertes como la primera vez, mientras que otras piensan que son peores.
- Puede identificar más temprano los movimientos fetales.
- El trabajo de parto es generalmente más corto y el parto más fácil.
- Muchas mujeres sienten las contracciones de Braxton-Hicks antes y con más frecuencia que con el primer niño. (Vea el Capítulo 7 para más información acerca de las contracciones de Braxton-Hicks.)
- La mayoría de las mujeres se sienten menos ansiosas la segunda vez.

A pesar de todo, algo permanece igual: aunque le sea difícil de creer, amará a su segundo hijo tanto como al primero.

En el tercer embarazo muchas mujeres sienten una preocupación especial: como los primeros dos embarazos fueron saludables y sin problemas, el tercero está destinado a tener complicaciones. Muchas sienten que tuvieron mucha suerte las dos primeras veces, y que esta tercera vez, es como tentar al destino. Si piensa de esta manera, créanos que no es la única. Tenga presente que las probabilidades de tener problemas no son inevitablemente mayores en un tercer embarazo por el solo hecho de que los dos primeros transcurrieron muy bien.

Dar a luz cuando antes se ha tenido una cesárea

Si usted ha tenido cesárea y está embarazada nuevamente, quizás se pregunte si podrá tener un parto vaginal esta vez o si necesita otra cesárea. Hasta cierto punto, la respuesta depende de la clase de cesárea que tuvo (vea la siguiente lista):

- **Baja transversal:** La mayoría de los partos por cesárea son hechos a través de una incisión baja transversal, o sea, atravesando la parte inferior del útero (vea la Figura 14-4a). Con esta clase de incisión puede dar a luz vaginalmente en un embarazo posterior, siempre y cuando no existan otros factores que compliquen la situación.
- **Clásica:** Si tuvo este tipo de cesárea, la cual consiste en una incisión vertical hecha en la porción superior del útero (vea la Figura 14-4b), no trate de tener un parto vaginal en un subsiguiente embarazo porque es probable que la incisión se rompa. Las incisiones verticales son realizadas a veces en casos de partos muy prematuros o placenta previa (vea el Capítulo 15) o cuando el útero de la madre tiene una forma anormal o presenta fibromas grandes.
- **Baja vertical:** Una incisión baja vertical (vea la Figura 14-4c) se hace con menos frecuencia que una incisión baja transversal, pero permite que la madre pueda intentar dar al luz por la vagina en un embarazo posterior.

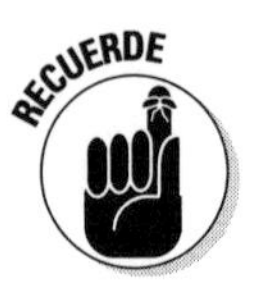

La incisión hecha en la piel no refleja el tipo de incisión hecha en el útero. En pocas palabras, puede tener una incisión transversal en la piel (corte de bikini), pero una vertical en el útero.

Los médicos solían pensar que después que una mujer tenía una cesárea, todos sus bebés tendrían que nacer de la misma manera, y que intentar un parto vaginal ponía en riesgo la ruptura del útero a través de la vieja cicatriz de la cesárea. Pero las investigaciones han demostrado que el riesgo de tal ruptura es realmente muy bajo —en menos del 0,5 por ciento. Otros estudios más recientes muestran que el 70 por ciento de las veces, las mujeres pueden dar a luz al bebé vaginalmente con éxito después que han tenido una cesárea. Por supuesto, las probabilidades de éxito dependen en cierta medida de la razón por la cual se hizo la cesárea en primera instancia. Si su médico la llevó a cabo porque el bebé estaba en posición podálica, la probabilidad de que el próximo bebé pueda nacer vaginalmente es del 90 por ciento. Si la cesárea se hizo porque el bebé era muy grande para pasar por la pelvis materna, la probabilidad de un parto vaginal está entre un 50 y un 60 por ciento. Algunos hospitales más pequeños no pueden ofrecer a sus pacientes el servicio de *parto vaginal después de una cesárea* porque no cuentan con el personal o equipos necesarios para hacerlo (como la disponibilidad de un anestesiólogo las 24 horas del día, los siete días de la semana).

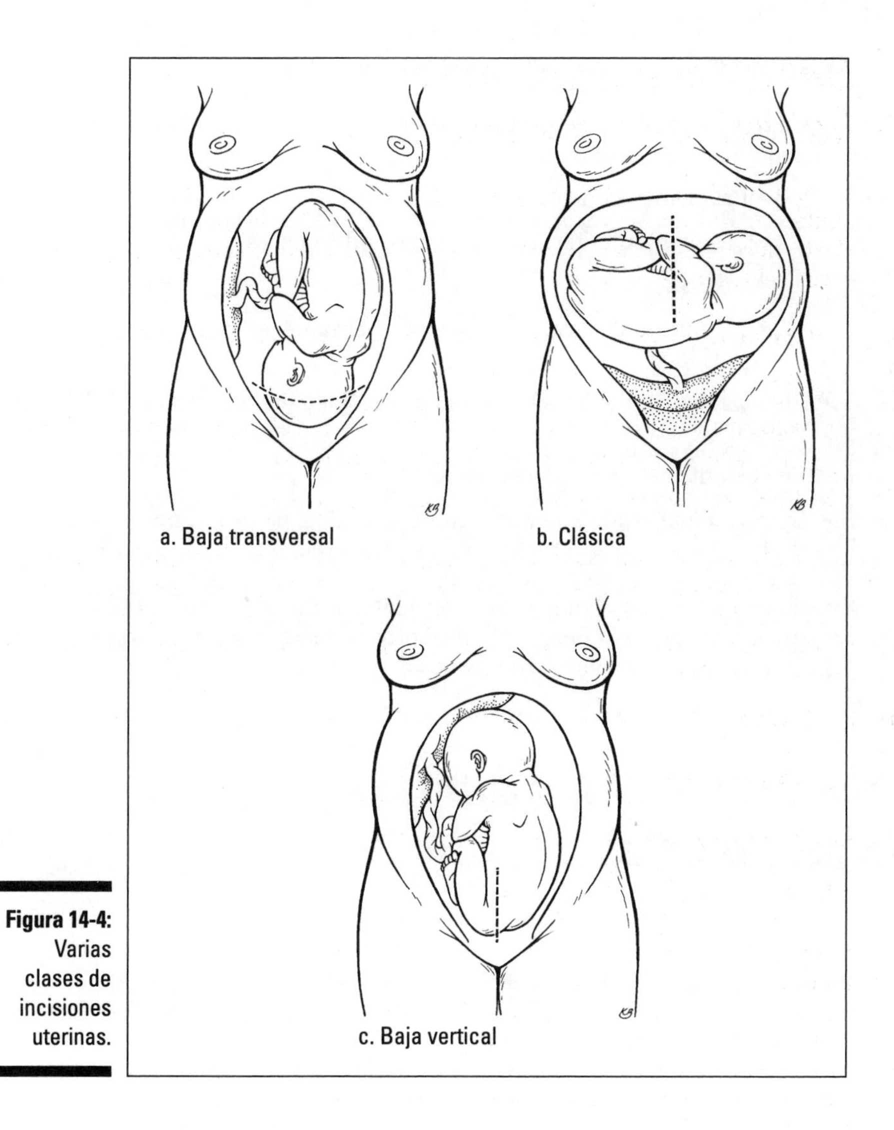

Figura 14-4: Varias clases de incisiones uterinas.

¿Por qué le gustaría dar a luz a su bebé vaginalmente? El mayor beneficio es que si tiene éxito, la recuperación es mucho más rápida. Sin embargo, si pasa por el trabajo de parto y termina de todos modos teniendo otra cesárea, las investigaciones demuestran que las complicaciones serían mayores que si se hubiese hecho la cesárea desde un principio. Otro beneficio potencial de un parto vaginal es que a menudo está asociado con menos dolor en el posparto. Sin embargo, aunque a muchas pacientes les parece que el dolor asociado con el parto vaginal es menor que el asociado con la cesárea, algunos partos vaginales presentan complicaciones dolorosas. Vea el Capítulo 10 para más información.

Otros beneficios del parto vaginal son los siguientes:

- Un riesgo más bajo de los tipos de complicaciones asociados con cirugía abdominal, entre ellos:
  - Problemas con la anestesia
  - Lesión involuntaria a los órganos adyacentes
  - Infección
  - Posibles coágulos de sangre por permanecer inmóvil por extensos períodos
- Algunas mujeres ven un beneficio psicológico en la experiencia del parto vaginal
- Una estadía más corta en el hospital
- La posibilidad, indicada por algunos estudios, de que el bebé logre deshacerse de sus secreciones más eficientemente si nace por la vagina

A pesar de eso, sí hay algunos riesgos: si intenta dar a luz vaginalmente después de una cesárea pero no tiene éxito, su recuperación podría ser más larga que si hubiese elegido tener la cesárea nuevamente.

Madres Solteras y Familias No Tradicionales

Las mujeres solteras y parejas de homosexuales que esperan niños son más y más comunes hoy en día. Si usted se encuentra en una de estas categorías, es importante que hable de su situación con el médico. No se preocupe de que él la pueda juzgar o ridiculizar. Los médicos están entrenados para ser sensibles a todas las necesidades de los pacientes y, usted no es la excepción. Si el médico se siente incómodo con su situación, cámbiese a otro que sea más comprensivo —y cuanto más pronto lo haga, mejor.

En muchos embarazos de madres solteras y lesbianas, el padre del bebé no está físicamente presente. Aun así, trate de conseguir información sobre la historia médica familiar del padre y de su procedencia étnica, de modo que usted y su médico puedan revisar cualquier implicación genética (vea el Capítulo 5).

Si el padre va a estar ausente durante todo el proceso, organice su propio grupo de apoyo. Si es madre soltera, puede escoger una o más personas (familiares y amigos cercanos) para compartir el embarazo, el trabajo de parto y el parto. Si usted es parte de una pareja lesbiana, la compañera que no está embarazada puede asumir el principal papel de apoyo. Si el padre es un amigo homosexual, inclúyalo como apoyo. No importa cuál es el caso, el tener personas de apoyo que la acompañen a las consultas prenatales o a las clases prenatales, y tenerlas a su alrededor durante el trabajo de parto y el parto, es totalmente adecuado.

Preparación de Su(s) Hijo(s) para la Llegada del Nuevo Bebé

Muchos padres están ansiosos de tener otro niño específicamente porque quieren darle un hermanito o hermanita al primero. Pero puede que su primer hijo no entienda tan fácilmente este razonamiento. Quizás se sienta completamente feliz de ser el único niño o niña y le puede tomar meses o años antes de que llegue a apreciar al nuevo hermanito. Para aquellas de ustedes quienes están embarazadas de su segundo, o más niños, las secciones a continuación ofrecen algunas ideas acerca de cómo ayudar a preparar a los mayores para la llegada del nuevo hermanito.

Cómo explicar el embarazo

La facilidad o dificultad que pueda tener para presentar al nuevo bebé, depende bastante de la edad que tenga el hermano mayor. Explicar o presentarlo a un joven de 15 años es fácil; pero tratar de explicar este concepto a un niño de 15 meses puede ser difícil. Y el reto comienza en el momento en que le dice al primer niño que está embarazada. Un niño de dos años entiende muy poco el concepto del tiempo y puede que no entienda que la mamá está embarazada por meses antes de que el bebé llegue. Puede sentirse muy frustrado de que el bebé no pueda venir inmediatamente. Así que posponga darle la noticia al niño, hasta el segundo o tercer trimestre, a menos que no le importe que la agobie todos los días con la pregunta de cuándo va venir el nuevo bebé.

Si su hijo es lo suficientemente grande —al menos dos o tres años— quizás pueda llevarlo a las consultas prenatales, a los ecosonogramas o a hacer las compras para el nuevo bebé. (Cómprele un pequeño regalo de tal manera que no se sienta excluido.) Dependiendo de la edad del hijo mayor, es posible que le guste participar en las conversaciones acerca de cuál nombre le escogerán al nuevo bebé.

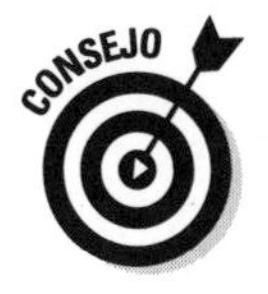

Si piensa que va a cambiar de habitación a su niño o va a pasarlo de la cuna a una cama, haga el cambio antes de que llegue el recién nacido. Este cambio le da la oportunidad al niño mayor de adaptarse sin asociar la nueva situación con la llegada del bebé.

Cuando se aproxime el final del embarazo, no se sorprenda si su hijo comienza a portarse mal o se apega sumamente a usted y se hace más dependiente de usted. Muchos niños sienten que las cosas están por cambiar cuando ven que su mamá está físicamente cambiada o escuchan conversaciones acerca de la inminente llegada. Durante este tiempo, muéstrese comprensiva y amorosa. Incluya a su niño lo más que pueda en las preparaciones. Y recuerde que aunque tener un nuevo hermano afecta a casi todos los niños en formas muy predecibles, cada niño es diferente y la forma de reaccionar del suyo depende en gran parte de la personalidad de él o ella.

El cuidado de los otros hijos durante su estadía en el hospital

Obviamente necesita planificar para que alguien cuide de su(s) hijo(s) cuando usted y su acompañante vayan a dar a luz al bebé. Si su parto está planificado (o sea, si han planificado una cesárea o una inducción electiva), la planificación del cuidado de los otros hijos es relativamente fácil. Pero la mayoría de las mujeres no saben exactamente cuándo va a llegar el gran momento y aun así necesitan estar preparadas antes de que éste ocurra. Si su trabajo de parto comienza espontáneamente en medio de la noche, usted querrá que su hijo vaya esté preparado para lo que va a pasar y sepa quién viene a cuidarlo mientras usted esté ausente. Asegúrele a su hijo que usted estará bien y que puede ir a visitarla a usted y al bebé en el hospital muy pronto. Si es posible, mientras se encuentra en el hospital, llame por teléfono a su(s) hijo(s) para decirle(s) que se encuentra bien, especialmente si su trabajo de parto es particularmente largo. Muchos hospitales ahora tienen horarios especiales de visita para los hermanos y, quizás, usted quiera saber los pormenores con anticipación.

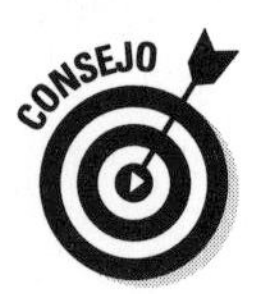

Envuelva dos regalitos para llevárselos al hospital —uno para que su hijo le regale al nuevo bebé y el otro para que el bebé se lo regale al hermano.

El regreso a casa

Durante los primeros días que los hermanos viven juntos, se asombrará de ver lo bien adaptado, feliz y emocionado que está su hijo mayor. Parte de esta actitud es entusiasmo genuino. Pero tenga en mente que también puede ser un intento del niño mayor de compartir el primer plano con el nuevo bebé. Algunos niños pasan por un corto período de dificultad en la adaptación; otros lo hacen bien al principio y luego desarrollan una rivalidad de hermanos por más tiempo. No se sorprenda si su hijo tiene una regresión en términos de algunos hitos que ya había alcanzado. Por ejemplo, un niño previamente entrenado para ir al baño, puede volver a mojar la cama o comenzar a chuparse el dedo nuevamente o tener dificultades para dormir. Quizás note que su hijo mayor se pone celoso especialmente cuando está amamantando al bebé. Durante este tiempo, comprenda que su hijo mayor puede necesitar la seguridad adicional de que usted lo ama todavía y de que el bebé no lo ha reemplazado de ninguna manera en su corazón.

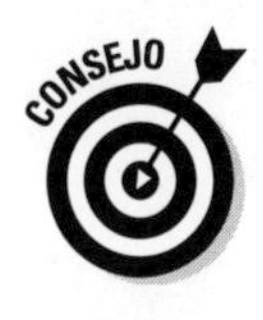

Explíquele que su amor es lo suficientemente grande como para amar a más de un niño. Si es posible, permita al hijo mayor participar en el cuidado del bebé. La ayuda que él pueda dar depende de la edad, pero incluso niños pequeños pueden traer un pañal que usted necesite o puede ayudar a bañar al bebé. No se sorprenda si a veces su hijo mayor expresa agresividad hacia usted o el bebé. Generalmente, estos actos de celos son inofensivos, pero durante esta fase de ajuste, no deje al hijo mayor solo con el bebé sin supervisión. Él quizás no se dé cuenta que ciertas maneras de manejar al bebé pueden ser dañinas.

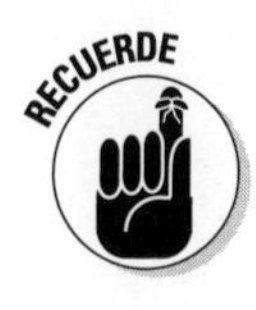

Pueden pasar varios meses antes de que su niño mayor se sienta seguro de nuevo, pero con el tiempo la mayoría de los niños manejan el cambio exitosamente. A menudo los amigos, vecinos y familiares colman al recién nacido con regalos. Puede ser una buena idea tener algunos juguetes baratos acumulados para su hijo mayor y así prevenir los celos excesivos. Con amor y comprensión puede ayudar a que su hijo pase por lo que puede ser un difícil período.

Capítulo 15

Cuando las Cosas Se Complican

En Este Capítulo

- Cuando el trabajo de parto se adelanta
- Los problemas de la presión sanguínea
- Observación y control de las condiciones de la placenta y del los niveles de líquido amniótico
- Monitoreo del crecimiento del bebé
- Investigación de la compatibilidad sanguínea
- Cuando el bebé se encuentra en presentación podálica
- La espera del bebé: cuando el trabajo de parto no comienza a tiempo

La gran mayoría de los embarazos transcurren sin problemas ni complicaciones, perfectamente manejados por la madre naturaleza. Algunas veces, si embargo, el embarazo puede complicarse un poco. Aún cuando se presenten problemas, fundamentalmente el bebé y la mamá se encuentran en perfecto estado de salud en la mayoría de los casos. Si su embarazo no presenta complicaciones y si no tenía graves problemas de salud antes de quedar embarazada, puede dejar de leer este capítulo si quiere. Si, por otro lado, usted es del tipo de persona que quiere saber todo acerca de cada posibilidad —y el saberlo no la pone loca o de cabezas—, en este caso le podrá parecer interesante la información que presentamos aquí. Sólo hágase un favor: no se la tome muy en serio.

Hemos tenido muchas pacientes que después de leer otros libros acerca del embarazo, nos llaman frenéticamente creyendo que están sufriendo cada complicación que los libros describen. La información en este capítulo está hecha para reafirmarle que su embarazo va bien o si enfrenta algún problema en particular, le provee información útil para ayudarla a entender mejor la situación.

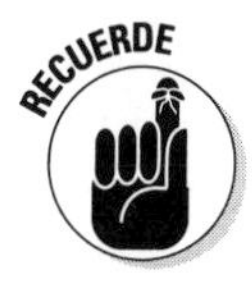

Estamos tratando de evitar escribir otro libro sobre medicina materno fetal. Por esa razón, solamente abarcamos algunas condiciones en forma breve y omitimos en su totalidad otras que son menos comunes. Pero nuestra esperanza es que la información que sigue la familiarice con lo que pueda ocurrir, de manera que si desarrolla algún problema, usted sepa cómo proceder.

Cuando el Trabajo de Parto Se Adelanta

Normalmente, durante la segunda mitad del embarazo, el útero se contrae intermitentemente. En la medida que se acerca el final del embarazo, estas contracciones se hacen más frecuentes y, finalmente, se vuelven más regulares y causan que el cérvix o cuello uterino se dilate. Cuando las contracciones y la dilatación ocurren antes de la semana 37 de gestación, se considera que el trabajo de parto es prematuro. Algunas mujeres experimentan períodos de contracciones regulares antes de las 37 semanas. Sin embargo, si el cérvix no se dilata o se borra, el trabajo de parto no es considerado prematuro o pretérmino.

Por supuesto, mientras más se adelante el trabajo de parto, más problemático puede ser. Las dificultades que un bebé prematuro tiene si nace después de 34 semanas son generalmente mucho menos preocupantes que aquellas que tendría si naciera a las 24 semanas. Antes de las 32 semanas, el problema principal es que los pulmones del bebé pueden estar aun inmaduros, pero también puede tener otra clase de complicaciones. A pesar de eso, la mayoría de los bebés que nacen entre las semanas 26 y 32 pueden estar bien y ser saludables, especialmente si tienen acceso a facilidades modernas con cuidados intensivos neonatales. Los bebés prematuros tienen un riesgo mayor de contraer ciertas infecciones; ellos pueden tener problemas del tracto gastrointestinal (el estómago y los intestinos) o pueden padecer de *hemorragia intraventricular*, que consiste en sangrar en un área específica del cerebro.

Los siguientes son algunos indicios o síntomas de trabajo de parto prematuro o pretérmino:

- Pérdida vaginal constante de un líquido claro
- Aumento de flujo vaginal mucoso
- Presión intensa y persistente en la pelvis o en el área vaginal
- Cólicos parecidos a los menstruales
- Dolor persistente en la parte baja de la espalda
- Contracciones regulares que no se detienen ni con el descanso ni con disminución de la actividad

Nadie sabe con seguridad qué causa el trabajo de parto prematuro, pero está claro que algunas pacientes corren un mayor riesgo de padecerlo. Si usted está en una categoría de alto riesgo de presentar parto prematuro, el médico probablemente quiera mantenerla bajo observación más frecuente y le puede pedir que venga a consultas más periódicamente o que se efectúe ciertos exámenes. Los siguientes son algunos factores que la pondrían en un mayor riesgo de parto prematuro:

- Útero de forma anormal
- Abuso de ciertas drogas ilegales
- Sangrado durante el embarazo, especialmente durante la segunda mitad (***Nota***: Esto no incluye las manchas ocasionales que ocurren durante el primer trimestre)
- Previos partos prematuros
- Algunas infecciones como vaginosis bacteriana o infección de riñón
- Fumar
- Mellizos o más bebés

Los síntomas del parto prematuro

Los médicos tienen varias maneras de detectar el parto prematuro, aunque las técnicas no son siempre muy efectivas. La forma más común es hacer un examen interno para revisar el cérvix y evaluar las contracciones que tenga.

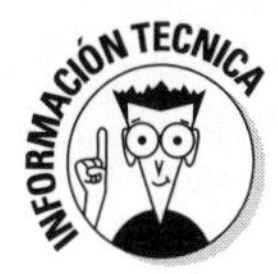

Algunos médicos buscan indicios de parto prematuro usando un ecosonograma transvaginal (un pequeño transductor de ultrasonido es colocado dentro de la vagina, próximo al cérvix), el cual genera una imagen del cérvix. El médico mide el cérvix para determinar si se está dilatando o borrando (vea el Capítulo 9), los cuales son indicaciones de que el trabajo de parto ha empezado. Se necesitan más estudios para mostrarles a los médicos cómo usar mejor el ultrasonido o ecosonograma transvaginal.

Las madres embarazadas preguntan . . .

P: ¿El vigilar y hacerle seguimiento a las contracciones en la casa es una forma efectiva de detectar un parto prematuro?

R: La revisión y control de las contracciones desde la casa es una tecnología muy controversial porque las investigaciones no han demostrado sus beneficios. El médico le da un aparato que se amarra en el abdomen por un período de media hora a una hora todos los días (o a veces dos veces al día). Este dispositivo puede detectar las contracciones que usted no puede llegar a sentir y esta información que se recibe se transmite a través de un modem a un centro de enfermeras. Si pareciera que tiene contracciones más frecuentes que las que debería tener, el monitor avisa al médico. De esta manera se puede detectar el parto prematuro desde su comienzo. Sin embargo, estudios recientes sugieren que esta clase de monitor no es más eficaz que mantener a las pacientes en comunicación constante con las enfermeras, o de enseñarles cómo reconocer y estar atentas a los síntomas de parto prematuro.

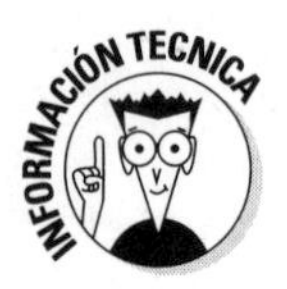

Existen dos pruebas relativamente nuevas que revisan las secreciones de flujo en mujeres embarazadas para determinar si es probable que ocurra el parto prematuro. Una de estas pruebas, llamada *fibronectina fetal*, consiste en tomar una muestra de la parte posterior de la vagina. Un resultado negativo es un buen indicio de que un parto prematuro es poco probable en las siguientes semanas. Sin embargo, un resultado positivo es un indicador menos preciso de si un parto prematuro ocurrirá en un futuro cercano. La otra prueba, llamada *estriol salival*, consiste en tomar una muestra de la parte interior de la mejilla y examinar la saliva para detectar la probabilidad de un embarazo prematuro. La efectividad de esta prueba aun se encuentra bajo investigación.

Cómo detener el parto prematuro

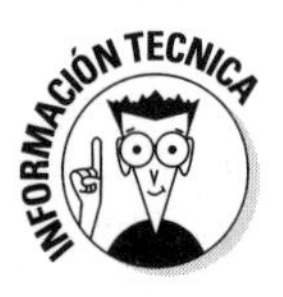

Dependiendo de qué tan avanzada se encuentre en el embarazo cuando se le presenta el trabajo de parto prematuro, el médico puede intentar detener las contracciones (si es que él cree en esta práctica médica) y usted es ingresada al hospital. Él puede utilizar varios medicamentos (llamados *tocolíticos*) para detener el trabajo de parto. La comunidad médica nunca ha llegado a un consenso de si estos medicamentos son útiles a largo plazo, aunque se ha demostrado que pueden ayudar por varios días o una semana. La mayoría de los tocolíticos tienen efectos secundarios en la madre. La terbutalina, por ejemplo, puede acelerar el ritmo cardiaco o causar nerviosismo. El sulfato de magnesio puede producir náuseas, enrojecimiento de la cara o somnolencia. La indometacina es bien tolerada, pero no puede ser empleada por mucho tiempo por los efectos colaterales en el bebé. Algunos medicamentos nuevos (Nifedipina, Viox y Celebrex) son prometedoress en impedir el parto prematuro sin los indeseables efectos colaterales.

Si el médico piensa que el trabajo de parto puede llegar a un parto prematuro antes de las 34 semanas, probablemente le recomendará una inyección de esteroides, los cuales han demostrado que disminuyen el riesgo de problemas respiratorios y de otras complicaciones en el recién nacido prematuro. Los riesgos para la madre al tomar estos medicamentos son insignificantes y estudios muy extensos han demostrado que los esteroides son beneficiosos para el bebé durante una semana. No obstante, aquellas pacientes que aun tienen riesgo de parto prematuro y tienen más de siete días de haber recibido los esteroides, no deberían repetirlos.

Cómo prevenir el trabajo de parto pretérmino

Varios estudios recientes indican que las mujeres que tienen un mayor riesgo de parto prematuro (vea la lista en la sección "Cuando el trabajo de parto se adelanta" anteriormente en este capítulo) pueden tener menos probabilidades del mismo si toman un tipo específico de progesterona durante el embarazo. En los estudios se examinaron tanto las inyecciones como los óvulos vaginales de progesterona. Los investigadores no saben todavía cuál es mejor, pero varios estudios que se están llevando a cabo en estos momentos están examinando la administración de progesterona para prevenir el parto prematuro.

Dar a luz antes de tiempo

Algunas veces dar a luz al bebé antes de tiempo tiene sentido. Cuando a una mujer se le presenta el trabajo de parto prematuro a las 35 o 36 semanas, por ejemplo, dejarla que dé a luz es muy acertado porque la perspectiva para el bebé es muy buena. En este caso, no hay razón para someter a la madre a los efectos colaterales de los medicamentos que detienen el trabajo de parto. Independientemente de la edad gestacional, el parto prematuro también podría también ser la mejor opción en algunos casos en los cuales el bebé presenta una condición que los médicos no pueden tratar dentro del útero o cuando la mamá tiene una condición que esté empeorando, tal como la preeclampsia (vea la siguiente sección "Control de la preeclampsia"). En este caso, continuar el embarazo sería arriesgado.

Control de la Preeclampsia

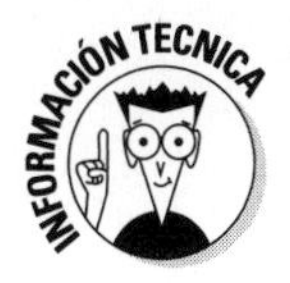

También conocida como toxemia o hipertensión inducida por el embarazo, la preeclampsia resulta cuando una mujer presenta presión arterial elevada junto con retención de líquidos y eliminación de proteína en la orina. Esta condición no es bastante común ya que ocurre en casi un 7 por ciento de los embarazos. Las mujeres primerizas son especialmente más propensas.

La preeclampsia ocurre generalmente hacia el final del embarazo, pero también se puede presentar al final del segundo trimestre o a principios del tercero. La condición desaparece después del parto.

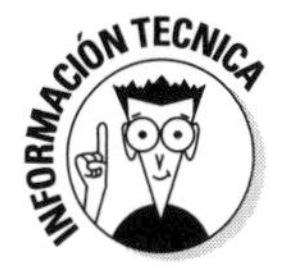

Los médicos tienen diferentes criterios para diagnosticar esta condición, pero en general, la presión arterial que permanece por encima de 140/90 se considera elevada si no tiene antecedentes de problemas de presión arterial alta antes del embarazo.

La siguiente lista muestra las señales y síntomas de preeclampsia:

- Anormalidades en ciertas pruebas de sangre (disminución de las plaquetas, que son importantes para la coagulación) y aumentos en los niveles de las pruebas del hígado
- Visión borrosa o ver puntos

- Náusea, vómito y dolor en la parte superior media del abdomen
- Comienzo de convulsiones
- Dolor en la parte superior derecha del abdomen, cerca del hígado
- Dolores de cabeza muy fuertes que no desaparecen aún cuando toma analgésicos
- Edema repentino en las manos, cara o piernas
- Aumento repentino de peso (2 o 3 kilos en una semana) (5 libras en una semana)

La mayoría de estos síntomas pueden ocurrir sin mayores daños durante cualquier embarazo. A menos que ocurran en combinación con presión arterial elevada o con aparición de proteínas en la orina, ellos son bastante normales. Si un día tiene dolor de cabeza o si por unos segundos ve puntos, no llegue inmediatamente a la conclusión de que tiene preeclampsia. Si los síntomas persisten, llame al médico.

Nadie sabe exactamente qué causa la preeclampsia, pero los médicos saben que algunas mujeres tienen un mayor riesgo de desarrollarla que otras. Los factores de riesgo son los siguientes:

- Hipertensión crónica existente
- Primer embarazo
- Historia de preeclampsia en un embarazo previo
- Padecimiento de diabetes desde hace mucho tiempo
- Madre mayor de 40 años
- Obesidad considerable
- Algunos problemas médicos, tales como una enfermedad grave de los riñones o del hígado, lupus u otras enfermedades vasculares
- Trillizos o más (mellizos también, pero en menor grado)

A pesar de las extensas investigaciones médicas actuales sobre la preeclampsia, nadie sabe exactamente cómo prevenirla. El único tratamiento efectivo es dar a luz. Cuándo hacerlo depende de cuán grave es la condición y cuán avanzado se encuentra el embarazo. Si está cercana a su fecha probable de parto, la inducción puede ser la mejor solución. Si solo lleva 28 semanas de embarazo, el médico puede intentar con reposo en cama y vigilancia cuidadosa ya sea en el hospital o en casa. Los médicos evalúan y comparan los riesgos de la salud de la madre con los riesgos del bebé si llegara a nacer prematuro.

Comprender las Condiciones de la Placenta

Algunas veces durante la última parte del embarazo se pueden presentar dos problemas diferentes relacionados con la placenta del bebé: placenta previa y abrupción de placenta. En esta sección describimos ambos.

Placenta previa

La placenta previa ocurre cuando la placenta cubre parcial o totalmente el cérvix, como se muestra en la Figura 15-1. Los médicos generalmente diagnostican a sus pacientes con placenta previa durante el ecosonograma de rutina, pero otras veces las mujeres se enteran del problema solamente cuando comienzan a sangrar al final del segundo trimestre o a comienzos del tercero.

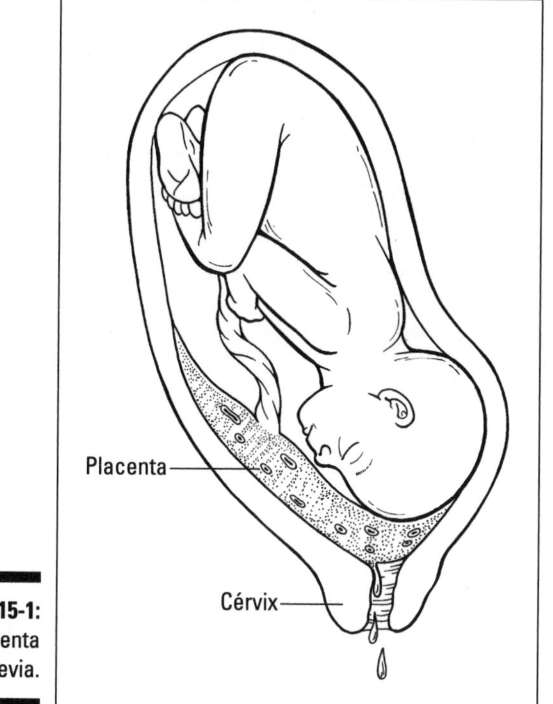

Figura 15-1: Placenta previa.

Al principio del embarazo es común que la placenta se ubique cerca del cérvix o lo cubra parcialmente; esto generalmente no presenta ningún riesgo para la madre o el bebé. De hecho, esto puede ocurrir en uno de cada cinco embarazos. En la gran mayoría de las mujeres (el 95 por ciento), la placenta se eleva en la medida en que el útero se agranda cuando el bebé está creciendo, así que no tiene de qué preocuparse si la placenta cubre el cérvix al comienzo de la gestación.

Aún si la situación continúa hasta finales del segundo trimestre o entrando en el tercero, es posible que aun no existan peligros. Muchas mujeres que tienen placenta previa nunca sangran. Sin embargo, la preocupación principal con esta condición es que puede ocurrir un sangrado abundante. Si el sangrado es lo suficientemente fuerte, el bebé tendrá que ser dado a luz sólo por este motivo justificado. Algunas veces el sangrado induce un trabajo de parto prematuro. En este caso, el médico intenta detener las contracciones, lo cual a menudo detiene también el sangrado.

Si se encuentra en su tercer trimestre y tiene placenta previa, el médico quizás desee hacerle ecosonogramas en forma periódica para determinar si eventualmente la placenta va a moverse de donde está. Le puede indicar que evite tener relaciones sexuales y efectuarle exámenes internos para reducir el riesgo de cualquier sangrado. Si la placenta previa persiste hasta la semana 36, lo más probable es que el médico recomiende una cesárea porque el bebé no puede deslizarse por el canal de parto sin perturbar la placenta, lo cual puede ocasionar hemorragia.

Abrupcio de placenta

En algunas mujeres, la placenta se separa de la pared del útero antes de que el embarazo termine. Esta condición se denomina *abrupcio o abrupto de placenta* (a veces llamado también *abruptio placentae o separación de la placenta, o desprendimiento de la placenta*). La Figura 15-2 muestra esta separación.

La separación de la placenta es una causa común del sangramiento en el tercer trimestre. Debido a que la sangre irrita el músculo uterino, también puede causar trabajo de parto prematuro y dolor abdominal. Un abrupcio es difícil de ver en un ecosonograma a menos que sea bastante grande. De modo que en muchos casos, los médicos pueden tener un diagnóstico solamente después de haber eliminado otras posibles causas del sangrado. Es muy raro que un abrupcio de placenta ocurra de repente y si la separación es bastante grande, se puede necesitar adelantar el parto. Vea en el Capítulo 7 otras causas del sangrado en el tercer trimestre.

Si presenta una pequeña separación de la placenta, el médico puede recomendarle reposo en cama, y comenzará a observar el embarazo más detenidamente para asegurarse que el problema no tenga efectos dañinos en el feto.

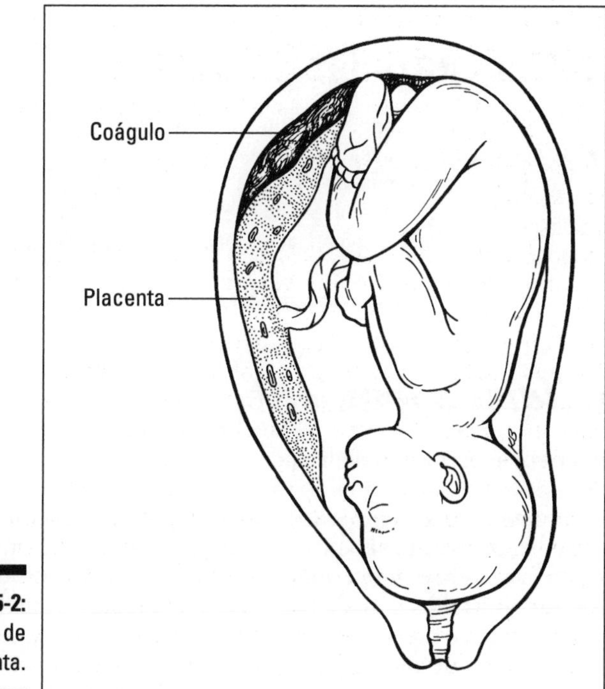

Figura 15-2: Abrupcio de placenta.

Identificación de Problemas con el Líquido y el Saco Amniótico

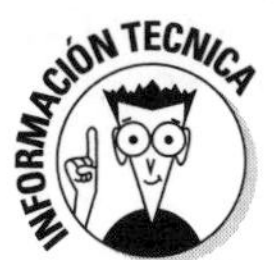

Como usted sabe, el feto se desarrolla dentro de una "bolsa de agua" conocida como el saco amniótico, el cual contiene el líquido amniótico. Este líquido aumenta de volumen en la primera parte del embarazo y llega a su máximo nivel a las 34 semanas, cuando comienza a disminuir gradualmente. La ciencia médica todavía no ha descubierto cuál es exactamente el mecanismo que regula la cantidad del líquido amniótico, aunque se sabe que el feto tiene que ver con la cantidad de líquido que el saco contiene. Durante la segunda mitad del embarazo, el líquido amniótico está compuesto principalmente por orina del feto. El feto orina dentro del saco para luego a su vez tragar este líquido. Este líquido que circula alrededor de los pulmones del feto ayuda al desarrollo de éstos.

Algunas veces, si el médico sospecha que la cantidad de líquido amniótico está por encima o por debajo del promedio, ordena hacer un ecosonograma para ver qué es lo que está pasando. Generalmente los incrementos o las disminuciones en pocas cantidades del líquido amniótico no representan un problema. Pero las grandes variaciones en el volumen del mismo pueden ser un síntoma de algún otro problema.

Las madres embarazadas preguntan . . .

P: ¿La cantidad de líquido amniótico depende de alguna forma de la cantidad de agua que yo tome?

R: No. El consumo de líquidos de la madre tiene muy poco que ver con esto. Algunos estudios recientes sugieren que una madre puede producir pequeños aumentos en el líquido amniótico cuando consume grandes cantidades de líquidos, pero el efecto no es tan grande. Sin embargo, le recomendamos mantenerse bien hidratada.

Exceso de líquido amniótico

El término médico para la presencia de líquido en grandes cantidades es *polihidramnios* o *hidramnios*. Esta situación ocurre frecuentemente en más o menos el 1 al 10 por ciento de los embarazos y, a menudo, el aumento es pequeño. Los médicos no siempre saben qué lo origina, pero sí saben que los incrementos pequeños no representan ningún problema. Los incrementos mayores pueden estar asociados con alguna condición médica de la madre, como por ejemplo, diabetes o ciertas enfermedades virales. En casos raros, el exceso de líquido puede que se deba a ciertos problemas fetales. Puede ocurrir que el feto esté teniendo problemas en tragar el líquido, por ejemplo, por lo que éste se acumula en mayores cantidades en el saco.

Escasez de líquido amniótico

Una mujer con muy poco líquido amniótico tiene *oligohidramnios*. Como lo mencionamos anteriormente, la cantidad del líquido amniótico disminuye después de las 34 a las 36 semanas. Pero si esa cantidad comienza a descender más abajo de un nivel específico, el médico efectuará algunas pruebas para observar más de cerca al feto. Una causa común de un bajo nivel del líquido amniótico es la ruptura de las membranas que permite la salida del líquido.

Una disminución notable en el nivel del líquido antes de las 34 semanas puede indicar un problema en la madre o en el bebé. Por ejemplo, algunas mujeres con hipertensión o lupus pueden tener menos flujo de sangre hacia el útero y, por consiguiente, menos sangre hacia la placenta y el bebé. Cuando el bebé recibe menos sangre, sus riñones producen menos orina y esto resulta en bajos niveles de líquido amniótico.

Si la reducción en el líquido es leve o moderada, el bebé se pone bajo observación y se le somete a pruebas de bienestar fetal. Algunas veces, el oligohidramnios es una señal de que el crecimiento del bebé es restringido (vea

"Problemas del Crecimiento Fetal," más adelante en este capítulo) o, raramente, que hay anormalidades en el tracto urinario del bebé. Otras veces es una señal de que la placenta no está funcionando óptimamente.

Si el líquido amniótico ha disminuido, el médico probablemente le recomiende descansar más y que evite estar de pie. Al hacer esto se promueve la irrigación sanguínea al útero y a la placenta aumentando entonces la secreción urinaria del feto. (¡Alégrese de que aun no tiene que cambiar todos esos pañales!).

Ruptura del saco amniótico

La ruptura prematura de las membranas o del saco amniótico resulta cuando una mujer "rompe fuentes" en algún momento antes de que comience el trabajo de parto. Esto puede ocurrir cerca de la fecha probable de parto o en algún momento antes de las 37 semanas.

- Si las membranas se rompen cerca de la fecha probable de parto, el médico puede esperar simplemente a que el trabajo de parto se inicie de manera espontánea o quizás lo induzca para evitar el riesgo de que una infección pueda desarrollarse dentro del útero.
- Si las membranas se rompen antes de las 37 semanas, puede que inicie o no el trabajo de parto, dependiendo de cuán avanzado está el embarazo. Si la fecha probable de parte está muy lejos y aparentemente no hay infección del útero, el médico puede usar ciertos medicamentos (antibióticos, tocolíticos y esteroides) para prolongar el embarazo tanto como sea posible. El médico probablemente efectuará frecuentes ecosonogramas y monitorizará los latidos del corazón del feto para asegurarse de que el bebé está en buen estado.

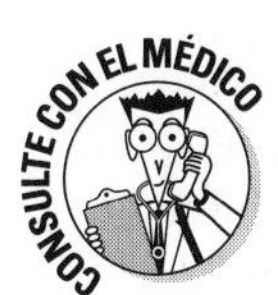

Si cree que las membranas pueden haberse roto y el embarazo no está a término, hágaselo saber al médico inmediatamente. Él puede efectuar pruebas que le dirán con certeza si tuvo ruptura de membranas o no.

Problemas del Crecimiento Fetal

Una de las razones principales para tener un cuidado prenatal es el de asegurarse de que el bebé se está desarrollando bien. Generalmente el médico mide el crecimiento fetal tomando la medida de altura del fondo uterino (vea el Capítulo 3). Como regla general (en un embarazo de un bebé), la medida en centímetros desde la parte superior del hueso púbico hasta la parte superior del útero es más o menos igual al número de semanas de gestación. Si el médico encuentra que esta medida es mayor o menor que la esperada, puede que recomiende un ecosonograma con el cual se puede calcular con mayor precisión el crecimiento del bebé. Durante el examen, el técnico mide varias partes del cuerpo del feto para obtener su peso aproximado. Este peso es luego comparado con el peso promedio fetal en la misma edad gestacional y se le ubica en una curva percentil. El percentil 50 es el promedio. Pero debido a que los fetos (como los bebés, niños, adolescentes y adultos) tienen diferentes tamaños, hay un rango de pesos normales, de manera que cualquier valor entre el 10 y 90 percentil se considera normal (vea el Capítulo 7 para más información sobre el peso del feto).

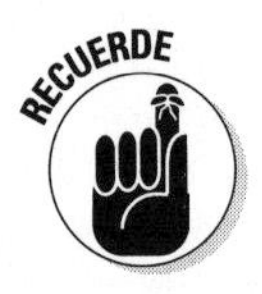

Estos límites superiores e inferiores son de alguna manera arbitrarios. Ellos indican que el 10 por ciento de la población es más grande que lo normal y que el 10 por ciento es más pequeño, aunque esta teoría no es exactamente cierta. Los fetos, en su mayoría, por debajo del percentil 10 o por encima del percentil 90 son completamente normales. Por otro lado, el crecimiento de algunos bebés no es normal, y pueden necesitar mucha más observación.

Bebés de bajo peso

Un feto cuyo peso estimado está por debajo del percentil 10 puede tener una *restricción del crecimiento intrauterino*. Esta restricción puede ocasionar el nacimiento de un bebé que es pequeño para la edad gestacional y tiene muchas causas posibles, entre las cuales están:

- **El bebé es pequeño, pero normal en todo lo demás.** Así como existen adultos saludables de todas las tallas, así también son los fetos.
- **Anormalidades cromosómicas.** Esta causa es más común en una *restricción del crecimiento intrauterino* temprana que ocurre en el segundo trimestre.
- **Toxinas en el ambiente.** El fumar cigarrillos causa una disminución en el peso al nacer, entre 115 gramos y 230 gramos (entre un cuarto y media libra) en promedio. El consumo exagerado de alcohol (al menos uno o dos tragos al día) y de la cocaína también pueden causar bajo peso al nacer.
- **Factores genéticos.** Algunos factores genéticos causan que el feto crezca menos que el promedio.
- **Anormalidades del corazón y del sistema circulatorio en el feto.** Los ejemplos son defectos congénitos del corazón o anormalidades del cordón umbilical.
- **Malnutrición de la madre.** La nutrición adecuada es especialmente importante en el tercer trimestre.

- **Infecciones como el citomegalovirus, rubéola y toxoplasmosis.** Vea el Capítulo 16 para más información sobre este tema.
- **Gestación múltiple.** Del 15 al 25 por ciento de mellizos tienen restricción del crecimiento intrauterino y, todavía más, los trillizos. Los mellizos crecen al mismo ritmo que un bebé único hasta las 28 o 32 semanas, cuando la curva de crecimiento de los mellizos baja.
- **Factores relacionados con la placenta y problemas uterinos y de placenta.** Debido a que la placenta provee de nutrientes y oxígeno al feto, si su funcionamiento es deficiente o si la sangre no fluye bien del útero a la placenta, el feto no puede crecer debidamente. Las mujeres con el síndrome de anticuerpos antifosfolípidos (un problema de coagulación de la sangre), con sangrado recurrente, enfermedades vasculares, o hipertensión crónica, tienen riesgo de restricción del crecimiento intrauterino ya que esas condiciones causan un funcionamiento deficiente de la placenta. La preeclampsia puede también impedir el funcionamiento de la placenta y ocasionar una restricción del crecimiento intrauterino.

La manera en que el médico responde a una restricción del crecimiento intrauterino depende de su situación en particular. Los fetos con leve restricción del crecimiento intrauterino, con cromosomas normales y sin ninguna evidencia de infección, probablemente estarán bien. Sin embargo, algunas veces es mejor tener un nacimiento prematuro ya que el feto puede crecer mejor en una incubadora que en el útero. Ahora bien, la manera en que el médico responde a las señales de restricción del crecimiento intrauterino depende de la causa del problema y de la edad gestacional en la cual es diagnosticada. El médico puede recomendar consultas más frecuentes, reposo en cama, ecosonogramas periódicos, exámenes del ritmo cardiaco fetal (vea el Capítulo 8) u otras pruebas. Si el problema es grave y el embarazo está avanzado, el médico puede recomendar inducir el parto.

En muchos casos, los bebés pequeños nacen perfectamente normales. Sin embargo, desafortunadamente, algunos casos graves han sido vinculados con dificultades en el aprendizaje posteriormente en la vida del niño y hasta con muerte intrauterina, lo que hace importante que el médico efectúe una vigilancia sistemática.

Las madres embarazadas preguntan . . .

P: ¿Si como más, mi bebé crecerá dentro de un rango normal?

R: Desafortunadamente, la respuesta es no. Comer más no corrige el problema a menos que usted esté muy desnutrida.

Bebés con sobrepeso

Un bebé cuyo peso estimado está por encima del percentil 90, puede presentar *macrosomia* ("cuerpo grande") y terminar siendo más grande de lo que se espera para la edad gestacional. Entre las muchas razones por las cuales una mujer puede tener un bebé excepcionalmente grande, están las siguientes:

- Parto previo de un bebé grande.
- Aumento excesivo de peso de la madre durante el embarazo.
- Obesidad de la madre.
- Uno de los padres nació muy grande, o los dos lo eran cuando nacieron.
- El embarazo duró más de 40 semanas.
- Un control deficiente de la diabetes de la madre.

El principal riesgo de la madre, naturalmente, es que el parto es más difícil. Si el parto es vaginal, la madre puede sufrir un trauma mayor en el canal de parto, lo que incrementa la posibilidad de necesitar una cesárea. Así mismo, el principal riesgo para el bebé es ser lesionado durante el parto. Las lesiones al nacer son más probables cuando un bebé grande se tiene por parto vaginal, pero también pueden ocurrir durante un parto por cesárea. La lesión más común al nacer es el estiramiento excesivo de los nervios en la parte superior del brazo del bebé y la nuca, resultante de una distocia de hombro durante el parto (vea el Capítulo 10).

Si el médico piensa que su bebé es muy grande, basado en un peso estimado por medio de un ecosonograma o por un examen abdominal y, además, los huesos de su pelvis parecen muy pequeños para el tamaño del bebé, él le presentará sus opciones para el parto.

Un Vistazo a las Incompatibilidades Sanguíneas

Si los padres tienen diferentes tipos de sangre, el tipo de sangre del bebé puede ser diferente al de la madre. Frecuentemente, esta situación no crea ningún problema para la madre o el bebé, pero en raros casos esta diferencia merece una atención especial. Con todo y eso, casi nunca hay un problema serio.

El factor Rh

La mayoría de las personas son Rh-positivo, lo que significa que portan el factor Rh en sus glóbulos rojos. Aquellas personas que no portan este factor son consideradas Rh negativas. Si un hombre Rh positivo y una mujer Rh negativa conciben, el feto puede ser Rh positivo, creando una incompatibilidad entre el bebé y la mamá.

Este tipo de incompatibilidad generalmente no es un problema y casi nunca lo es en un primer embarazo. Sin embargo, si alguna cantidad de sangre del bebé pasa al torrente sanguíneo de la madre, el sistema inmunitario de ella puede formar anticuerpos contra el factor Rh del bebé. Y si estos anticuerpos alcanzan un nivel alto en otro embarazo, pueden pasar a través de la placenta al torrente sanguíneo del bebé y comenzar a destruir sus glóbulos rojos. Sabemos que esto suena horrible, pero el problema puede superarse. Para prevenir la formación de estos anticuerpos, generalmente el médico inyecta a la madre inmunoglobulina Anti-D (llamada también Rhogan o Rhogam) en ciertos momentos para prevenir la formación de anticuerpos. Los siguientes son los casos cuando el médico puede recomendar una inyección de Rhogan si el padre del bebé es Rh positivo y la madre es Rh negativa:

- Durante las siguientes 72 horas después del nacimiento (bien sea vaginal o por cesárea) una enfermera le inyectará el medicamento para prevenir problemas en futuros embarazos.
- Rutinariamente alrededor de las 28 semanas de gestación (como precaución, en caso de que ya haya ocurrido algún paso de sangre a través de la placenta) y de nuevo 12 o 13 semanas después, si no se ha presentado el parto.
- Después de una amniocentesis, un muestreo del vello coriónico o de cualquier procedimiento invasivo (vea el Capítulo 8).
- Después de un aborto espontáneo, aborto o embarazo ectópico (vea el Capítulo 5 para más información sobre este tipo de embarazo).
- Después de un trauma grande a su abdomen durante el embarazo, si el médico cree que algo de la sangre del bebé se ha filtrado a su torrente sanguíneo.
- Después de una hemorragia abundante durante el embarazo.

En circunstancias poco frecuentes —por ejemplo, cuando el Rhogan debió haberse administrado y no se hizo (caso muy raro) o cuando éste no funcionó efectivamente (caso sumamente raro)— la madre produce anticuerpos al factor Rh. Luego, si alguna vez la mujer sale embarazada de nuevo y el feto es Rh positivo, éste puede estar a riesgo de desarrollar anemia (insuficiencia de glóbulos rojos), dependiendo de los niveles de anticuerpos en la sangre de la madre y de cómo interactúan con la sangre del bebé. La anemia puede ser leve, requiriendo solamente que el bebé sea colocado bajo luces especiales en el cuarto de los recién nacidos para eliminar cualquier *bilirrubina* adicional (un pigmento liberado por los glóbulos rojos destruidos).

En casos moderados, puede que sea necesario efectuar frecuentes ecosonogramas y una serie de pruebas de amniocentesis para evaluar la gravedad de la situación. Si la madre está cerca de la fecha probable de parto, el médico le recomendará inducir el parto. En los casos más graves, el bebé puede necesitar una transfusión de sangre cuando todavía está en el útero. El procedimiento se llama transfusión sanguínea fetal y es efectuada por un especialista en medicina materno infantil. Una transfusión es el peor caso que se pueda presentar, pero aún si las cosas se agravan, un bebé que haya recibido una transfusión a tiempo puede nacer saludable. Sin embargo, este procedimiento está asociado con algunos pequeños riesgos.

Otras incompatibilidades sanguíneas

Existen otros tipos de incompatibilidades sanguíneas. Kell, Duffy y Kidd son algunos ejemplos de factores sanguíneos que pueden diferir entre la madre y el bebé. Afortunadamente, todos estos factores son muy raros. No existen medicamentos como el Rhogan para tratar estas incompatibilidades. Pero en los muy pocos casos donde ocurre, el médico puede darle los cuidados al bebé en las otras maneras que describimos previamente para la incompatibilidad del Rh (luces especiales, inducción del parto o transfusión sanguínea). Y estos bebés generalmente también nacen sanos. Finalmente, algunos grupos de anticuerpos (Le, Lu y P, por ejemplo) pueden ser incompatibles pero no tienen ningún efecto dañino para el feto, por lo tanto generalmente no es necesario hacer nada especial.

La Presentación Podálica

Un bebé se encuentra en posición *podálica* cuando las nalgas o las piernas están hacia abajo, cerca del cérvix. La presentación podálica ocurre en el 3 o 4 por ciento de los partos de un solo bebé. El riesgo de una mujer de tener un bebé en esta posición disminuye en la medida en que transcurre el embarazo. Es más probable que el feto asuma la posición podálica por una de las siguientes razones:

- El feto es prematuro o especialmente pequeño.
- Hay una mayor cantidad de líquido amniótico (más espacio disponible para poder voltearse).
- Hay una malformación congénita del útero (por ejemplo, útero bicorne o en forma de "T").
- Hay fibromas que golpean la cavidad uterina.
- Placenta previa (vea la sección "Placenta previa" anteriormente en este capítulo).
- El embarazo es de mellizos o más.
- El útero ya está relajado por haber tenido varios bebés antes.

Si el bebé se encuentra en posición podálica, el médico le hablará de los riesgos y beneficios potenciales de un parto vaginal en presentación podálica. Las siguientes son algunas consideraciones especiales sobre este tipo de parto:

- Que la cabeza del bebé se quede atrapada en el cérvix (la cual sale de última en esta presentación) ya que éste no se ha dilatado totalmente porque el paso del cuerpo del bebé es más pequeño que la cabeza (esta situación es especialmente problemática si el bebé es muy pequeño o prematuro).
- Que se produzca un trauma como resultado de una *extensión cefálica del feto* (esto significa que la cabeza está inclinada hacia atrás).
- Dificultad para que salgan los brazos, lo cual puede llevar a una potencial lesión de los mismos.

Debido a estos posibles problemas, muchos médicos recomiendan que los bebés en posición podálica nazcan por cesárea. Sin embargo, algunos fetos en esta posición son buenos candidatos para un parto vaginal. Las condiciones que deben estar presentes para que usted y su médico consideren un parto vaginal podálico son:

- Peso fetal estimado entre 2 y 4 kilos (entre 4 y 8 libras).
- El bebé está en posición *podálica franca*, lo que significa que las nalgas, no los pies, se encuentran en posición de salir primero.
- Las nalgas se encuentran encajadas en la pelvis.
- El médico no detecta (por medio del examen físico o rayos X) ningún problema de que la cabeza no pueda pasar por el canal de parto.
- El ecosonograma muestra que la cabeza está flexionada o en posición *militar* (mirando directamente al frente y no inclinada hacia atrás).
- La anestesia está disponible inmediatamente, de modo que la cesárea pueda hacerse en caso de emergencia.
- El médico tiene experiencia en este tipo de partos.

Unas extensas investigaciones realizadas recientemente han demostrado que los bebés en podálica que nacen por la vagina corren un mayor riesgo de ciertas complicaciones. De hecho, la información es tan convincente que muchos obstetras han dejado de efectuar este tipo de parto vaginal. Si usted y el médico deciden que un parto vaginal en podálica no es lo apropiado para usted, entonces otra opción es la *versión cefálica externa*, un procedimiento en el cual el médico trata de voltear al bebé hacia la posición normal de parto, manipulando externamente el abdomen de la madre y el cual es, generalmente, un procedimiento común y seguro. Algunas veces resulta bastante incómodo, pero funciona en un 50 al 70 por ciento de los casos. Existen ciertas condiciones en las cuales esta versión cefálica externa no es aconsejable, tal como cuando hay sangrado, un nivel bajo de líquido amniótico o en gestación múltiple.

La Atención al Embarazo Postérmino

El embarazo promedio dura alrededor de 40 semanas (o 280 días) después del último período menstrual, pero solamente el 5 por ciento de las mujeres dan a luz en su fecha probable de parto. Algunas dan a luz dos semanas antes, y otras dos semanas después, y todas se consideran "a término". De acuerdo a la definición médica, usted no presenta un embarazo postérmino hasta que sobrepasa las 42 semanas. Sólo un pequeño número de embarazos dura más de este tiempo y nadie sabe el por qué.

¿Por qué es importante para usted y el médico que no se pase de su fecha probable de parto? Porque la probabilidad de ciertas complicaciones aumenta en la medida que el tiempo pasa. De 40 a 42 semanas los aumentos son pequeños, pero después de 42 semanas, escalan a un nivel que es más preocupante. La peor complicación es la muerte perinatal también llamada mortalidad perinatal; las probabilidades de esta muerte aumentan después de 41 o 42 semanas y se duplican para la semana 43.

Esta situación no es tan terrible como parece porque el número efectivo de muertes es muy bajo. La gran mayoría de bebés postérmino nacen sanos. Aún en la semana 44, el punto en el cual las tasas de mortalidad perinatal se cuadruplican, el 95 por ciento de los bebés nace bien si se hacen las pruebas adecuadas.

El aumento de las tasas de mortalidad en embarazos postérmino involucra varios factores:

- La placenta puede funcionar en forma eficiente solamente por un lapso definido de tiempo —alrededor de 40 semanas. Afortunadamente, la mayoría de las placentas tiene un monto de "reserva" y aún trabaja después de 40 semanas, pero algunas no duran tanto. Si la placenta no puede proveer suficientes nutrientes al bebé, éste puede perder peso si permanece en el útero.
- En un embarazo postérmino, el volumen de líquido amniótico puede disminuir. Como mencionamos anteriormente en este capítulo, el volumen de líquido amniótico alcanza su máximo cerca de las semanas 34 a la 36 de gestación, y comienza a decrecer lentamente después de ese momento. La mayoría de las veces, un monto adecuado de líquido queda todavía después de 40 semanas. No obstante, en ciertas ocasiones, el líquido baja a un nivel que los médicos consideran muy bajo. En este caso, el cordón umbilical tiene probabilidades de comprimirse y los médicos pueden recomendar que se induzca el parto.

- Los bebés pueden defecar por primera vez mientras se encuentran en el útero y, mientras más tiempo dura el embarazo, más probabilidades hay de que esto suceda. En casos raros, el bebé puede respirar este *meconio* espeso, ya sea antes o durante el nacimiento, lo cual puede causarle problemas con la respiración en los primeros días o semanas después del parto (para mayor información, vea el Capítulo 9).
- En un embarazo postérmino en el cual la placenta sigue funcionando normalmente, el bebé continúa creciendo. Por tanto, los bebés postérmino tienen más probabilidades de ser muy grandes (macrosómicos; vea "Problemas del Crecimiento Fetal" anteriormente en este capítulo), o grandes para su edad gestacional. Por esta razón, corren riesgo de tener cualquiera de los problemas que surgen por ser de gran tamaño.

Los médicos usan varias estrategias para manejar los embarazos postérmino y ninguna es inherentemente mejor que otra. Algunos quieren estar seguros de que todos los bebés nazcan inmediatamente después de las 40 semanas e inducen el trabajo de parto para asegurar que así sea. (Vea el Capítulo 9 para mayor información sobre inducción del parto.) Otros se encuentran más dispuestos a esperar a que el parto ocurra espontáneamente. El argumento a favor del primer punto de vista es que no tiene que preocuparse de ninguna de las complicaciones que hemos hablado. Por otra parte, con el segundo enfoque, usted tiene menos probabilidades de necesitar una cesárea.

Capítulo 16

El Embarazo en la Salud y en la Enfermedad

En Este Capítulo

- El tratamiento de infecciones, desde el resfriado común hasta las infecciones de la vejiga
- Cómo manejar el asma, la diabetes y otros problemas de salud, preexistentes al embarazo

El embarazo le puede dar un "brillo maternal" y hacerla sentir como si algo mágico estuviera ocurriéndole a su cuerpo. Pero sépalo: el embarazo no la hace una súper mujer. Usted todavía está susceptible a enfermarse y a tener problemas de salud que afectan a cualquiera que no esté esperando un bebé. Cuando las enfermedades aparecen durante el embarazo, pueden tener consecuencias especiales. En este capítulo, hablamos acerca de cómo una variedad de dolencias médicas afectan a las mujeres embarazadas.

Infecciones Durante el Embarazo

Intente lo que sea, pero evitar durante el embarazo a todas las personas que tienen alguna infección es prácticamente imposible. Tenga presente que la mayoría de las infecciones no dañan al bebé del todo; lo que hacen es que su vida sea menos placentera durante un tiempo. En esta sección, cubrimos la mayoría de las infecciones más comunes y algunas de las menos comunes.

Las infecciones de la vejiga y los riñones

Básicamente las infecciones de la vejiga son de dos tipos: una en que las mujeres presentan síntomas (sintomáticas) y otras en donde las mujeres no presentan síntomas (silenciosas). Las "silenciosas" son comunes y ocurren en casi un 6 por ciento de las mujeres embarazadas. El otro tipo, llamadas *cistitis*, presentan síntomas como:

- Sensación constante de querer orinar
- Molestias por encima del hueso púbico (donde está la vejiga)
- Orinar más frecuentemente
- Dolor al orinar

Si se le presenta alguna de los dos tipos de infección de la vejiga, el médico la tratará con antibióticos.

De no tratarse, la infección de la vejiga puede progresar a una infección de los riñones, llamada *pielonefritis*. Una infección de los riñones produce los mismos síntomas descritos para la cistitis, pero con fiebre alta y dolor en el costado o flanco —es decir, dolor en uno o ambos riñones (vea la Figura 16-1). El dolor en el flanco también puede ocurrir en alguien que tenga cálculo en los riñones. La diferencia es que una infección de riñón causa dolor constante, mientras que los cálculos producen dolores más intensos pero intermitentes. Además, los cálculos a menudo vienen acompañados de pequeñas cantidades de sangre en la orina.

Si el médico le diagnostica pielonefritis, la remitirá al hospital por unos días de manera que le suministren antibióticos vía intravenosa. Debido a que las infecciones de los riñones tienden a ser recurrentes durante el embarazo, el médico le puede indicar antibióticos diarios por el resto del mismo.

Varicela

El virus varicela zoster causa la varicela. En el primer momento que alguien es infectado con este virus, normalmente en la niñez, contrae varicela. La varicela es muy rara en los adultos, y las mujeres embarazadas no tienen un mayor riesgo de contraer este virus que las otras personas que no lo están.

Si ya tuvo varicela, es probable que no la vuelva a contraer ya que su cuerpo ha producido los anticuerpos que la inmunizaron. No obstante, si nunca la ha padecido, tiene un buen chance de tener estos anticuerpos protectores en su sangre probablemente porque tuvo alguna exposición al virus en el pasado y no mostró ningún síntoma. Sin embargo, si sabe que nunca ha estado expuesta a la varicela y no ha sido vacunada recientemente (la vacuna contra este virus se desarrolló hace poco), o si no está segura de si ha estado expuesta al virus, hágase las pruebas de sangre para ver si es inmune.

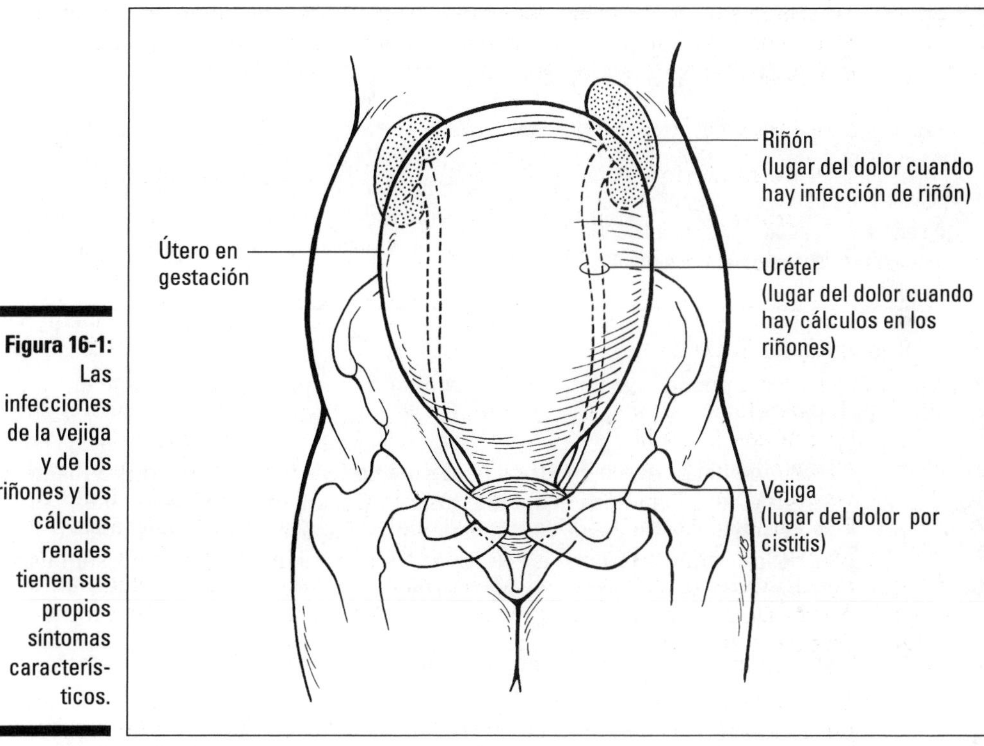

Figura 16-1: Las infecciones de la vejiga y de los riñones y los cálculos renales tienen sus propios síntomas característicos.

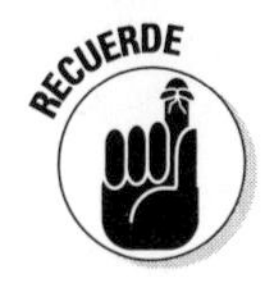

Debido a que la vacuna contra la varicela es tan nueva, hay muy poca información acerca de qué tan segura es para las mujeres embarazadas y, ésta es la razón por la cual los fabricantes no recomiendan utilizarla durante la gestación. La recomendación es que las mujeres esperen tres meses después de vacunarse para salir embarazadas. Si se vacuna y de pronto descubre que está embarazada, hágaselo saber al médico. La poca experiencia que las mujeres embarazadas han tenido con la vacuna, sugiere que ésta probablemente no aumenta las probabilidades de defectos de nacimiento ni que tampoco ha ocasionado casos del síndrome de varicela congénita en el bebé (vea la lista a continuación).

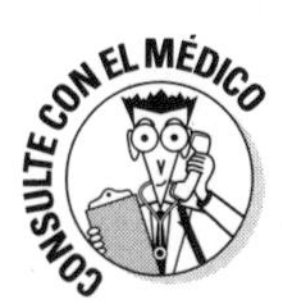

Si usted no es inmune a la varicela y está expuesta a alguien portador de la infección, comuníqueselo al médico inmediatamente, de manera que pueda ser inyectada con un medicamento conocido como inmonuglobulina varicela zoster (VZIG, por sus siglas en inglés), el cual puede reducir el riesgo de infección a usted y al bebé. Si es posible, póngase la inyección en los siguientes tres días de la exposición. Si contrae varicela unos días antes o después de haber dado a luz, el bebé debe recibir la inmunoglobulina varicela zoster también.

Las madres embarazadas preguntan . . .

P: ¿Es seguro vacunarse contra la gripe mientras estoy embarazada?

R: Sí, la vacuna es completamente segura. Así que piense en vacunarse si va a estar expuesta a personas que la tengan o si la oficina de salud pública local predice una temporada particularmente fuerte de la misma. Pero tenga presente que la vacuna no la protege contra todos los virus de la gripe, solamente de los que los investigadores piensan que son comunes en su área.

La varicela puede ocasionar potencialmente tres problemas durante el embarazo:

- Puede hacer que la madre se enferme con síntomas parecidos a los de la gripe, más la famosa erupción cutánea (lesiones puntillosas rojas pequeñitas). En casos raros, la neumonía aparece dos o seis días después que aparecen las lesiones rojas. Si tiene varicela y presenta síntomas como respiración entrecortada o tos seca, hágaselo saber al médico inmediatamente.
- Si contrae varicela durante los primeros meses del embarazo, el feto tiene una pequeña probabilidad de desarrollar la enfermedad también, lo cual lleva al síndrome de varicela congénita. Con este síndrome, el feto puede tener cicatrices (la misma clase de cicatrices que los niños pequeños tienen en sus cuerpos cuando les da varicela) y, también, un desarrollo anormal de sus extremidades, problemas de crecimiento y retardo en su desarrollo.

  Afortunadamente, el síndrome de la varicela congénita es muy raro. (Se presenta en menos del 1 por ciento de los casos si la infección ocurre en el primer trimestre y en un 2 por ciento si se presenta a principios del segundo trimestre.)

- Si contrae la varicela en el transcurso de los cinco días antes o cinco días después de dar a luz, el bebé está a riesgo de desarrollar una infección seria de varicela durante sus días de recién nacido. Se puede reducir este riesgo suministrándole al bebé la inmonuglobulina varicela zoster.

El mismo virus de la varicela zoster que causa la varicela puede también producir una forma recurrente de la infección llamada herpes o herpes zoster. La mayoría de los bebés nacidos de mujeres embarazadas que han desarrollado herpes son completamente normales. Debido a que el herpes es mucho menos común que la varicela durante el embarazo, los médicos no saben realmente cuáles son los defectos de nacimiento más comunes después que una mujer embarazada desarrolla esta condición, aunque la incidencia se piensa que es menos del 1 o 2 por ciento en comparación con la varicela.

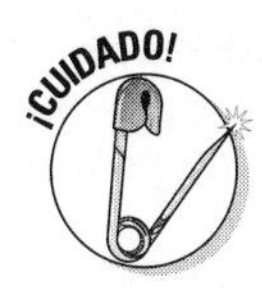

Si sabe que es susceptible a la varicela, evite el contacto directo con personas que tengan herpes o herpes zoster, ya que las lesiones contienen el virus de la varicela zoster y pueden causar una infección de varicela en mujeres susceptibles.

Resfriados y gripes

La mayoría de las personas se resfrían una vez al año, así que no es ninguna sorpresa que la mayoría de las mujeres contraigan un resfriado durante el embarazo. Nada relacionado con la gestación la hace más vulnerable al virus del resfriado, pero la fatiga y la congestión que acompañan al embarazo pueden hacerle sentir peor el resfriado. En cualquier caso, el resfriado común es completamente inocuo para el feto. Como bien sabemos, no hay cura, así que la única opción es tratar los síntomas. Contrario a la creencia popular, la mayoría de los medicamentos contra el resfriado (antihistamínicos, antitusígenos, etc.) son seguros para las embarazadas cuando los toman en las dosis recomendadas. (Vea más información sobre esto más adelante.)

A continuación hay algunas sugerencias para el tratamiento de los síntomas del resfriado y de la gripe:

- **Beba líquidos, líquidos y más líquidos.** Todas las enfermedades virales promueven la deshidratación y el estar embarazada solo agrava el problema. Beba mucha agua, jugos o refrescos cuando tenga un resfriado o gripe. No tome leche.
- **Tome un antipirético.** Tomar acetaminofén (Tylenol) en las dosis recomendadas ayuda a bajar la fiebre. Con solo hacer esto la gente se siente mejor. Sin embargo, si la fiebre persiste por varios días, consulte con el médico.
- **Tome un descongestionante.** Durante el embarazo, la seudoefedrina (Sudafed) es una buena alternativa como descongestionante. No hay evidencias que sugieran que el Sudafed tomado en dosis normales después del primer trimestre tenga efectos dañinos. Es probable que esta creencia sea verdad también para el primer trimestre, pero en realidad se han hecho pocos estudios al respecto.
- **Use aerosoles nasales, pero no por mucho tiempo.** Los descongestionantes nasales en aerosol son buenos si se usan por un corto tiempo (esto también es verdad para personas que no están embarazadas). Usados intermitentemente, permiten respirar más cómodamente. Si se usan día a día, hacen que el problema persista por más tiempo. Los aerosoles nasales salinos son seguros usados a largo plazo, pero no son tan efectivos en la reducción de la congestión nasal.

- **Coma alimentos reconfortantes.** De último, pero no menos importante, tome caldo de pollo. Estudios científicos han demostrado que la sopa de pollo tiene propiedades que ayudan a sentirse mejor a los que padecen resfriados, aún cuando nadie sabe exactamente cuáles son esas propiedades. (Vea la receta de la madre de Joanne más adelante.)

Usted puede usar los mismos tratamientos tanto para el resfriado común como para las infecciones de la influenza. Si le da la gripe mientras está embarazada, es probable que tenga los mismos síntomas que como si no lo estuviera.

Alergias estacionales y la fiebre del heno

Generalmente la gente solo toma antihistamínicos para tratar las alergias de ciertas épocas del año. Los viejos medicamentos de la primera generación, como la clorofeniramina (Clorotrimetrón o Sinutab), han estado en el mercado por un buen tiempo y la mayoría de los obstetras están de acuerdo con su uso durante el embarazo. Los antihistamínicos más recientes, como el Claritin o Zyrtec, tienen un beneficio adicional que es el de no causar somnolencia. Aunque los investigadores no han estudiado mucho el efecto de estos nuevos medicamentos durante el embarazo, no sabemos que se hayan reportado altos riesgos de malformaciones en el feto o efectos adversos. Una tercera opción es usar un aerosol nasal que contenga cromolín o bajas dosis de esteroides que también son muy efectivos.

Muchas de nuestras pacientes preguntan por el uso de la equinácea durante el embarazo. En Asia la gente ha usado esta hierba por siglos para combatir la inflamación y el resfriado común. Generalmente la gente utiliza un preparado o suplemento que contiene equinácea cuando sienten los primeros síntomas de un resfriado. No hay evidencias que sugieran que la equinácea cause problemas durante el embarazo. El único estudio que conseguimos fue uno que incluía un pequeño número de pacientes. Aunque no se consiguieron efectos adversos, es difícil llegar a cualquier conclusión con este estudio tan limitado.

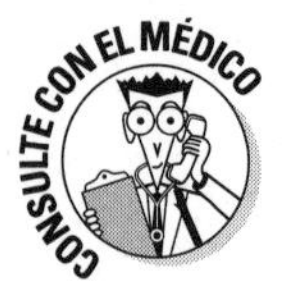

Si la fiebre persiste por varios días, si desarrolla tos con flema verdosa o amarillenta o si presenta dificultades para respirar, llame al médico para asegurarse de que no está desarrollando una neumonía.

Infecciones por citomegalovirus

El citomegalovirus (CMV) es una enfermedad viral muy común entre los niños en edad preescolar. Los síntomas son muy similares a los de la gripe: fatiga, malestar y dolores. Sin embargo, en la mayoría de los casos, esta infección no produce ningún síntoma. En el momento en que una mujer llega a la edad en que puede procrear, más de la mitad de las mujeres ya han tenido la infección del citomegalovirus en algún momento de sus vidas y se evidencia por la presencia de anticuerpos en su sangre.

La mayoría de los médicos no hacen ninguna prueba de anticuerpos para esta infección, ya que hay muy pocas probabilidades de que una mujer la adquiera durante el embarazo. Además, la infección generalmente no causa ningún síntoma, así que habría que hacer varias pruebas en el transcurso del embarazo para detectarla. Sin embargo, es muy útil hacer estas pruebas en mujeres con alto riesgo de exposición como, por ejemplo, las que están en contacto con niños en edad preescolar.

La importancia de la infección del CMV durante el embarazo es que puede pasar al feto y provocar una infección congénita. De hecho, el citomegalovirus congénito es la causa más común de una infección uterina y ocurre en el 0,5 al 2,5 por ciento de los recién nacidos. Sin embargo, la mayor parte del tiempo, los bebés que nacen con la infección son saludables.

Receta de la sopa de pollo de la madre de Regina

Confíe en este remedio clásico para ayudarla a superar un resfriado o gripe.

1 galón de agua

1 pollo, cortado en piezas grandes

3 cebollas, peladas y cortadas en cuadros

4 chirivías, peladas y cortadas por la mitad

6 tallos de apio, cortados por la mitad

6 zanahorias, peladas y cortadas por la mitad

4 cucharadas de perejil fresco

4 cucharadas de eneldo fresco

Sal y pimienta al gusto

2 a 4 cubitos de concentrado de pollo

1. Hierva el pollo en una olla grande con agua. Retire la espuma.
2. Agregue las cebollas, chirivías, apio, zanahorias, sal y pimienta.
3. Tápelo y deje cocinar a fuego lento por 2 horas.
4. Agregue los cubitos de concentrado de pollo (2 a 4, al gusto).
5. Agregue el perejil y el eneldo.
6. Hierva a fuego lento por una hora más.
7. Cuele el caldo en otro envase, conservando el pollo y sacando los vegetales.
8. Cuando el pollo esté suficientemente frío como para poder agarrarlo, desmenuce la carne y úsela para ensalada o para lo que desee.
9. Tome la sopa de inmediato o, de ser posible, refrigere durante la noche y luego retire la grasa que se acumula en la parte superior del caldo.

Consejo: Agregue fideos para hacer sopa de pollo con fideos.

Si usted desarrolla el citomegalovirus durante el embarazo (y solo el 2 por ciento de mujeres embarazadas susceptibles lo contraen), la infección se transmite al feto en solo un tercio de las veces. Las opciones para el diagnóstico de la infección en el feto incluyen una prueba de amniocentesis para verificar la existencia de la infección en el líquido amniótico y ecosonogramas. Aún en aquellos bebés que contraen el CMV, el 90 por ciento no presenta síntomas al nacer (aunque un pequeño porcentaje tiene síntomas luego en su vida, tales como pérdida auditiva o problemas en el desarrollo).

Si el bebé contrae el CMV en el útero, las probabilidades de que desarrolle problemas de mayor importancia varían según lo que se indica a continuación:

- La edad gestacional del bebé cuando la infección ocurre.
- Si la madre se contagia por primera vez con el virus durante el embarazo (infección primaria) o si alguna vez la tuvo en el pasado (infección recurrente).

Si la madre adquirió la infección después del segundo trimestre o si la infección es recurrente, la probabilidad de que el recién nacido presente serios problemas es mucho menor.

El citomegalovirus congénito con síntomas graves es raro y ocurre en aproximadamente 1 de cada 10.000 a 20.000 recién nacidos. Esto puede llevar a una incapacidad auditiva, problemas visuales y, a veces, a algunas deficiencias mentales. Debido a que el CMV es un virus, los antibióticos no son de utilidad.

Sarampión alemán (rubéola)

El virus de la rubéola causa el sarampión alemán, que es el único que puede tener algún impacto importante en el embarazo. Si contrae la rubéola durante el primer trimestre, el bebé tiene cerca del 20 por ciento de probabilidades de desarrollar el síndrome de la rubéola congénito. Sin embargo, la probabilidad de que esto ocurra varía aún dentro del mismo primer trimestre, entre el primer y el tercer mes. Afortunadamente, es muy poco común que aparezca una infección seria de rubéola durante el embarazo.

Hepatitis

Hay varios tipos de hepatitis que afectan a la madre y al bebé en distintas formas:

- **La hepatitis A** es transmitida por el contacto de persona a persona, o por la exposición a alimentos y aguas contaminadas. Las complicaciones peligrosas por hepatitis A en el embarazo son raras. El virus no pasa al bebé en desarrollo. Si se expone durante el embarazo, tome inmunoglobulina durante dos semanas después de la exposición.

- **El virus de la hepatitis B** se transmite a través del contacto sexual, del uso intravenoso de drogas o a través de una transfusión de sangre. Un pequeño porcentaje de mujeres con hepatitis B desarrolla una condición crónica, lo que produce daños en el hígado y, aunque no es tan común, puede ser transmitida al feto. Si la prueba de la hepatitis B resulta positiva, informe al pediatra para que el bebé reciba la apropiada inmunización después del parto.
- **La hepatitis C** se transmite de la misma manera que la B. Menos del 10 por ciento de las mujeres con hepatitis C positivo transmite la infección a sus bebés. Si es portadora de este virus, no lo amamante.
- **Las hepatitis D, E y G** son mucho menos comunes. Pregúntele al médico, si desea más información.

Infecciones por herpes

El herpes es un virus común que infecta la boca, la garganta, la piel y los órganos genitales. Si tiene historia de herpes, quédese tranquila ya que no hay ningún riesgo de que se lo pase al feto en desarrollo. La principal preocupación es que usted presente una lesión activa del virus durante el trabajo de parto o cuando rompa fuentes. Si es así, hay un pequeño riesgo de transmitir la infección al bebé cuando pase por el canal de parto. Si ésta es la primera infección de herpes que usted tiene, la probabilidad de que el bebé contraiga el virus es muy alta, ya que no posee anticuerpos contra el virus. Hay estudios que muestran que las mujeres con historia de herpes recurrente pueden disminuir la probabilidad de una infección activa de herpes durante el parto, cuando toman un medicamento llamado *aciclovir* en el último mes de embarazo.

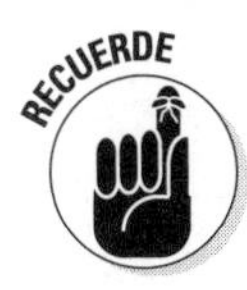

Hágale saber al médico si tiene lesiones activas de herpes genital, en el momento del trabajo de parto o de la ruptura de las membranas. Probablemente él decida efectuar un parto por cesárea para evitar infectar al bebé. Si no ve lesiones, pero siente que puede desarrollarlas, dígaselo también al médico. En este caso es muy aconsejable realizar una cesárea.

Virus de la inmunodeficiencia humana

En años pasados, los estudios han demostrado que algunos de los medicamentos utilizados para el tratamiento del síndrome de inmunodeficiencia humana (SIDA), pueden reducir drásticamente la probabilidad de que el virus sea transmitido al bebé. Por esta razón, los médicos recomiendan que las mujeres sean sometidas a pruebas de esta infección durante el inicio del embarazo y que si una mujer es positiva, reciba estos medicamentos durante el embarazo y el parto. Algunos estados en los Estados Unidos requieren que toda mujer embarazada se haga la prueba; pero si no se la realiza, la prueba se le debe hacer al recién nacido antes de ser dado de alta del hospital.

Para disminuir la probabilidad de que el bebé se contagie, evite cualquier procedimiento invasivo que pueda causar sangramiento, como la amniocentesis o el muestreo del vello coriónico (a menos que sean estrictamente necesarios). Si el médico decide realizar estos procedimientos, la mayoría recomienda que la madre reciba dosis de medicamentos antivirales vía intravenosa con antelación, para disminuir la probabilidad de infectar al feto.

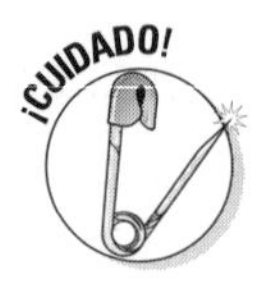

No amamante si está infectada con el SIDA ya que puede transmitirle el virus al bebé. Es absolutamente necesario que junto con el método anticonceptivo que usted usa, use además el condón.

Si usted tiene SIDA, manténgase un contacto con los especialistas, ya que así puede beneficiarse de los últimos avances en los tratamientos.

Enfermedad de Lyme

La enfermedad de Lyme es una infección transmitida a través de la mordida de una garrapata. El embarazo no la predispone a contraer esta enfermedad ni tampoco complica el mismo si la contrae. La gran noticia es que no hay evidencias que sugieran que esta enfermedad cause algún daño al feto. El problema principal es que la enferma a usted.

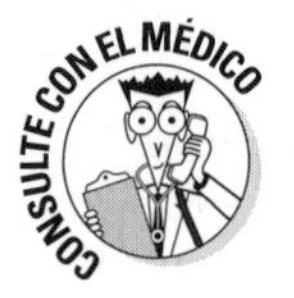

Si cree que una garrapata la ha mordido, hágaselo saber al médico quien efectuará una prueba de sangre para ver si ha contraído la enfermedad y le dará un tratamiento con antibióticos para prevenir los efectos a largo plazo.

La infección por parvovirosis (quinta enfermedad)

La parvovirosis es una infección común de la infancia acompañada de fiebre y un característico sarpullido parecido a una mejilla enrojecida por una cachetada. En adultos, la infección puede mostrar síntomas como los de la gripe: fiebre, dolores, garganta irritada, mucosidad en la nariz y dolor en las coyunturas. Esta infección también puede presentarse sin ningún síntoma. El 75 por ciento de todas las mujeres embarazadas es inmune a la parvovirosis, así que no hay problema en que se exponga a alguien que lo padezca.

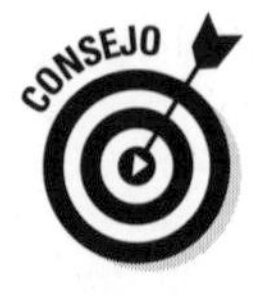

Si no es inmune a la parvovirosis o no sabe si lo es y debe exponerse a una persona que la padece, dígale al médico que le haga una prueba. Las mujeres embarazadas que pasan mucho tiempo en una escuela rodeada de niños (maestras o trabajadoras en las guarderías preescolares, por ejemplo), quizás deban ser sometidas a pruebas de rutina antes de salir embarazadas o durante el primer trimestre.

Aún si contrae esta enfermedad, las probabilidades de que su bebé nazca saludable son muy altas. No hay evidencias que indiquen que la parvovirosis cause alguna anormalidad en el nacimiento. Sin embargo, en raros casos, puede incrementar el riesgo de un aborto prematuro o de que el feto desarrolle una anemia. Por esta razón, el médico le puede recomendar hacerle ecosonogramas periódicamente para identificar señales de anemia en el feto. Si hay anemia, los médicos pueden efectuar una transfusión de sangre al feto si su bebé todavía se encuentra en el útero o inducir el parto si ya está cerca de la fecha probable de parto.

La última buena noticia es que investigaciones recientes muestran que los bebés infectados con parvovirosis durante el embarazo, incluso si desarrollan anemia, lo más probable es que nazcan tan saludables como cualquier otro bebé si se tratan adecuadamente.

Virus estomacales (gastroenteritis)

Un ataque de influenza estomacal puede ocurrir en cualquier momento, se encuentre o no embarazada. Los síntomas incluyen cólicos estomacales, fiebre, diarrea y náuseas (con o sin vómito), y pueden durar entre 24 y 72 horas. Los virus que causan la gastroenteritis generalmente no le hacen daño al bebé.

No se preocupe de que su bebé no vaya a tener la nutrición adecuada si usted no puede comer bien por unos pocos días. Los fetos se encuentran bien aun cuando las madres no coman todas sus comidas.

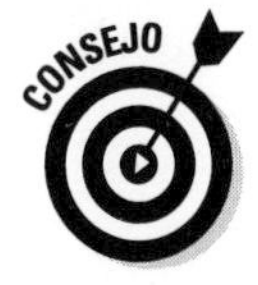

Si le da un virus estomacal, asegúrese de tomar muchos líquidos. La deshidratación puede llevar a contracciones prematuras y puede causar fatiga y mareo. Pruebe comiendo la sopa que le mencionamos antes, así como otros líquidos —agua, soda, té o consomé de pollo. Cuídese de la misma manera que lo haría si no estuviera embarazada. Si sus síntomas persisten por más de 72 horas, consulte con el médico.

Toxoplasmosis

La toxoplasmosis es una infección causada por un parásito que vive en la carne cruda y en las heces de los gatos. Si el parásito entra al torrente sanguíneo de una persona, puede causar síntomas parecidos a los de la gripe o influenza o, en algunos casos, no producir en absoluto ningún síntoma. Este tipo de infección es muy rara en los Estados Unidos y las infecciones en mujeres embarazadas son aun más raras, ya que ocurren solo en 2 de cada 1.000, mientras que en Francia, por ejemplo, es más común.

Si una mujer embarazada se infecta, la probabilidad de que le transmitirá la infección al bebé, y los posibles efectos que esto pueda tener, depende muchísimo de cuándo contrae la enfermedad. Si adquiere la enfermedad durante el primer trimestre, la probabilidad de que el bebé se infecte es de menos del 2 por ciento. Si ocurre más adelante en el embarazo, la probabilidad de que el bebé se infecte es mayor, pero los efectos de la infección son menos graves. En un feto, una infección temprana en el embarazo de toxoplasmosis, puede causar anormalidades del sistema nervioso central y en la visión.

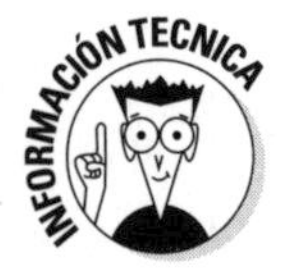

Si ha tenido la infección en el pasado y, por consiguiente, tiene los anticuerpos en la sangre, es muy poco probable que contraiga la infección nuevamente. Si la prueba indica que ha sido infectada recientemente, el médico le indicará una prueba de sangre en un laboratorio especial para confirmar que el resultado positivo de la prueba es verdadero (muchas pruebas iniciales dan origen a falsos positivos). Si su prueba aun resulta positiva y parece que contrajo la infección después de haber salido embarazada, el médico puede indicarle antibióticos especiales para disminuir la probabilidad de que el feto también contraiga la infección. Luego, en el segundo trimestre, el médico probablemente le realice una amniocentesis para ver si el feto ha sido infectado. En este caso, va a ser necesario que tome antibióticos por el resto del embarazo. El médico puede aconsejarle que consulte con un especialista en medicina materno fetal para hablar sobre sus opciones.

Si contrae toxoplasmosis, recuerde que estudios recientes realizados en Francia indican que la gran mayoría de fetos infectados con el parásito y que son tratados con los antibióticos apropiados, tienen un excelente pronóstico médico.

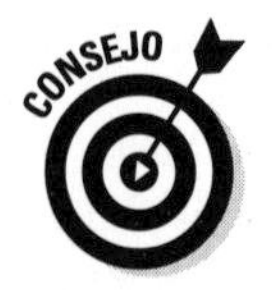

No existen vacunas para prevenir la toxoplasmosis. La mejor manera de evitar la enfermedad es reducir su exposición a la carne cruda o poco cocida. Evite el carpaccio (consumo de carnes crudas). Pida las carnes asadas cocidas al menos a término medio. Evite también las heces de los gatos. Si tiene un gato que vive fuera de la casa, pídale a alguien más que cambie la caja de arena (los gatos que viven dentro de la casa y nunca han estado afuera ni han estado en contacto con ratones o ratas tienen poca probabilidad de tener el parásito). Si nadie más puede hacerlo, póngase guantes de goma cuando cambie la caja del gato. También póngaselos si va a trabajar en un jardín dónde merodean los gatos del vecindario.

Infecciones vaginales

Las bacterias y otros organismos, cuando les son dadas las oportunidades, se alojan rápidamente en la vagina, cuyas condiciones —tibia y húmeda— son perfectas para que ellos crezcan y se reproduzcan. Una mujer puede contraer una enfermedad en cualquier momento, incluso cuando está embarazada.

Vaginosis bacteriana

La vaginosis o vaginitis bacteriana es una infección vaginal común. Los síntomas son un flujo blanco-amarillento con olor, que empeora después de tener relaciones sexuales. Algunas investigaciones han encontrado una relación entre la vaginitis bacteriana y un riesgo ligeramente mayor de parto prematuro. Lo cual es una razón por la cual los médicos hacen las pruebas de vaginosis bacteriana en aquellas pacientes que corren riesgo de parto prematuro. El tratamiento incluye antibióticos tomados oralmente o cremas antibióticas vaginales.

Clamidia

La clamidia es una de las enfermedades de transmisión sexual más común y, a menudo, carece de síntomas. Algunos médicos efectúan rutinariamente un cultivo del cuello uterino (cérvix) en el mismo momento en que efectúan la citología o Papanicolau, para detectar la clamidia. Si el cultivo resulta positivo, el médico quizás le prescriba un medicamento para la infección. La clamidia puede ser transmitida al recién nacido durante el parto vaginal, aumentando las probabilidades de que el bebé desarrolle *conjuntivitis* (una infección de los ojos) o, menos probable, neumonía. La mayoría de los hospitales colocan en los ojos de los bebés recién nacidos un ungüento para prevenir la conjuntivitis, ya sea que la madre padezca de clamidia o no.

Hongos

Este tipo de infección es muy común durante el embarazo. Las grandes cantidades de estrógeno que circulan en el torrente sanguíneo durante el embarazo promueven el crecimiento de hongos en la vagina. Los síntomas de una infección de este tipo son el prurito (comezón) en la vagina y la secreción de un flujo blancuzco-amarillento espeso. Sin embargo, muchas mujeres tienen la infección sin presentar síntomas. Generalmente, el único tratamiento que se necesita es una serie de óvulos o cremas vaginales. Para infecciones persistentes, el médico podría recetarle medicamentos orales.

Los hongos generalmente no causan problemas al feto o al recién nacido.

Enfermedades Preexistentes al Embarazo

Las siguientes secciones detallan ciertos problemas médicos que quizás haya tenido antes de quedar embarazada y explican cómo ellos pueden influir en el embarazo o éste en ellos.

Asma

Tratar de predecir cómo el embarazo puede influir en el asma en una mujer es bastante difícil. Algunas sienten que su condición mejora cuando están en la dulce espera; otras opinan que empeoran y cerca de la mitad indica que no siente diferencia alguna.

La principal preocupación de las mujeres que sufren de asma, es de si pueden continuar tomando sus medicamentos en forma segura durante la gestación. Recuerde, el problema más grave del asma no son los efectos de las medicinas, sino la posibilidad de que las mujeres embarazadas no se hagan los tratamientos completos. Si está respirando con dificultad, quizás no le esté llegando suficiente oxígeno al bebé. Los tratamientos más comunes utilizados para el asma son bastantes seguros para el bebé; entre ellos están los siguientes:

- Agonistas beta (Serevent, Albuterol, Metaproterenol, Terbutalina, Proventil, Allupent).
- Corticoesteroides (Prednisona).
- Cromoglicato o cromolin sódico.
- Teofilina (Theodur).
- Esteroides para inhalar (Flovent, Vanceril, Beclavent, Azmacort y otros).

Las madres asmáticas pueden tomar ciertas medidas preventivas para controlar los ataques agudos. La predicción de los ataques por el monitoreo personal es útil para aquéllas que conocen el pico de su flujo respiratorio (la mayoría de las pacientes saben cuáles son estos valores, pero si no lo saben, deben preguntarle al especialista en vías respiratorias). Naturalmente, ayuda mucho el evitar aquellas situaciones que dan origen a los ataques.

Nuestras pacientes quieren saber . . .

P: ¿Son seguros los medicamentos para la presión arterial?

R: La mayoría de los medicamentos son seguros, pero muchos no han sido estudiados extensamente durante el embarazo. Hable con el médico sobre este tópico tan importante. Ciertos medicamentos, sin embargo, deberían evitarse. Los inhibidores de la enzima convertidora de la angiotensina (conocidos como inhibidores ECA) pueden ocasionar problemas en los riñones del feto. Los betabloqueadores, aunque se consideran bastante seguros, tienen un pequeño riesgo de causar retardo del crecimiento intrauterino. De la misma manera, es mejor evitar los diuréticos, a menos que éstos sean la única forma de tratar la presión arterial alta.

Hipertensión crónica

La hipertensión crónica se refiere a la presión arterial alta que ocurre independientemente del embarazo. Aunque muchas mujeres que padecen de esta enfermedad están conscientes de que la tienen antes de concebir, los médicos, ocasionalmente, la diagnostican durante el embarazo. Si la hipertensión crónica que tiene es leve o moderada, existen muchas probabilidades de que tendrá un embarazo tranquilo, sin complicaciones. Sin embargo, el médico estará pendiente de ciertas condiciones que pueden afectarla a usted o al bebé.

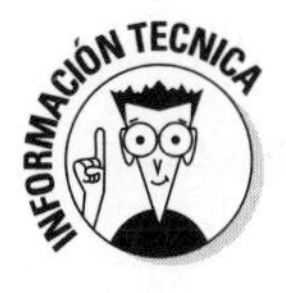

Las mujeres con hipertensión crónica tienen un mayor riesgo de desarrollar preeclampsia, así que el médico busca síntomas que puedan indicar el desarrollo de este trastorno. El riesgo principal para el bebé es la restricción del crecimiento intrauterino o el abrupcio de placenta (vea el Capítulo 15). El médico puede efectuar ecosonogramas frecuentemente para examinar el crecimiento del bebé y asegurarse de que tiene suficiente líquido amniótico. También puede sugerir que se haga algunas pruebas más adelante en el embarazo para determinar el bienestar del feto, tal como las pruebas sin estrés (vea el Capítulo 8). En general, el manejo de su embarazo depende de cuán bien se está controlando la presión sanguínea, de su salud en general y de cuán bien está creciendo el bebé.

Trombosis de venas profundas y embolia pulmonar

Una trombosis venosa profunda es un coágulo de sangre que se desarrolla en una vena profunda, generalmente en una pierna. Una embolia pulmonar es un coágulo de sangre en el pulmón, el cual frecuentemente se ha formado en una de las venas profundas de la pierna y que luego se ha desplazado hacia el pulmón. Ambas condiciones son raras y afectan a mucho menos del 1 por ciento de las mujeres embarazadas.

Los síntomas de la trombosis venosa son dolor, hinchazón y sensibilidad en el tobillo, y un endurecimiento como de un cordón que baja por la parte de atrás de la pantorrilla. Es muy importante diagnosticar la trombosis venosa profunda antes de que la misma pueda originar una embolia pulmonar.

Tenga en cuenta que el dolor muscular, los cólicos y la hinchazón son síntomas comunes de un embarazo normal, y que una trombosis venosa profunda no es muy común. Notifíquele al médico si algunos de estos síntomas aparecen repentinamente, pero no se asuste.

Diabetes

La diabetes se presenta como un problema en el embarazo de dos maneras:

- Si ya tenía la enfermedad antes de quedar embarazada.
- Si desarrolla lo que se denomina diabetes gestacional, que es propia de la gestación y generalmente desaparece después del embarazo.

La diabetes antes del embarazo

Si tiene historia de diabetes, hable con el médico acerca de esto antes de quedar embarazada. Si tiene los niveles de azúcar de la sangre bien controlados antes de concebir, su embarazo tiene más probabilidades de transcurrir sin problemas. Las mujeres con diabetes pregestacional tienen un riesgo más alto que el promedio de tener un feto con ciertos defectos de nacimiento, pero usted puede reducir este riesgo a un nivel normal si logra un buen control de la glucosa.

Algunos médicos sugieren que se haga una prueba llamada hemoglobina glicosilada (A1c) para examinar cuán bien ha controlado el azúcar en los últimos meses. Él médico quizás también sugiera efectuarle un ecosonograma especial, llamado *ecocardiograma fetal* (vea el Capítulo 8), para asegurarse de que el corazón del bebé está bien. Si está tomando un medicamento por vía oral para controlar el azúcar en la sangre, quizás le sugiera cambiarlo a inyecciones de insulina para lograr un mejor control. Algunas mujeres con diabetes sufren complicaciones de los riñones, pero esta clase de problemas no es probable que empeore durante el embarazo. Si tiene problemas con los ojos debido a la diabetes (retinopatía proliferativa), haga que su médico la controle en forma sistemática y que posiblemente le trate la vista durante el embarazo.

La gran mayoría de las mujeres diabéticas pasan su embarazo sin ningún contratiempo. Sin embargo, el médico podría necesitar ajustarle su dosis de insulina. El médico también hace seguimiento al crecimiento del bebé con ecosonogramas periódicos y está pendiente de asegurarse de que no se le desarrolle presión arterial alta. En el tercer trimestre, él comienza a darle un control metódico al feto, efectuando ciertas pruebas para determinar el bienestar fetal (pruebas sin estrés periódicas, por ejemplo —vea el Capítulo 8).

Cuando se encuentre en trabajo de parto, el médico revisará su nivel de glucosa y quizás le administre insulina. Con un control óptimo de la glucosa y una monitorización del bebé y de la futura mamá, la mayoría de las mujeres con diabetes tienen un excelente pronóstico para el embarazo.

Diabetes gestacional

La diabetes gestacional es una de las complicaciones más comunes en el embarazo, ocurre entre el 2 y el 3 por ciento del total de mujeres embarazadas. El médico puede diagnosticar diabetes gestacional si efectúa una prueba de sangre especial. (Vea el Capítulo 8 para más información acerca de esta prueba.)

Si tiene diabetes gestacional y no controla sus niveles de glucosa (azúcar), el bebé puede tener un riesgo más alto de ciertos problemas. Si su nivel de azúcar en la sangre es alto, también lo es el del feto. Y estos altos niveles de azúcar hacen que el feto produzca ciertas hormonas que estimulan el crecimiento fetal, lo cual puede hacer que el feto crezca muy grande (vea el Capítulo 15). Lo que es más, si el feto tiene alto nivel de glucosa en la sangre mientras se encuentra aun en el útero, podría tener problemas temporales de regulación del azúcar después del nacimiento. Si los niveles de glucosa (azúcar) de la madre (y del feto) se controlan durante el embarazo, los riesgos de estas complicaciones se reducen drásticamente.

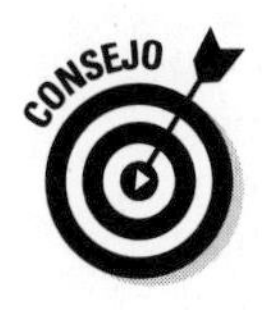

Si tiene diabetes gestacional, necesita controlar sus niveles de glucosa. La mayoría de las veces un cambio en la dieta es todo lo que se necesita hacer. (La mayoría de las mujeres deben consultar con una enfermera o una nutricionista para crear un plan alimenticio específico.) El hacer ejercicios también la ayuda. Solamente en raros casos las mujeres necesitan recurrir a tomar medicinas para mantener sus niveles bajo control. Tradicionalmente, los médicos han indicado inyecciones de insulina para controlar los niveles de glucosa, pero investigaciones recientes sugieren que un medicamento oral llamado gliburide es seguro y efectivo. Si presenta diabetes gestacional, el médico le puede pedir que se revise el nivel de azúcar varias veces al día o semanalmente. Esto puede hacerlo pinchándose el dedo y colocando una gota de sangre en una máquina portátil (glucómetro) que proporciona los resultados inmediatamente.

Fibromas

Los fibromas, también llamados *miomas uterinos*, son crecimientos benignos de las células musculares que componen el útero. Son bastante comunes y el médico puede diagnosticarlos durante un ecosonograma de rutina. Los altos niveles de estrógeno en el torrente sanguíneo de una mujer embarazada, pueden estimular que los fibromas crezcan más. Sin embargo, es difícil predecir si los fibromas de una mujer van a crecer, a permanecer igual o a disminuir durante el embarazo. La mayoría de las veces ellos no causan problemas al embarazo.

En casos extremadamente raros, los fibromas pueden causar dificultades como:

- Crecer tan rápido que el suministro de sangre es insuficiente y comienzan a degenerarse, lo cual a veces causa dolor, contracciones uterinas y hasta trabajo de parto prematuro. Los síntomas de degeneración son dolor y sensibilidad directamente sobre el fibroma (en la parte baja del abdomen). Un tratamiento por corto tiempo con antiinflamatorios (Motrin o Indocin, por ejemplo) puede ayudar.
- Los fibromas muy grandes en la parte más baja del útero o cerca del cérvix, pueden interferir con la habilidad del bebé de desplazarse por el canal de parto. Por consiguiente, se incrementa el riesgo de un parto por cesárea, aunque esta situación es poco común.
- Los fibromas grandes dentro del útero pueden, algunas veces, aumentar la probabilidad de que el bebé se encuentre en posición podálica o transversal, pero esta posibilidad también es muy rara. En general, los fibromas no causan ningún problema y, frecuentemente, disminuyen de tamaño después del parto.

Problemas inmunológicos

Los problemas inmunológicos se producen cuando el sistema inmunológico de una persona produce anticuerpos atípicos, lo cual puede llevar a diversos problemas. En la mayoría de los casos, las mujeres que tienen estos problemas ya saben que los tienen antes de salir embarazadas. Si usted es una de estas mujeres, plantéele el problema al médico antes de quedar embarazada o tan pronto el embarazo comience.

Anticuerpos antifosfolípidos

Los anticuerpos antifosfolípidos son un tipo de anticuerpos que circulan en la sangre de algunas mujeres. Los dos más comunes son los lupus anticoagulantes y los anticardiolipinas. Se pueden encontrar en algunas mujeres con enfermedades vasculares del colágeno (como el lupus), en otras que han presentado coágulos en la sangre y en otras sin problemas médicos conocidos. Son importantes para el embarazo ya que se les han vinculado a abortos recurrentes, muertes inexplicables del feto, preeclampsia precoz y restricción del crecimiento intrauterino. Los médicos generalmente no realizan pruebas de exploración de estos anticuerpos ya que muchas mujeres portadoras de ellos no sufren ningún problema. Pero, si usted presenta una de las siguientes condiciones, el médico probablemente le efectuará una prueba:

- Enfermedad auto inmune de plaquetas
- Un resultado falso positivo para sífilis

- Historia de coágulos espontáneos en las piernas o los pulmones
- Historia de accidentes cerebrovasculares isquémicos o isquémicos transitorios (un tipo "temporal" de accidente cerebrovascular)
- Lupus (u otra enfermedad vascular del colágeno)

El médico también deseará hacerle una prueba si usted ha tenido alguno de los siguientes problemas obstétricos en el pasado:

- Preeclampsia precoz
- Problemas con el crecimiento del feto (restricción del crecimiento intrauterino)
- Abortos recurrentes
- Nacimiento de feto muerto o muerte fetal

El síndrome de anticuerpos antifosfolípidos es diagnosticado cuando una mujer presenta estos anticuerpos en su torrente sanguíneo, además de alguno de los factores de riesgo mencionados anteriormente. Si tiene el síndrome, dependiendo de la gravedad de éste, el médico puede recomendarle que tome aspirina infantil, heparina, esteroides vía oral o alguna combinación de estos medicamentos. Quizá también recomiende ecosonogramas periódicamente para asegurarse de que el bebé está creciendo en forma apropiada y que se le hagan pruebas para examinar el bienestar del feto (vea el Capítulo 8).

Sabemos que este síndrome puede provocar temor, pero la buena noticia es que la mayoría de las mujeres que reciben cuidados médicos adecuados desarrollan embarazos normales y bebés saludables.

Lupus

El lupus eritematoso sistémico (LES o lupus) es una de las enfermedades vasculares del colágeno. El embarazo no empeora el padecimiento de la enfermedad, pero algunas mujeres tienen más recaídas durante este tiempo.

Por otro lado, el lupus puede afectar el embarazo en algunos casos, dependiendo de la gravedad del mismo cuando comenzó la gestación. Si usted presenta alguna forma leve de lupus, es probable que tenga efectos mínimos en el embarazo. Algunas mujeres con lupus corren un mayor riesgo de abortar, de problemas de crecimiento fetal y preeclampsia (vea el Capítulo 15). Dependiendo de su historia médica específica, el médico puede recomendar ciertos medicamentos como heparina, aspirina infantil o esteroides orales. También puede recomendar ecosonogramas más frecuentes y otras pruebas de bienestar del bebé. Lo mejor que puede hacer para tener un embarazo exitoso es controlar la enfermedad lo mejor posible antes de salir embarazada.

Enfermedades inflamatorias intestinales

Los dos tipos de enfermedades inflamatorias intestinales son el mal de Crohn y la colitis ulcerosa. Afortunadamente, el embarazo no empeora ninguna de las dos condiciones. Si presenta alguna enfermedad inflamatoria intestinal, pero sus síntomas eran pocos o inexistentes durante los meses anteriores al embarazo, hay muy buenas probabilidades de que no se manifiesten durante el embarazo. Los médicos a menudo recomiendan que las mujeres con síntomas frecuentes y graves pospongan el embarazo hasta que la enfermedad ceda o se controle. Una gran mayoría de medicamentos para el control de los síntomas se consideran seguros y efectivos durante el embarazo.

Trastornos convulsivos (epilepsia)

La mayoría de las mujeres que tiene epilepsia puede tener un embarazo tranquilo y dar a luz a un bebé perfectamente sano. Sin embargo, la epilepsia requiere que el obstetra de la paciente y su neurólogo trabajen juntos para determinar la mejor estrategia para controlar las convulsiones. Si sufre de epilepsia, haga un esfuerzo para controlar las convulsiones con la menor dosis posible de medicamento antes de salir embarazada. Los estudios muestran que las mujeres cuyas convulsiones están bien controladas con una dosis mínima de un solo medicamento, antes de quedar embarazadas, tienen mejores resultados en el embarazo. Por todas estas razones, por favor, consulte al neurólogo antes de salir embarazada y no suspenda el tratamiento a menos que el médico se lo indique.

Todos los medicamentos usados para tratar las convulsiones poseen algún riesgo de producir anomalías congénitas. Los problemas que pueden ocasionar varían dependiendo del medicamento en sí, pero ellas pueden ser anormalidades faciales, labio leporino y paladar hendido, defectos cardiacos congénitos y defectos del tubo neural. Por esta razón, las mujeres que toman anticonvulsivantes necesitan hacerse un ecosonograma para evaluar la anatomía del feto y un ecocardiograma fetal para buscar anormalidades en el corazón (vea el Capítulo 8).

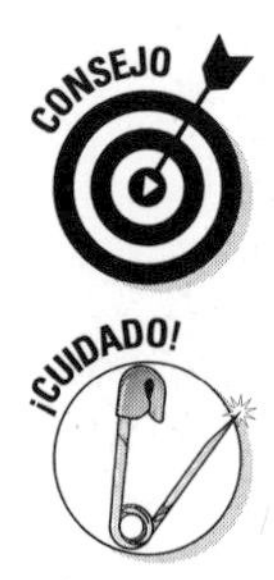

Las mujeres con trastornos convulsivos deberían comenzar a tomar dosis altas de ácido fólico unos tres meses antes de tratar de concebir, ya que algunos anticonvulsivantes pueden afectar los niveles de ácido fólico.

No ajuste usted misma la dosis de su medicamento, especialmente después que esté embarazada. La actividad convulsiva pudiera aumentar, lo cual podría probablemente ser peor para el desarrollo del bebé que los medicamentos en sí.

Problemas de tiroides

Los problemas con la función de la tiroides son relativamente comunes en mujeres en edad fértil; vemos muchas mujeres con tiroides hiperactiva o hipoactiva durante el embarazo. Aunque estas condiciones requieren pruebas adicionales, generalmente no causan problemas mayores en el embarazo.

Hipertiroidismo (tiroides hiperactiva)

Hay diferentes causas para el *hipertiroidismo*, pero la más común es la enfermedad de Grave, la cual está asociada con un grupo especial de anticuerpos — inmunoglobulinas estimulantes de la tiroides— en la sangre. Estos anticuerpos provocan que la tiroides produzca mucha hormona. Las mujeres con una tiroides hiperactiva deben recibir un tratamiento adecuado durante el embarazo (generalmente iniciado antes de que conciban) para así reducir el riesgo de complicaciones como abortos, parto prematuro y bajo peso del feto al nacer.

Si tiene una tiroides hiperactiva, a menos de que su condición sea extremadamente leve, el médico seguramente le recomendará tomar ciertos medicamentos para disminuir la cantidad de hormona tiroidea circulando en su sangre. Algunos de estos medicamentos pueden atravesar la placenta, así que su médico observará el feto muy de cerca, por medio de ecosonogramas periódicos, para buscar cualquier evidencia de si los medicamentos están disminuyendo mucho los niveles de la tiroides del bebé. Específicamente, verificará el crecimiento del bebé y su ritmo cardiaco para ver que sean normales y buscará indicios que muestran si el feto está desarrollando bocio (la tiroides aumentada de tamaño).

El médico probablemente también verificará los niveles de anticuerpos estimulantes de la tiroides en la sangre de la madre, ya que estos anticuerpos pueden, en casos raros, atravesar la placenta y estimular la tiroides del bebé también. Después del parto, el pediatra del bebé lo observará cuidadosamente para detectar indicios de problemas en la tiroides.

Hipotiroidismo (tiroides hipoactiva)

Una mujer con una tiroides hipoactiva (*hipotiroidismo*) puede tener un embarazo sin problemas en la medida que cumpla con un tratamiento adecuado. De no ser así, corre un alto riesgo de desarrollar ciertas complicaciones, como dar a luz un bebé de bajo peso. La condición se trata con un reemplazo de hormonas tiroideas (Synthroid, por ejemplo). Este medicamento es seguro para el bebé, ya que muy poco atraviesa la placenta. Si tiene una tiroides hipoactiva, el médico le hará exámenes periódicos de sus niveles hormonales para ver si la medicina necesita ser ajustada.

Capítulo 17

Cómo Afrontar lo Inesperado

En Este Capítulo

- Cómo sobrevivir múltiples abortos espontáneos
- El sufrimiento de la pérdida de un embarazo avanzado
- La toma de una decisión cuando el bebé desarrolla una anormalidad
- En busca de ayuda: dónde encontrar apoyo
- Cómo sanar y prepararse para empezar nuevamente

¡Cómo deseamos que no hubiese ninguna razón para incluir este capítulo! Y, ojalá todas las parejas embarazadas pudieran dar a luz un bebé saludable. La mayoría lo logra, pero no todas son tan afortunadas. Y por eso hay circunstancias en las que las parejas necesitan saber qué pasa y cómo reaccionar cuando las cosas no salen bien. Si usted está pasando por cualquiera de los problemas que tratamos en este capítulo, esperamos que esta información le sea de gran ayuda.

Quizás este capítulo le llama la atención porque ha pasado por un embarazo con un desenlace que no esperaba. Si es así, probablemente se sienta ansiosa con este nuevo embarazo y eso es muy normal. Nosotros tratamos a muchas mujeres que han tenido tristes experiencias en el pasado y nos hemos dado cuenta de que lo único que puede realmente aliviar la ansiedad es tener en su regazo un bebé sano.

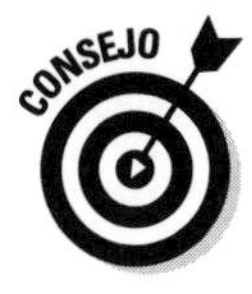

Una forma de al menos minimizar la preocupación es hablar con el médico y exponerle su situación. Pídale que le haga un plan que maximice las probabilidades de un final feliz para el presente embarazo. Cuando se sienta segura de que está haciendo todo lo humanamente posible para evitar que se repita un problema anterior, quizás se sienta un poco más tranquila. Quizás su ansiedad no desaparezca por completo, pero recuerde que aunque cierta parte del proceso está en manos de la naturaleza, usted puede usar ciertos recursos médicos para maximizar las posibilidades de tener un bebé saludable.

Cómo Sobrevivir Varios Abortos Espontáneos

Lamentablemente, un aborto espontáneo en el primer trimestre es un hecho bastante común. Los médicos estiman que del 15 al 20 por ciento de los embarazos confirmados —aquéllos que resultaron positivos con la prueba de embarazo— terminan en un aborto natural (espontáneo). Aún así, muchos embriones en sus primeros momentos de formación (también llamados *conceptos*) se pierden antes de que positivamente se sepa que ellos existen —es decir, antes de que la mujer se haga la prueba de embarazo. Casi la mitad de las veces, la causa del aborto espontáneo en el primer trimestre es la presencia de alguna anormalidad cromosómica en el embrión o feto. Otro 20 por ciento de los abortos espontáneos tempranos se debe a anomalías estructurales en el embrión.

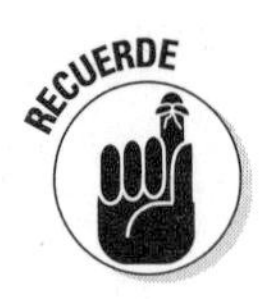

Afortunadamente del 80 al 90 por ciento de las mujeres que pasan por la experiencia de un sólo aborto temprano, después dan a luz bebés normales.

Los abortos recurrentes —en términos técnicos, la pérdida de tres embarazos consecutivos— son mucho menos comunes. Este problema ocurre solamente en 0,5 al 1 por ciento de las mujeres. Una variedad de causas contribuyen a la presencia de abortos recurrentes, incluso las siguientes:

- Causas genéticas
- Anormalidades uterinas
- Causas inmunológicas (aunque no todos los médicos están de acuerdo con este factor)
- Inadecuada secreción de progesterona
- Ciertas infecciones (aunque esta causa es también controversial)
- El síndrome de anticuerpos antifosfolípidos (vea el Capítulo 16)
- Ciertas toxinas ambientales o drogas (como las drogas contra la malaria y algunos agentes anestésicos)

La mayoría de los médicos sugiere que las mujeres se sometan a ciertas pruebas después de haber tenido tres abortos espontáneos; incluso, algunos de ellos comienzan a hacer estas pruebas antes. Como las anomalías cromosómicas son la mayor causa de los abortos, un primer paso importante de diagnóstico es hacer pruebas de cromosomas del tejido fetal.

Existen varias estrategias para el tratamiento de abortos recurrentes, pero los médicos no están de acuerdo sobre cuál es la mejor, si es que hay una. La elección de una estrategia es más fácil si usted sabe cuál es el problema. Por ejemplo, el médico quizás pueda reparar quirúrgicamente un útero que tiene una forma anormal. Si los médicos no pueden encontrar la causa de los abortos recurrentes, les puede ser difícil saber cuál es la mejor estrategia a seguir. No obstante, note que aún si no se intenta ningún tratamiento, las mujeres que han tenido tres abortos consecutivos todavía tienen un 50 por ciento o más de probabilidad, de tener un embarazo normal y con éxito.

Cómo Sobrellevar la Pérdida de un Embarazo Avanzado

La *pérdida de un embarazo avanzado* se refiere a la muerte del feto o al nacimiento del bebé muerto o a la muerte del recién nacido inmediatamente después del nacimiento. Afortunadamente, estas pérdidas no son frecuentes y raramente ocurren más de una vez. Algunas causas de las pérdidas de un embarazo avanzado incluyen:

- Anormalidades cromosómicas
- Otros síndromes genéticos
- Defectos estructurales
- Abrupcio de placenta o desprendimiento prematuro de la placenta (vea el Capítulo 15)
- El síndrome de anticuerpos antifosfolípidos (vea el Capítulo 16)
- Compresión del cordón umbilical
- Razones inexplicables que, por desgracia, son bastantes comunes

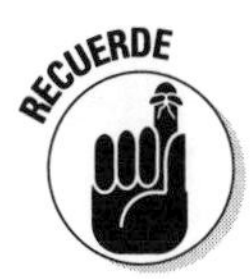

Las mujeres que sufren la pérdida de un embarazo a menudo preguntan: "¿Hice algo que causara esto?". La respuesta casi siempre es no. Por lo que no hay razón alguna que aumente su pena sintiéndose también culpable. Después que el dolor inicial ha comenzado a atenuarse, muchas pacientes encuentran que les es útil reunir todos los informes médicos del embarazo, incluyendo los patológicos, y consultar con el médico o con un especialista. Algunas veces el médico puede identificar la causa y, otras veces no. De cualquier forma, la mayoría de las pacientes se benefician cuando conversan con el médico y planifican una estrategia para prevenir una pérdida de futuros embarazos. El tener un plan y el enfocar su atención en él ayuda a muchas pacientes a no sentirse tan impotentes. Los grupos de apoyo también son muy útiles (vea "En Búsqueda de Ayuda" más adelante en este capítulo).

En futuros embarazos, el médico puede recomendar que se haga análisis de sangre para verificar si existen ciertas anormalidades que se han asociado con pérdida fetal. Frecuentemente, si ha pasado por la experiencia de una pérdida de un embarazo avanzado, los médicos siguen el progreso del nuevo embarazo con ecosonogramas y análisis de bienestar fetal. El médico quizás recomiende que el parto se lleve a cabo antes de que usted comience el trabajo de parto. Lo más probable es que se sienta ansiosa durante sus futuros embarazos, lo cual es totalmente normal, pero recuerde que las probabilidades de que pierda el embarazo por segunda vez son casi cero.

Cómo Proceder Ante Anormalidades Fetales

Todos los futuros padres se preguntan si su bebé será "normal". Y para la gran mayoría la respuesta es sí. Sin embargo, todavía un 2 ó 3 por ciento de los bebés tiene una anormalidad significativa. Algunas de estas anormalidades pueden repararse y tienen muy poco impacto, en general, en la calidad de vida del bebé. En ocasiones, sin embargo, la condición puede ser reveladora, ya sea ésta una anomalía estructural, cromosómica o genética.

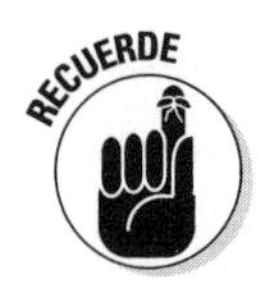

Cuando hay una anormalidad, la primera pregunta que nos hacen muchas mujeres es: "¿Tengo yo la culpa?". Y la respuesta más frecuente es no. Por lo que se sabe acerca de las anormalidades fetales, casi todas son de las que se llaman esporádicas, que significa que ocurren al azar y que no tienen una causa identificable. Si el médico no puede identificar una causa, es improbable que el mismo tipo de anormalidad se repita en un embarazo posterior. (Si la causa es genética, quizás haya alguna probabilidad de que la anormalidad ocurra nuevamente.)

Si se diagnostica al feto con una anomalía por medio de un ecosonograma o algún otro examen, el médico puede recomendarle que se haga más pruebas para buscar otros factores que han sido asociados con esa anomalía en particular. Él puede recomendarle que consulte a un especialista en genética para examinar las implicaciones de la anormalidad. Si la anormalidad es un defecto que puede ser reparado quirúrgicamente o con tratamiento, él le puede recomendar que consulte previamente con el especialista que puede tratar al bebé después de su nacimiento. Estas conversaciones le ayudarán a prepararse para lo que pasará durante el periodo de recién nacido y, más tarde, en la vida del bebé.

Nadie quiere recibir las noticias de que tiene un bebé con una anormalidad, pero el tener esta información es útil por varias razones:

- Si tiene conocimiento de algunos trastornos, como la anemia fetal o la obstrucción del tracto urinario, los médicos pueden tratarlos.
- El conocimiento la ayuda a prepararse para lo que va a acontecer cuando el bebé nazca.

- Esta información le ayuda a usted a tener un control sobre su embarazo y a considerar todas las opciones posibles.
- La información puede darle ideas importantes sobre el manejo de futuros embarazos.

En Búsqueda de Ayuda

Si su embarazo no resultó como usted lo esperaba, lo primero es (y el más obvio) buscar apoyo en su pareja. Los familiares, amigos y representantes de la iglesia también pueden servir de gran ayuda. Para muchas parejas, el recibir consejo profesional o un tratamiento con un psicoterapeuta o trabajador social pueden serle útiles. Los grupos de apoyo también pueden proveer comprensión y conocimientos con experiencia del problema. Si tiene acceso al Internet, puede encontrar allí numerosos grupos de apoyo. También hay disponibles muchos libros que pueden brindarle apoyo, entre ellos:

- *How to Go on Living After the Death of a Baby*, por Larry G. Peppers y Ronald J. Knapp (Peachtree Publishers)
- *Loss During Pregnancy or in the Newborn Period*, por James Woods y Jennifer Woods (Jannetti Publications, Inc.)
- *Roses in December*, por Marilyn Willett Heavilin (Harvest House Publishers)
- *When Mourning Breaks: Coping with Miscarriage*, por Melissa Sexson Hanson (Morehouse Publishing Co.)

El Comienzo de la Recuperación

Por naturaleza, las parejas sienten un poderoso apego emocional hacia su recién nacido que se puede manifestar desde el primer trimestre. En consecuencia, muchas parejas sienten la pena después de la pérdida del feto como la que sentirían después de la pérdida de un miembro de la familia o de un amigo íntimo. La pérdida del feto no es menos importante que la pérdida de un hijo. Los padres que deciden interrumpir un embarazo por causa de una anormalidad también sienten un pesar indescriptible.

Ambos padres deberían reconocer la necesidad —y el derecho— de sentirse acongojados por la pérdida de un embarazo. La respuesta emocional toma tiempo y, típicamente, pasa por una serie de etapas comenzando con el choque emocional y la no admisión del hecho, seguido de la ira para, finalmente, llegar a la aceptación y al punto de ser capaz de continuar viviendo.

Después de que hayan pasado por todas esas etapas del proceso de la pena, y sientan que están física y emocionalmente fuertes, entonces estarán probablemente listos para comenzar a probar nuevamente. En algunas parejas, una persona pasa a través del proceso de dolor más rápidamente que la otra. Asegúrense de que ambos estén listos antes de tratar de quedar embarazados de nuevo. Y recuerden que un embarazo exitoso, aunque lleno de gozo, no reemplaza el otro perdido, es por eso que es necesario pasar por el proceso de duelo. Desde una perspectiva médica, asegúrense de buscar las posibles causas de la pérdida, y de tener un plan de acción para el siguiente embarazo. Dense cuenta de que el siguiente embarazo será de alguna manera estresante y que necesitará extra atención y comprensión de la familia, de los amigos y de los profesionales de la salud.

Parte V

La Parte de los Diez

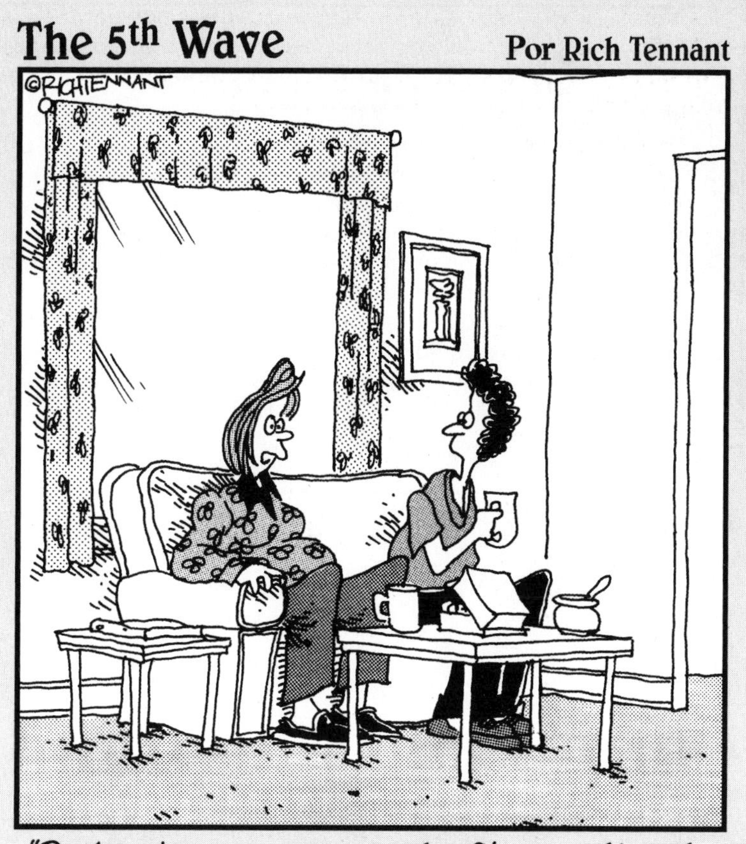

"Realmente creo que es varón. Si no, ¿cuál sería la razón de que yo cambie el programa 'Obras maestras teatrales' por el de 'Lucha libre' y la vea por dos horas consecutivas?"

En esta parte . . .

En esta parte condensamos todo en pocas palabras. Aquí describimos el crecimiento del bebé en el transcurso de los meses y cómo su médico puede observar su crecimiento y desarrollo a través de los ecosonogramas. También le revelamos diez cosas que las mujeres embarazadas frecuentemente no escuchan ni de sus amigas ni de familiares o doctores. Y para continuar con nuestra costumbre de repetir nuestros consejos, para que usted no se preocupe innecesariamente durante el embarazo, ponemos al descubierto unos mitos viejos y anticuados que existen sobre el embarazo.

Capítulo 18

Diez Cosas que Nadie le Dice

En Este Capítulo

- Cómo aclarar el confuso concepto de los nueve meses
- Cómo combatir la fatiga y otras molestias del embarazo
- El descubrimiento de que su abdomen se ha convertido en propiedad pública
- Cómo prepararse para lo que viene después del nacimiento

No se preocupe. No sabemos de ninguna conspiración para impedirle que usted sepa todo lo que se sabe acerca del embarazo. Pero sus amigas, hermanas, primas —y quienquiera que le dice qué esperar del embarazo— a menudo olvidan los pequeños detalles, especialmente los más desagradables. Además, otros libros frecuentemente doran la píldora, quizás por guardar el decoro. Bien, a riesgo de ser indecorosos, se lo vamos a decir aquí tal como es.

El Embarazo Dura Más de Nueve Meses

Las pacientes siempre preguntan: "¿Cuántos meses tengo de embarazo?", y nos resulta problemático darles una respuesta exacta. Se dice que el embarazo dura nueve meses, pero ese número no es precisamente correcto. El promedio de duración de un embarazo es de 280 días, o sea 40 semanas, a partir de la fecha de la última menstruación. (¿Usted cree que 40 semanas es un período muy largo? ¡Alégrese de no ser una mamá elefante, la cual tiene un período de gestación de 22 meses!) Si un mes tiene cuatro semanas, entonces ese cálculo resulta igual a 10 meses. Sin embargo, en el calendario la mayoría de los meses tienen cuatro semanas más dos o tres días, así que los nueve meses calendarios frecuentemente equivalen a aproximadamente las 40 semanas. Los médicos hablan en término de semanas cuando miden la edad gestacional porque es más exacta y menos confusa.

Otra Gente Puede Volverla Loca

Los amigos, familiares, conocidos, extraños e incluso su pareja, le dan opiniones y consejos que usted no pidió, y, además, quieren compartir con usted todas las historias de horror que han escuchado sobre los embarazos. Pueden decirle que su trasero se ve grande, que está demasiado gorda (o demasiado delgada), o que no debería comer lo que se está llevando a la boca.

Reconocemos que esta gente normalmente tiene sólo buenas intenciones cuando le cuentan cómo el embarazo de una hermana terminó mal, o acerca del problema que tuvo la amiga de una amiga, y no se dan cuenta de que están aumentando su ansiedad. No les preste atención. Trate de sonreír sutilmente e ignórelos. Dígales que realmente no quiere escuchar esa historia en ese preciso momento. Si tiene problemas reales o preocupaciones, hable con su médico.

Se Siente Exhausta en el Primer Trimestre

Es probable que ya haya escuchado que se va a sentir cansada durante el primer trimestre, pero hasta que lo viva, realmente no tiene idea de lo abrumadora que puede ser la fatiga. Puede que se encuentre buscando cualquier oportunidad para tomar un pequeño descanso —en el autobús, en el tren, en el trabajo o aún en la camilla del consultorio mientras espera que el médico entre al cuarto. Tenga por seguro que esta fatiga desaparecerá, generalmente hacia el final del primer trimestre (en la semana 13, más o menos), y usted recuperará su energía normal. Pero también tenga cuidado porque cerca de las semanas 30 a la 34, el estrés físico del embarazo puede abrumarla otra vez, y es posible que se vuelva a sentir bastante agotada por varias semanas.

El Dolor del Ligamento Redondo Es Realmente Molestoso

Los ligamentos redondos son unos ligamentos que van desde la parte superior del útero hasta los labios de la vulva. A medida que el útero crece estos ligamentos se estiran, y muchas mujeres sienten molestia o dolor en uno o en ambos lados del área inguinal, especialmente entre las semanas 16 y 22. Los médicos le dicen que este síntoma es solamente el dolor del ligamento redondo y que no tiene por qué preocuparse. Y tienen razón —no se preocupe— pero usted merece algo de compasión (y ciertamente tiene la nuestra), porque ese dolor puede ser bastante fuerte.

Probablemente puede mitigar el dolor del ligamento redondo evitando estar mucho tiempo de pie, de este modo suprime la presión sobre los ligamentos. La buena noticia es que este dolor del ligamento redondo disminuye alrededor de la semana 24.

Su Abdomen Se Convierte en un Imán para las Manos

Después de que su abdomen empieza a crecer y a hacerse visible por el embarazo, es probable que descubra que, repentinamente, todo el mundo cree que está bien tocarlo, y no solamente los amigos, los familiares y los compañeros de trabajo, sino también el cartero, la cajera del supermercado y otra gente que nunca ha visto en su vida. Y aunque algunas mujeres aprecian esta atención adicional, muchas la consideran una invasión a su privacidad. Usted puede sonreír y aceptarlo, o hallar una forma cómo decir: "¡Eh, no me toque!".

Las Hemorroides Son Dolorosas Hasta para la Realeza

Su mejor amiga puede que le haya contado todo lo de su propio embarazo. Pero, ¿se acordó ella de sus hemorroides? Créanos, las hemorroides aparecen muy frecuentemente y, cuando lo hacen, tendrá mucho dolor y una molestia muy grande. Las hemorroides son venas dilatadas en el área anal que se congestionan a causa de la presión en esa parte del cuerpo o por el pujar durante el parto. Algunas mujeres las notan durante el embarazo, otras no tienen ningún problema sino hasta después del parto y otras, con mucha suerte, nunca las tienen.

Si tiene bastantes hemorroides, prepárese para sentir molestias después de un parto vaginal (vea el Capítulo 12); lo bueno es que la mayoría de ellas desaparecen en unas pocas semanas. Si tiene la suerte de no tenerlas, dése cuenta de su buena fortuna y tenga compasión por todas aquellas nuevas madres que las padecen.

A Veces las Mujeres Hacen Popó Mientras Pujan

Con frecuencia nuestras pacientes nos preguntan sobre la posibilidad de una evacuación durante el trabajo de parto y, aunque reconocemos que no es muy agradable hablar del tema, vamos a hacerlo de todas maneras. El evacuar mientras está pujando no ocurre siempre, pero tampoco es algo raro. Hay muchas probabilidades de que ni usted ni su pareja se den cuenta cuando ocurre, porque la enfermera rápidamente limpia cualquier suciedad y la mantiene limpia durante todo el proceso de pujar. Si ocurre, no piense en ello ni un segundo. Nadie, ni el médico ni su compañero, van a asquearse por ello.

El Sobrepeso Se Queda Después de Dar a Luz

La mayoría de las mujeres están ansiosas por pesarse después del nacimiento del bebé, de la expulsión de la placenta y de los líquidos. Pero no se apure y espere por lo menos una semana. Después del parto, muchas madres se inflan como panecillos, especialmente en las manos y en los pies. Esta retención adicional de agua aumenta el peso. Si se pesa inmediatamente, puede sentirse frustrada al ver los números que muestra la balanza. La hinchazón generalmente tarda una semana o dos y luego desaparece.

Las Toallas Higiénicas del Hospital Son Reliquias del Pasado

En algunos hospitales, las enfermeras le ofrecen toallas higiénicas de la década de los años 20, con un bonito cinturón elástico para sostenerlas. Si a usted le gusta retornar al pasado o si por alguna razón prefiere ese estilo, úselas. Pero si quiere usar algo un poco más contemporáneo, traiga su propia caja de toallas higiénicas grandes con alas laterales (y también ropa interior resistente, pero no hilos dentales), o pregúntele al médico qué es lo que el hospital ofrece.

La Congestión de los Senos No Es un Viaje por el Río Sena

Por supuesto, usted ya sabe que los senos se llenan de leche después del nacimiento del bebé. Pero a lo mejor lo que no ha escuchado es cuán dolorosa e incómoda es la congestión de los senos si usted no le da de mamar al bebé, o cuando decide suspender la lactancia materna. Los senos pueden endurecerse como una roca, ponerse sensibles y calientes y, a veces, ponerse hasta del tamaño de un zepelín. Por suerte, la incomodidad es temporal y este período de intensa congestión dura solamente un par de días.

Capítulo 19

Diez (o Más) Creencias Populares

En Este Capítulo

- La preocupación por problemas no existentes
- El pensar en cosas extrañas en las que no tiene que pensar
- Un vistazo a creencias extrañas en las que sólo le queda preguntarse de dónde salieron

El embarazo tiene algo de misticismo. Millones de mujeres han pasado por esta experiencia, pero aún así, es difícil predecir detalladamente cómo será la experiencia de cada una de ellas. Quizás sea por eso que se han formado tantos mitos —que han sobrevivido— a través de los siglos, y muchos de los cuales están diseñados para pronosticar un futuro desconocido. He aquí diez mitos que, ¡gracias al cielo!, no son nada más que tonterías.

El Antiguo Mito sobre las Agruras

Si una mujer embarazada sufre frecuentemente de acidez o agruras, el bebé nacerá con mucho pelo. Sin lugar a dudas, no es verdad. Algunos bebés tienen pelo y otros no. En cualquier caso, la mayoría lo pierde en unas semanas.

El Mito del Misterioso Movimiento del Cordón Umbilical

Si una mujer embarazada levanta las manos por encima de la cabeza, va a ahogar al bebé. ¡Por favor, ni un niño se creería esto! La gente pensaba (y algunos *aun* lo creen) que el movimiento de la madre podía causar que el cordón umbilical se enredara alrededor del bebé, pero esto es completamente falso.

El Mito del Mal de Ojos

Cualquier persona que le niegue a una mujer embarazada el alimento que se le antoje, le sale un orzuelo. Falso, falso. Sin embargo, este mito no significa que alguien que se interponga entre la mujer embarazada y su antojo estará libre de problemas: él o ella seguramente será la víctima de amenazas, insultos o miradas fulminantes de ira, pero no de orzuelos.

El Mito del Ritmo Cardiaco

Si el ritmo cardiaco del feto es acelerado, el bebé es una nena, y si el ritmo es lento, es un varón. Los investigadores médicos realmente estudiaron científicamente este mito. Descubrieron una pequeña diferencia entre el promedio del ritmo cardiaco de los varones y el de las niñas, pero la diferencia no fue lo suficientemente significativa como para que los latidos del corazón pudieran predecir con exactitud el sexo del bebé.

El Mito de que Lo Feo Se Pega

Si una mujer embarazada ve algo muy feo u horrible, va a dar a luz a un bebé feo. ¿Cómo puede ser esto cierto? ¡No existen bebés feos!

El Mito del Café de Java

Si un bebé nace con manchitas de color café con leche (marcas de nacimiento marrón claras), significa que la madre bebió demasiado café o tuvo antojos que no fueron satisfechos durante el embarazo. No, no y no.

El Mito de la Comida Picante

Mucha gente aun cree que el comer alimentos muy picantes induce el trabajo de parto. Eso no es cierto, pero puede ser una buena herramienta de mercadotecnia: conocemos un restaurante italiano cuya propaganda anuncia que el Pollo Fra Diablo (*Pollo muy condimentado*) le garantiza que inducirá el parto. El plato quizás sea delicioso, pero ciertamente no induce ningún parto.

El Mito del Sexo Apasionado

El tener una apasionada relación sexual desencadena el parto. ¿Lo que la metió en este "paquete", la ayudará a salir del mismo? Eso es sólo una ilusión, pero, de todas maneras, inténtelo y pruebe (si lo desea cuando esté en los nueve meses de embarazo). Probablemente valga la pena el esfuerzo.

El Mito de la Cara de Luna

Si la cara de una mujer embarazada engorda, el bebé es una niña, y si le engordan los glúteos, el bebé es un niño. Por supuesto, ninguna de las dos premisas es verdad. El sexo del bebé no tiene ninguna relación con la manera en que una madre acumula la grasa.

Otro mito en el mismo hilo, es el que dice que si la nariz de la madre crece o se ensancha, el bebé es una niña. El "razonamiento" para este mito es que una hija siempre le quita la belleza a su madre, algo extraño y completamente falso.

El Mito de la Luna Llena

Este mito dice que más mujeres empiezan el parto cuando hay luna llena. Aunque muchas personas que trabajan en las salas de maternidad insisten en que muchos nacimientos ocurren cuando hay luna llena (la policía dice lo mismo acerca del aumento de actividad en sus centros de detención en ese tiempo), los datos científicos no apoyan esta suposición.

El Mito de la Forma del Abdomen

Si el abdomen de una mujer embarazada es redondo, es una niña, y si es más puntiagudo, es un niño. Simplemente, olvídelo. La forma del abdomen es diferente entre las mujeres, y el sexo del bebé no tiene nada que ver con ello.

El Mito de que el Ecosonograma lo Revela Todo

El ecosonograma siempre revela el sexo del bebé. No, esto no siempre es verdad. A menudo, entre las semanas 18 y 20 de gestación, es posible ver los genitales del feto. Pero la posibilidad de descubrir el sexo del bebé depende de si el bebé esté en una posición que proporcione una vista buena. A veces, el ecografista no puede ver entre las piernas de un bebé que no quiere cooperar y, por lo tanto, no puede determinar el sexo. También a veces, él puede equivocarse, especialmente si el ecosonograma se hace muy temprano en el embarazo. Así que, aunque en la mayoría de los casos es posible descubrir el sexo del bebé por medio de un ecosonograma, no siempre está garantizado un 100 por ciento.

Capítulo 20

Diez Hitos en el Desarrollo Fetal

En Este Capítulo

- Cómo descubrir cuándo comienza el embarazo
- Cómo saber cuándo el bebé comienza a formarse
- Cómo reconocer cuándo el bebé comienza a llamar la atención sobre sí mismo

Las mujeres embarazadas naturalmente tienen curiosidad por saber cómo crecen sus bebés. En cualquier día durante el embarazo, quieren saber qué partes del cuerpo se han desarrollado, qué órganos están funcionando, y, más adelante en el embarazo, si el bebé ha madurado al punto de poder sobrevivir fuera del útero. En este capítulo describimos diez hitos importantes en el desarrollo del bebé.

El Bebé Es Concebido

Los primeros momentos esenciales del embarazo ocurren cuando el espermatozoide penetra o fertiliza el huevo. La concepción ocurre generalmente unos 14 días después del primer día del último período menstrual de la madre. El embarazo típico dura 40 semanas después de la última menstruación (o 38 semanas después de la concepción).

El Embrión Se Implanta

La implantación normalmente ocurre unos siete días después de la concepción. El embrión (o cigoto, como se le llama en sus primeras fases) pasa la primera semana descendiendo por la trompa de Falopio. Llega al interior del útero alrededor del quinto día y comienza a implantarse el sexto o séptimo día. El cigoto toma varios días para implantarse en las paredes del útero.

El Corazón Comienza a Latir

El primer sistema de órganos que comienza a funcionar en un feto en desarollo es el sistema cardiovascular. El corazón del embrión empieza a latir con solamente tres semanas de concepción. El movimiento del latido del corazón es a menudo una de las primeras señales de un factible embarazo que los médicos pueden detectar con un ecosonograma. De hecho, a veces se puede ver el corazón latiendo en la pantalla durante el ecosonograma, antes de que pueda verse el embrión.

El Tubo Neural Se Cierra

El tubo neural es el principio del sistema nervioso central —y del cerebro y la médula espinal. Comienza como una placa plana de células que se enrolla en forma de tubo durante su desarrollo. Una vez que se cierran los extremos de este tubo, el sistema nervioso primitivo comienza el proceso de maduración, el cual continúa hasta después del nacimiento del bebé. El tubo neural normalmente está cerrado en ambos extremos para el día 28 después de la concepción.

Desarrollo de la Cara

Aunque las facciones de la cara del feto maduran durante todo el proceso gestacional, el período crítico del desarrollo de la cara ocurre de la semana cinco a la ocho después de la concepción.

El Fin del Período Embrionario

Los rudimentos de todos los órganos y estructuras de un bebé normal se forman durante el así llamado período embrionario, en las ocho primeras semanas de la gestación. El período fetal que sigue se caracteriza por la continua maduración de estos órganos primitivos hasta que nazca un bebé feliz, sano y llorón.

Los Órganos Sexuales Aparecen

A pesar de que el sexo del bebé fue determinado en el momento de la concepción, el embrión muy al principio se ve igual, bien sea si es masculino o femenino. Solamente después de las 12 semanas de gestación se hacen visibles el pene y el escroto, o el clítoris y la vulva.

El Primer Movimiento Fetal o Aleteo

El aleteo se refiere a la primera percepción de movimiento fetal que la madre experimenta. Generalmente empieza entre las semanas 18 y 20 de gestación. Aunque usted puede ver movimientos fetales en el ecosonograma mucho antes de esta fecha, esta sensación de aleteo es la primera señal de vida que la mujer embarazada puede sentir.

Los Pulmones Alcanzan la Madurez

Las estructuras básicas del sistema respiratorio fetal están presentes y funcionando desde las semanas 26 a la 28 de gestación. Algunos bebés que nacen en este período pueden respirar por sí mismos, pero muchos necesitan la ayuda de un respirador o pulmón artificial. Los pulmones de algunos bebés maduran más temprano que otros, pero la gran mayoría tiene pulmones bien desarrollados para la semana 36 o 37 de la gestación.

Nace Un Bebé

Esto no necesita (más) explicación.

Capítulo 21

Diez Elementos Claves que Usted Puede Ver en un Ecosonograma

En Este Capítulo

- Ver lo que el ecografista ve
- Evaluación de la salud del bebé con el ecosonograma
- ¿Es niño o niña? Ésa es la pregunta

Si alguna vez ha tenido a unos futuros padres mostrándole una imagen de un ecosonograma del bebé, ya sabe que, precisar lo que está viendo —y aun más hallar una semejanza familiar— ¡no siempre es fácil!. Pero las imágenes del ecosonograma pueden resultar asombrosamente claras y útiles si usted sabe lo que está buscando. En este capítulo le mostramos lo que los médicos y ecografistas tratan de captar en el ecosonograma para descubrir si el bebé está creciendo y desarrollándose bien.

La reproducción de imágenes de ecosonogramas en un libro como éste no tiene antecedentes. Por lo tanto, creemos que vale la pena hacer esto ya que ningún otro libro sobre el embarazo tiene imágenes de ecosonogramas, y muchos de nuestros pacientes preguntan sobre lo que ven en ellas.

La Distancia de la Corona al Sacro

La medida de la distancia de la corona al sacro se hace (vea la Figura 21-1) desde la parte superior de la cabeza del feto (corona) hasta los glúteos (sacro) durante el primer trimestre. Es la medida más precisa realizada por medio de un ecosonograma, que el médico puede utilizar para estimar la edad gestacional.

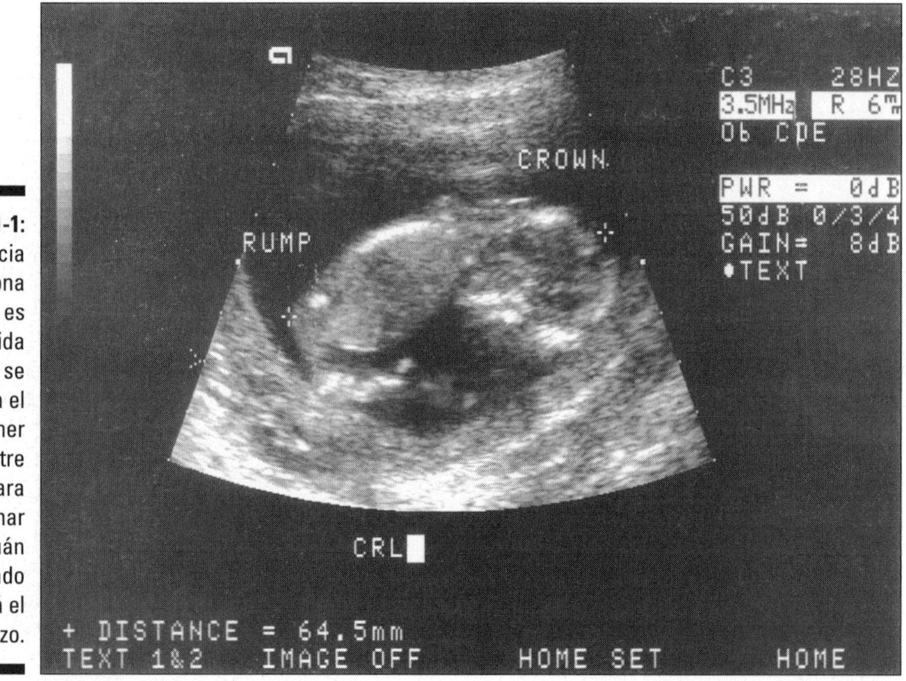

Figura 21-1: La distancia de la corona al sacro es una medida que se realiza el primer trimestre para determinar cuán avanzado está el embarazo.

La Cara

Mucha gente piensa que la imagen del feto en la Figura 21-2, tomada durante el segundo trimestre, es algo fantasmal. Algunos dicen que el bebé se parece a un personaje extraterrestre, pero tenga en cuenta que no es una fotografía tradicional de la cara del bebé. La onda del ecosonograma pasa a través del feto en la dirección que sea dirigida y genera una imagen de la "sección" del interior del bebé, no de la superficie.

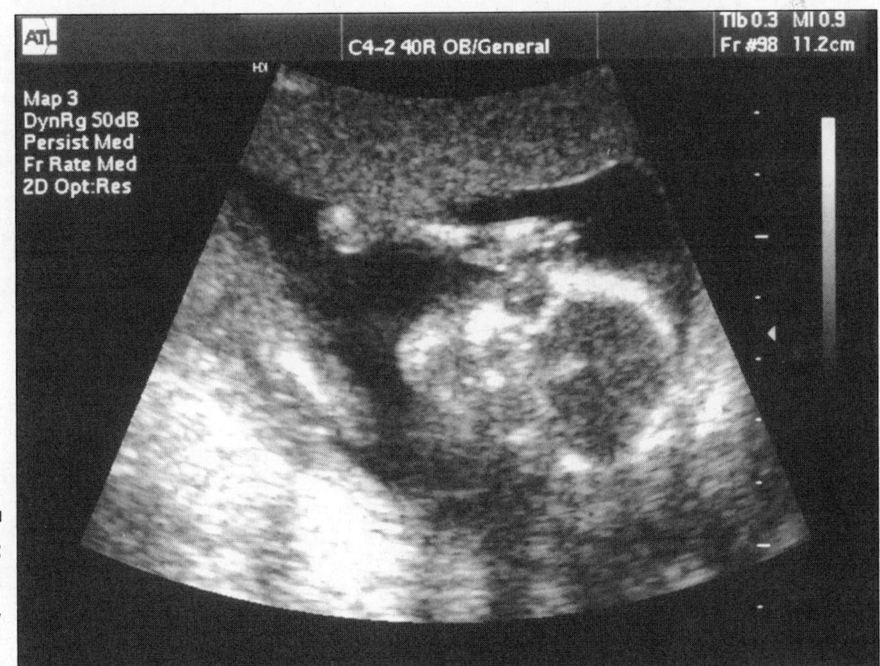

Figura 21-2: ¡Sonríe para la cámara, bebé!

La Espina Dorsal

La espina dorsal es algo que aún los más novatos en ecosonogramas pueden encontrar fácilmente. Fíjese en la Figura 21-3. En el segundo trimestre, lograr una imagen de toda la espina dorsal es importante para descartar defectos del tubo neural (vea el Capítulo 8).

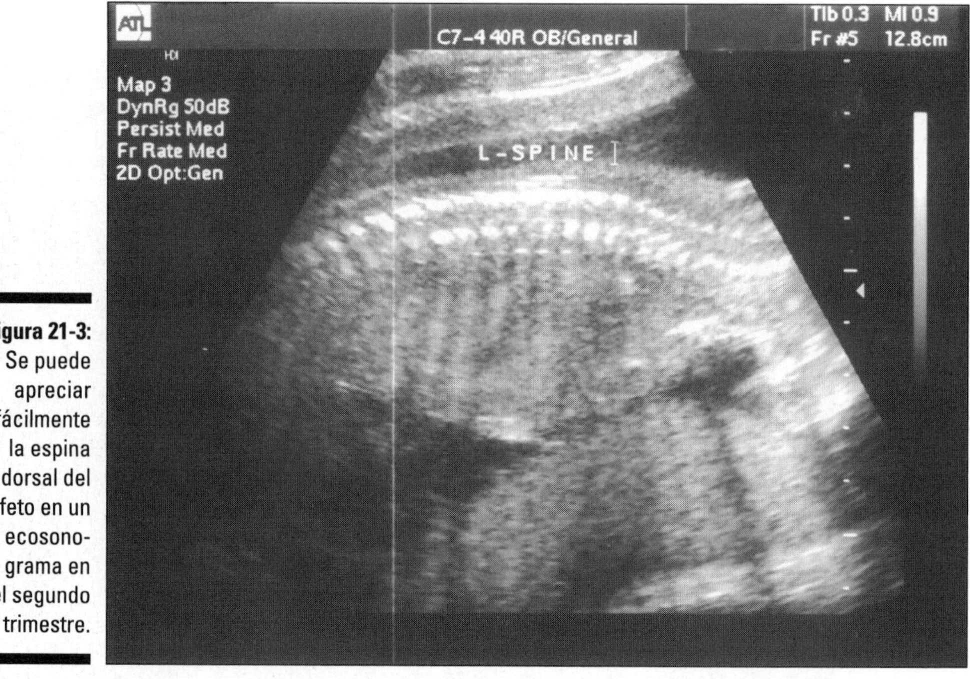

Figura 21-3: Se puede apreciar fácilmente la espina dorsal del feto en un ecosonograma en el segundo trimestre.

El Corazón

La imagen de la Figura 21-4 es la vista clásica de las cuatro cámaras del corazón del feto que el médico busca en el ecosonograma en el segundo trimestre. Usted puede apreciar claramente las dos aurículas y los dos ventrículos. Una vista normal de cuatro cámaras descarta las anormalidades más graves del corazón. Durante el momento en que se está realizando el ecosonograma, se pueden ver el corazón latiendo y las válvulas moviéndose.

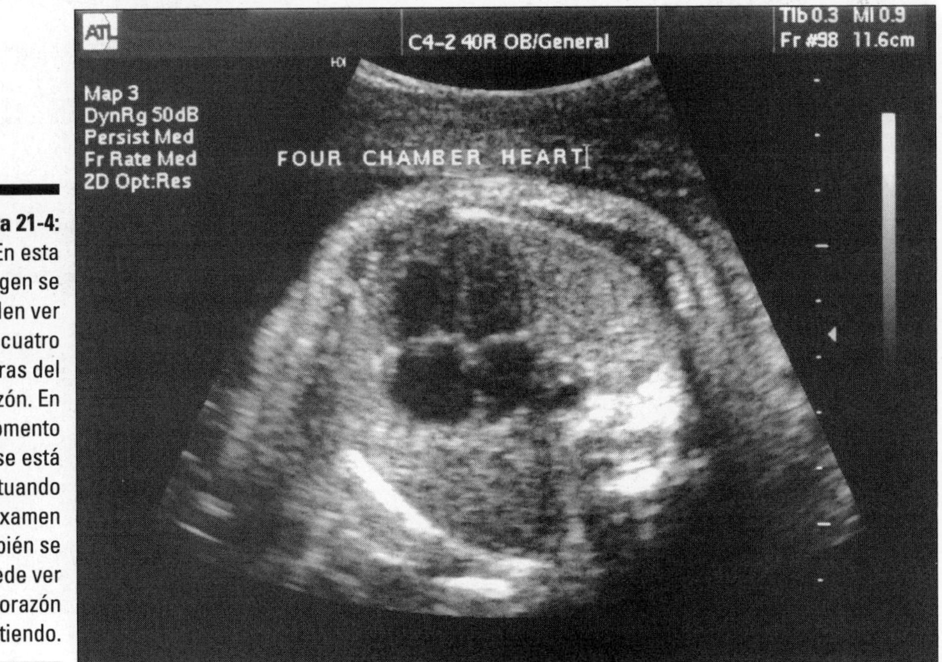

Figura 21-4: En esta imagen se pueden ver las cuatro cámaras del corazón. En el momento que se está efectuando el examen también se puede ver el corazón latiendo.

Las Manos

En el segundo trimestre, contar los dedos de la mano y de los pies del feto es todo un reto ya que el feto se mueve constantemente. Pero la Figura 21-5 los captó todos. Se pueden apreciar cinco dedos en la mano de abajo y cinco en la de arriba (lo que ve es justamente la punta del pulgar de la mano de arriba).

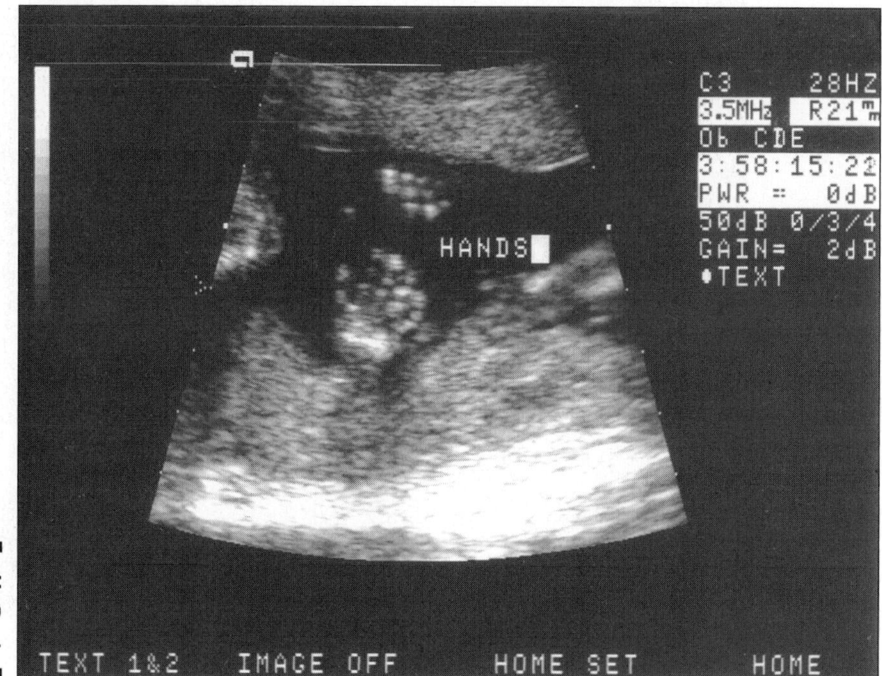

Figura 21-5: Los cinco dedos . . .

Los Pies

Aunque todavía no se puede predecir el número del zapato del bebé, en la Figura 21-6 se pueden ver los cinco dedos del pie, en un ecosonograma tomado en el segundo trimestre.

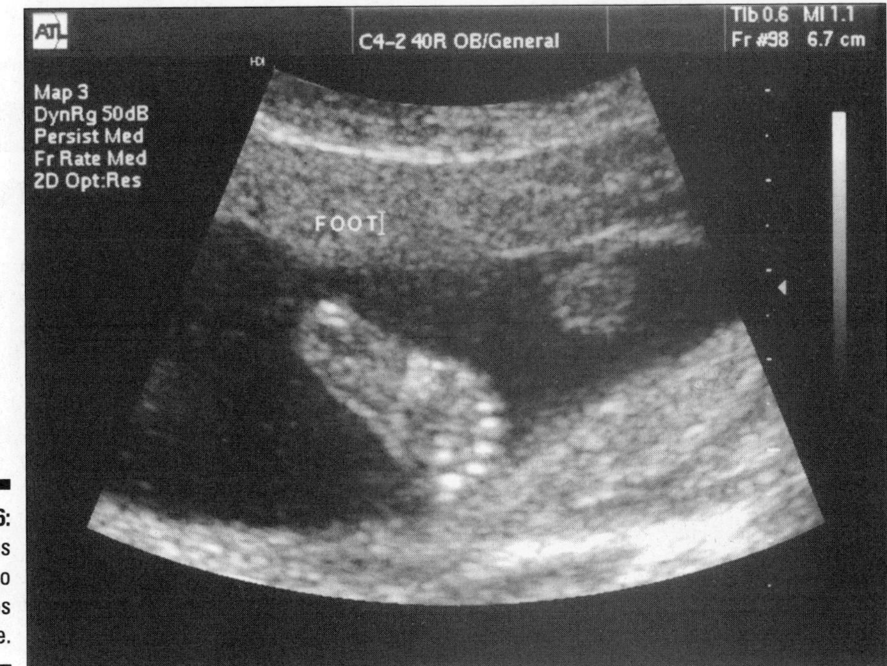

Figura 21-6: . . . y los cinco dedos del pie.

El Perfil del Feto

En la Figura 21-7, usted puede ver un feto en el segundo trimestre descansando de su ocupada agenda de juego.

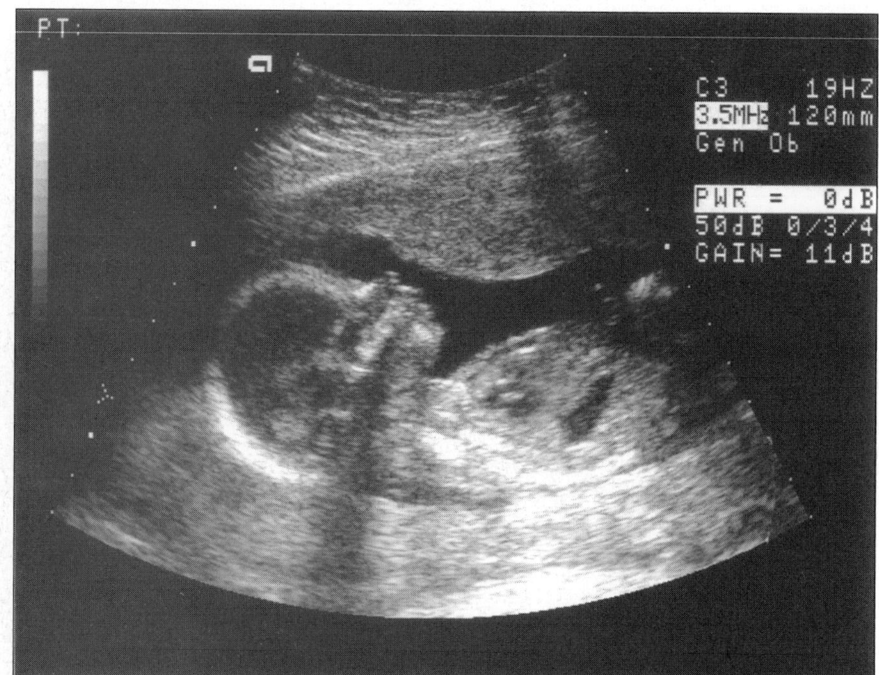

Figura 21-7: En esta imagen se puede apreciar un claro perfil del feto en reposo.

El Estómago

Cualquier cavidad llena de líquido aparece oscura en el ecosonograma. Debido a que el bebé está constantemente tragando líquido amniótico, el estómago se muestra como una "burbuja" oscura. (El feto en la Figura 21-8 es también del segundo trimestre.)

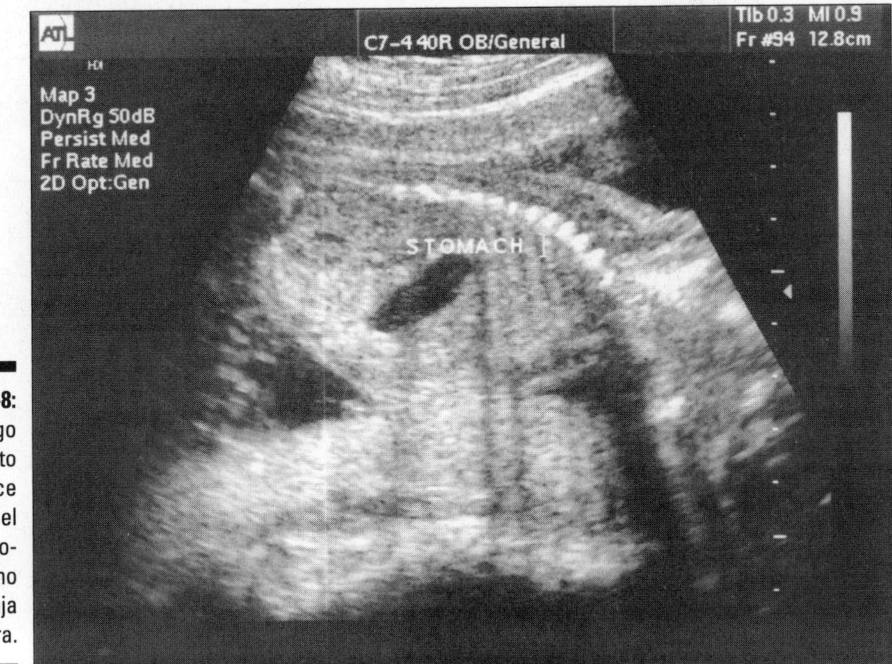

Figura 21-8: El estómago del feto aparece en el ecosonograma como una burbuja oscura.

¡Es un Niño!

Como puede apreciar en la Figura 21-9, a menudo es posible obtener una imagen clara del pene en desarrollo. ¡El orgullo de papa!

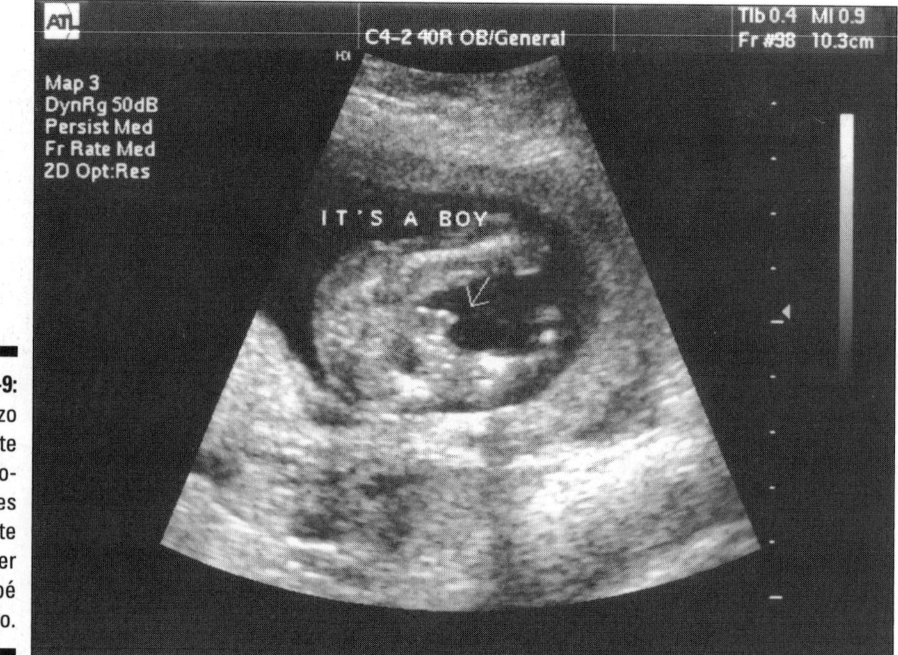

Figura 21-9: Un vistazo a este ecosonograma es suficiente para saber que el bebé es un niño.

¡Es una Niña!

La Figura 21-10 muestra una imagen donde se pueden reconocer fácilmente los labios genitales.

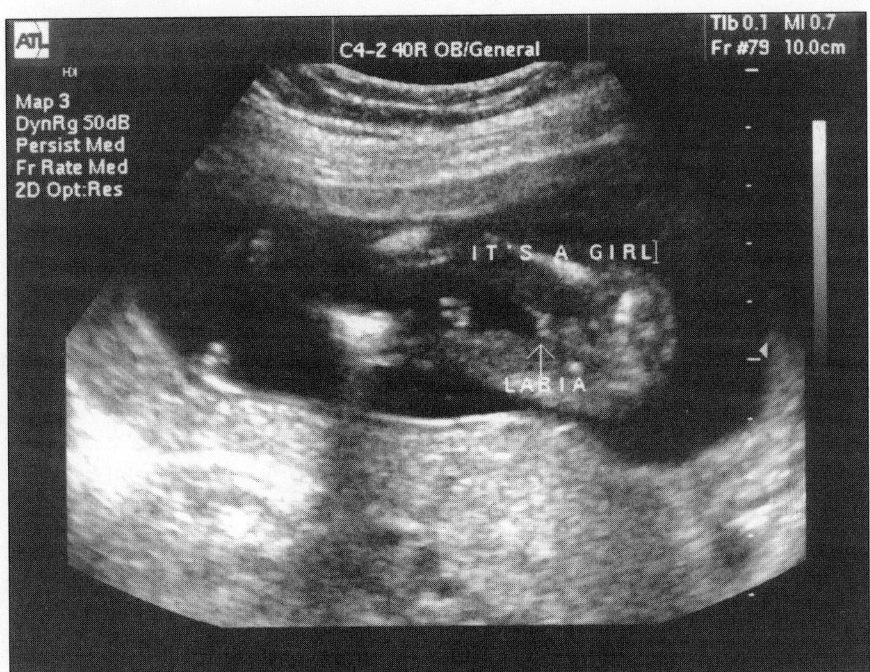

Figura 21-10: La imagen del ecosonograma muestra claramente que el bebé es una niña.

Apéndice

El Hombre Embarazado: El Embarazo desde la Perspectiva del Papá

El papel de una mujer en el embarazo es indudablemente esencial, pero, biológicamente hablando, ella no puede hacerlo sola. La parte del padre es vital también desde el principio. El ADN del espermatozoide provee la mitad del total del ADN del bebé y, además, determina el sexo del mismo. Si usted aporta un cromosoma X, es una niña; si aporta uno Y, es un niño. (El óvulo de la mujer siempre contiene un cromosoma X.)

Por supuesto, los espermatozoides son su primera contribución al proyecto. El apoyo que usted da a la madre durante el embarazo es también de igual importancia. Así como el embarazo es un tiempo de tremendos cambios en el cuerpo de una mujer, así también es un tiempo de tremendos cambios emocionales para el padre y la madre, y es un momento de transición para ustedes como pareja: una transición a la paternidad y la maternidad. El reconocer este hecho puede hacer todo este proceso más llevadero y, de esta manera, el poder cumplir con su papel lo mejor posible. Usted puede hacer la vida más fácil para ambos. Los estudios demuestran claramente que el embarazo, el trabajo de parto y el parto presentan menos complicaciones cuando el padre se involucra y da su apoyo.

La Reacción a la Noticia

"¡Mi vida, creo que estoy embarazada!". Usted oye estas palabras que millones de hombres han oído antes que usted, y se llena de regocijo y alegría. Bueno, no tanto. Probablemente también sienta algo de preocupación e igualmente temor por el futuro. No se preocupe, estos sentimientos son completamente normales. Es probable que esté preocupado por cómo la paternidad cambiará su vida en general o quizás de que usted y su pareja no podrán mantener financieramente una familia o que no será un buen padre. Tenga presente que los sentimientos de su pareja acerca de tener un bebé tampoco son del todo distintos. Probablemente ella tenga sus propias preocupaciones. Así que hable con ella acerca de los sentimientos de cada uno de ustedes.

Todo lo que un padre quiere saber acerca del sexo

Una de las preguntas más comunes que los padres hacen es acerca de las relaciones sexuales durante el embarazo. Su deseo sexual —y también el de su pareja— puede aumentar o disminuir. Muchos hombres se preocupan de que la introducción del pene en la vagina, cerca del cérvix, pueda dañar al bebé o provocar un parto prematuro. En un embarazo sin complicaciones, no tiene nada de que preocuparse por este asunto. Otra preocupación común es la de que el bebé pueda ser aplastado cuando está encima de su pareja. Otra vez, si el embarazo es normal (especialmente durante los primeros meses), el estar sobre su pareja no representa ningún problema. El bebé está rodeado por un cojín de líquido amniótico. Más adelante en el embarazo, el tamaño del abdomen de la madre puede hacer incómoda esta posición o que su pareja la sienta incómoda. Si ella está dispuesta, busquen otras posiciones que sean cómodas para ella. Asimismo, recuerde que la libido puede sufrir altibajos durante el embarazo, o puede disminuir simplemente (vea el Capítulo 3). Para algunas mujeres, el embarazo es un desvío del sexo, así que trate de entender a su pareja cuando no muestre interés por el mismo.

En algunos casos, las relaciones sexuales durante el embarazo puede no sean una buena idea. La abstinencia es aconsejable si la madre tiende a tener un trabajo de parto prematuro, por ejemplo, y si su cérvix está muy abierto. En el caso de placenta previa con sangramiento (vea el Capítulo 15) y en algunos casos de cérvix incompetente (vea el Capítulo 6) el abstenerse tiene sentido. Si su pareja presenta uno de estos problemas, y no está seguro acerca de la situación de ella, hable con el médico. Asimismo, tenga en cuenta que las relaciones sexuales no son la única manera en que usted y su pareja pueden expresar la atracción sexual que sienten el uno por el otro. A menudo, los abrazos y las caricias pueden ser alternativas satisfactorias. Recuerde, el embarazo (y la posible interrupción de su vida sexual) no será eterno, aunque algunas veces sienta que va a ser así.

Qué Esperar en el Primer Trimestre

Después de recuperarse de la sorpresa inicial, se enfrentará a las realidades del embarazo durante el primer trimestre. Es probable que su pareja se sienta muy cansada y pueda necesitar orinar con mucha más frecuencia, así como que padezca las náuseas matutinas (vea el Capítulo 5.) Usted puede ayudar tomando día a día las responsabilidades de las tareas del hogar. (Sí, eso significa limpiar la casa, lavar la ropa, los platos e incluso cocinar.) Déle a ella el tiempo extra que necesita para descansar. Y dése cuenta de lo pesado que debe ser sentir náuseas todo el tiempo. No se moleste si ella no puede prepararle su bistec favorito o cualquier otro alimento. Ayúdela lo más que pueda. Si a medianoche ella le pide salir corriendo a buscar más pepinillos envinagrados y salsa de tomate (el bocadillo favorito de Joanne en el primer trimestre), solo sonría y pregúntele, "¿Enteros o picados?" "¿En eneldo o embutidos?"

Trate de dejar espacio en su agenda para acompañar a su pareja a su primera consulta prenatal. Su participación es importante no solo porque demuestra su apoyo sino también porque quizás usted necesitará responder a preguntas sobre su historia médica familiar. Además, probablemente usted también tenga preguntas que hacerle al médico.

El Abdomen de Mamá Crece: El Segundo Trimestre

"¿Mi amor, crees que estoy gorda y fea ahora?". Quizás comience a oír esta pregunta durante el segundo trimestre cuando la figura de la madre comienza realmente a cambiar. He aquí un consejo: ésta no es una pregunta con múltiples respuestas. Hay una sola respuesta, y es mejor que la memorice para que la pueda responder sin vacilación: "Claro que no, mi amor. Tú eres la mujer más bella que he visto en mi vida."

Disfrute el segundo trimestre. Muchas veces, es la parte del embarazo más divertida para ambos. Las náuseas matutinas desaparecen, la fatiga disminuye y su pareja comienza a sentir los movimientos del bebé en el vientre. A menudo usted también puede sentir al bebé moviéndose al colocar la mano en el abdomen de la mamá. Durante este trimestre, a muchas mamás se les hace un ecosonograma para revisar la anatomía del bebé.

Trate de ir con ella y ver el ecosonograma (vea el Capítulo 21); es una de las pruebas prenatales que más se disfruta. Puede ver las manos, los pies y la cara del bebé y lo puede observar también moviéndose. Por primera vez ve en el vientre de la madre un pequeñito ser humano vivo, moviéndose y creciendo y, de pronto, ¡todo este proyecto parece mucho más real!.

Para finales del segundo trimestre, puede comenzar a asistir a las clases prenatales. ¡No hay excusas! ¡Acompañe a su pareja! Las clases están diseñadas para los dos: el padre y la madre. Durante este tiempo, puede aprender cómo ayudar durante el trabajo de parto y en el mismo parto. Y, asimismo, puede hacer preguntas acerca de qué es lo que va a acontecer y así disminuir parte de su propia ansiedad.

En la Curva Final: El Tercer Trimestre

"No puedo dormir." "Me veo como una ballena atorada en la playa." "No veo mis tobillos." El tercer trimestre ha llegado. Su compañera puede comenzar a sentirse incómoda debido a todos los cambios en su cuerpo y por su gran tamaño. Muchas mujeres tienen problemas para conciliar el sueño hacia finales del embarazo, lo que hace más difícil que ellas toleren la incomodidad que sienten. Así como lo hizo durante el primer trimestre, ahora encárguese de más tareas cotidianas de la casa y déle a ella el tiempo que necesite para descansar. Piense en regalarle un "día de belleza" en su salón favorito, o un masaje o algo que la haga sentirse especial. Ella merece sentirse bien consigo misma y con los cambios que su cuerpo experimenta. Las cosas irán mejor para ambos si consigue alguna manera de ayudarla a aceptar su cuerpo de embarazada, a que esté relajada y a que tome las cosas con calma.

Luego en el tercer trimestre, naturalmente, los dos comenzarán a concentrarse en el trabajo de parto y el parto. Usted quizás tenga muchísimas preguntas: ¿Estará bien el bebé?; ¿Realmente quiero estar presente en la sala de partos?; ¿Cómo tolerará mi pareja el parto?; ¿Cómo lo toleraré yo?; ¿Me sentiré intranquilo durante el parto?. Sicológicamente, el nacimiento de un hijo puede llegar a ser un verdadero reto para el padre. A usted le preocupa mucho la evolución de los acontecimientos, pero obviamente no tiene control de todas las cosas y esto puede hacerlo sentirse ansioso.

Al mismo tiempo, la inaplazable paternidad la tiene frente a usted. Y la proximidad de esta nueva responsabilidad puede causarle aún mayor ansiedad y más preguntas: ¿Seré capaz de proveer por mi familia?; ¿Seré un buen padre?; ¿Sabré cómo cambiar un pañal?; ¿Cómo sabré cómo sostener y cargar al bebé?. Todas estas preguntas son normales y probablemente sean muy parecidas a las que pasan por la mente de su pareja. La comunicación lo es todo. La mayoría de las parejas encuentra que hablando entre sí pueden ayudarse a calmar sus respectivos estados de ansiedad y pánico.

El Papá en la Sala de Partos

Si ha planificado estar con su pareja en la sala de partos, (¡y sinceramente lo animamos a que lo haga!), recuerde que después de llegar al piso de maternidad, toda la atención se concentra en la mamá, no en usted. Su principal papel es darle apoyo a su pareja, así que desempéñelo bien hasta el final. Si ocasionalmente ella le contesta mal, no se sorprenda y no piense que ella no desea que esté a su lado. Después que todo pase, ella agradecerá su presencia. Si ella necesita tomar decisiones acerca del manejo del dolor —como por ejemplo, si tener o no la epidural—, ayúdela a tomar la decisión sin juzgarla. Ella debe tomar la decisión final porque al fin y al cabo, ese es su cuerpo y es su dolor.

Algunos padres tal vez prefieran no observar el parto. Algunas madres lo prefieren también debido que no quieren ser vistas en estas escenas poco sexy. El Capítulo 10 tiene más detalles acerca de las cosas extrañas y maravillosas que ocurren durante el parto; así que no los repetiremos aquí, pero considérese advertido ya que de su pareja saldrán otras cosas más, además del bebé (como si eso no fuera suficiente). Algunos hombres escogen evitar toda esta escena, también, porque no desean ver los genitales de su pareja en una forma tan diferente. (Por cierto, algunos hombres que observan el parto padecen de algún trastorno sexual por un cierto tiempo; pero no se preocupe, obviamente esto no dura mucho tiempo, porque de lo contrario todos los niños serían hijos únicos.)

Si escoge estar con su pareja en la sala de partos, trate de ser útil en cualquier forma que pueda. Por encima de todo, papá, sea paciente y comprensivo. La futura madre quizás —por la ansiedad, el temor o dolor— se enoje o se ponga de mal genio; esta reacción es completamente normal durante el parto. Puede ayudarla a efectuar las técnicas de respiración y relajación. También la puede ayudar de la siguiente manera:

- Asegúrele que todo está saliendo bien
- Comprenda la frustración o mal genio que pueda sentir
- Muéstrele su empatía por lo que ella está pasando
- Tráigale trocitos de hielo
- Distráigala (con juegos, bromas, etc.)
- Ayúdela con la comunicación de sus necesidades al personal del hospital o del centro materno

Cuando el parto esté en su etapa final, puede hacer mucho para ayudarla a pasar esta experiencia:

- Ayúdela a contar hasta diez cuando esté pujando.
- Si es necesario, dígale cuándo está comenzando una contracción. (Puede darse cuenta al observar el monitor.)
- Levántele las piernas o sosténgale la cabeza hacia adelante con la barbilla tocando el pecho. Esta posición hace que los pujos sean más eficientes.
- Haga todo lo que ella pida para hacerla sentir más cómoda. Ofrézcale refrescarle la frente con un pañito húmedo, si eso la hace sentirse mejor.
- Déle su apoyo y mucho ánimo.
- Agarre su mano. ¡Tenga cuidado porque ella apretará duro!
- Déle un masaje cuando ella se lo pida.
- Haga lo que ella le pida, incluso (o *especialmente*) cuando ella le pide que se calle.

Después de que el bebé haya nacido no se olvide de felicitarla por el buen trabajo realizado.

Finalmente en Casa y con la Nueva Familia

Si el embarazo, el trabajo de parto y el nacimiento no fueron suficientes para que usted se diera cuenta de que su vida está cambiando para siempre, el llegar a casa con su nueva familia seguramente lo hará. Usted y su pareja tienen ahora nuevas responsabilidades. Lejos están los días en que era normal para los hombres asumir que la madre tomaría para sí toda la responsabilidad. Los hombres pueden ayudar a cambiar los pañales (en la actualidad, hay mesas para cambiar pañales en los baños de los hombres), alimentar al bebé, ir de compras y hacer las tareas hogareñas. Aún si la madre está lactando al bebé, algunas veces usted puede darle el biberón al bebé con leche materna que ella previamente se haya extraído. De hecho, pídale que le prepare biberones regularmente de esta manera, ya que alimentar al bebé es una manera muy importante y satisfactoria de crear un vínculo de amor.

Su pareja va a necesitar al menos seis semanas, o probablemente más, para volver a tener la figura que tenía antes del embarazo. Durante los dos primeros meses, a lo mejor ella se sienta exhausta. Después de todo, se está recuperando del parto y es muy probable de que usted y ella estén faltos de sueño. Condiciones como éstas son propicias para que quizás usted pierda la paciencia de vez en cuando o para que ella esté de mal humor más de lo normal. Simplemente, el darse cuenta del hecho de que ambos están funcionando bajo circunstancias especiales por cierto tiempo, los ayudará. Asegúrese de que su pareja tenga tiempo para descansar y trate usted también de hacer lo mismo.

En situaciones en cierto modo estresantes (incluso las que son de mucha alegría) como es el tener un nuevo bebé, las relaciones sexuales quizás no sean de gran prioridad. Dése a sí mismo y a su pareja el tiempo que necesiten para ajustar sus ritmos sexuales. Incluso, después de que el médico le diga a su pareja que puede reiniciar las relaciones sexuales (generalmente seis semanas después del parto) y los dos estén listos para ello, tomen las cosas con calma y vayan despacio al principio. El tejido alrededor de la vagina de su compañera y del *periné* (el área entre la vagina y el recto) puede estar todavía un poco adolorido. Y, el hecho de que hayan pasado varias semanas o meses desde que han tenido relaciones sexuales puede aumentar la incomodidad. Muchas parejas encuentran muy conveniente usar un lubricante a base de agua durante las primeras veces.

Finalmente, no se sorprenda si se siente que no está preparado para la paternidad y de que no tiene las destrezas y el conocimiento que se requieren para hacer un buen trabajo. Contrario a los gatos, perros y animales de la selva, los seres humanos no nacemos con un instinto infalible para ser padres perfectos. Tanto usted como su pareja necesitan tiempo para desarrollar las habilidades para criar un bebé —y también para criar niños y adolescentes.... A lo largo del camino, ustedes frecuentemente ejecutarán su trabajo por ensayo y error. Dése cuenta de esta situación y acéptela, y háblela frecuentemente con su pareja. Así que abróchense los cinturones: van a comenzar una gran e increíble aventura.

Índice

• A •

• C •

• D •

• E •

• G •

• H •

• I •

• J •

• K •

• L •

• N •

• O •

• P •

• Q •

• R •

• T •

• U •

• V •

• W •

• Y •

Libros en Español

Disponibles en cualquier lugar donde vendan libros, o través de dummies.com

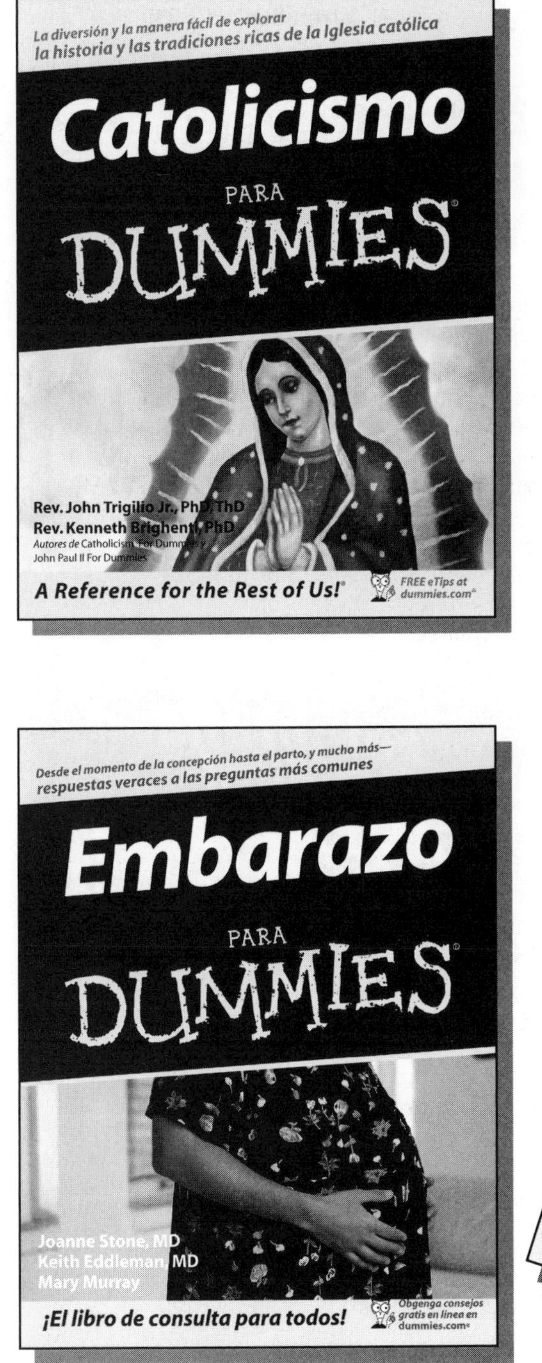

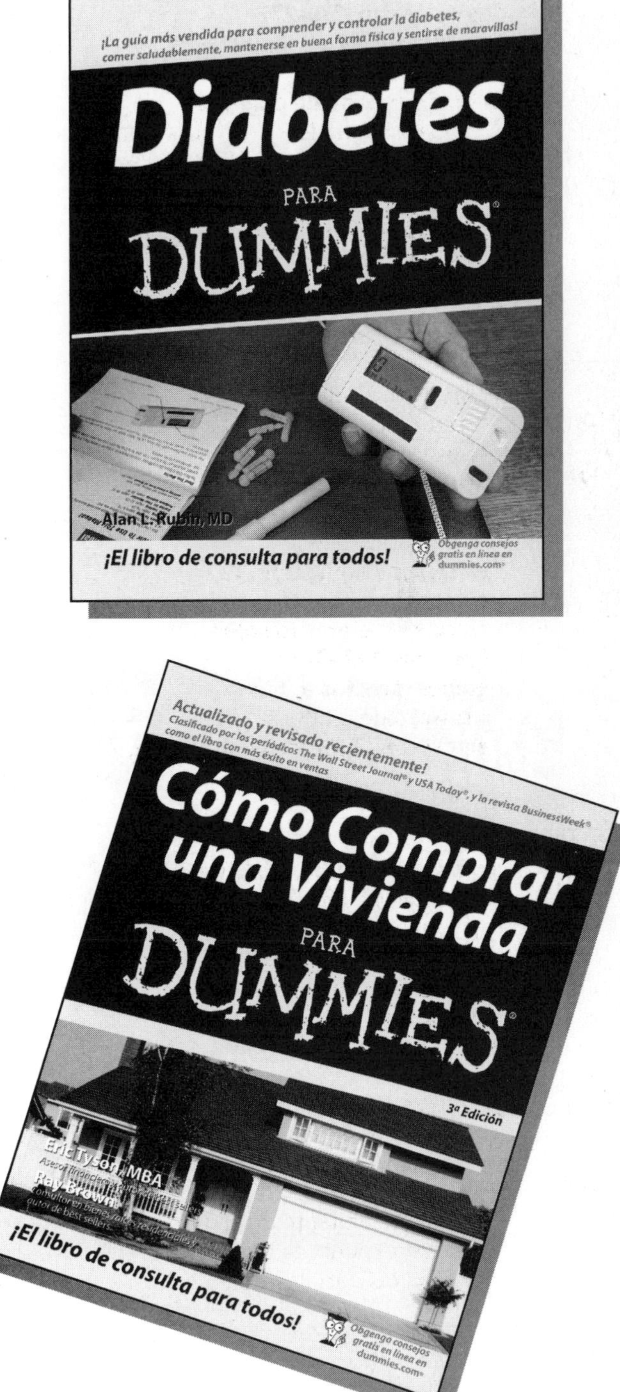

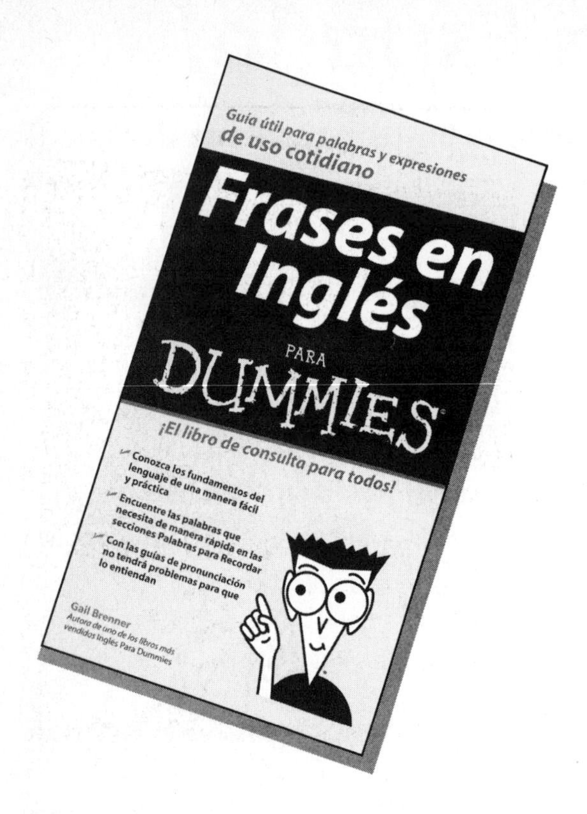
Guía útil para palabras y expresiones
de uso cotidiano
Frases en Inglés
PARA
DUMMIES
¡El libro de consulta para todos!
Conozca los fundamentos del lenguaje de una manera fácil y práctica
Encuentre las palabras que necesita de manera rápida en las secciones Palabras para Recordar
Con las guías de pronunciación no tendrá problemas para que lo entiendan
Gail Brenner
Autora de uno de los libros más vendidos Inglés Para Dummies

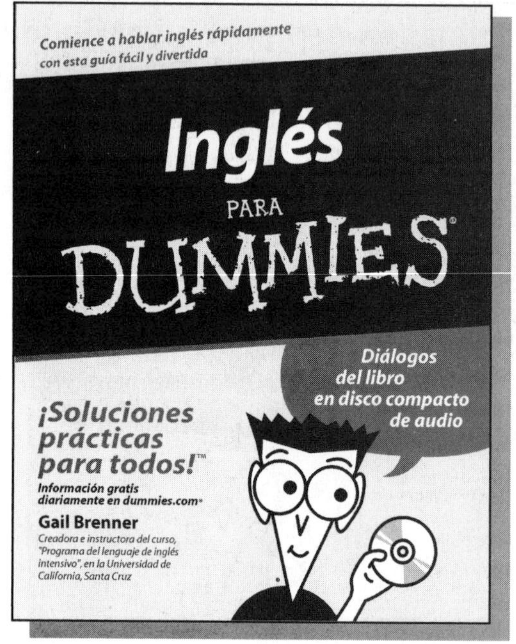
Comience a hablar inglés rápidamente
con esta guía fácil y divertida
Inglés
PARA
DUMMIES
Diálogos del libro en disco compacto de audio
¡Soluciones prácticas para todos!
Información gratis diariamente en dummies.com
Gail Brenner
Creadora e instructora del curso, "Programa del lenguaje de inglés intensivo", en la Universidad de California, Santa Cruz

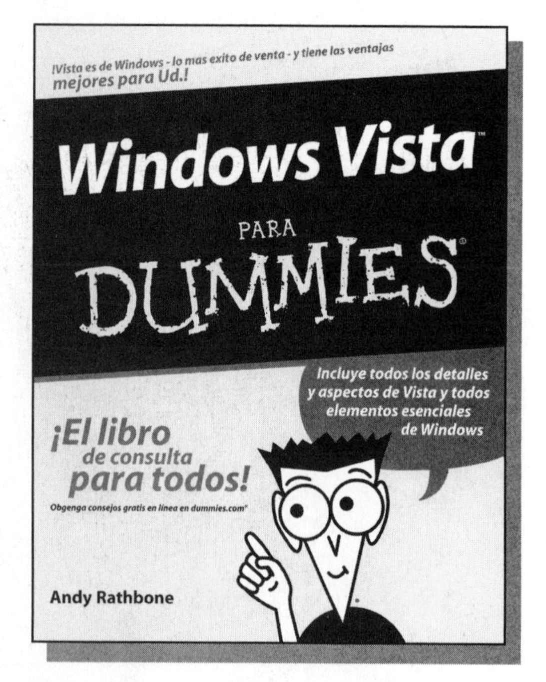
!Vista es de Windows - lo mas exito de venta - y tiene las ventajas
mejores para Ud.!
Windows Vista
PARA
DUMMIES
Incluye todos los detalles y aspectos de Vista y todos elementos esenciales de Windows
¡El libro de consulta para todos!
Obgenga consejos gratis en linea en dummies.com
Andy Rathbone

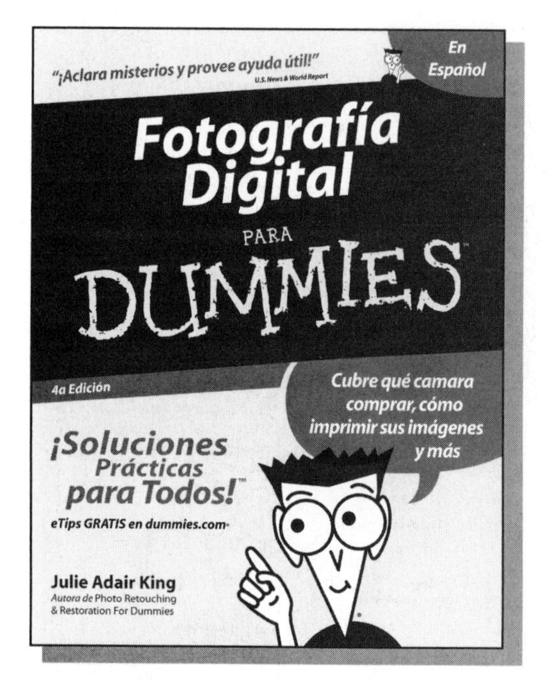
"¡Aclara misterios y provee ayuda útil!"
U.S. News & World Report
En Español
Fotografía Digital
PARA
DUMMIES
4a Edición
Cubre qué camara comprar, cómo imprimir sus imágenes y más
¡Soluciones Prácticas para Todos!
eTips GRATIS en dummies.com
Julie Adair King
Autora de Photo Retouching & Restoration For Dummies

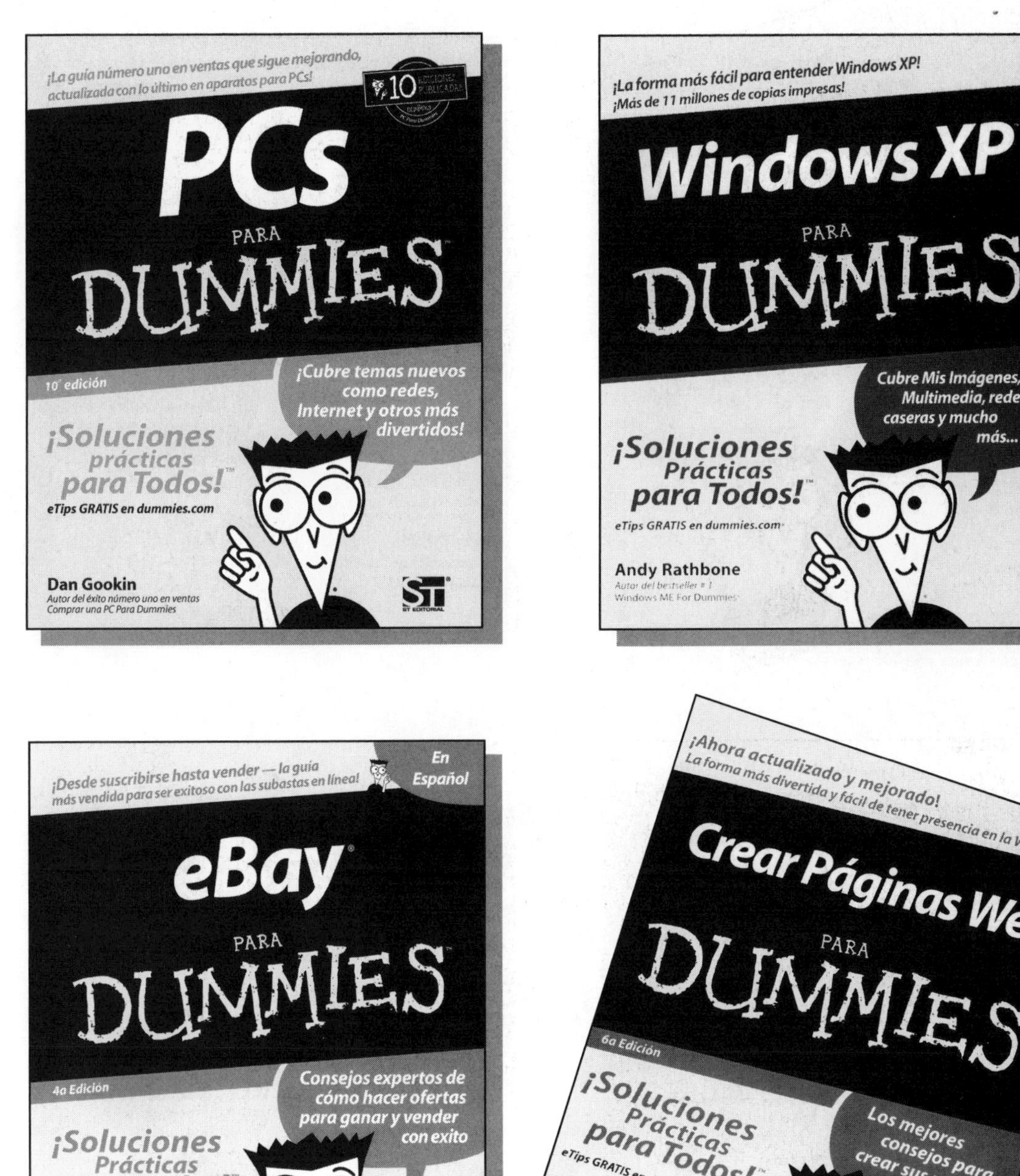

¡La guía número uno en ventas que sigue mejorando, actualizada con lo último en aparatos para PCs!
10 EDICIONES PUBLICADAS
PCs
PARA
DUMMIES
10ª edición
¡Cubre temas nuevos como redes, Internet y otros más divertidos!
¡Soluciones prácticas para Todos!
eTips GRATIS en dummies.com
Dan Gookin
Autor del éxito número uno en ventas Comprar una PC Para Dummies
ST EDITORIAL
¡La forma más fácil para entender Windows XP!
¡Más de 11 millones de copias impresas!
Windows XP
PARA
DUMMIES
Cubre Mis Imágenes, Multimedia, redes caseras y mucho más...
¡Soluciones Prácticas para Todos!
eTips GRATIS en dummies.com
Andy Rathbone
Autor del bestseller # 1 Windows ME For Dummies
¡Desde suscribirse hasta vender — la guía más vendida para ser exitoso con las subastas en línea!
En Español
eBay
PARA
DUMMIES
4a Edición
Consejos expertos de cómo hacer ofertas para ganar y vender con exito
¡Soluciones Prácticas para Todos!
eTips GRATIS en dummies.com
Marsha Collier
Autora de Starting an eBay Business For Dummies

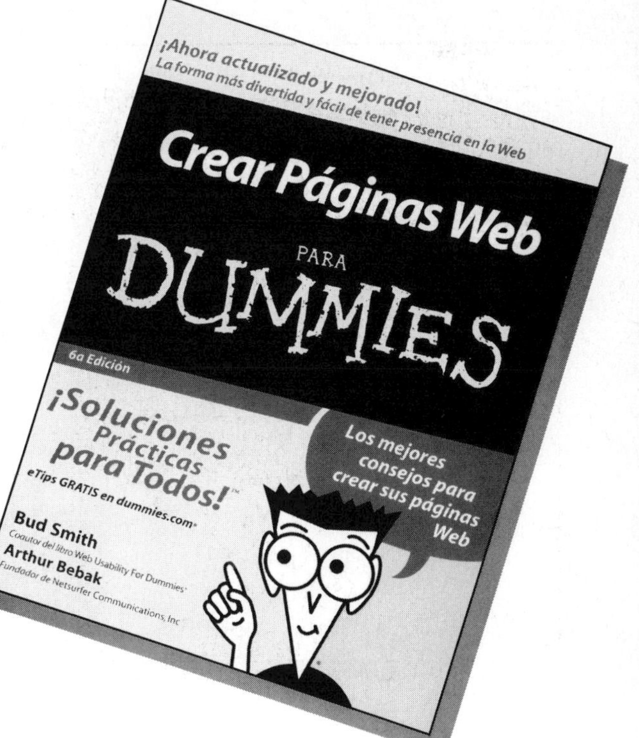

¡Ahora actualizado y mejorado!
La forma más divertida y fácil de tener presencia en la Web
Crear Páginas Web
PARA
DUMMIES
6a Edición
¡Soluciones Prácticas para Todos!
eTips GRATIS en dummies.com
Los mejores consejos para crear sus páginas Web
Bud Smith
Coautor del libro Web Usability For Dummies
Arthur Bebak
Fundador de Netsurfer Communications, Inc

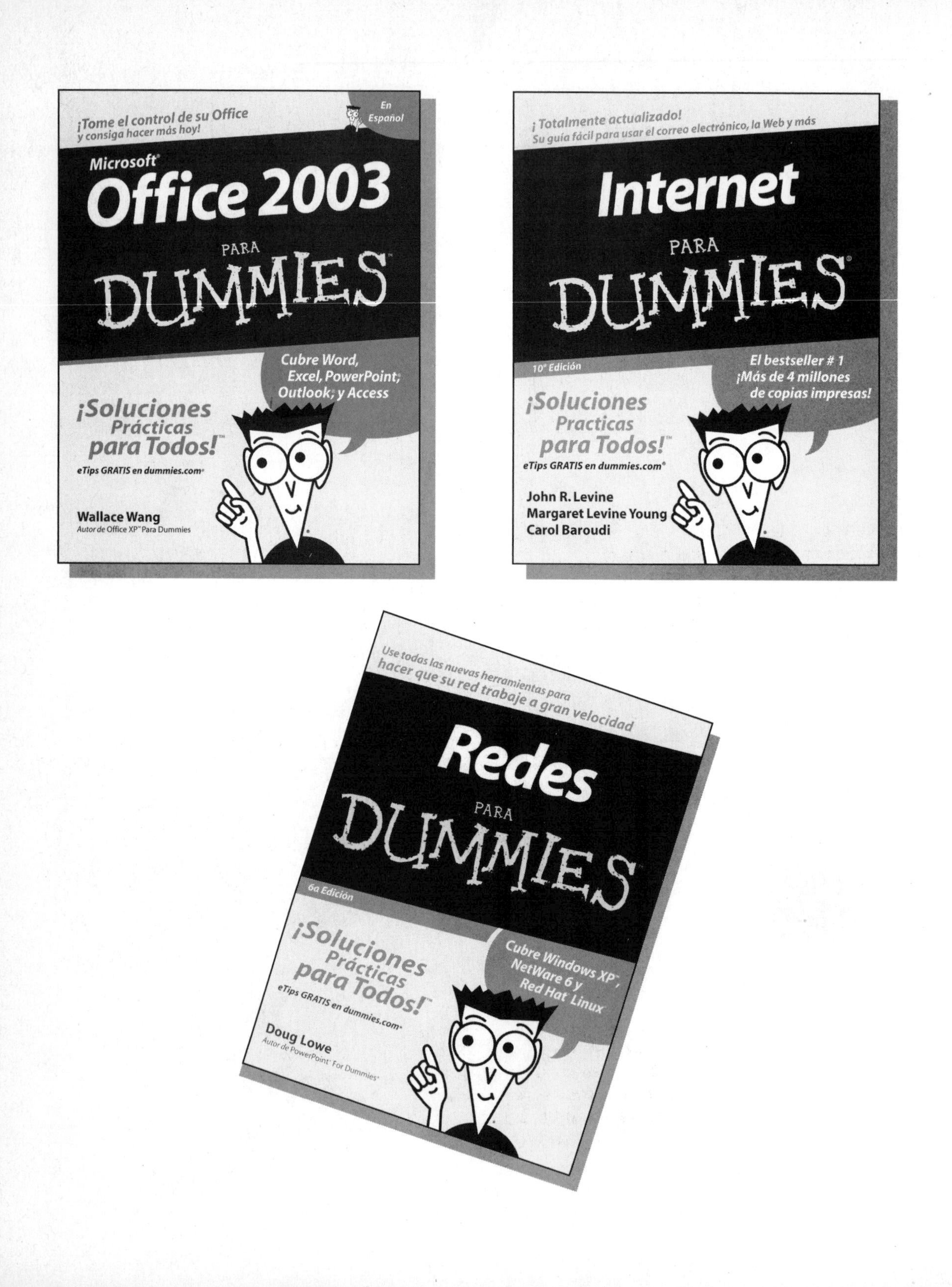

¡Tome el control de su Office
y consiga hacer más hoy!
En Español
Microsoft®
Office 2003
PARA
DUMMIES™
Cubre Word, Excel, PowerPoint, Outlook, y Access
¡Soluciones Prácticas para Todos!™
eTips GRATIS en dummies.com®
Wallace Wang
Autor de Office XP™ Para Dummies
¡ Totalmente actualizado!
Su guía fácil para usar el correo electrónico, la Web y más
Internet
PARA
DUMMIES®
10ª Edición
El bestseller # 1
¡Más de 4 millones de copias impresas!
¡Soluciones Practicas para Todos!™
eTips GRATIS en dummies.com®
John R. Levine
Margaret Levine Young
Carol Baroudi
Use todas las nuevas herramientas para
hacer que su red trabaje a gran velocidad
Redes
PARA
DUMMIES
6a Edición
¡Soluciones Prácticas para Todos!™
eTips GRATIS en dummies.com®
Cubre Windows XP™, NetWare 6 y Red Hat® Linux
Doug Lowe
Autor de PowerPoint® For Dummies®